药物转运体基础与应用

主编　武新安

科 学 出 版 社

北　京

内 容 简 介

转运体是一类表达于机体细胞膜上的特定蛋白质，发挥特定的转运功能，维持细胞的营养供给和胞内外物质的动态平衡，进而确保各种重要组织器官功能的正常发挥。转运体种类繁多，其中介导药物跨膜转运的转运体被称为药物转运体，其在药物体内过程中扮有重要角色，同时与多种疾病的发生发展密切相关，已成为新药研发的新靶点。本书系统介绍了常见药物转运体的分子结构、表达、功能、调控机制及其基因多态性，详细描述了其对药动学的影响及其在疾病发生发展中的作用，并探讨了其在新药研究中的价值，为深入研究药物体内过程、药物相互作用、药物毒性机制及新药研发提供了新的研究思路。

本书可供从事药代动力学及药物转运体研究的人员，以及从事临床安全合理用药的临床医生、临床药师等参考使用。

图书在版编目(CIP)数据

药物转运体基础与应用／武新安主编．—北京：科学出版社，2017.6

ISBN 978-7-03-053113-1

Ⅰ.①药… Ⅱ.①武… Ⅲ.①药理学–研究 Ⅳ.①R96

中国版本图书馆 CIP 数据核字（2017）第 126226 号

责任编辑：杨卫华 康丽涛／责任校对：张小霞

责任印制：赵 博／封面设计：龙 岩

科学出版社 出版

北京东黄城根北街 16 号

邮政编码：100717

http://www.sciencep.com

北京通州皇家印刷厂 印刷

科学出版社发行 各地新华书店经销

*

2017 年 6 月第 一 版 开本：787×1092 1/16

2017 年 6 月第一次印刷 印张：21 1/4

字数：500 000

定价：98.00 元

（如有印装质量问题，我社负责调换）

《药物转运体基础与应用》编写人员

主　编　武新安

编　者　(按姓氏笔画排序)

马彦荣　朱　琳　李波霞　张　帆

张国强　张建萍　周　燕　周幸文

饶　志　秦红岩　党子龙　席莉莉

寇　温　魏玉辉

序　一

自20世纪70年代加拿大学者Juliano和Ling等首次发现肿瘤细胞膜上的P-糖蛋白以来，人们已对大量的膜转运蛋白——转运体的体内分布特点和功能进行了深入广泛的研究，从而发现药物转运体不仅与药物的吸收、分布、代谢和排泄过程息息相关，而且与药物的药效学作用密不可分。药物转运体的研究是当前药代动力学领域研究的主流之一。充分掌握药物转运体的转运特点和生理功能，对于新药研发及药物临床合理使用等都具有重要的指导意义。

目前国内涉及药物转运体的专著并不多见，且这一领域的研究进展又非常迅速，兰州大学第一医院武新安教授研究团队根据多年在药物转运体领域研究的经验和积累，归纳总结了药物转运体在药代动力学领域研究的最新进展，撰写了《药物转运体基础与应用》这部专著。该专著由浅入深概述了常见药物转运体的研究进展和临床意义，其内容丰富、图文并茂、案例典型、应用性强，不仅对从事药代动力学及药物转运体研究的人员具有较大的参考价值，而且对从事临床安全合理用药的临床医生、临床药师等也具有借鉴和指导意义。鉴于此，为该书作序。

刘克辛
大连医科大学
2017年2月

序　二

药物转运体作为研究药物在体内分布与代谢过程的重要组成部分，自20世纪70年代中期被发现以来，越来越受到医药研究工作者的重视，目前临床使用的药物约有30%作用于转运体或离子通道，除此之外，转运体还介导着绝大多数药物的体内过程，在药物的吸收、分布和排泄过程中的作用是显而易见的，即使是药物代谢过程，其药物的细胞摄入及药物或（和）其代谢物的细胞外排（分别称为0相和Ⅲ相代谢）通常也离不开转运体介导，因而其在药物不良反应和毒性、药物相互作用、临床疗效及个体差异等方面具有重要的作用。

近年来，有关药物转运体的重要性已引起国外药品监管部门的高度重视，他们要求制药企业在其新药上市之前详细提供其产品所涉及药物转运体方面的相关信息，包括该新药的体内过程是否有转运体参与，以及是否会抑制相关转运体而引起意想不到的药物相互作用等信息。美国FDA起草的药物相互作用指南、国际转运体联合会（International Transporter Consortium，ITC）白皮书、临床药物咨询委员会（Clinical Pharmacology Advisory Committee）及2012年欧洲药品管理局（European Medicines Agency，EMA）制订的药物相互作用研究指南均提到药物转运体的重要性。FDA在新药研发和药物相互作用网页中还专门提供了研究转运体的模式图。此外，FDA每年批准的新药其说明书中涉及转运体的比例已从2003年的10%骤升至2011年之后的70%以上，由此可见FDA及制药企业对药物转运体的重视程度非同一般。

除此之外，转运体在人体重要的生命器官如血脑屏障、胎盘屏障、血睾屏障等的细胞上都有大量表达，并且其对于多数外源性化学物质（有害毒物）呈由细胞内向细胞外的单向转运，因而被认为是生命的重要保护屏障，起着防止外来有害物质对重要生命器官的损害作用，也成为近年来研究药物毒性及利用其单向转运的机制，通过对其诱导表达的增加及其活性的增强来研究中毒与解毒的过程。

兰州大学第一医院武新安教授作为国内医院药学领域较早开展药物转运体相关研究的专家之一，近年来已在药物毒性与转运体、药物相互作用与转运体等方面开展了一系列的研究工作，并取得了很多可喜的成果。

本人作为国内医院药学领域转运体研究的同道和爱好者非常有幸于2015年及2016年两次与武新安教授合作，在兰州成功举办中国医院药学转运体研究论坛，向国内药学工作者推广药物转运体在临床药学研究领域的应用与普及。

为了更进一步推动药物转运体相关研究工作在国内的发展和应用转化，武新安教授及其团队结合药物转运体研究领域的最新进展及其团队的研究成果，组织撰写了《药物转运体基础与应用》一书，相信该专著对于我国医院药学人员充分理解药物转运体在药动学及药效学中的作用会有很好的帮助，将为医院药学学科发展提供新的研究思路和方向，同时对于药师们掌握药物毒性及药物相互作用的分子机制也是难能可贵的参考书籍。

李焕德

中南大学湘雅二医院教授/一级主任药师

2017 年 2 月于长沙

前　言

自 1976 年 Juliano 和 Ling 等在肿瘤细胞膜上发现 P-糖蛋白（P-glycoprotein，P-gp）以来，随着分子生物学及遗传学的迅速发展，转运体的研究取得了巨大的进步。科学家们已在机体内的肝脏、肾脏、小肠、脑、胎盘等组织器官的细胞膜上发现了许多介导内、外源性物质胞内摄取和胞外分泌的转运体（transporters）。根据转运体的功能将其分为两大类：一类是利用 ATP 水解产生的能量将其结合的底物排出细胞外的外排型转运体家族，被命名为 ATP-结合盒（ATP-binding cassette，ABC）转运体超家族，即 ABC 转运体；另一类是介导底物进入细胞的摄取型转运体家族，被命名为溶质载体（solute carrier，SLC）转运体超家族，即 SLC 转运体。目前，ABC 转运体由 7 个亚家族组成，共有 51 个成员；SLC 转运体由 52 个亚家族组成，共有 396 个成员。直到 1994 年前后，各种转运体的基因才相继被克隆出来，并通过基因转染细胞和基因敲除动物的研究，对转运体介导膜转运的认识已提高到了基因水平。学者们不仅解析了这些转运体的基因序列，而且还进行了 cDNA 克隆表达，对其结构与活性关系、转运机制、体内分布特征、底物结构专属性、调控机制和基因多态性等均进行了较为深入的研究，并取得了显著的进展。

转运体具有两个重要功能：一是维持细胞的营养供给和胞内外物质的动态平衡，从而确保细胞的生存；二是维持特殊组织器官功能的正常发挥。转运体种类繁多、功能各异，仅将介导药物体内过程的称之为药物转运体，其与临床安全有效使用药物息息相关。目前临床上使用的药物约有 30% 是作用于转运体或离子通道的，除此之外，转运体还介导着绝大多数药物的体内过程。在生物药剂学的药物分类中，除高溶解性高渗透性高代谢性的一类药物其体内过程不需要转运体参与外，其余三类药物都需要转运体介导。药物转运体在药物吸收、分布和排泄过程的作用是显而易见的，即使是药物代谢过程其药物的细胞摄入及药物或（和）其代谢物的细胞外排（分别被称为 0 相和Ⅲ相代谢）通常也离不开转运体介导，因而其在药物不良反应和毒性、药物相互作用、临床疗效及个体差异等方面具有重要的作用。基于上述原因，近年来，有关药物转运体的重要性已引起国外药品监管部门的高度重视，他们要求制药企业在其新药上市之前提供其产品所涉及药物转运体方面的相关详细信息，包括该新药的体内过程是否有转运体参与及是否会抑制相关转运体而引起意想不到的药物相互作用等信息。为此，美国食品药品监督管理局（Food and Drug Administration，FDA）起草的药物相互作用指南、国际转运体联合会（International Transporter Consortium，ITC）白皮书、临床药物咨询委员会（Clinical Pharmacology Advisory Committee）及 2012 年欧洲药品管理局（European Medicines Agency，EMA）制订的药物相互作用研究指南均提到了药物转运体的重要性。FDA 在新药研发和药物相互作用网站（http：//www.fda.gov/Drugs/DevelopmentApprovalProcess/DevelopmentResources/DrugInteractionsLabeling/ucm080499.htm）专门提供了研究转运体的模式图。此外，FDA 每年批准的新药其说明书中涉及转运体的比例已从 2003 年的

10%骤升至2011年之后的70%以上，由此可见FDA及制药企业对药物转运体的重视程度非同一般。然而，面对目前市场上广泛使用的众多老药其体内过程是否与转运体相关，我们知之甚少，还需今后深入研究。

转运体的表达和活性变化不仅影响药物的体内过程，而且也与许多疾病的发生发展及预后密切相关。例如，人体内由*SLCO1B1*基因编码的OATP1B1，因其基因多态性不同可导致他汀类药物的血药浓度有显著的个体差异；*ABCC2*基因编码的MRP2在某些患者体内的突变可引起Dubin-Johnson综合征，使体内胆红素蓄积；葡萄糖及氨基酸转运体的基因突变可使小肠吸收障碍和肾脏近曲小管重吸收障碍，最终导致肾性糖尿病和氨基酸尿症。因此，目前转运体已经成为探讨药物体内过程、药物相互作用、药物毒性及预测疾病发生发展和预后的研究新靶点。尽管现有的研究成果已经充分验证和挖掘了转运体在新药研发及药物体内过程中的重要价值，但人们还在期待着通过对其转运机制的深入阐释来进一步实现对药物体内过程的调控，从而分别使药物达到药效部位和毒副作用部位的量增加和减少成为可能，最终使研发的新药或已有的药品都能增效减毒，达到安全有效治疗疾病的目的，相信对药物转运体的研究必将成为新药研发和提高临床合理用药水平的新方向和新策略。

本书共分为六章。第一章介绍了生物膜、膜转运机制、膜渗透性，并对机体内药物转运体进行了概述。第二章概述了转运体的调控和影响因素。第三章分别介绍了主要转运体的生物学结构、体内分布特征和细胞膜上的定位、生理功能和转运方向、亚型及其种属差异、结构与功能关系、底物结构特征、抑制剂和诱导剂、基因多态性和调控因素等内容。第四章阐述了转运体对药动学的影响，其中涉及转运体介导的药物相互作用、转运体与药物毒性及转运体基因多态性等内容。第五章概述了转运体与疾病的关系。第六章描述了转运体在新药研发中的价值。

尽管转运体在药物的体内过程及疾病发生发展中扮演着重要角色，但目前国内对药物转运体的作用机制及其基因多态性的研究水平与国际同行间仍有一定的差距，因此，有必要进一步提高对其的认识水平和加强对其的研究力度，以期最终解决临床用药中遇到的相关问题，并确保临床用药安全有效，同时促使相关新药的不断发现。为此，希望本书在该方面起到抛砖引玉的作用，为药学学科发展提供新的研究思路和方向，尤其在解析药物体内处置过程、药物间相互作用和新药研发等方面能有所帮助。本书适用于药学类院校药学和临床药学类专业本科生和研究生的教学，可作为药师、医师、药品监督管理人员及新药高通量筛选设计人员的参考书。

最后，衷心感谢参加本书编写的各位同仁，正是由于他们的辛勤付出和紧密协作才使得本书顺利问世。同时感谢科学出版社的大力支持及为本书出版付出辛勤汗水的各位编辑。因编者水平所限，且涉及转运体的有关研究进展迅速，难免有疏漏、偏颇之处，恳请广大读者批评指正，以便再版完善。

武新安

2017年1月于兰州

目　　录

第一章　转运体概述

转运体（transporter）是指贯穿于各组织细胞膜上介导内源性或外源性物质进出生物膜的跨膜蛋白。自20世纪70年代以来，众多跨膜转运蛋白被发现并鉴定。迄今为止，人类基因组中已发现超过800个转运蛋白的基因密码。这些转运蛋白广泛分布于各个组织，在细胞稳态、药物处置及疾病的发生发展及预后中扮演着极其重要的角色。

一、转运体的分类

转运体根据基因代码分为溶质载体（solute carrier，SLC）转运体和ATP-结合盒（ATP-binding cassette，ABC）转运体。在人类基因组中，SLC家族含有52个亚家族近400个成员，ABC家族含有7个亚家族49个成员，其中常见SLC家族转运体和ABC家族转运体见表1-1。ABC转运体由1200～1500个氨基酸残基组成，分子质量为140～190 kDa，其分子结构中含有ATP结合域，通过催化水解ATP产生的能量使其底物进行跨膜转运。SLC转运体由300～800个氨基酸残基组成，分子质量为40～90 kDa，通过促进扩散、离子耦合或离子交换转运其底物，其中有些底物的转运也依赖ABC转运形成的离子梯度。

表1-1　常见SLC和ABC家族转运体

家族	常见亚家族
SLC家族	寡肽转运体（H^+/peptide cotransporter，PEPT）、葡萄糖转运体（glucose transporter）、有机阳离子转运体（organic cation transporters，OCTs）、多药和毒素外排蛋白（multidrug and toxin extrusion protein，MATE）、新型有机阳离子转运体（novel organic cation transporters，OCTNs）、Na^+依赖性牛磺胆酸共转运体（sodium/taurocholic cotransporter，NTCP）、有机阴离子转运体（organic anion transporters，OATs）、有机阴离子转运多肽（organic anion transporting polypeptides，OATPs）、神经递质转运体（neurotransmitter transporters）、氨基酸转运体（amino acid transporters）等
ABC家族	P-糖蛋白（P-glycoprotein，P-gp）、多药耐药相关蛋白（multidrug resistance associated proteins，MRPs）、乳腺癌耐药蛋白（breast cancer resistance protein，BCRP）、胆酸盐输出泵（bile salt export pump，BSEP）等

二、转运体的分布和膜定位

转运体在体内分布广泛，在众多组织和器官中均有表达，尤其是在药物处置的重要器官和部位，如小肠、肝脏、肾脏、血脑屏障等（图1-1）。转运体在不同组织或器官的分布具有特异性和广泛性，在肝脏特异表达的转运体有BSEP、NTCP、OATP1B1等，在肾脏特异表达的转运体有OCT2、OAT1、MATE2-K等，而P-gp、BCRP和MRP1在众多组织中均有分布。

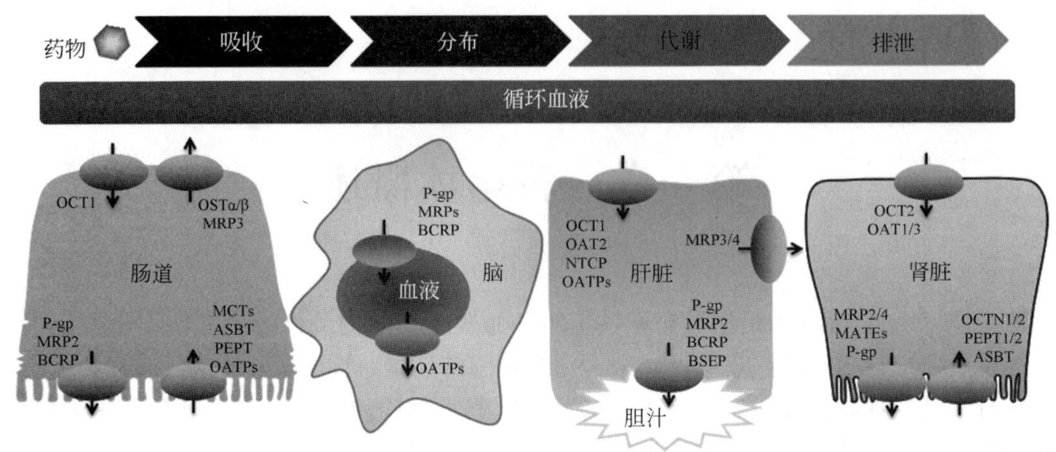

图 1-1　转运体在体内各个器官的分布

在药物体内处置过程中，参与药物膜转运的细胞主要有肠黏膜上皮细胞、肾小管上皮细胞及血管内皮细胞。上皮细胞为极化细胞（polarized cell），其细胞膜由不同结构和功能面的膜组成，分为腔道侧膜（luminal membrane）和血液侧的基底侧膜（basolateral membrane）。腔道侧膜又称为顶侧膜（apical membrane），小肠和肾小管上皮细胞顶侧有突起的微绒毛，这种结构又称为刷状缘膜（brush-border membrane）。顶侧膜和基底侧膜的生物学形态和功能不同，其转运体的分布也不同，如肝脏顶侧膜主要表达有 P-gp、MRP2、BCRP、BSEP 和 MATE1，而基底侧膜主要表达有 OCT1、OCTN2、OATPs、NTCP、MRP3、MRP4 等。

三、转运体的功能

转运体贯穿于各组织的细胞膜上，部分分布于细胞器膜上，介导内源性和外源性物质的跨膜转运，调节机体溶质、液体平衡和促进激素信号传导，维持细胞的稳态和组织的特异功能。其中药物转运体主要介导药物在体内的吸收、分布、代谢和排泄过程，在药物代谢动力学、药效学及药物毒性中扮演着重要的角色。

四、转运体的底物特点

在生物药剂学分类系统中，除了高溶解性和高渗性（高代谢性）的一类药物在体内处置过程不经药物转运体介导外，其他几乎所有药物都经转运体介导。因此，转运体介导了众多药物、毒物、内源物的跨膜转运，其底物范围非常广，且具有多选择性、多专属性。常见药物转运体的底物见表 1-2。

表 1-2　常见药物转运体的底物

转运体	典型底物
PEPTs	二肽、三肽、β-内酰胺抗生素、血管紧张素转化酶抑制剂等
GLUTs	葡萄糖、果糖、半乳糖等
OCTs	四乙胺、*N*-甲基烟酰胺、硫胺、多巴胺等
OCTNs	四乙胺、卡尼汀、奎尼丁、维拉帕米、胆碱等

续表

转运体	典型底物
OATs	β-内酰胺抗生素、对氨基马尿酸、非甾体抗炎药、抗肿瘤药物、抗病毒药物、血管紧张素转化酶抑制剂、环孢素、尿酸等
OATPs	牛磺胆酸盐、HMG-CoA 还原酶抑制剂、非索非那定、依那普利、替莫普利等
P-gp	抗癌药、免疫抑制剂、地高辛、西咪替丁、非索非那定等
MRPs	阴离子化合物、抗癌药、罗丹明 123、普伐他汀、替莫普利等
BCRP	米托蒽醌、多柔比星、柔红霉素等
BSEP	胆酸盐、胆红素等

五、转运体介导转运的动力学

（一）转运体介导转运的方式

转运体介导的底物转运存在两种方式，即促进扩散和主动转运，主动转运又分为原发性主动转运和继发性主动转运。SLC 转运体介导促进扩散或继发性主动转运，而 ABC 转运体介导原发性主动转运。

促进扩散又称易化扩散或协助扩散，是非脂溶性物质或亲水性物质借助细胞膜上膜蛋白，顺浓度梯度或电化学梯度，不消耗 ATP 将底物转运的方式，其转运蛋白具有底物特异性和饱和性，只能与某一种物质进行暂时性、可逆性的结合或分离。一个特定的转运蛋白只能转运一种类型的化合物、分子和离子，如小肠上皮细胞基底侧膜的 CLUT2 将葡萄糖顺浓度梯度从上皮细胞转运进入毛细血管。

主动转运是直接或间接依赖于细胞代谢能量，将底物逆浓度梯度或电化学梯度转运的方式。原发性主动转运是直接利用高能磷酸化合物 ATP 分解成 ADP 释放能量将底物转运的方式，如 ABC 家族转运体，通过与 ATP 结合和水解使蛋白构象发生改变，从而与底物结合并将其进行跨膜转运。继发性主动转运是间接供能完成的主动转运方式，跨膜转运所需的能量来自膜两侧的电化学浓度梯度差，而通常维持这种电化学势的为钠钾泵或质子泵。底物与形成电化学势的离子转运方向相同则称为共转运（cotransporter or symport），如小肠上皮细胞中 Na^+/SGLT1 和 H^+/PEPT，而方向相反的转运称为交换转运（exchange transporter），如 H^+/MATEs。

（二）米氏方程

促进扩散和主动转运由转运体介导，存在饱和性和竞争性，转运速度与转运浓度呈非正比关系（图 1-2），符合米氏（Michaelis-Menten）动力学方程：

$$v = \frac{V_{max} \cdot C}{K_m + C}$$

式中，v 为转运速度，V_{max} 为理论最大转运速度，C 为膜表面的底物浓度，K_m 为米氏常数，即半饱和转运浓度。

米氏方程描述了转运蛋白介导转运的动力学基本规律，V_{max} 主要取决于转运蛋白的表达水平。不同的转运蛋白、不同的底物，其动力学过程具有不同的 K_m 值。K_m 值表征了底

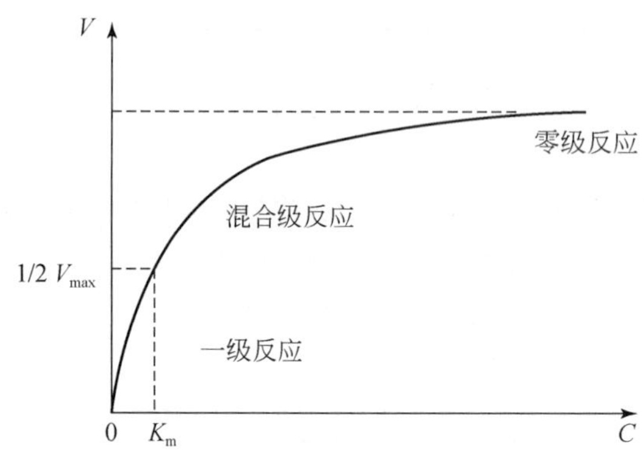

图 1-2　转运蛋白介导的底物浓度与转运速度的关系

物和转运蛋白的亲和力，K_m 值越小，底物与转运蛋白的亲和力越强，相反，K_m 值越大，则底物与转运蛋白的亲和力越弱。

继发性主动转运在转运底物的同时伴随着离子梯度的同向或逆向转运，其底物转运速度不仅取决于底物浓度，还依赖于离子梯度差。因此，在继发性主动转运过程中，离子浓度（离子梯度）的变化对底物转运速度也有影响。

（三）多种转运机制共存的动力学特征

当两种转运蛋白共同介导同一底物的转运时，底物的转运速度为两个转运蛋白各自的速度之和，其转运动力学方程为：

$$v = \frac{V_{max1} \cdot C}{K_{m1} + C} + \frac{V_{max2} \cdot C}{K_{m2} + C}$$

当底物同时存在蛋白转运过程和溶解扩散时，膜转运速度为各自转运速度之和，其动力学方程如下：

$$v = \frac{V_{max} \cdot C}{K_m + C} + \frac{dS}{dt}$$

$$\frac{dS}{dt} = P_m \cdot SA \cdot C$$

式中，dS/dt 为溶解扩散速度，P_m 为膜渗透系数，SA 为膜表面积。当底物浓度较低时，即 $K_m \gg C$，可根据 V_{max}/K_m 与 $P_m \cdot SA$ 的大小来判断转运蛋白与溶解扩散各自介导的膜转运对整个底物膜转运的贡献。在研究转运体介导的转运过程时，应使底物浓度小于 K_m，使得转运蛋白介导的膜转运在此过程中起到主要作用。

（四）抑制剂对转运蛋白的抑制动力学

抑制剂对转运蛋白的抑制作用是指在某些化合物与转运蛋白作用的过程中使其活性基团发生变化，从而影响转运蛋白与底物的结合或降低转运蛋白的再生速率，降低或丧失转运蛋白的活性。根据抑制剂与转运蛋白的作用方式，可分为不可逆性抑制和可逆性抑制。不可逆性抑制是指抑制剂与转运蛋白共价结合引起转运蛋白永久失活。可逆性抑制又分为竞争性抑制、非竞争性抑制和反竞争性抑制。

竞争性抑制是指底物或抑制剂与转运蛋白活性中心结合，降低了另一底物的结合量，K_m增加，导致转运蛋白的转运能力下降，其动力学方程如下：

$$v = \frac{V_{max} \cdot C}{K_m(1 + I/K_i) + C}$$

I 为抑制剂浓度，K_i为抑制常数。

非竞争性抑制是指抑制剂与转运蛋白的调控部位结合后使其分子构象发生改变，导致转运蛋白的转运能力下降，其动力学方程如下：

$$v = \frac{V_{max} \cdot C/(1 + I/K_i)}{K_m + C}$$

反竞争性抑制剂是指抑制剂与底物和转运蛋白的复合物中间态结合，从而导致转运蛋白的转运能力下降，其动力学方程如下：

$$v = \frac{V_{max} \cdot C/(1 + I/K_i)}{K_m/(1 + I/K_i) + C}$$

六、转运体与临床

近年来，随着对转运蛋白基因序列的解析、蛋白晶体结构的揭示和 cDNA 克隆表达，人们对转运蛋白的结构-活性关系、转运机制、底物结构、调控机制、基因多态性及体内分布特征有了深入的认识，使得转运蛋白在药物体内处置、药物相互作用、药物毒性、疾病的发生发展与预后及药物的开发研究等方面的意义也日益凸显。

（一）药物体内处置

转运体在体内广泛分布，尤其是在药物处置的重要器官和部位，如小肠、肝脏、肾脏、血脑屏障和胎盘屏障。药物转运体直接参与了药物的体内吸收、分布和排泄过程，也间接参与了药物的0 相代谢和Ⅲ 相代谢，即代谢性细胞的药物摄取和药物/代谢物的细胞外排，当其功能缺失或表达减少时也会对药物的代谢产生严重影响。

药物转运体除了对高溶解性和高渗透性（高代谢性）药物的影响较小外，其他几乎所有的药物都受转运体的影响。低溶解性和高渗透性（高代谢性）药物受肠道外排转运体和肝脏摄取/外排转运体影响较大；高溶解性和低渗透性（低代谢性）药物主要受吸收转运体的影响，也受外排转运体的影响；低溶解性和低渗透性（低代谢性）药物既受摄取转运体的影响也受外排转运体的影响（图1-3）。

（二）药物相互作用

药物-药物相互作用是一类不容忽视的临床问题，转运体介导的药物-药物相互作用可发生在药物的吸收、分布、排泄过程中的任一环节或多个环节。FDA 关键路径计划基于有力的临床证据列出了一系列具有显著临床意义的转运体介导的药物-药物相互作用，如联合给予 OATP 的抑制剂环孢素可使其底物普伐他汀和瑞舒伐他汀的 AUC 增加4～7 倍；联合给予 OAT 的抑制剂丙磺舒可使底物头孢拉定的 AUC 增加3.6 倍。

许多内源性物质如激素、胆酸盐、神经递质等的转运和处置也依赖于转运体。药物可影响内源性物质的转运，破坏细胞的稳态，造成机体毒性或生理功能紊乱。BSEP 在肝脏

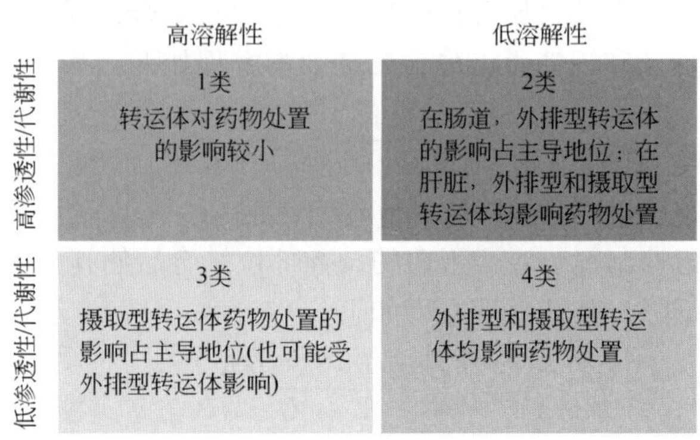

图 1-3 预测转运体对药物处置的影响

胆酸盐转运过程中起着极其重要的作用，BSEP 的底物或抑制剂可增加肝脏胆酸盐水平，导致胆汁淤积。如曲格列酮经肝脏 SULT1A1 代谢成曲格列酮硫酸结合物，而曲格列酮硫酸结合物能显著抑制肝脏 BSEP，使得胆酸盐在肝脏大量蓄积。

在临床用药过程中，药物不仅与药物和内源性物质能够产生相互作用，也可与食物发生相互作用。Dresser 等报道显示，水果汁能够抑制 OATP，可显著降低底物药物非索非那定的口服生物利用度。

（三）药物毒性

转运体通过摄取和外排影响化学致癌物、环境毒物和药物在细胞中的暴露水平。当药物排泄器官摄取型和外排型转运体功能降低时，血浆和靶器官药物水平增加，如当 OATPs 介导的摄取过程被抑制，可使他汀类血浆暴露水平增加，这不仅降低了药物的疗效，还增加了横纹肌损伤的风险。当靶器官的摄取功能增加或外排功能降低时，药物在靶器官的浓度增加，如肾脏 MATE1 介导的外排过程被抑制后，可使顺铂在肾脏组织蓄积显著增加，进而导致肾毒性。药物通过改变内源性物质的摄取或外排，使其在靶器官的浓度增加，造成毒性，如曲格列酮硫酸结合物能显著抑制肝脏 BSEP，使得胆酸盐在肝脏蓄积，产生严重的肝毒性。

（四）疾病的发生与预后

溶质的跨膜转运是维持细胞生命和机体功能的最基本过程，其中转运体介导的跨膜转运是溶质转运的重要组成部分，如细胞对营养物质和离子的摄取过程、环境毒物和代谢废物外排过程、有机化合物和营养物质的组织分布过程等。研究发现，转运体功能或活性的改变与某些疾病的发生和预后有密切的关系。BSEP 主要介导胆酸盐的胆汁排泄，当 BSEP 功能缺陷时可引起 2 型进行性家族性肝内胆汁淤积。P-gp 是血脑屏障、血胎盘屏障和血睾屏障的重要组成部分，对正常细胞和组织起到保护作用。然而，在人体大多数肿瘤如卵巢癌、直肠癌、肺癌等中 P-gp 高表达。P-gp 的表达及其功能与肿瘤化疗的耐药性密切相关，可作为肿瘤患者预后的评价指标。

（五）药物的开发研究

转运体与药物体内处置过程密切相关，同时也可改变药物在靶点或组织的浓度，进而影响药物的有效性与安全性。近年来，以增加口服药物生物利用度、增加药物疗效、降低药物不良反应或以药物转运体为治疗靶点的药物开发研究受到广泛关注。目前，以 PEPT 为靶点来提高小分子寡肽和拟寡肽药物的口服生物利用度是一种非常有前景的药物研发策略，如阿昔洛韦、更昔洛韦等药物经 L-缬氨酸修饰后可被 PEPT 转运进而增加其口服生物利用度。可见，药物转运体在改善药物生物利用度、药物靶向治疗等创新药物开发研究方面前景光明。

（马彦荣　武新安）

参考文献

孙进. 2006. 口服药物吸收与转运. 北京：人民卫生出版社，32-35.

Baekelandt MM, Holm R, Nesland JM, et al. 2000. P-glycoprotein expression is a marker for chemotherapy resistance and prognosis in advanced ovarian cancer. Anticancer Research, 20 (2B): 1061-1067.

Dresser GK, Bailey DG, Leake BF, et al. 2002. Fruit juices inhibit organic anion transporting polypeptide-mediated drug uptake to decrease the oral availability of fexofenadine. Clin Pharmacol Ther, 71 (1): 11-20.

Endicott JA, Ling V. 1989. The biochemistry of P-glycoprotein-mediated multidrug resistance. Annual Review of Biochemistry, 58: 137-171.

Funk C, Ponelle C, Scheuermann G, et al. 2001. Cholestatic potential of troglitazone as a possible factor contributing to troglitazone-induced hepatotoxicity: in vivo and in vitro interaction at the canalicular bile salt export pump (Bsep) in the rat. Mol Pharmacol, 59 (3): 627-635.

Giacomini KM, Huang SM, Tweedie DJ, et al. 2010. Membrane transporters in drug development. Nat Rev Drug Discov, 9 (3): 215-236.

Sai Y. 2005. Biochemical and molecular pharmacological aspects of transporters as determinants of drug disposition. Drug Metabolism and Pharmacokinetics, 20 (2): 91-99.

Schinkel AH, Jonker JW. 2003. Mammalian drug efflux transporters of the ATP binding cassette (ABC) family: an overview. Advanced Drug Delivery Reviews, 55 (1): 3-29.

Shugarts S, Benet LZ. 2009. The role of transporters in the pharmacokinetics of orally administered drugs. Pharm Res, 26 (9): 2039-2054.

Thompson R, Strautnieks S. 2001. BSEP: function and role in progressive familial intrahepatic cholestasis. Semin Liver Dis, 21 (4): 545-550.

Triller N, Korosec P, Kern I, et al. 2006. Multidrug resistance in small cell lung cancer: expression of P-glycoprotein, multidrug resistance protein 1 and lung resistance protein in chemo-naive patients and in relapsed disease. Lung Cancer, 54 (2): 235-240.

第二章　转运体基因表达的调控与影响因素

转运体在药物处置、毒性及疾病发生发展与预后过程中起到极其重要的作用。转运体表达和功能的改变将影响细胞内药物的处置、疾病的易感性和预后。因此，研究转运体的调控和影响因素在用药安全、疾病预防及治疗中有重要的临床意义。转运体与真核细胞中其他基因的调控相一致，其调控过程非常复杂，受多种因素的影响。本章主要介绍转运体基因表达的调控和影响因素。

第一节　转运体基因表达的调控

转运体的转录主要在细胞核中进行，翻译过程在细胞质。转运体基因表达的调控可以发生在 DNA 水平、转录水平、转录后水平、翻译水平和翻译后水平。本节主要介绍核受体和小分子 RNA 对转运体基因表达的调控作用。

一、DNA 水平的调控

（一）DNA 甲基化

在基因表达的调控过程中，甲基化起到重要作用。DNA 甲基化与基因的表达呈反比关系，即甲基化程度高，基因的表达则降低，去甲基化又可使基因的表达增加。

（二）组蛋白对基因表达的调控作用

组蛋白（histone）是指所有真核生物的细胞核中，与 DNA 结合的含正电荷的碱性蛋白质。组蛋白与 DNA 的结合与解离是基因表达调控的重要机制。组蛋白与 DNA 结合后可保护 DNA 免受损伤，维持基因组的稳定，抑制基因的表达。组蛋白的乙酰化是解除基因表达抑制的重要机制之一，主要由组蛋白乙酰转移酶催化介导。许多反式作用因子具有乙酰转移酶活性，这些作用因子结合于转录起始位点附近，使得组蛋白乙酰化，与 DNA 的结合能力降低，从而有利于基因的转录。

（三）染色质结构对基因表达的调控作用

染色质结构对基因的表达具有一定的调控作用，转录活性高的基因大都位于结构较松散的常染色质中，而不具有转录活性的基因位于结构紧密的异染色质中。

（四）其他

基因重排、染色质丢失和基因扩增也对转运体基因的表达具有调控作用。

二、转录水平的调控

转录水平的调控是真核生物基因表达调控中最重要的环节，在基因转录的起始阶段，通过转录因子协助 RNA 聚合酶与启动子结合，但其作用很弱，不能高效地启动转录，只有在反式作用因子的协助下，RNA 聚合酶和通用转录因子才能有效地形成转录起始复合物。

（一）反式作用因子的活性调节

1. 表达的调节　根据细胞需要合成反式作用因子，作用后迅速降解。

2. 共价键修饰　反式作用因子在细胞内持续存在较长时间，通过磷酸化-去磷酸化和糖基化调节其活性。

3. 配体结合　许多激素受体也是反式作用因子，当激素进入细胞后，受体与激素结合，才能结合于 DNA，调节基因的表达。

4. 蛋白质-蛋白质相互作用　有些反式作用因子与蛋白质形成复合物后才具有调节活性。

（二）反式作用因子与顺式作用元件的结合

反式作用因子激活后，即可识别并结合于上游的启动子元件和增强子，对基因转录发挥调节作用。大部分反式作用因子在激活以后与顺式作用元件结合，但也有可能一些反式作用因子是先与 DNA 结合，被激活后才发挥调节功能。

（三）反式作用因子的作用

增强子通常与其调控的基因相距较远，上游的启动子元件也与 RNA 聚合酶结合位点有一定的距离。反式作用因子可通过 DNA 的扭曲、滑动、成环等作用方式调控基因的转录。

（四）核受体对转运蛋白基因调控的作用

核受体超家族属于反式作用因子，是一类配体依赖性转录因子，通过内源性或外源性物质激活调控靶基因的转录过程，在个体发育过程中参与多种生理功能的调节，如形态发育、细胞增殖分化、机体稳态等。核受体在体内广泛分布，也参与药物代谢酶和转运体的调控过程。

1. 核受体结构　核受体家族成员分子结构一般由 A/B、C、D、E 4 大类结构域组成（图 2-1），其中 A/B 结构域是一个高度可变的，至少含有一个基本的活性转录激活功能区（AF-1）和一些自主转录激活域（AD），N 端能够接受配体非依赖的顺式激活，C 端则调节核受体与其他家族成员结合进而影响核受体与 DNA 的结合；高度保守的 C 结构域是 DNA 结合域（DBD），是核受体的特征性区域，同时影响核受体对其伴侣核受体的选择；低保守的 D 结构域位于 DNA 结合域和配体结合域，含有核定位信号（NLS）；E 结构域是配体结合域（LBD），能够二聚体化并被激活，调控下游靶基因转录。

2. 核受体的分类　核受体超家族根据受体的配体类型可以分为 3 类：Ⅰ类受体（类固醇类受体），如糖皮质激素受体（glucocorticoid receptor，GR）、盐皮质激素受体（min-

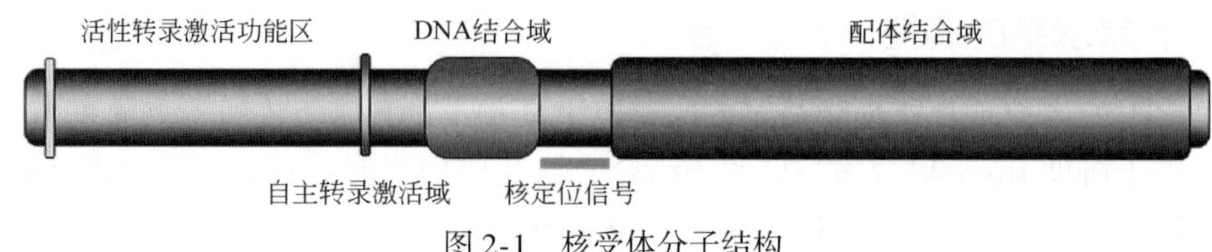

图 2-1 核受体分子结构

eralcorticoid receptor, MR)、雌激素受体(estrone receptor, ER)、孕激素受体(progesterone receptor, PR)和雄激素受体(androgen receptor, AR)等;Ⅱ类受体,如甲状腺激素受体(thyroid hormone receptor, TR)、视黄醇 X 受体(retinoid X receptor, RXR)和维生素 D 受体(vitamin D receptor, VDR)等;Ⅲ类受体(孤儿核受体),是一类目前还未发现其配体的核受体,如小异二聚体伴侣(short heterodimer partner, SHP)、肝细胞核因子 4(hepatocyte nuclear factor 4, HNF4)等。

3. 核受体和核受体辅助调节蛋白(coregulator)对基因转录的调控 在细胞核内,核受体与其伴侣分子的二聚体通过直接结合于靶 DNA 或通过募集其他 DNA 转录因子激活或抑制靶基因的转录(图 2-2)。

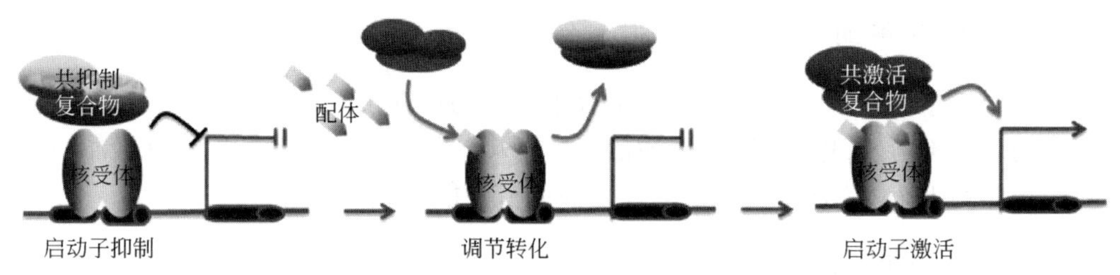

图 2-2 配体依赖的核受体转录机制

核受体在调节靶基因转录时会与一系列有效转录所必需的辅助调节蛋白发生相互作用,调节不同靶基因的启动子、配体或细胞类型特异性的表达。这类辅助调节蛋白主要包括辅助活化子(coactivator)和辅助阻遏子(corepressor)。辅助活化子结合到配体活化的核受体上从而增强核受体介导的转录,如 p300、P/CAF、SRC-1 等蛋白家族。辅助活化子中的 LXXLL 序列称为核受体盒(NR boxes),是与核受体的 LBD 作用的共同基序。核受体辅助活化子的结构和功能都具有多样性,大部分都具有促进转录的酶活性,如一些辅助活化子(CBP/p300、P/CAF)具有乙酰转移酶活性,可使组蛋白乙酰化。CBP/p300 和 P/CAF 也可使其他的转录因子(非组蛋白)发生乙酰化。辅助活化子不仅充当了核受体和基础转录复合物之间的桥梁分子,还参与了转录过程中染色质的重构及其他信号间的交叉应答(cross-talk),使核受体对基因调控过程精细化。目前认为,同种激素或核受体在不同组织和细胞中的特异性可能与所募集的核受体辅活化子及其他特异性转录因子不同有关。核受体辅助阻遏子主要有 NcoR(nuclear receptor corepressor)、SMRT(silencing mediator for retinoid and thyroid hormone receptors)等。这些辅助阻遏子以配体非依赖的方式与一些核受体如 TR、维甲酸受体(retinoic acid receptor, RAR)、RXR、VDR 结合,也结合一些孤儿受体。NcoR/SMRT 也能与一些结合拮抗剂的甾体激素受体反应,如 ER、PR 参与基因的表达调控。这些因子具有组蛋白去乙酰化酶(HDAC)活性,但 NcoR 本身并没有去乙酰化活性，其需再招募其他的辅调节蛋白形成复合物，如 mSin3。NcoR/SMRT 与 mSin3 和 HDAC 构成复合物在未结合配体的核受体介导的转录抑制过程中发挥重要作用。核受体通过辅助活化子/辅助阻遏子与基础转录机器联系在一起，调节不同靶基因的启动子、配体或细胞类型特异性的表达。

4. 核受体对转运体的调控　核受体在体内广泛分布，调控众多靶基因如药物代谢酶、转运体等的表达。常见核受体对转运体的调控见表 2-1。

表 2-1　常见转运体的核受体调控

核受体	组织表达	调节基因
组成型雄甾烷受体 (constitutive androstane receptor，CAR)	肝脏	Mrp3↑，Mrp4↑
孕烷 X 受体 (pregnane X receptor，PXR)	血脑屏障	MDR1↑，MRP2↑
	肝脏	MRP2↑，MRP3↑
	小肠	MDR1↑
法尼醇 X 受体 (farnesoid X receptor，FXR)	肝脏	BSEP↑，ABCG5/8↑，MRP2↑，SHP↑
	肾脏	MDR3↑，OSTα/β↑，ASBT↓
	小肠	OSTα/β↑，ASBT↓
	血管平滑肌	OATP8↑，PPARα↑，SHP-1↑
糖皮质激素受体 (glucocorticoid receptor，GR)	众多组织	CAR↑，PXR↑
肝细胞核因子 1α (hepatocyte nuclear factor，HNF1α)	肝脏	OATP-C↑
	肾脏	Asbt↑，Oatp1↑，Oatp2↑，HNF4α↑，Fxr↑，PXP↑
肝细胞核因子 4α (hepatocyte nuclear factor，HNF4α)	肾脏	Oatp1↑，MDR1↑，CAR↑，PXR↑，FXR↑，PPARα↑，HNF1α↑
肝受体同系物 1 (liver receptor homologl，LRH1)	小肠	Mrp3↑
肝脏 X 受体 α (liver X receptor α，LXRα)	肝脏	LRH1↑
	肾脏	SHP1↑
核因子 E2 相关因子 2 (nuclear factor E2-related factor 2，NRF2)	众多组织	MDR1↑
过氧化物酶体增殖物激活受体 (peroxisome proliferator-activated receptor α，PPARα)	肾脏	Mdr2↑，Bsep↓，Oatp1↓
小的异源二聚体 1 (small heterodimer partner 1，SHP1)	小肠	PPARγ 靶基因↑，ASBT↓
	肝脏	PXR 靶基因↓，CAR 靶基因↓，LRH-1 靶基因↓，HNF4α 靶基因↓，LXRα 靶基因↓，GR 靶基因↓，NTCP↓

（五）中介因子在基因转录起始调控中的作用

有些反式作用因子并不能直接作用于通用转录因子或 DNA，而是通过中介因子的作用控制基因转录的起始。

环磷酸腺苷（cyclic adenosine monophosphate，cAMP）激活蛋白激酶 A（protein kinase A，PKA）后进入细胞核，使 cAMP 反应元件结合蛋白（cAMP response element binding protein，CREB）磷酸化。CREB 磷酸化后与 CREB 结合蛋白（CREB- binding protein，CBP）结合，与 CREB 结合后的 CBP 能够作用于通用转录因子，促进通用转录因子与启动子结合。CBP 将 CREB 与转录装置偶联起来，在转录激活中起着共激活因子或中介因子的作用。

许多核受体与通用转录因子之间并不能直接相互作用，CBP 或其同源物作为中介因子在核受体与基础转录装置之间发挥作用。CBP 可通过直接与核受体的激活结构域相互作用或与类固醇受体激活因子结合，促进转录装置与启动子结合，从而激活基因转录。

丝裂原激活的蛋白激酶（mitogen activated protein kinase，MAPK）的作用亦涉及 CBP 作用中介因子。许多生长因子和细胞应激可以启动信号转导途径，如 MAPK 磷酸化。激活的 MAPK 进入细胞核，将 Sap-1 和 AP-1 中的 Jun 等转录激活因子磷酸化，这些激活因子随后利用 CBP 介导激活相应的靶基因，这些基因的表达最终导致细胞分裂。

（六）多重增强子作用

许多基因具有多个增强子，对多种刺激能够产生反应，进而调节基因转录。

三、转录后水平的调控

基因转录形成 mRNA 后，经过 5′ 端加帽和 3′ 端多聚腺苷酸化，再通过不同的选择剪接方式形成成熟的 mRNA，进入细胞质后与核糖体结合进行翻译。因此，转录后的调控在基因的转录过程中也起到重要的作用。

四、翻译水平的调控

翻译水平的调控又分为翻译的调控和翻译后加工的调控，在翻译起始阶段，阻遏蛋白、翻译起始因子、5′AUG 和 mRNA 5′ 端非编码区长度对翻译具有一定的调控作用。

小分子 RNA（microRNA）对翻译水平也有影响作用，这些 microRNA 首先在细胞核内转录成 pri- microRNA，在核糖核酸酶Ⅲ 结构域的 Drosha 作用下剪切形成 60 ～ 70 nt 的发卡状 pre- microRNA，然后 exportin 5 将 pre- microRNA 转运到细胞质，随后，另一个核糖核酸酶 Dicer 将其剪切成 20 ～ 24 个核苷酸长度的成熟 microRNA，这种双链很快被载入 RNA 诱导沉默复合体（RNA- induced silencing complex，RISC）中，之后，其中一条单链 microRNA 被降解，另一条成熟的单链 microRNA 通过与 mRNA 序列互补配对来调节基因的表达（图 2-3）。

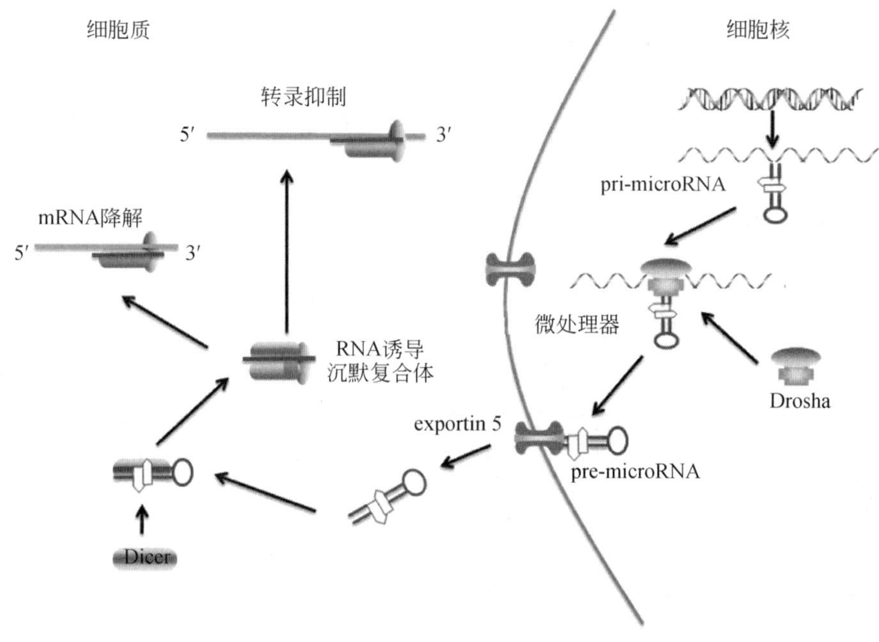

图 2-3　microRNA 对基因调控机制

microRNA 在转运体的基因表达调控过程中起到重要作用，其中部分 microRNA 在转运体基因表达的调控作用见表 2-2。

表 2-2　microRNA 对转运体的调控

转运体	microRNA
ABC 转运体	
ABCB1（P-gp）	microRNA-21，microRNA-27a，microRNA-331，microRNA-130a，microRNA-145，microRNA-451，microRNA-381，microRNA-495
ABCG2（BCRP）	microRNA-181a，microRNA-212，microRNA-328，microRNA-519c
ABCC1（MRP1）	microRNA-7，microRNA-345，microRNA-199a/b，microRNA-296，microRNA-326，microRNA-1291
ABCC2（MPR2）	microRNA-297
SLC 转运体	
SLC3A2（LAT1）	microRNA-7
SLC15A1（PEPT1）	microRNA-92b
SLC16A1（MCT1）	microRNA-29a，microRNA-29b

五、翻译后水平的调控

翻译后的加工对基因的调控也有重要的意义，主要通过新生肽链的水解、氨基酸的共价键修饰、信号肽引导（分拣、运输、定位）来完成基因调控的最后步骤。

第二节　转运体的影响因素

在体内，转运体受多种因素的影响，本节主要介绍基因多态性、性别差异（激素水平）、年龄、种属差异、疾病、药物（抑制剂/诱导剂）等对转运体的影响。

一、基因多态性

基因多态性（genetic variants）是影响转运体功能最重要的因素。基因多态性包括单核苷酸多态性（single-nucleotide polymorphisms，SNPs）和基因突变（genetic mutations）。SNPs是最为典型的基因多态性，其发生率低于1%，而基因突变为非常罕见的基因变异。蛋白编码区域的SNPs又根据是否改变氨基酸序列分为同义突变（synonymous）和非同义突变（nonsynonymous）。SNPs可能存在小的插入或缺失，最终导致氨基酸序列的移码（frameshift）或产生异常的表达产物。基因序列中重复（duplication）或缺失（deletion）大片段（>50 bp）为拷贝数变异或结构变异，其中拷贝数变异位点的突变率远高于SNPs，是人类疾病的重要致病因素之一。

二、性别差异

性别差异是药动学和药效学的重要影响因素，其中转运体介导的内源物或外源物跨膜转运存在性别差异的现象已被广泛报道。雄性大鼠肾脏Oct2的蛋白水平和mRNA水平远远高于雌性大鼠，这可能与睾酮介导肾脏的Oct2上调和雌二醇介导的适度下调有关。另外，雄性大鼠肾脏Oat1的蛋白表达水平显著高于雌性大鼠。这种性别差异造成的转运体表达的不同可能与机体生理特点、激素水平等有关。

三、年龄

儿童（尤其是新生儿与婴幼儿）及老年人，由于年龄的关系，他们各自的解剖、生理特点和器官功能与成年人存在着很大差异，转运体的表达和功能随着年龄的变化也有其各自的规律。Ose等研究显示，3日龄和6日龄的大鼠脑内P-gp的mRNA水平显著低于21日龄和42日龄的大鼠，且P-gp的底物奥司他韦的脑内浓度随着大鼠日龄的增加而降低。Fu等研究发现，3月龄雌性大鼠肝脏Oatp1a1的mRNA表达随月龄的增加显著降低，而Mrp4的mRNA水平却显著增加。

四、种属差异

转运体在不同种属间的表达、功能和分布特点均存在显著的不同。如在人体肝细胞线粒体中表达有平衡型核苷酸转运体（equilibrative nucleoside transporter，ENT），而在啮齿类并不表达ENT。非阿尿苷在人体能经ENT1摄取进入线粒体中，造成肝毒性，而在啮齿类，非阿尿苷并没有明显的毒性。

五、疾病

在一定的病因下，当机体自稳调节紊乱时引发一系列代谢、功能、结构的变化，其中包括转运体的表达或功能的改变。一般情况下，当机体某些细胞发生癌变后，P-gp 的表达显著高于其正常组织。

六、药物

药物、毒物或内源物对某些转运体具有一定的调控作用，尤其是转运体的抑制剂和诱导剂对转运体的功能和表达有明显的影响。P-gp 的诱导剂利福平可使十二指肠的表达水平显著增加，地高辛的口服生物利用度显著降低。

七、食物

食物是日常生活不可或缺的一部分，然而，食物中的营养物、葡萄糖或其他成分可能会影响转运体的功能或表达。Shiraga 等研究显示饮食中的某些氨基酸和多肽能够上调 Pept 的转录活性。目前大量证据表明，食物中的黄酮类对 ABC 家族中 P-gp、MRP、BCRP 等均有一定的调节作用。

八、其他

转运体的功能和表达除了受基因多态性、性别差异、年龄、种属差异、疾病、药物、食物等的影响外，还受多种因素的影响，如不同的生理状态、环境等。Okuno 等研究发现孕妇脂肪组织中 GLUT4 的蛋白表达显著低于非孕女性。另外，在动物模型中发现在怀孕期机体众多转运蛋白发生明显的变化。

（马彦荣　武新安）

参考文献

Brand W, Schutte ME, Williamson G, et al. 2006. Flavonoid-mediated inhibition of intestinal ABC transporters may affect the oral bioavailability of drugs, food-borne toxic compounds and bioactive ingredients. Biomed Pharmacother, 60 (9): 508-519.

Fu ZD, Csanaky IL, Klaassen CD. 2012. Effects of aging on mRNA profiles for drug-metabolizing enzymes and transporters in livers of male and female mice. Drug Metabolism and Disposition, 40 (6): 1216-1225.

Gottesman MM. 2002. Mechanisms of cancer drug resistance. Annual Review of Medicine, 53: 615-627.

Greiner B, Eichelbaum M, Fritz P. 1999. The role of intestinal P-glycoprotein in the interaction of digoxin and rifampin. J Clin Invest, 104 (2): 147-153.

Harris RZ, Jang GR, Tsunoda S. 2003. Dietary effects on drug metabolism and transport. Clin Pharmacokinet, 42 (13): 1071-1088.

Isoherranen N, Thummel KE. 2013. Drug metabolism and transport during pregnancy: how does drug disposition change during pregnancy and what are the mechanisms that cause such changes? Drug Metab Dispos, 41 (2): 256-262.

Kahn BB. 1994. Dietary regulation of glucose transporter gene expression: tissue specific effects in adipose cells and muscle. The Journal of Nutrition, 124 (8 Suppl): 1289S-1295S.

Lee EW, Lai Y, Zhang H, et al. 2006. Identification of the mitochondrial targeting signal of the human equilibrative nucleoside transporter 1 (hENT1): implications for interspecies differences in mitochondrial toxicity of fialuridine. J Biol Chem, 281 (24): 16700-16706.

Lee FY, Lee H, Hubbert ML, et al. 2006. FXR, a multipurpose nuclear receptor. Trends in Biochemical Sciences, 31 (10): 572-580.

Lemmen J, Tozakidis IE, Galla HJ. 2013. Pregnane X receptor upregulates ABC-transporter Abcg2 and Abcb1 at the blood-brain barrier. Brain Res, 1491: 1-13.

Miyamoto K, Hase K, Takagi T, et al. 1993. Differential responses of intestinal glucose transporter mRNA transcripts to levels of dietary sugars. Biochem J, 295 (Pt 1): 211-215.

Morris ME, Lee HJ, Predko LM. 2003. Gender differences in the membrane transport of endogenous and exogenous compounds. Pharmacol Rev, 55 (2): 229-240.

Morris ME, Zhang S. 2006. Flavonoid-drug interactions: effects of flavonoids on ABC transporters. Life Sci, 78 (18): 2116-2130.

Okuno S, Akazawa S, Yasuhi I, et al. 1995. Decreased expression of the GLUT4 glucose transporter protein in adipose tissue during pregnancy. Horm Metab Res, 27 (5): 231-234.

Ose A, Kusuhara H, Yamatsugu K, et al. 2008. P-glycoprotein restricts the penetration of oseltamivir across the blood-brain barrier. Drug Metab Dispos, 36 (2): 427-434.

Robinson-Rechavi M, Escriva Garcia H, Laudet V. 2003. The nuclear receptor superfamily. J Cell Sci, 116 (Pt 4): 585-586.

Shiraga T, Miyamoto K, Tanaka H, et al. 1999. Cellular and molecular mechanisms of dietary regulation on rat intestinal H^+/peptide transporter PepT1. Gastroenterology, 116 (2): 354-362.

Tirona RG, Kim RB. 2005. Nuclear receptors and drug disposition gene regulation. J Pharm Sci, 94 (6): 1169-1186.

Urakami Y, Okuda M, Saito H. 2000. Hormonal regulation of organic cation transporter OCT2 expression in rat kidney. FEBS Lett, 473 (2): 173-176.

第三章　常见的药物转运体

自20世纪50年代代谢酶的作用被认识以来，药物的生物转化一直被认为是影响药物体内过程的最主要因素。然而，近年来随着分子生物学的发展，发现药物的“生物转运”过程也至关重要。药物的生物转运是指药物在体内的吸收、分布和排泄过程。亲脂性物质通过被动扩散进行跨膜转运，而亲水性物质需通过转运体介导进出细胞。转运体和代谢酶在体内构成了一个相互影响、相互制约和互相关联的“蛋白网络”，共同参与药物的体内处置。为了更好地提高药物疗效，降低毒副作用，不仅需要了解药物代谢酶，还更应充分关注药物转运体。因此，有必要深入掌握药物转运体的相关内容。本章从转运体的结构、功能、分布、调控因素及临床意义方面逐一介绍了常见的药物转运体。

第一节　OATP（*SLC21*）家族

有机阴离子转运多肽（organic anion-transporting polypeptides，OATP/Oatp）属于溶质载体超家族，是动物及人体内具有12个整体跨膜区结构的细胞膜摄取型蛋白。其广泛分布于胃肠道、肝脏、肾脏、血脑屏障等重要组织器官。OATP能摄取大量结构各异的体内外化合物进入细胞，其底物广泛，内源性的底物包括胆盐、类固醇及其结合物、甲状腺激素和阴离子寡肽等，外源性的底物包括HMG-CoA还原酶抑制剂（他汀类药物）、抗生素、抗癌药和强心苷类等。

自1994年Jacquemin等在大鼠肝脏中首次成功分离OATP后，其他物种的OATP也陆续得以分离。迄今为止，已经报道了300多种OATP转运体。自1995年Kullak等首次克隆了人类第一个有机阴离子转运体OATP1A2以来，目前已分离鉴定的人类OATP家族包含11个亚家族，除OATP1A2外，还有OATP1B1、OATP1B3、OATP1C1、OATP2A1、OATP2B1、OATP3A1、OATP4A1、OATP4C1、OATP5A1及OATP6A1（表3-1）。不同亚型的OATP组织分布特性、底物转运特征、功能及基因多态性存在差异，肝细胞核因子、核受体、激素等调控OATP的转录，内源性激素、肿瘤、炎症因子、食物、药物及辐射等因素影响其表达和活性。

一、克隆与结构

（一）基因结构

人类OATP由*SLCO*基因编码，*SLCO*编码基因位于不同的染色体上，如表3-1所示。研究发现*SLCO1*家族位于12号染色体的一个基因位点上，其中包含了一个与*SLCO1B*亚族相关的假基因。*SLCO*基因长度从30 kb到310 kb不等，由10～18个外显子组成。最近一系列研究表明大部分 OATP 的 mRNA 可产生剪接体，剪接体的表达产物与 OATP 有着不同的组织分布和转运活性，但仍有相当一部分 OATP mRNA 的剪接体目前还没有被表征。

表 3-1　人类 *SLCO* 转运体基因和蛋白的结构特点

基因				mRNA		蛋白		
基因	染色体	外显子	长度（kb）	长度（bp）	剪接体	蛋白名称	曾用名	长度（aa）
SLCO1A2	12p12	17	126	2919	有	OATP1A2	OATP，OATP-A	670
SLCO1B1	12p12	14	109	2830	有	OATP1B1	OATP2，LST-1，OATP-C	691
SLCO1B3	12p12	13	101	2646	有	OATP1B3	OATP8，LST-2	702
SLCO1C1	12p12	18	58	3381	有	OATP1C1	OATP-F	712
SLCO2A1	3q21	14	97	4040	有	OATP2A1	Hpgt	643
SLCO2B1	11q13	16	55	4108	有	OATP2B1	OATP-B	709
SLCO3A1	15q26	16	310	2740	有	OATP3A1	OATP-D	710
SLCO4A1	20q13.1	16	30	2796	有	OATP4A1	OATP-E	722
SLCO4C1	5q21	13	63	5334	—	OATP4C1	OATP-H	724
SLCO5A1	8q13.1	10	163	3692	—	OATP5A1	OATP-J	848
SLCO6A1	5q21	14	127	2515	—	OATP6A1	OATP-I，GST	719

注：表中“—”表示暂未发现。

（二）蛋白结构

OATP 是一个完整的膜蛋白。在哺乳动物中，OATP 氨基酸序列有高于 30% 的同源性，迄今为止发现的人类 OATP 蛋白除 OATP5A1 由 848 个氨基酸组成外，其余均由 643～724 个氨基酸组成（见表 3-1）。

OATP/Oatp 共同的一级及二级结构特点（图 3-1）包括：①在氨基酸结构中存在 12 个共同的整体跨膜区结构（transmembrane，TM），该跨膜区结构有 6 个胞外环（extracellular loops）和 5 个胞内环（intracellular loops），C-端和 N-端朝向胞内侧。②在第 2 胞外环 124、135 位，第 5 胞外环 492 位及第 1 跨膜区 62 位的天冬氨酰胺基上存在着 *N*-糖基化的位点，这些位点的突变可影响转运体的功能。③在第 3 胞外环靠近第 6 跨膜区的边缘及部分第 6 跨膜区上有 OATP/Oatp“超家族标记（superfamily signature）”特征，即 D-X-RW-(I，V) -GAWW-X-G-(F，L) -L 氨基酸序列。在第 2～6 跨膜区及第 1、3、5 胞外环和第 1、2、4、5 胞内环发现了大量的保守氨基酸，其中带电的保守氨基酸主要位于胞内跨膜区的边缘。④在第 9 和第 10 跨膜区之间有一个较大的环状结构，即第 5 胞外环，环上存在着 10 个保守的半胱氨酸，半胱氨酸之间经二硫键连接，形成类似于 DNA 结合蛋白的锌指（zinc finger）结构；此外，在第 2、11 和 12 跨膜区内也发现有带电的保守氨基酸存在。

目前对 OATP 的三级结构所知甚少，尽管对 OATP1B1、OATP1B3 及 OATP2B1 的同源建模研究显示 OATP 有着与主要协助转运蛋白超家族（major facilitator superfamily，MFS）相似的结构。根据建模结果推测 OATP 的三级结构以一种假二次轴对称的方式存在，对称轴垂直于膜平面和中心孔（central pseudo twofold symmetry axis perpendicular to the membrane plane and a central pore)。中心孔由第1、2、4、5、7、8、10及11跨膜区中保守的带正电氨基酸残基组成。

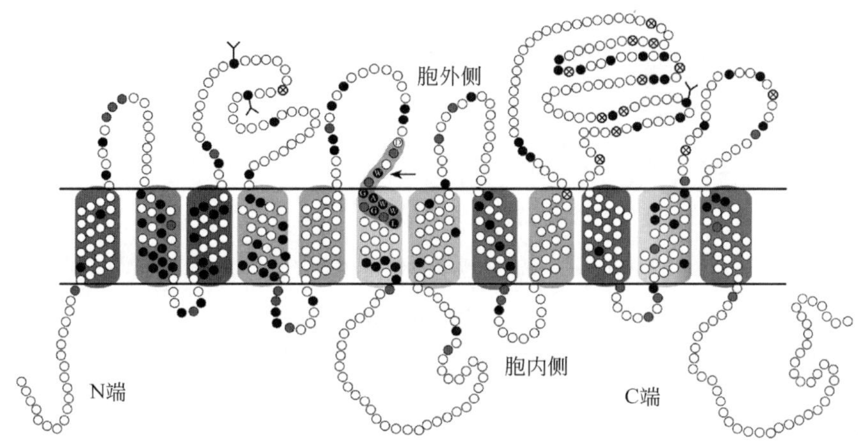

图3-1　OATP的跨膜结构特征模型

黑色圆点为保守氨基酸；灰色圆点为带电保守氨基酸；带星号圆点为保守的半胱氨酸；"Y"表示N糖基化的胞外环；黑色箭头所示灰色区域为"超家族标记"

关于OATP四级结构的研究也很少，尽管已经观察到这个家族的成员可以组成同聚体或者异聚体。例如，即使是在还原状态下，通过十二烷基硫酸钠聚丙烯酰胺凝胶电泳（SDS-PAGE）分析哺乳动物中OATP1A2蛋白异质性的表达，其高分子量的条带表明多聚物的存在。

二、组织分布与功能

OATP超家族成员中的OATP1A2、OATP2A1、OATP2B1、OATP3A1及OATP4A1在人体组织分布广泛（表3-2，表3-3）。其他成员在特定的人体组织中才有表达，如OATP1B1和OATP1B3表达于肝脏和小肠，OATP4C1表达于肾脏和肝脏。长期以来，mRNA

表3-2　人类OATP转运体的组织分布（蛋白水平）

转运体名称	组织分布
OATP1A2	肝脏、肾脏、小肠、大脑、胎盘、睾丸、肺、眼睛、皮肤、前列腺
OATP1B1	肝脏
OATP1B3	肝脏、小肠、胎盘
OATP1C1	大脑、睾丸、心脏、眼睛
OATP2A1	肝脏、肾脏、小肠、大脑、胎盘、睾丸、心脏、骨骼肌、肺、眼睛、胃
OATP2B1	肝脏、肾脏、小肠、大脑、胎盘、心脏、骨骼肌、肺、眼睛、皮肤、乳房、胰腺
OATP3A1	大脑、眼睛、乳房
OATP4A1	肝脏、肾脏、小肠、大脑、胎盘、睾丸、骨骼肌、肺、眼睛、乳房、胰腺
OATP4C1	肝脏、肾脏
OATP5A1	骨骼肌、乳房
OATP6A1	大脑、胎盘、睾丸

表 3-3 人类 OATP 转运体的组织分布（mRNA 水平）

转运体名称	组织分布
OATP1A2	肝脏、肾脏、小肠、大脑、胎盘、眼睛
OATP1B1	肝脏
OATP1B3	肝脏
OATP1C1	大脑、睾丸、眼睛
OATP2A1	肾脏、小肠、眼睛、胃
OATP2B1	肝脏、小肠、大脑、胎盘、骨骼肌、眼睛、皮肤、乳房
OATP3A1	肾脏、大脑、睾丸、心脏、肺、眼睛、皮肤、乳房
OATP4A1	胎盘、肺、眼睛
OATP4C1	肾脏
OATP5A1	骨骼肌、乳房、前列腺
OATP6A1	睾丸

是分析转运体基因表达于特定组织的唯一手段，但现在随着特异性抗体和蛋白定量分析方法的发展、蛋白定位和表达分析手段的进步，使得对转运体的组织分布特征更易被掌握。下面分别对 OATP 成员的分布及功能进行逐一介绍。

1. OATP1A2 OATP1A2 起初从人肝脏分离得到，后来研究发现其分布于肝脏胆管细胞顶侧膜，但在血脑屏障中最为丰富，在血脑屏障的血管上皮细胞、血脑屏障的内皮细胞和人类神经元细胞膜上进行性高表达。随着研究的深入，发现其分布非常广泛，除了肝脏和血脑屏障之外还分布于小肠、肾脏、胎盘、睾丸、肺、眼睛、皮肤及前列腺。在小肠中表达于上皮细胞的顶侧膜，参与外源性物质的摄取；在肾脏中表达于远端肾小管细胞的刷状缘膜上，在胎盘中表达于胎盘血管合体膜，在眼睛上表达于睫状体扁平上皮细胞，在胎盘中表达于合胞体滋养层细胞。

2. OATP1B1 OATP1B1 主要分布在肝细胞基底侧膜，除了参与肝脏从血液中摄取、清除外源性物质外，还有研究表明其参与非结合型胆红素的转运。最近的研究结果显示在小肠细胞也发现了其 mRNA 的表达。

3. OATP1B3 OATP1B3 主要分布于肝脏细胞基底侧膜，含量比 OATP1B1 低，可参与结合性胆红素的转运，小肠及胎盘也有其 mRNA 的表达。另外，有研究发现 OATP1B3 在前列腺癌、结肠癌组织和细胞中也有 mRNA 的高表达。

4. OATP1C1 OATP1C1 分布于眼睛睫状体扁平细胞、睾丸间质细胞及血脑屏障和脉络丛细胞的基底侧膜。

5. OATP2A1 OATP2A1 的组织分布广泛，在人视网膜上皮细胞、睫状体的上皮及内皮细胞、子宫内膜上皮细胞、大脑神经元、星形胶质细胞及小神经胶质细胞、胃体壁细胞及胃窦幽门腺细胞均有分布。另外，在肝脏、肾脏、睾丸、心脏、骨骼肌及肺部发现了其 mRNA 的表达。

6. OATP2B1 OATP2B1 的组织表达范围很广泛，包括肝脏、小肠、大脑、胎盘、眼睛、皮肤、乳腺、心脏、卵巢、睾丸、脾脏、骨骼肌、肾脏及肺。在肝脏表达于肝细胞的基底侧膜，参与肝脏从血液中摄取药物；在小肠表达于小肠刷状缘膜，提示参与小肠的药物主动转运；在心脏主要表达在血管内皮细胞，可能介导药物转入心脏；在大脑表达于血脑屏障，对中枢神经药物的摄取具有重要作用。

7. OATP3A1　OATP3A1 在众多组织器官中均有分布，如睫状体上皮细胞、额叶皮质灰质区的神经胶质细胞及神经元的胞体和轴突细胞、脉络丛细胞基底侧膜和顶侧膜及亚顶侧膜、健康乳房输乳管上皮细胞膜。此外，在肾脏、睾丸、心脏及肺部发现了其 mRNA 的表达。

8. OATP4A1　OATP4A1 也是 OATP 家族中组织分布广泛的转运体之一。在眼睛睫状体上皮细胞、胎盘合胞体滋养层细胞发现有其分布，在肝脏、肾脏、肺、小肠、大脑、睾丸、骨骼肌、乳房及胰腺也发现了其 mRNA 的表达。

9. OATP4C1　OATP4C1 分布于肾脏和肝脏。

10. OATP5A1　OATP5A1 分布于健康乳房输乳管上皮细胞膜，在骨骼肌、乳房和前列腺有其 mRNA 表达。

11. OATP6A1　OATP6A1 在睾丸、大脑及胎盘中均有分布。

三、底物和抑制剂

OATP 介导底物转运不依赖钠、氯、钾离子浓度，膜电位和 ATP 水平，其作用过程认为是电中性交换。OATP 超家族的底物较多，与不同的底物（solutes）具有不同的相互作用。OATP 底物的分子大小各异，分子质量从 153 Da（对氨基水杨酸）到 1143 Da（胆囊收缩素）不等，详见表 3-4。OATP 常见的底物是甾体类及多肽类（线性或环状的）物质。通常被 OATP 转运的溶质（solutes）带负电，但也有电中性（如地高辛）和带正电荷（如 *N*-甲基奎宁）底物。OATP 外源性底物主要是羟甲基戊二酰辅酶 A 还原酶抑制剂（他汀类）、血管紧张素Ⅱ受体拮抗剂及强心苷类药物等。OATP 内源性的底物主要是激素，如甲状腺素和类固醇结合物、胆酸盐、胆红素、前列腺素等。OATP 底物和抑制剂如表 3-4 所示。

表 3-4　OATP 底物和抑制剂

转运体名称	底物	抑制剂
OATP1A2	阿利吉仑，阿托伐他汀，阿曲生坦，胆红素，BQ-123，BSP（四溴酞酚磺酸钠），环丙沙星，地瑞那韦，啡肽，DHEAS（脱氢表雄酮），DPDPE（脑啡肽衍生物），E_1S（硫酸雌酮），E_2G，非索非那定，加替沙星，伊马替尼，左氧氟沙星，洛匹那韦，微囊藻毒素，甲氨蝶呤，*N*-甲基奎宁，乌本苷，PGE2，匹伐他汀，普伐他汀，罗库溴铵，罗素伐他汀，沙奎那韦，T_3，T_3S，T_4，T_4S，TCA	芹黄素，苹果汁，依维莫司，西柚汁，山奈酚，橘子汁，槲皮素，西罗莫司

续表

转运体名称	底物	抑制剂
OATP1B1	5-氨基水杨酸，三氧化二砷，阿托伐他汀，阿曲生坦，苄星青霉素，胆红素葡萄糖醛酸苷，胆红素，波生坦，BQ-123，四溴酚酞磺酸钠（BSP），卡泊芬净，头孢唑啉，头孢哌酮，西立伐他汀，脑啡肽（DADLE），地瑞那韦，硫酸脱氢表雄酮（DHEAS），多西他赛，[D-Pen（2），D-Pen（5）]-enkephalin（DPDPE），脑啡肽，E_1S，E_2G，伊屈泼帕，依那普利，红霉素，依泽替米贝葡萄糖醛酸，非索非那定，夫拉平度，氟伐他汀，钆塞酸二钠，甘胆酸（GCA），洛匹那韦，LTC_4，LTE_4，马拉维诺，美溴非林，微囊藻素，甲氨蝶呤，奈夫西林，奥美沙坦，紫杉醇，PGE_2，鬼笔环肽，普伐他汀，利福平，罗素伐他汀，沙奎那韦，西罗莫司，SN-38，T_3，T_4，TCA，替莫普利，TIC-Me，托拉塞米，硫酸曲格列酮，缬沙坦	芹黄素，苯扎贝特，鹰嘴豆芽素 A，波普瑞韦，环丙贝特，克拉霉素，环孢素 A，地高辛，表没食子儿茶素没食子酸酯，红霉素，依维莫司，FK-506（他克莫司），吉非罗齐葡萄糖醛酸，吉非罗齐，染料木黄酮，格列本脲，格列美脲，甘草酸，贯叶金丝桃素，茚地那韦，酮康唑，MK-571，橙皮素，奈非那韦，念珠藻环肽 M1，丙磺舒，槲皮黄酮，雷帕霉素，利福霉素 SV，利托那韦，罗红霉素，沙奎那韦，水飞蓟素黄酮木脂素（silymarin flavonolignans），西罗莫司，替拉瑞韦，泰利霉素，戊脉安，华法林
OATP1B3	5-氨基水杨酸，阿托伐他汀，波生坦，BQ-123，BSP，CCK-8，顺铂，啡肽，硫酸去氢表雄酮，地高辛，多西他赛，脑啡肽，E_1S，E_2G，依那普利，非索非那定，Fluo-3，氟伐他汀，甘胆酸（GCA），GUDC，伊马替尼，吲哚菁绿，TLC_4，甲溴菲宁，微囊藻毒素 LR，甲氨蝶呤，胆红素，奥美沙坦，紫杉醇，PGE_2，鬼笔环肽，匹伐他汀，瑞格列奈，利福平，罗素伐他汀，沙奎那韦，T_3，T_4，TCA，替米沙坦，替莫普利，TIC-Me，牛熊去氧胆酸（TUDC），缬沙坦	波西普韦，克拉霉素，红霉素，依维莫司，格列本脲，格列美脲，甘草酸，酮康唑，柚皮素，那格列奈，念珠藻环肽 M1，利福霉素 SV，罗红霉素，水飞蓟素黄酮木脂素（silymarin flavonolignans），西罗莫司，替拉瑞韦，泰利霉素
OATP1C1	四溴酚酞磺酸（BSP）钠，E_1S，E_2G，T_3，T_4，T_4S，TCA	
OATP2A1	PGD_2，PGE_1，PGE_2，$PGEF_{2\alpha}$，TXB_2	双氯芬酸，呋塞米，罗美昔布，TGBz T34
OATP2B1	胺碘酮，5-氨基水杨酸，阿托伐他汀，苄星青霉素，四溴酚酞磺酸钠（BSP），硫酸脱氢表雄酮，E_1S，艾曲波帕，非索非那定，氟伐他汀，格列本脲，PGE_2，匹伐他汀，普伐他汀，罗素伐他汀，T_4	芹菜素，banaba，苯基酸酯，佛手柑素，山桑子（bilberry），北美升麻，西咪替丁，二羟薄荷素，紫锥花属（echinacea），银杏，格列本脲，格列美脲，葡萄籽，西柚汁，绿茶，吲哚美辛，山奈酚，桑葚，柚皮素，柚皮苷，那格列奈，占替诺烟酸盐，川皮苷，橘子汁，对氨基马尿酸（*p*-aminohippurate，PAH），邻苯二甲酸酯，槲皮素，利福平，水杨酸，西伯利亚人参，水飞蓟素黄酮木脂素（silymarin flavonolignans），大豆，红橘黄酮，牛磺胆酸盐（TCA），丙戊酸钠
OATP3A1	花生四烯酸，苄星青霉素，BQ-123，E_1S，PGE_1，PGE_2，$PGF_{2\alpha}$，T_4，加压素	对氨基马尿酸，PGD_2

续表

转运体名称	底物	抑制剂
OATP4A1	苄星青霉素，E_1S，E_2G，PGE_2，T_3，T_4，TCA	BSP
OATP4C1	cAMP，CDCA（鹅脱氧胆酸），地高辛，E_1S，GCA，甲氨蝶呤，乌本苷，硫酸槲皮素，西格列汀，T_3，T_4	洋地黄毒苷元，洋地黄毒苷
OATP5A1	未发现	未发现
OATP6A1	硫酸脱氢表雄酮，T_3，T_4，TCA	睾丸素，雌二醇

四、基因多态性

目前，人们对具有摄取作用的人类 OATP 家族进行了大量研究，并发现其遗传多态性不但能影响转运体本身的转运活性，而且对药动学、药效学有重要影响，也与药物不良反应及药物相互作用息息相关。在人类 OATP 家族的亚型中，对基因多态性研究较多的是 OATP1B1、OATP1B3、OATP1A2 及 OATP2B1，其中以 OATP1B1 相关的基因多态性研究最多。下面主要对这 4 种亚型的基因多态性逐一进行介绍。

（一）OATP1B1 基因多态性

1. OATP1B1 基因多态性对其功能的影响　*SLCO1B1* 具有高度遗传多态性，现在已经发现 40 个以上的非同义单核苷酸多态性（single nucleotidepolymorplhisms，SNPs），发生频率具有种族特异性。在欧洲人中，常见的非同义 SNPs 有 388A>G（N130D）突变频率为 30%～45%、463C>A（P155T）突变频率 13%～23%、521T>C（V174A）则为 8%～20%；美国白种人中这 3 个 SNPs 的分布频率与欧洲人相似，分别为 30%、16%、14%；美国黑人中它们的发生频率分别为 72%～83%、2%～10%、1%～8%；而在亚洲人中则分别为 59%～86%、0～3%、8%～16%。在中国人群中最常见的 SNPs 为 388A>G 约占 74%、521T>C 约为 14%。

各 SNPs 构成多种基因单倍体，根据命名原则分别命名为 *SLCO1B1** 1a、*SLCO1B1** 1b（388A>G）、*SLCO1B1** 1c（455G>A，721G>A）、*SLCO1B1** 2（217T>C）等，其中 *SLCO1B1** 1a 为野生型。

有个别等位基因可影响 OATP1B1 的转运能力，从而导致药物药动学、药效学的变化，其中位于跨膜区和胞外第 5 环位置的非同义突变可造成体外转运功能显著降低，常见的 521T>C（rs4149056）位于蛋白跨膜区，可使 OATP1B1 与底物的亲和力下降、转运活性下降。具有 521T>C 变异的单倍体，如 *SLCO1B1** 5、*SLCO1B1** 15、*SLCO1B1** 16 及 *SLCO1B1** 17 等，有相似的表型，所编码的蛋白转运功能都下降。体内试验已经发现携带 521C 等位基因的个体 OATP1B1 转运活性下降，可降低多种药物进入肝细胞的速率，阻碍药物代谢。它是不同种族人群中都常见的具有功能性影响的多态性位点，具有极为重要的临床意义。

另一个常见 SNP 为 388A>G，不仅构成 *SLCO1B1** 1b，还存在于 *SLCO1B1** 15 中（388G-521C）。*SLCO1B1** 1b 对功能的影响还没有一致的结论，很多研究认为它对蛋白的功能没有影响，但一些报道认为其会增强转运功能，近来有资料显示它与蛋白的表达有关。不同结论的产生可能源于各实验中所采用的体外研究系统或底物不同。

此外，-11187G>A 突变发生在 *SLCO1B1* 启动子区域，与 521T>C 存在连锁不平衡，但在日本人群中的研究发现，这一突变并不引起肝脏中 mRNA 表达的改变。也有研究报道，1877 T>A SNP 能导致密码子终止，但这一突变只在中国人群中被发现。其他的 SNP 突变研究相对较少，其功能意义也不明显。

2. OATP1B1 基因多态性对他汀类药物的影响 OATP1B1 基因多态性不但影响他汀类药物的血药浓度和降脂疗效，而且与他汀类药物的肌毒性有关。

（1）OATP1B1 基因多态性对他汀类药物血药浓度的影响：近年来大量体内外实验表明，*SLCO1B1* 多态性可造成他汀类药物药动学的改变，不同药物受到的影响不同。几乎所有他汀类药物都是 OATP1B1 的底物，主要由 OATP1B1 转运吸收进入肝细胞而发挥作用。OATP1B1 活性改变将影响他汀类药物的吸收，进而影响他汀类药物的血药浓度及其药效，*SLCO1B1* 521T>C 遗传突变可显著影响其转运活性。此外，该遗传突变对不同的他汀类药物的影响也不相同。多项研究表明，与 521T>C TT 基因型人群相比，CC 基因型的人群中辛伐他汀的血药浓度增加 221%，匹伐他汀血药浓度增加 162%～191%（平均增加 173%），阿托伐他汀血药浓度增加 144%，普伐他汀的血药浓度增加 57%～130%（平均增加 90%），瑞舒伐他汀的血药浓度增加 62%～117%（平均增加 87%），但氟伐他汀血药浓度变化不大。

（2）OATP1B1 基因多态性对他汀类药物降脂疗效的影响：由于 *SLCO1B1* 基因突变可以影响他汀类药物进入肝细胞的量，因而有可能降低他汀类药物的降脂疗效。

多项研究显示，521T>C 使血清中总胆固醇（TC）水平降低减少，从而降低他汀类药物的降脂疗效，388A>G 可显著降低血清中 TC 和低密度脂蛋白胆固醇（LDL-C）含量，提高他汀类药物的降脂疗效。Takane 等研究了 33 例高胆固醇血症患者中 *SLCO1B1* 基因多态性与普伐他汀降脂效果的相关性，结果显示与未携带 *SLCO1B1**15（388G + 521C）的患者相比，携带该基因型的患者治疗 8 周后 TC 和 LDL-C 平均下降水平显著减少（$P<0.05$），但是在 1 年后重复测定，未发现差异。在 Couvert 的研究中，将入组的 724 例老年高胆固醇血症患者分为试验组和对照组，试验组（$n=420$）服用氟伐他汀 80 mg/d，对照组（$n=304$）服用安慰剂，2 个月后测定 3 个 *SLCO1B1* 基因多态性（521T>C，388A>G，463C>A）与血脂水平的相关性，结果发现 *SLCO1B1**14（388G + 463A）与 LDL-C 下降百分比（$P=0.005$）及治疗后平均 LDL-C（$P=0.0005$）显著相关，并且与 463C>ACA 和 AA 基因型相比，CC 基因型与 LDL-C 下降减少和治疗后高 LDL-C 水平相关，这提示 *SLCO1B1**14 和 463C>A 可增加氟伐他汀的降脂疗效。

Rodrigues 等的研究发现 SNP *SLCO1B1* 388A>G 可增加 OATP1B1 对某些他汀类药物的转运能力。阿托伐他汀进入肝脏后代谢为有活性的代谢产物，当高血脂患者服用阿托伐他汀 10 mg/d 治疗 4 周后，388G 基因型的个体低密度胆固醇的降低幅度大于其他基因型携带者，因此 388A>G 可能增加阿托伐他汀的药效。

但是，也有一些研究得出阴性结果。在一项前瞻性的研究中，16 名健康志愿者（8 名携带 521T>C CC 等位基因，8 名野生型纯合子），连续给予 40 mg/d 的普伐他汀 3 周。在突变的患者中，普伐他汀药-时曲线下面积（$AUC_{0\sim\infty}$）增加 110%（$P=0.012$），最高血药浓度（C_{max}）增加了231%（P=0.0042）。两组中TC及LDL在连续服用3周普伐他汀后均显著降低，但两组间降低无显著差异。在患者中的研究发现，服用40 mg/d的辛伐他汀，在携带521T>C CC等位基因的患者中降脂疗效有所减弱，与肝细胞吸收他汀类药物减少相一致，但其疗效减弱并无统计学差异。Yang等在140例中国原发性高血脂患者中进行*SLCO1B1*基因检测，其中85例服用匹伐他汀2 mg/d，持续8周治疗后检测血脂参数，未发现521T>C和388A>G与匹伐他汀的降脂作用有关联。

OATP1B1基因多态性影响他汀类药物的降脂疗效目前还无定论，其可能的原因是他汀类药物降脂疗效除了受基因多态性影响外，还与他汀代谢分布有关，他汀主要在肝脏中代谢，整个肝细胞暴露在他汀类药物中的总量在不同基因型中无差异。在基于生理功能的模型中，研究普伐他汀代谢的模型也发现，OATP1B1变异与普伐他汀的血药浓度有显著的相关性，但是对于其疗效影响较小。

（3）OATP1B1基因多态性与他汀类药物的肌毒性：研究发现他汀类药物引起的不良反应肌病（严重时可导致横纹肌溶解症）与521T>C突变显著相关。通过全基因组关联分析（genome-wide association scan，GWAS）研究，使用辛伐他汀80 mg/d引起肌病的85名患者及没有引起肌病的90名患者的300 000个候选基因，发现只有一个位于11号内含子的非编码SNP（rs4363657）与辛伐他汀引起的肌病显著相关，而该SNP与521T>C SNP强连锁不平衡（r^2 = 0.97）。携带一个521T>CC等位基因发生肌病的风险比（odds ratio，OR）为4.5，携带2个C等位基因发生肌病的OR为16.9。辛伐他汀治疗5年内，肌病发生的风险TT、TC、CC基因型分别为0.63%、2.83%、18.2%。重复该研究，在20 000名患者中给予40 mg/d辛伐他汀预防治疗，含有C等位基因的患者发生不良反应的风险依然较高（2.6%）。Voora等的研究也证实*SLCO1B1* 521T>C SNP突变与辛伐他汀、阿托伐他汀、普伐他汀引起的不良反应相关。在Voora等的研究中，509名受试者随机给予阿托伐他汀10 mg、辛伐他汀20 mg、普伐他汀10 mg，接着给予80 mg、80 mg、40 mg的上述药物。随后检测基因多态性（CYP2D6、CYP2C8、CYP2C9、CYP3A4和*SLCO1B1*）与上述他汀类药物不良反应发生的相关性，结果只发现*SLCO1B1* * 5与他汀类药物诱导的不良反应显著相关。

早期发现他汀不良反应肌病及横纹肌溶解症的方法之一为定期检测血浆中肌酸激酶（creatinekinase，CK）的含量。研究证实，*SLCO1B1*基因多态性与他汀引起的肌酸激酶升高具有相关性，*SLCO1B1* 521T>C与肌酸激酶升高正相关（OR=8.86），而388A>G与肌酸激酶升高负相关（OR=0.24），均有统计学差异。他汀类药物引起的不良反应肌病与*SLCO1B1*基因多态性的关系与他汀类药物的种类有关。Brunham等研究证明在服用辛伐他汀组的病人中*SLCO1B1* 521T>C与不良反应肌病显著相关（P=0.042），但在阿托伐他汀组中未见相关性（P=0.48）。Carr等验证了*SLCO1B1* 521T>C是他汀不良反应肌病的风险因素（OR=2.06），且在对不同他汀类药物进行分析时，亦发现该SNP与不良反应肌病在服用辛伐他汀组的病人中显著相关（P = 0.014），在阿托伐他汀组中无相关性（P = 0.613）。

由于*SLCO1B1* 521T>C降低了OATP1B1的转运活性，在突变的患者中，他汀转运吸收进入肝细胞的量减少，他汀的血药浓度增加，进而导致在高剂量使用他汀的突变型患者中容易发生肌病等不良反应。因此，对于使用他汀类药物的患者，应根据其基因型不同而进行个体化用药，在 *SLCO1B1*521T>C 的患者中，应该避免使用高剂量的他汀类药物。

3. OATP1B1 基因多态性对口服降糖药的影响　目前有研究显示 OATP1B1 与多种口服降糖药作用相关。Niemi 等在研究遗传因素对瑞格奈血药浓度个体差异的影响时发现 *SLCO1B1* 遗传改变是导致瑞格列奈代谢个体差异的主要因素。Niemi 等给予 56 名健康志愿者单剂量口服 0. 25 mg 的瑞格列奈，随后检测瑞格列奈的血药浓度，计算药动学参数，分析 *SLCO1B1*（-11187G>A、521T>C）、ABCB1（3435C>T、2677G> T/A）、CYP2C8*3（416G>A、1196A>G）、CYP2C8*4（792C>G）及 CYP3A5*3（6986A>G）基因型与瑞格列奈药代参数的相关性，发现瑞格列奈 $AUC_{0\sim\infty}$ 和 C_{max} 在所有受试者中个体差异非常显著，差异分别达到了 16. 9 倍、10. 7 倍，通过多元回归分析提示 *SLCO1B1* 521T>C 和 CYP2C8*3 能够作为独立因素预测瑞格列奈 $AUC_{0\sim\infty}$ 和 C_{max}。

Kalliokoski 等发现 *SLCO1B1* 521T>C 多态性对瑞格列奈代谢有显著影响。对 32 名健康志愿者给予 0. 5 mg 瑞格列奈，发现 *SLCO1B1* 521CC 基因型受试者与 TC 或 TT 基因型受试者相比，瑞格列奈 $AUC_{0\sim\infty}$ 显著增加，其代谢产物 M2 和 M4 的 $AUC_{0\sim\infty}$ 亦分别增加，且瑞格列奈的降糖效应与瑞格列奈的血药浓度变化一致。Kalliokoski 等进一步研究还发现 *SLCO1B1* 521T>C 多态性对瑞格列奈代谢的影响呈剂量依赖性。给 20 名健康受试者服用 0. 25 mg、0. 5 mg、1 mg、2 mg 瑞格列奈，每次试验洗脱至少 1 周，在 521CC（8 名）基因型的受试者和 521TT（12 名）的受试者中，瑞格列奈的 $AUC_{0\sim\infty}$ 随着剂量的增加都呈线性增加（r>0. 88，P<0. 001）。Kalliokoski 等也对 OATP1B1 其他的基因型对瑞格列奈的影响进行了研究，8 名单倍型为 *SLCO1B1** 1B/* 1B 的健康受试者与 16 名 *SLCO1B1** 1A/* 1A 受试者单剂量口服 0. 5 mg 的瑞格列奈，*SLCO1B1** 1B/* 1B 基因型受试者瑞格列奈的 $AUC_{0\sim\infty}$ 和 C_{max} 与 *SLCO1B1** 1A/* 1A 比较均显著降低，*SLCO1B1** 1B/* 1B 基因型受试者给予瑞格列奈后平均血糖浓度（0 ~ 7 h）比 *SLCO1B1** 1A/* 1A 高 10%。这也再次证明 OATP1B1 基因型对瑞格列奈血药浓度的影响，进而会导致其降糖效应的改变。

在中国人群中的研究也发现 *SLCO1B1* 基因多态性对瑞格列奈的血药浓度有显著影响。22 名健康男性志愿者单剂量口服 2 mg 瑞格列奈，检测 *SLCO1B1*、CYP3A4 和 CYP2C8 基因多态性与瑞格列奈药动学和药效学的相关性，发现携带 *SLCO1B1** 1A/* 1B 或 *SLCO1B1** 1A/* 1A 基因型的受试者和 *SLCO1B1** 15/* 1A 或 *SLCO1B1** 5/* 1A 基因型的受试者与 *SLCO1B1**1B/* 1B 相比，$AUC_{0\sim\infty}$ 均显著增加，清除率降低，但 3 种基因型对血糖浓度的影响无显著差异。体内研究已经表明 OATP1B1 对瑞格列奈的药代及药效的影响，体外也有研究显示瑞格列奈能够抑制 OATP1B1 的转运活性，但是仍没有公开的体外研究表明瑞格列奈是 OATP1B1 的底物。

那格列奈是 D-苯丙氨酸衍生物，OATP1B1 为那格列奈进入肝细胞代谢的主要转运体，是那格列奈产生个体差异的原因之一。那格列奈在肝脏内的代谢主要由 CYP2C9 和 CYP3A4 酶完成，其中活性代谢产物 M7 主要是通过 CYP2C9 酶完成。OATP1B1 遗传多态性对那格列奈的影响较为复杂。Zhang 等纳入 17 例健康男性受试者，进行了单核苷酸多态性（SNPs）与那格列奈的相关性研究。结果表明，基因型为 521TT 、521TC 、521CC 的受试者的血药峰浓度（C_{max}）分别为（2708±244）ng/ml、（4944±626）ng/ml、（4772±1007）ng/ml，药时曲线下面积（AUC）分别为（5705±523）ng · h/ml、（10 322±1108）ng · h/ml、（11 842±1132）ng · h/ml，药物半衰期（$t_{1/2}$）分别为（1. 24±0. 12）h、

(1.65±0.46) h、(2.21±0.06) h，统计分析发现 521TC 基因型受试者的 C_{max} 和 AUC 比 521TT 分别高出 83%（$P=0.002$）和 82%（$P=0.001$），521CC 基因型受试者的 C_{max} 和 AUC 比 521TT 基因型分别高出 76%（$P=0.016$）和 108%（$P=0.001$），均具有统计学差异。但不同基因型受试者中那格列奈的半衰期虽然不同但没有显著性差异。Kalliokoski 等纳入 16 例健康受试者的研究表明，基因型为 *SLCO1B1* *1B/ *1B（第 388 位点突变纯合子）受试者 C_{max} 出现时间（T_{max}）为 30 min，*SLCO1B1* *1A/ *1A（第 388 位点未突变）受试者 T_{max} 为 45 min，差异有统计学意义（$P=0.004$）；其他药动学参数比较，差异无统计学意义（$P>0.05$）。李宝群等进行的关于 *SLCO1B1* 521T>C 和 CYP2C9 *3 联合突变对那格列奈降血糖效果影响的研究显示，联合突变组最大血糖降低值对比野生型对照组和 *SLCO1B1* 521T>C 单突变组，差异均有统计学意义（$P=0.027$，$P=0.048$）。结果提示，*SLCO1B1* 521T>C 和 CYP2C9 *3 基因联合突变的患者在服用那格列奈后可能会发生低血糖反应。

在白种人群中研究，未见 *SLCO1B1* 521T>C SNP 或 *SLCO1B1* * 1B 等位基因对那格列奈代谢的影响。这种差异可能是由于 OATP1B1 的种族差异所导致。

然而，根据目前研究的结果来看 OATP1B1 基因多态性在 2 型糖尿病患者中对那格列奈降糖效果的影响尚没有明确的结论。

4. OATP1B1 基因多态性对抗肿瘤药的影响　甲氨蝶呤是临床上广泛使用的抗肿瘤药物。主要用于治疗包括急性淋巴细胞性白血病在内的多种癌症，以及多种自身免疫性疾病，如类风湿关节炎等，但其临床使用个体差异极大，可引起严重毒副作用，甚至导致死亡。近年的研究发现，甲氨蝶呤在血中的清除主要取决于肝脏 OATP1B1 的摄取，*SLCO1B1* 的多态性会影响甲氨蝶呤的清除率。一项对急性淋巴性白血病患儿进行基因组相关性分析的研究筛查了大量的 SNPs，发现 *SLCO1B1* 的多态性与甲氨蝶呤的清除有相关性，携带 521C 等位基因的个体甲氨蝶呤清除率会明显下降。*SLCO1B1* 上另一个 SNP rs11045879，还与甲氨蝶呤的胃肠道毒性具有相关性。之后的又一项研究也得到了类似的结果，*SLCO1B1* 多态性与甲氨蝶呤的血药浓度有关，并发现 rs11045879 CC 基因型与甲氨蝶呤的血药浓度有显著的相关性。有人将 *SLCO1B1* 常见及罕见 SNPs 与甲氨蝶呤体内清除的关联性进行了评估，在校正其他遗传或非遗传影响因素后，认为罕见的基因变异对表型具有更大的影响，会使甲氨蝶呤的清除率降低。

伊立替康（irinotecan）系半合成喜树碱衍生物，在体内可经羧酸酯酶代谢成活性形式 7-乙基-10-羟基喜树碱（SN-38）。SN-38 作用靶点是 DNA 拓扑异构酶Ⅰ，可干扰 DNA 复制和转录，可抑制 DNA 合成，具有较强杀伤肿瘤活性，广泛应用于胃癌、结直肠癌、肺癌等实体瘤治疗，可显著提高患者总生存期。SN-38 经肝脏尿苷二磷酸葡萄糖醛酸转移酶（UGT1A1）葡萄糖醛酸化灭活，生成葡萄糖醛酸化 SN-38（SN-38G），从而保护健康细胞免受伊立替康毒性的影响。但用伊立替康治疗时，严重的毒副作用发生率较高，特别是可导致严重的延迟性腹泻和粒细胞缺乏，使其临床应用受到影响。目前研究发现除 UGT1A1 对伊立替康的代谢有显著影响外，*SLCO1B1* 与伊立替康的代谢和效应也有相关性。Xiang 等研究了 *SLCO1B1* * 1a、*SLCO1B1* * 1b、*SLCO1B1* * 5 和 *SLCO1B1* *15 多态性在亚洲肿瘤患者中对伊立替康代谢的影响，对 71 名服用伊立替康后的肿瘤患者代谢分析发现：*SLCO1B1* * 1a 患者伊立替康的清除较携带 *SLCO1B1* *15 单倍型的患者显著增快 3 倍之多，伊立替康 AUC_{0-inf}/dose/BSA 在携带 *SLCO1B1* * 15 单倍型的患者中显著高于野生型的患者；SN-38 在携带 *SLCO1B1* * 15 单倍型的患者同样显著高于野生型的患者。Rhodes 等研究表明在转移性结肠癌患者中，携带 *SLCO1B1*521T 等位基因的患者中发生 3/4 级不良反应的风险显著增加。Han 等发现 OATP1B1 遗传变异对伊立替康的代谢和不良反应均有显著影响，但对其治疗疗效影响不大，该研究对 81 例非小细胞肺癌患者 *SLCO1B1* -11187G>A、388A>G 和 521T>C 基因型进行了检测，发现在 521TC 或 CC 和-11187AA 基因型患者中，伊立替康活性代谢产物 SN-38 AUC 较高，对其单倍型分析发现，*SLCO1B1* * 15 的患者 SN-38 AUC 显著高于 *SLCO1B1* * 1a 或 *SLCO1B1* * 1b 患者，发生 4 级中性粒细胞减少的风险与 521TC 或 CC 显著相关，而发生三级腹泻与 388GG 显著相关。

5. OATP1B1 基因多态性对其他药物的影响 有研究发现 OATP1B1 某些基因多态性会影响利福平的血药浓度，并影响利福平的活性。Marc 等纳入 72 例非洲人、北美人及西班牙人的研究结果显示携带 463CA 基因的人比携带 463CC 的人的 $AUC_{0\sim24h}$ 低 36%（P = 0.001），而且在非洲人种中出现利福平 $AUC_{0\sim24h}$ 降低的发生率更高。

邓国防等研究了 OATP1Bl A388G 基因多态性与含利福平药物的肝毒性之间的关系，研究结果提示 A388G 基因多态性分布与服用含利福平药物的肝毒性之间无明显相关。

另外，最近 Trdan 等的研究发现使用雷洛昔芬的骨质疏松女性患者中携带 *SLCO1B1* * 1b（388A>G）拷贝数越多，雷洛昔芬及其代谢物 M3 的血清浓度越高，虽然此项研究只纳入了 53 例女性患者，但该研究提示临床使用雷洛昔芬时可能需要关注 OATP1B1 的基因多态性对雷洛昔芬血药浓度的影响。

（二）OATP1B3 基因多态性

与 OATP1B3 转运活性有关的 *SLCO1B3* 基因多态性有 4 种：334T > G（S112A）、699G > A（M233I）、1564G > T（G552C）和 1748G >A（G583E），其中 334T > G 和 699G > A 具有明显的连锁不平衡性，且对 OATP1B3 的转运活性影响最大。*SLCO1B3* 334T > G 和 699G > A 等位基因的发生频率存在显著的种族差异（表 3-5）。

表 3-5 *SLCO1B3* 突变体在不同人种中的等位基因频率

人种	人数	334T>G（p. S112A）基因频率（%）	699G>A（p. M233I）基因频率（%）
芬兰人	552/552	77	76.9
欧洲人	88/88	81	83
欧洲裔美国人	94/95	88	87
墨西哥人	95/92	78	79
中国汉族人	93/91	80	77
日本人	79/79	73	73
非洲裔美国人	90/91	41	41
加纳人	90/90	38	38

注：人数栏中“/”前后分别表示检测 T>G 和 G>A 时纳入的总人数。

由表3-5可见，非洲裔美国人群和加纳人群*SLCO1B*334T > G和699G > A的发生频率明显高于其他种族。OATPlB3遗传多态性的种族差异可能使药物在不同种族人群中的体内过程、疗效及不良反应存在一定的差异。因此，在不同种族人群中考察OATP1B3遗传多态性对药物体内过程、疗效及不良反应的影响，将有利于各种族人群合理用药。

研究发现，334T > G和699G > A单体型与非洲青猴肾细胞（COS-7）中OATP1B3的活性改变密切相关，但在非洲爪蟾蜍卵母细胞中其活性不受上述任何一种基因多态性的影响。基因多态性还可导致细胞内OATP1B3蛋白位置的改变，有人将上述4种多态性基因分别转染至人胚胎肾细胞（HEK293）和马丁达尔犬肾上皮细胞（MDCKII），结果表明，HEK293细胞中的OATP1B3主要分布于细胞膜，而MDCKII细胞中的OATP1B3-G552C（G1564T）和OATP1B3-G583E（G1748A）主要存在于细胞质中，同时减少了糖基化的形成。

有人在体外研究OATP1B3与前列腺癌的关系时发现，OATP1B3在前列腺恶性肿瘤中大量表达，正常及良性增生的前列腺组织中无表达。较携带*SLCO1B3* 334TT/AA和TG/GA单体型患者，携带*SLCO1B3* 334GG/699AA者的中位生存期及生存率都显著延长和增加。体外实验证明，稳定转染野生型334T/699G和只转染334G/699A等位基因的*SLCO1B3*细胞具有睾酮的转运活性，但同时转染334G和699A单体型细胞的睾酮转运活性被破坏。该作者回顾性的临床研究发现携带334GG/699AA基因的前列腺癌患者中位生存期也延长，这就提示携带334GG/699AA基因的前列腺癌患者生存延长与体内OATP1B3睾酮转运活性低有一定的相关性。

有趣的是另外一项临床研究还发现，前列腺癌症患者OATP1B3基因多态性和雄性激素剥夺治疗术（androgen-deprivation therapeutics，ADT）的疗效之间存在着明显相关性。在334T> G等位基因处，野生型T等位基因可以促进低水平雄性激素的吸收转运，从而降低ADT的疗效，缩短前列腺癌患者的生存期。

此外，OATP1B3的编码基因中，1564G>T能够显著减少OATP1B3对磺溴酞钠、E3S、E17βG、胆酰牛磺酸、八肽胆囊收缩素、脱氢表雄酮硫酸盐（DHEAS）6种底物的转运活性。但334T>G和699G>A与野生型相比，对以上6种底物的转运活性没有差异。

（三）OATP1A2基因多态性

近期的基因组样本分析显示：14个外显子中发现*SLCO1A2*编码区的6个非同义多态性，分别是38T>C、516A>C、559G>A、382A>T、404A>T和2003C>G。38T>C、516A>C多态性在欧洲裔美国人比西班牙裔美国人和非洲裔美国人更为常见，分别为11.1%、5.7%和2.1%，而这些位点在华裔美国人中并没有发现。G559A多态性仅在西班牙裔美国人中存在，基因频率为0.5%，而A382T在非洲裔美国人仅有1.0%。其他种族并未检测到。然而，A404T多态性在该研究的基因组DNA样本中没有显示。发现非洲和西班牙裔美国人C2003G变异具有不同等位基因频率，分别为3.7%和1.0%。此外，华裔美国人不存在这6个非同义突变位点。可见基因型频率具有明显的种族差异。OATP1A2的遗传多态性在不同种族间的发生频率详见表3-6。

表 3-6 *SLCO1A2* 在不同种族间基因多态性及其发生频率

基因	等位基因	多态位点	外显子	氨基酸变化	基因频率					
					AA	EA	CA	HA	Pharm GKB	db SNP
SLCO1A2	*2	38T>C	1	L3T	2.1	11.1	0	5.7	6.3	11.9
	*3	516A>C	5	G172A	2.1	5.3	0	2.1	1.1	2.2
	*4	559G>A	5	A187T	0	0	0	0.5	0	0
	*5	382A>T	4	A128T	1	0	0	0	0.5	1.1
	*6	404A>T	4	A135I	0	0	0	0	0.4	0.7
	*7	2003C>G	14	T668S	3.7	0	0	1	1.5	2.9

注：AA，非洲裔美国人；EA，欧洲裔美国人；CA，华裔美国人；HA，西班牙裔美国人；Pharm GKB，遗传药理学和药物基因组学知识库；db sNP，单核苷酸多态性数据库。

SLCO1A2 的遗传多态性可能导致对药物的反应和处置差异。OATP1A2 的体外功能分析研究显示，它可以转运多种底物，其中包括 δ 啡肽Ⅱ、［D-青霉胺 2，5］-脑啡肽、3-硫酸雌酮等。通过在体外考察 *SLCO1A2* 基因单倍型发现，*SLCO1A2**3（516A>C）和 *SLCO1A2**6（404A>T）转运底物的能力显著高于 *SLCO1A2**1；SLCO1A2*4（404A>T）转运 3-硫酸雌酮的能力显著降低，但并未减少对 δ 啡肽Ⅱ和［D-青霉胺 2，5］-脑啡肽的摄取能力，相反，*SLCO1A2**7（2003C>G）则减少了对 δ 啡肽和［D-青霉胺 2，5］-脑啡肽的摄取，但转运 3-硫酸雌酮的能力并未减弱。

尽管 *SLCO1A2**2（38T>C）的转运功能与 *SLCO1A2* 相似，但却发现 *SLCO1A2**2 转运 3-硫酸雌酮和甲氨蝶呤的能力（细胞摄取率）分别为（168.4±27.9）% 和（174.0±3.6）%，*SLCO1A2* 转运 3-硫酸雌酮和甲氨蝶呤的能力分别为（100.0±7.6）% 和（100.0±5.6）%，由此可见 *SLCO1A2**2 转运两种该底物的能力约为 *SLCO1A2* 的两倍。*SLCO1A2**3（516A>C）介导甲氨蝶呤的转运能力比 *SLCO1A2* 降低 40%，而 *SLCO1A2**6（404A>T）转运 3-硫酸雌酮和甲氨蝶呤的能力与 *SLCO1A2* 相似。

（四）OATP2B1 基因多态性

到目前为止，关于 *SLCO2B1* 基因多态性的研究并不多见。2001 年，有人最先分离得到 *SLCO2B1* 的两个突变体 *SLCO2B1**2（*SLCO2B1*1175T>C；OATP2B1p. T392I）和 *SLCO2B1**3（*SLCO2B1*1457C>T；OATP2B1p. S486P），随后其他学者分析了这两个突变体的等位基因频率，并第一次描述了这些突变体的功能，他们发现日本人 *SLCO2B1**1、*SLCO2B1**2 及 *SLCO2B1**3 的等位基因突变频率分别为 69.1%、0 及 30.9%。*SLCO2B1**3 对其底物 E_3S 的 V_{max}（最大摄取速率）比 *SLCO2B1**1 的低 42.5%，而 K_m 值（米氏常数，反映底物亲和性）二者相当。

*SLCO2B1**3（rs12422149，*SLCO2B1*G935A；OATP2B1p. R312Q）可影响孟鲁司特钠的药代动力学，携带 *SLCO2B1**3 的患者与野生型患者相比孟鲁司特钠 AUC 明显下降。

*SLCO2B1**3（1457C>T）的基因多态性对非索非那定和塞利洛尔的药代动力学也会产生影响。口服非索非那定 60mg，基因型 CC、CT 和 TT 的 AUC 分别为 1762 ng·h/ml、1 088 ng·h/ml、1136 ng·h/ml，C_{max} 分别为 343 ng/ml、224 ng/ml 和 179 ng/ml，清除率分别为 0.6L/(h·kg)、1.0L/（h·kg）和 0.8 L/（h·kg）。口服塞利洛尔 100 mg，基因

型 CC 的 $AUC_{0\sim24h}$最高（1547 ng · h/ml），基因型 CT 次之（1097 ng · h/ml），而基因型 TT 仅为 775 ng · h/ml。以上数据显示 *SLCO2B1* * 3（1457C>T）似乎降低了底物药物的生物利用度。

此外，还有研究发现 *SLCO2B1*-282G>A 是影响 *SLCO2B1* mRNA 表达的主要因素，而此基因突变是造成 OATP2B1 在不同个体之间表达差异的原因。

五、调控及影响因素

（一）转录调控

根据目前的文献报道来看，关于 OATP 家族在肝脏中表达的相关研究最多，因此对 OATP 转录调控的研究主要集中在肝脏转录因子调控方面。

1. OATP 转录受肝细胞核因子 HNF1α 和 HNF3α 的调控　肝细胞核因子（HNF1α）是一种维持肝脏细胞表型的重要转录因子，HNF1α 缺失会使啮齿类动物 OATP1A1、OATP1A5、OATP1B2 和 OATP2B1 在肝脏的表达下调，从而导致胆汁酸和胆固醇的体内平衡被打破，结果使小鼠肝功能产生缺陷。在人的肝脏中也发现了类似的结果：在 *SLCO1B1* 和 *SLCO1B3* 基因启动子附近发现了功能性 HNF1α 反应元件的存在，当人的肝脏产生炎症时能够抑制 HNF1α 的表达，最终引起肝脏 OATP1B1 和 OATP1B2 表达减少。OATP1B3 在肝癌细胞中的表达下调往往会伴随着转录因子 HNF3α 的增加，这是因为 HNF3α 与在 *SLCO1B3* 基因的启动子上负反应元件的相互作用抑制了 OATP1B3 的表达。

2. OATP 的转录受核受体 FXR、LXR 及 PXR 的调控　研究表明，*SLCO1B3* 基因受 FXR 的调控，当 *SLCO1B3* 基因被 FXR 反式激活后会使肝源性细胞株中的 OATP1B3 表达上调。另外一项研究的实验结果显示当胆汁淤积时，肝细胞中 OATP1B3 的表达上调，而这一过程也是由 FXR 反式调控 *SLCO1B3* 基因实现的，因为胆汁酸的升高会激活 FXR 对 *SLCO1B3* 基因反式调节。体外研究发现，在 *SLCO1B1* 的启动子上有两种功能性的 FXR 结合位点存在，活化的 FXR 会诱导肝脏细胞和肝癌细胞中 OATP1B1 表达。

另外当用羟固醇活化 LXRα 和近启动子端上的转录因子后，人肝脏细胞中的 *SLCO1B1* 也会发生表达上调。

众所周知，PXR 主要在肝脏、小肠、胃、肾脏等组织中高表达。PXR 作为内源及外源激活受体，在机体的防御机制中发挥着重要的生物调节作用和“解毒”功能。动物体内很多解毒基因由 PXR 调控，因此研究人员推测 OATP 的表达也会受 PXR 的调控。正如之前推测的那样，后来的研究证实小鼠 *Slcola4* 基因的表达由 PXR 直接调控，当克隆的小鼠肝细胞用 PXR 激动剂 16α-氰基孕烯醇酮（pregnenolone 16α-carbonitrile，PCN）处理后，Oatp1a4 的表达水平明显升高。

OATP1A2 在人乳腺癌细胞中的表达是邻近正常组织的 10 倍，有研究表明 PXR 对 *SLCO1A2* 具有调控作用，因为在 *SLCO1A2* 基因启动子上游区发现了 PXR，用 PXR 激动剂利福平处理乳腺癌细胞，随着利福平的剂量增加，OATP1A2 对其底物硫酸雌酮（E_3S）的摄取也增加，提示利福平对 *SLCO1A2* 表达的诱导呈剂量依赖性。此实验结果表明要想降低乳腺癌细胞中雌激素的水平，可以抑制 PXR 的活性，这样就可以减少 OATP1A2 对 E_3S 的摄取。

3. 激素、缺氧诱导因子（HIF）和维生素 D 受体（VDR）对 OATP 的调控 Wood 等发现 *SLCO1B3* 基因的启动子能被生长激素和催乳素活化的转录因子 Stat5（信号转导和转录活化蛋白 5）激活。这就表明，泌乳素和生长激素对 OATP1B3 的调控是通过 Stat5 而实现的。

OATP1B3 专一性地表达于肝静脉周围细胞，表明该转运体基因表达的局部转录调控。肝门静脉周围肝脏组织氧分压的减少可活化缺氧诱导因子 1（HIF1），而 HIF1 可反式激活 *SLCO1B3* 基因的表达。另外，OATP1B3 基因的表达在缺氧的直肠癌和头颈部癌细胞中会发生上调，原因是两种功能性的 HIF 反应元件（HRE1 和 HRE2）存在于 *SLCO1B3* 基因的内含子 1 中，癌细胞缺氧，诱导 HIF 的产生，进而诱导 *SLCO1B3* 基因的表达上调。低氧环境会诱导直肠癌和胰腺癌细胞中肿瘤特异性的 OATP1B3 转录变体（cancer- specific OATP1B3variants，csOATP1B3）的表达，而该转录变体的表达受其启动子中 HIF-1α 的反应元件 HRE 的调控。上述研究结果表明 *SLCO1B3* 基因的转录表达受缺氧及缺氧诱导因子 HIF 的调控。

维生素 D 受体（VDR）是人 *SLCO1A2* 基因的一个腺体依赖性反式激活因子，它表达于 *SLCO1A2* 基因的启动子突变体 1 上，当用维生素 D_3 处理 Caco-2 细胞后，OATP1A2 的 mRNA 和蛋白水平的表达均增加。这表明 *SLCO1A2* 基因的转录受 VDR 的调控。

（二）翻译后水平调控

1. 磷酸化 OATP 活性与 OATP 的磷酸化密切相关。Campbell 等发现用 ATP 处理培养的大鼠肝细胞，能使肝细胞中 Oatp1a1 的活性迅速降低。而造成此现象的原因并非 Oatp1a1 发生了内化（internalization），而是由于该转运体上丝氨酸发生了磷酸化所致，这也表明 Oatp1b1 信号的转导与蛋白激酶 C（PKC）信号通路相关。将大鼠 Oatp1a1 和 Oatp1a4 转染于青蛙卵母细胞，先用 PKC 激动剂佛波醇酯（PMA）处理卵母细胞时能够抑制 Oatp1a1 和 Oatp1a4 的转运功能，然后换用 PKC 抑制剂双吲哚马来酰亚胺 I（BIM-I）处理，又能使 Oatp1a1 和 Oatp1a4 的转运功能恢复。这就表明 Oatp1a1 和 Oatp1a4 介导的摄取功能是通过激活 PKC 信号通路实现的，小鼠 Oatp1a1 和 Oatp1a4 的摄取功能受磷酸化的调控。另外 Xiao 等采用免疫亲和层析色谱法（immunoaffinity chromatographic）提纯大鼠肝脏 Oatp1a1，水解之后用飞行时间质谱（MALDI-TOF）分析其肽图谱发现该肽段 C 端的丝氨酸和苏氨酸发生了磷酸化。

随后的体外研究显示人类 OATP2B1 的调控主要受磷酸激酶 PKC 途径的介导。用 PKC 激动剂 PMA 处理 OATP2B1 转染的 MDCKII 细胞，可使 OATP2B1 的磷酸化程度增加及转运 E_1S 的活性降低，而用 PKC 的抑制剂双吲哚马来酰亚胺 I（BIM-I）处理后 OATP2B1 的转运活性得以恢复。

此外，Guo 等发现人类 OATP1A2 的信号转导与 OATP2B1 类似，也是经 PKC 信号通路传导。Tirona 等发现 OATP1B1 的信号传导除了 H^+ –ATP 酶介导的信号通路外也有 cAMP-PKA 信号通路参与。因此，OATP1A2 和 OATP1B1 的活性也受磷酸化的影响。

尽管上述研究表明 OATP 的活性受磷酸化的影响，但目前的相关研究尚不能全面地阐明因磷酸化引起 OATP 转运活性降低的分子机制，而 OATP 磷酸化后其功能的改变又如何引起机体生理功能的变化，这些都需要进一步研究。

2. 糖基化　将未 *N*-糖基化的 Oatp1a1 表达于酵母菌后酵母菌并不能转运牛磺胆酸盐，也就是说未 *N*-糖基化的 Oatp1a1 失去了活性。将 Oatp1a1 表达于非洲爪蟾蜍的卵母细胞上，将其分为两组，一组用 *N*-糖基化抑制剂衣霉素处理，另一组做空白对照，结果发现用衣霉素处理者其细胞膜上的 Oatp1a1 不但表达减少，而且失去了转运活性。当人为诱导 Oatp1b1 第 1 跨膜区 62 位、第 2 胞外环 124 位和 135 位及第 5 胞外环 492 位的天冬酰胺（Asn）突变为天冬氨酸（Asp）后，会使 *N*-糖基化位点消失，Oatp1b1 转运牛磺胆酸盐的活性也随之消失。上述实验结果提示 Oatp1b1 的表达和活性均受 *N*-糖基化的调控，而且也说明上述 4 个天冬酰胺残基上的 *N*-糖基化位点是维持 Oatp1b1 活性所必需的。后来也有人发现了相似的结果：将小鼠肝细胞质膜上的 Oatp1b1 第 2 胞外环 124 位和 135 位及第 6 胞外环 492 位的天冬酰胺诱变处理为谷氨酰胺后发现发现 Oatp1b1 的活性降低。而 Triona 等的研究发现 *N*-糖基化的 OATP1B1 突变体与 OATP1B1 野生型相比在细胞膜表面的表达增加，其转运 OATP1B1 底物雌二醇-17-（β-D-葡糖苷酸）和硫酸雌酮的能力也增加，再次表明 *N*-糖基化能使 OATP1B1 的活性增加。

在人的肝脏中，糖基化和未糖基化的 OATP1B1 共存，且在不同的个体间二者的表达量也不同，虽然此现象所产生的意义目前尚不明确，但不同个体之间对 OATP1B1 底物的转运能力不同，可能也与个体间糖基化 OATP1B1 的表达量不同有关。

OATP1B1 第 2 胞外环 134 位和第 5 胞外环 503 和 516 位上的天冬酰胺残基是 *N*-糖基化的位点，这些位点调控着转运体的活性，当这 3 个天冬酰胺被谷氨酸取代后，*N*-糖基化的位点消失，不但使转运体的活性下降，而且转运体的膜表达也减少。进一步的研究发现未被糖基化的转运体蛋白被限制在了内质网中，而使其不能表达于细胞膜上。

在人类 OATP1A2 对底物的转运方面也发现了类似的现象：当在第 2 胞外环第 135 位的天冬酰胺突变为异亮氨酸后，会造成其多态性突变体 OATP1A2（*6）对底物硫酸雌酮（E_3S）、δ 啡肽和［D-青霉胺］-脑啡肽的转运能力减低，这与 OATP1A2（*6）不能被糖基化，只被限制在细胞内而不能表达于细胞膜有关，这也说明 *N*-糖基化的位点调控着 OATP1A2 的活性。

更有趣的是 OATP1A2 的糖基化情况具有组织依赖性。研究发现肝脏中 OATP1A2 的分子质量较大脑毛细血管内皮细胞中的大，而其机制是肝脏中 OATP1A2 被糖基化，而大脑毛细血管内皮细胞中的 OATP1A2 未被糖基化。

OATP2B1 第 5 胞外环上 C489A、C495A、C504A、C516A、C520A、C539A、C541A、C553A 及 C557A（丝氨酸突变为丙氨酸）的突变体在细胞膜的表达和转运能力下降，可能是这些突变体不能被糖基化所致。

上述结果提示糖基化对 OATP 表达及其转运功能都有影响。

（三）影响因素

1. 内源性激素对 OATP 表达调控的影响　值得注意的是某些内分泌激素还可影响 OATP 的特异性组织分布，如大鼠肝脏及肾脏 OATP 表达谱的雌雄差异与性激素及生长激素的分泌特点有关，即性激素及生长激素决定了不同器官 OATP 性别特异性表达。雄性肝脏 rOATP1A1 表达明显高于雌性，而 rOATP1A4 表达恰好相反。在肾脏，rOATP1A1 和 rOATP3A1 主要在雌性个体表达。有研究表明，催乳素和生长激素可通过 STAT5 信号转导通路调节 rOATP1B2、OATP1B3 的表达。

2. 肿瘤和炎症因子对 OATP 表达调控的影响 OATP 的表达调控受疾病的影响，如在肝细胞癌中，OATP1B3 的表达有所减少，而 OATP1B1 在 mRNA 水平的表达正常，在蛋白水平的表达稍有减少。研究还发现，HNF3β 在肝癌中的过度表达可以抑制 OATP1B3 的表达，对 OATP1B1 没有影响，这一研究结果解释了 OATP1B3 在肝癌细胞中选择性下调的原因。在卵巢癌细胞中发现了肝脏特异性表达的 OATP1B1 和 OATP1B3，而在健康者的卵巢细胞中并未找到。

Richard 等采用定量 RT-PCR 技术，测定 21 份人骨肿瘤样本中 OATP 各亚型 mRNA 表达水平，结果可检测到 OATP1A2、OATP1C1、OATP2A1、OATP2B1、OATP4C1 和 OATP5A1，而正常人骨髓基质细胞及成骨细胞不存在上述亚型。骨肿瘤中 OATP 表达特征的改变可能通过介导雌酮、前列腺素、甲状腺激素等的转运参与骨的形成及再吸收，从而促进肿瘤发展。

在胆汁淤积性肝炎的大鼠肝脏中可见促炎因子如 TNF-α、IL-1β 引起肝脏 rOATP、rNTCP、rBSEP 等转运体表达的下调。不同程度的非酒精性脂肪肝模型大鼠，肝脏 rOATP1A1、1A4、1B2 及 2B1 mRNA 的表达水平显著下降，但炎症因子 IL-1β 表达水平上调，提示发生脂肪肝时肝脏相关转运体表达水平的改变与 IL-1β 有关。系统或局部炎症反应时，促炎细胞因子对 OATP 的调节普遍存在。Vee 等发现，100 ng/ml TNF-α 或 10 ng/ml IL-6 诱导原代肝细胞 48 h 后，OATP1B1、OATP1B3 和 OATP2B1 mRNA 的表达量均显著下调。在他们的后续研究中发现，抑瘤素 M（IL-6 家族成员之一）可剂量依赖性地下调 OATP1B1、OATP1B3 mRNA 的表达，同时降低其蛋白表达水平。细胞因子的这种调节作用可能参与了胆汁淤积的病理过程及炎症反应时肝脏解毒途径的改变。

小鼠体内实验表明，促炎细胞因子 TNF-α、IL-1β 均能导致肝脏 mOATP1A1 mRNA 表达水平的下降。大鼠肝脏缺血再灌注损伤后 Kupffer 细胞分泌大量 TNF-α、IL-1β、IL-6 等促炎细胞因子，导致肝组织中 rOATP1A1、1A4、1B2 mRNA 表达水平降低，这可能与肝脏核因子的减少有关。在啮齿类动物中，除大鼠和小鼠外，还未见有其他动物促炎细胞因子调节药物转运体的相关报道。

肾脏是机体重要的排泄器官。肾功能障碍时可累及多器官功能变化及酶或转运体表达改变。在慢性肾衰竭模型大鼠体内，可检测到肝脏 rOATP2 显著减少，同时将模型大鼠血清与肝细胞共同孵育后，发现血清能明显抑制 rOATP2 活性，提示尿毒症的有关毒素参与了 rOATP2 的调节。

3. 食物、药物、辐射对 OATP 表达调控的影响 近年来，食物和药物之间的相互作用日益受到重视，这种相互作用可能导致药物临床治疗的失败或不良反应增强。研究表明，食物中的黄酮类成分如芹菜素、槲皮素、山柰酚能显著抑制 OATP1A2、OATP2B1 的表达，从而减弱对其相应底物的转运，而芸香苷可激活肠道 OATP2B1，使罗伐他汀的肠道吸收增加。OATP2B1 高表达的细胞与果汁共同孵育一定时间后，OATP2B1 对其底物的转运能力发生改变，其中葡萄柚汁对 OATP2B1 转运活性的抑制作用强于橙汁、苹果汁（IC_{50}分别为 0.22%、0.81%、2.3%）。葡萄柚汁中的黄酮及呋喃香豆素类成分通过抑制肠道 OATP 引起口服药物生物利用度的改变。葡萄柚汁中的柚皮苷特异性抑制肠上皮细胞顶侧 OATP1A2，引起阿利克仑肠道吸收减少。健康志愿者口服 300 ml 和 1200 ml 的葡萄柚汁后，由于柚皮苷等成分对肠 OATP 转运活性的抑制，导致非索非那定血浆 AUC 分别下降至对照组（给予等体积水）的 58% 和 38%。上述结果提示，临床药食同用时，应综合考虑相关转运体对药物吸收的影响。此外，柚皮苷对药物转运体的亲和力还具有种属差异。柚皮苷对人及大鼠 OATP/Oatp 和 MDR1/Mdr1 的亲和力各不相同，从而对他林洛尔的口服吸收影响也不同。体内实验结果显示，1200 μmol/L 柚皮苷可抑制人肠道 OATP1A2，而使他林洛尔口服吸收减少；相同浓度的柚皮苷主要抑制大鼠 Mdr1a 而使他林洛尔口服吸收增加。由此可见，了解转运体对其底物亲和力的种属差异，对预测临床食物与药物的相互作用有积极意义。

OATP 的表达调控也受底物的影响，10 μM 的利福平对 OATP1B1 介导的四溴酚酞磺酸钠（BSP）吸收没有影响，但能抑制 90% 17β-雌二醇葡萄糖苷的吸收。

非索非那定通过抑制肠上皮细胞 OATP 使合用药物氟伐他汀的血浆 AUC 下降 17%～51%，同时非索非那定还可抑制肝脏 OATP 对氟伐他汀的摄取转运，导致氟伐他汀肝清除率下降 44%。反之，提前给予氟伐他汀可抑制 OATP 对非索非那定的肠道摄取。由于肠道及肝脏 OATP 的共同参与，非索非那定与氟伐他汀合用会产生复杂的相互作用。已报道影响 OATP 转运活性的药物有：环孢素 A、利福平、洛匹那韦、利托那韦等。临床上，当与上述药物合用时，必须考虑由 OATP 介导的药物-药物相互作用。

除食物和药物外，射线照射对 OATP 表达及活性的影响亦不可忽视。OATP1A2、OATP1B1、OATP1B3 能够介导抗癌药物如甲氨蝶呤、米托蒽醌等向肿瘤细胞内转运。MCF-7 细胞膜上检测不到 OATP1A2，经 X 线照射后 OATP1A2 表达上调，提示辐射可影响肿瘤细胞的转运特性。

六、展望

OATP 超家族成员转运的底物广泛并具有重叠性，即某种底物通常可被一种或一种以上的转运体介导转运。在不同部位其作用不同，如肝脏中 OATP1B1 为主导转运体，而血脑屏障中 OATP1A2 为主要转运体。因此，研究 OATP 的功能及其相关影响因素对临床如何充分发挥药效、避免药物不良反应均具有重要的现实意义。而由 OATP 介导的药物-药物相互作用和药物-食物间相互作用亦值得广大药学工作者重视与关注。目前国外对于膜转运体功能和基因表达的研究已成为药代动力学研究的一个新方向。FDA 2006 年起草的《药物相互作用指南》中纳入了在新药开发中需要研究转运体对药物的影响，该指南 2012 年的修订版及 EMA2010 年发布的《药物相互作用指南》中均规定当药物在肝脏中经 OATP1B1 和 OATP1B3 的清除≥25% 时，需要对与 OATP1B1 和 OATP1B3 相关的相互作用进行研究。国际转运体协会（ITC）2010 年发布的白皮书也强调了在新药研究中研究转运体相关的相互作用的重要性，并且规定了新药开发中转运体相关相互作用研究的体外研究方法、临床研究的纳入标准及需要进行什么样的临床研究。以上足以说明转运体在药物相互作用中扮演的角色不但引起了学术界，并且还引起各国药监部门的重视。因此，有必要掌握 OATP 的功能及其影响因素，从而更好地把控其对药物吸收、分布、排泄等体内过程的影响，这将有利于药物的研发和临床合理使用。

（党子龙　魏玉辉　武新安）

参考文献

邓国防，孙丽珍，詹森林，等 . 2015. 有机阴离子转运多肽 1B1 基因多态性和利福平血药浓度对肝毒性的影响 . 中国防痨杂志，37（9）：933-937.

李宝群，万丽娟，程艳芬，等 . 2010. SLO1B1 和 CYP2C9 联合突变对那格列奈降血糖效果的影响 . 实用医学杂志，26（13）：2311-2313.

李雪，李燕 . 2011. 有机阴离子转运多肽 1B3 的研究进展 . 药学学报，（11）：1279-1285.

彭丹，夏春华，熊玉卿 . 2010. 有机阴离子转运多肽 1A2 对药物转运的影响 . 中国临床药理学与治疗学，15（4）：464-469.

孙晓琳，赵娣，李军袖，等 . 2015. 有机阴离子转运多肽 OATP1B1、OATP1B3 的基因多态性及其介导的药物相互作用研究进展 . 中国临床药理学与治疗学，20（11）：1296-1301.

王会敏 . 2011. 妊娠期肝内胆汁淤积症胎盘有机阴离子转运多肽 OATP1A2、1B1、1B3 表达研究 . 浙江大学 .

王晶，郭成贤，阳国平，等 . 2015. 有机阴离子转运多肽 1B1 遗传多态性与个体化用药 . 中国临床药理学与治疗学，20（12）：1426-1433.

肖熠，黄鑫，江振洲，等 . 2014. 有机阴离子转运多肽介导的药物相互作用研究进展 . 药物与临床研究，22（3）：257.

徐丹，李峰，张基，等 . 2013. 有机阴离子转运肽在药代动力学中的作用 . 中国药科大学学报，44（5）：482-486.

杨凡，张梅 . 2013. 药物转运体有机阴离子转运多肽 1B1 基因多态性的研究进展 . 医药导报，32（10）：1329-1333.

赵曼曼，李聃，李燕 . 2015. 有机阴离子转运多肽活性及表达调控的影响因素. 药学学报，（4）：400-405.

Abe T，Unno M，Onogawa T，et al. 2001. LST-2，A human liver-specific organic anion transporter，determines methotrexate sensitivity in gastrointestinal cancers. Gastroenterology，120（7）：1689-1699.

Briz O，Romero MR，Martinez- Becerra P，et al. 2006. OATP8/1B3- mediated cotransport of bile acids and glutathione：an export pathway for organic anions from hepatocytes? The Journal of Biological Chemistry，281（41）：30326-30335.

Briz O，Serrano M，MacIas R，et al. 2003. Role of organic anion-transporting polypeptides，OATP-A，OATP-C and OATP-8，in the human placenta- maternal liver tandem excretory pathway for foetal bilirubin. Biochem J，371：897-905.

Brunham LR，Lansberg PJ，Zhang L，et al. 2012. Differential effect of the rs4149056 variant in SLCO1B1 on myopathy associated with simvastatin and atorvastatin. Pharmacogenomics Journal，12（3）：233-237.

Campbell CG，Spray DC，Wolkoff AW. 1993. Extracellular ATP4- modulates organic anion transport by rat hepatocytes. The Journal of Biological Chemistry，268（21）：15399-15404.

Carr DF，O' Meara H，Jorgensen AL，2013. et al. SLCO1B1 genetic variant associated with statin- induced myopathy：a proof-of-concept study using the clinical practice research datalink. Clinical Pharmacology & Therapeutics，94（6）：695-701.

Choi JH，Lee MG，Cho JY，et al. 2008. Influence of OATP1B1 genotype on the pharmacokinetics of rosuvastatin in Koreans. Clinical Pharmacology & Therapeutics，83（2）：251-257.

Cui Y，König J，Leier I，et al. 2001. Hepatic uptake of bilirubin and its conjugates by the human organic anion transporter SLC21A6. Journal of Biological Chemistry，276（13）：9626-9630.

Ferrari M，Guasti L，Maresca A，et al. 2014. Association between statin- induced creatine kinase elevation and genetic polymorphisms in SLCO1B1，ABCB1 and ABCG2. European Journal of Clinical Pharmacology，

70 (5): 539-547.

Furihata T, Satoh T, Yamamoto N, et al. 2007. Hepatocyte nuclear factor 1 alpha is a factor responsible for the interindividual variation of OATP1B1 mRNA levels in adult Japanese livers. Pharmaceutical Research, 24 (24): 2327-2332.

Glavy JS, Wu SM, Wang PJ, et al. 2000. Down-regulation by extracellular ATP of rat hepatocyte organic anion transport is mediated by serine phosphorylation of oatp1. The Journal of Biological Chemistry, 275 (2): 1479-1484.

Guo GL, Jeff S, Kenichiro O, et al. 2002. Induction of rat organic anion transporting polypeptide 2 by pregnenolone-16alpha-carbonitrile is via interaction with pregnane X receptor. Molecular Pharmacology, 61 (4): 832-839.

Guo GL, Klaassen CD. 2001. Protein kinase C suppresses rat organic anion transporting polypeptide 1- and 2-mediated uptake. The Journal of Pharmacology and Experimental Therapeutics, 299 (2): 551-557.

Hagenbuch B, Meier P. 2003. The superfamily of organic anion transporting polypeptides. Biochimica et Biophysica Acta (BBA) -Biomembranes, 1609 (1): 1-18.

Hagenbuch B, Stieger B. 2013. The SLCO (former SLC21) superfamily of transporters. Molecular Aspects of Medicine, 34 (2-3): 396-412.

Han JY, Lim HS, Shin ES, et al. 2008. Influence of the organic anion-transporting polypeptide 1B1 (OATP1B1) polymorphisms on irinotecan-pharmacokinetics and clinical outcome of patients with advanced non-small cell lung cancer. Lung Cancer, 59 (1): 69-75.

Han S, Kim K, Thakkar N, et al. 2013. Role of hypoxia inducible factor-1α in the regulation of the cancer-specific variant of organic anion transporting polypeptide 1B3 (OATP1B3), in colon and pancreatic cancer. Biochemical Pharmacology, 86 (6): 816-823.

He J, Qiu Z, Li N, et al. 2011. Effects of SLCO1B1 polymorphisms on the pharmacokinetics and pharmacodynamics of repaglinide in healthy Chinese volunteers. European Journal of Clinical Pharmacology, 67 (7): 701-707.

He MZS, Albers M, Baumeister SE, et al. 2015. Function-impairing polymorphisms of the hepatic uptake transporter SLCO1B1 modify the therapeutic efficacy of statins in a population-based cohort. Pharmacogenetics & Genomics, 25 (1): 8-18.

Ho RH, Tirona RG, Leake BF, et al. 2006. Drug and bile acid transporters in rosuvastatin hepatic uptake: function, expression, and pharmacogenetics. Gastroenterology, 130 (6): 1793-1806.

Ho WF, Koo SH, Yee JY, et al. 2008. Genetic variations of the SLCO1B1 gene in the Chinese, Malay and Indian populations of Singapore. Drug Metab Pharmacokinet, 23 (6): 476-482.

Hänggi E, Grundschober AF, Leuthold S, et al. 2006. Functional analysis of the extracellular cysteine residues in the human organic anion transporting polypeptide, OATP2B1. Molecular Pharmacology, 70 (3): 806-817.

Jacquemin E, Hagenbuch B, Stieger B, et al. 1994. Expression cloning of a rat liver Na (+) -independent organic anion transporter. Proc Natl Acad Sci U S A, 91 (1): 133-137.

Jung D, Hagenbuch B, Gresh L, et al. 2001. Characterization of the human OATP-C (SLC21A6) gene promoter and regulation of liver-specific OATP genes by hepatocyte nuclear factor 1 alpha. The Journal of Biological Chemistry, 276 (40): 37206-37214.

Jung D, Podvinec M, Meyer UA, et al. 2002. Human organic anion transporting polypeptide 8 promoter is trans-activated by the farnesoid X receptor/bile acid receptor. Gastroenterology, 122 (7): 1954-1966.

Kalliokoski A, Backman JT, Neuvonen PJ, et al. 2008. Effects of the SLCO1B1*1B haplotype on the pharmacokinetics and pharmacodynamics of repaglinide and nateglinide. Pharmacogenetics & Genomics,

18 (11): 937-942.

Kalliokoski A, Neuvonen M, Neuvonen PJ, et al. 2008. Different effects of SLCO1B1 polymorphism on the pharmacokinetics and pharmacodynamics of repaglinide and nateglinide. Journal of Clinical Pharmacology, 48 (3): 311-321.

Kalliokoski A, Neuvonen M, Neuvonen PJ, et al. 2008. The effect of SLCO1B1 polymorphism on repaglinide pharmacokinetics persists over a wide dose range. British Journal of Clinical Pharmacology, 66 (6): 818-825.

Kalliokoski A, Neuvonen PJ, Niemi M. 2010. SLCO1B1 polymorphism and oral antidiabetic drugs. Basic Clin Pharmacol Toxicol, 107 (4): 775-781.

Kock K, Koenen A, Giese B, et al. 2010. Rapid modulation of the organic anion transporting polypeptide 2B1 (OATP2B1, SLCO2B1) function by protein kinase C- mediated internalization. The Journal of Biological Chemistry, 285 (15): 11336-11347.

Konig J, Cui Y, Nies AT, et al. 2000. A novel human organic anion transporting polypeptide localized to the basolateral hepatocyte membrane. Am J Physiol Gastrointest Liver Physiol, 278 (1): G156-G164.

Kullak-Ublick GA, Hagenbuch B, Stieger B, et al. 1995. Molecular and functional characterization of an organic anion transporting polypeptide cloned from human liver. Gastroenterology, 109 (4): 1274-1282.

Lee TK, Koh AS, Cui Z, et al. 2003. N- glycosylation controls functional activity of Oatp1, an organic anion transporter. Am J Physiol Gastrointest Liver Physiol, 285 (2): G371-G381.

Lee W, Glaeser H, Smith LH, et al. 2005. Polymorphisms in human organic anion- transporting polypeptide 1A2 (OATP1A2): implications for altered drug disposition and central nervous system drug entry. The Journal of Biological Chemistry, 280 (10): 9610-9617.

Link ES, Armitage J, Bowman L, et al. 2008. SLCO1B1 variants and statin- induced myopathy—a genomewide study. N Engl J Med, 359 (8): 789-799.

Lopez- Lopez E, Martin- Guerrero I, Ballesteros J, et al. 2011. Polymorphisms of the SLCO1B1 gene predict methotrexate- related toxicity in childhood acute lymphoblastic leukemia. Pediatr Blood Cancer, 57 (4): 612-619.

Mahagita C, Grassl SM, Piyachaturawat P, et al. 2007. Human organic anion transporter 1B1 and 1B3 function as bidirectional carriers and do not mediate GSH-bile acid cotransport. Am J Physiol Gastrointest Liver Physiol, 293 (1): G271-G278.

Maher JM, Slitt AL, Callaghan TN, et al. 2006. Alterations in transporter expression in liver, kidney, and duodenum after targeted disruption of the transcription factor HNF1alpha. Biochem Pharmacol, 72 (4): 512-522.

Meyer zu Schwabedissen HE, Bottcher K, Chaudhry A, et al. 2010. Liver X receptor alpha and farnesoid X receptor are major transcriptional regulators of OATP1B1. Hepatology, 52 (5): 1797-1807.

Meyer zu Schwabedissen HE, Tirona RG, Yip CS, et al. 2008. Interplay between the nuclear receptor pregnane X receptor and the uptake transporter organic anion transporter polypeptide 1A2 selectively enhances estrogen effects in breast cancer. Cancer Res, 68 (22): 9338-9347.

Mitka M. 2009. Researchers worry about myopathy risk for patients taking high- dose simvastatin. Jama the Journal of the American Medical Association, 301 (3): 261-262.

Niemi M, Backman JT, Kajosaari LI, et al. 2005. Polymorphic organic anion transporting polypeptide 1B1 is a major determinant of repaglinide pharmacokinetics. Clinical Pharmacology and Therapeutics, 77 (6): 468-478.

Niemi M. 2007. Role of OATP transporters in the disposition of drugs. Pharmacogenomics, 8 (7): 787-802.

Ning L, Klaassen CD. 2004. Role of liver- enriched transcription factors in the down- regulation of organic anion transporting polypeptide 4 (oatp4; oatplb2; slc21a10) by lipopolysaccharide. Molecular Pharmacology, 66 (3): 694-701.

Obaidat A, Roth M, Hagenbuch B. 2012. The expression and function of organic anion transporting polypeptides in normal tissues and in cancer. Annual Review of Pharmacology and Toxicology, 52: 135-151.

Pasanen MK, Fredrikson H, Neuvonen PJ, et al. 2007. Different effects of SLCO1B1 polymorphism on the pharmacokinetics of atorvastatin and rosuvastatin. Clinical Pharmacology & Therapeutics, 82 (6): 726-733.

Pontoglio M, Barra J, Hadchouel M, et al. 1996. Hepatocyte nuclear factor 1 inactivation results in hepatic dysfunction, phenylketonuria, and renal Fanconi syndrome. Cell, 84 (4): 575-585.

Prueksaritanont T, Chu X, Gibson C, et al. 2013. Drug-drug interaction studies: regulatory guidance and an industry perspective. The AAPS Journal, 15 (3): 629-645.

Ramachandran A, Betts G, Bhana S, et al. 2013. An in vivo hypoxia metagene identifies the novel hypoxia inducible factor target gene SLCO1B3. European Journal of Cancer, 49 (7): 1741-1751.

Ramsey LB, Bruun GH, Yang W, et al. 2012. Rare versus common variants in pharmacogenetics: SLCO1B1 variation and methotrexate disposition. Genome Res, 22 (1): 1-8.

Rhodes KE, Zhang W, Yang D, et al. 2007. ABCB1, SLCO1B1 and UGT1A1 gene polymorphisms are associated with toxicity in metastatic colorectal cancer patients treated with first-line irinotecan. Drug Metabolism Letters, 1 (1): 23-30.

Richard L, Martin S, Katrin W, et al. 2009. Different expression patterns of organic anion transporting polypeptides in osteosarcomas, bone metastases and aneurysmal bone cysts. Journal of Radioanalytical & Nuclear Chemistry, 118 (5): 349-359.

Rodrigues AC, Perin PM, Purim SG, et al. 2011. Pharmacogenetics of OATP transporters reveals that SLCO1B1 c. 388A>G variant is determinant of increased atorvastatin response. Int J Mol Sci, 12 (9): 5815-5827.

Sharma A, Virmani DN. 2008. Association between a frequent allele of the gene encoding OATP1B1 and enhanced LDL-lowering response to fluvastatin therapy. Pharmacogenomics, 9 (9): 1217-1227.

Shih DQ, Bussen M, Sehayek E, et al. 2001. Hepatocyte nuclear factor-1alpha is an essential regulator of bile acid and plasma cholesterol metabolism. Nature Genetics, 27 (4): 375-382.

Shitara Y, Maeda K, Ikejiri K, et al. 2013. Clinical significance of organic anion transporting polypeptides (OATPs) in Drug Disposition: their roles in hepatic clearance and intestinal absorption. Biopharmaceutics & Drug Disposition, 34 (1): 45-78.

Sissung TM, Baum CE, Kirkland CT, et al. 2010. Pharmacogenetics of membrane transporters: an update on current approaches. Mol Biotechnol, 44 (2): 152-167.

Stieger B, Hagenbuch B. 2014. Organic anion- transporting polypeptides. Current Topics in Membranes, 73: 205-232.

Tachibana-Iimori R, Tabara Y, Kusuhara H, et al. 2004. Effect of genetic polymorphism of OATP-C (SLCO1B1) on lipid-lowering response to HMG-CoA reductase inhibitors. Drug Metabolism & Pharmacokinetics, 19 (5): 375-380.

Takane H, Miyata M, Burioka N, et al. 2006. Pharmacogenetic determinants of variability in lipid-lowering response to pravastatin therapy. Journal of Human Genetics, 51 (9): 822-826.

Tirona RG, Leake BF, Merino G, et al. 2001. Polymorphisms in OATP-C: identification of multiple allelic variants associated with altered transport activity among European-and African-Americans. The Journal of Biological Chemistry, 276 (38): 35669-35675.

Trdan Lusin T, Stieger B, Marc J, et al. 2012. Organic anion transporting polypeptides OATP1B1 and OATP1B3 and their genetic variants influence the pharmacokinetics and pharmacodynamics of raloxifene. Journal of

Translational Medicine, 10: 76.

Trevino LR, Shimasaki N, Yang W, et al. 2009. Germline genetic variation in an organic anion transporter polypeptide associated with methotrexate pharmacokinetics and clinical effects. J Clin Oncol, 27 (35): 5972-5978.

Utkarshini Anand AP, Malachy C Ugwu, Remigius U Agu. 2014. Drug transporters in the nasal epithelium—an overview of strategies in targeted drug delivery. Future Med Chem, 6 (12): 1381-1397.

Vee M, Lecureur V, B, Fardel O. 2009. Regulation of drug transporter expression in human hepatocytes exposed to the proinflammatory cytokines tumor necrosis factor-alpha or interleukin-6. Drug Metabolism & Disposition the Biological Fate of Chemicals, 37 (3): 685-693.

Voora D, Shah SH, Spasojevic I, et al. 2009. The SLCO1B1 *5 genetic variant is associated with statin-induced side effects. Journal of the American College of Cardiology, 54 (17): 1609-1616.

Wang P, Hata S, Xiao Y, et al. 2008. Topological assessment of oatp1a1: a 12-transmembrane domain integral membrane protein with three N-linked carbohydrate chains. Am J Physiol Gastrointest Liver Physiol, 294 (4): G1052-G1059.

Wang P, Hata S, Xiao Y, et al. 2008. Topological assessment of oatp1a1: a 12-transmembrane domain integral membrane protein with three N-linked carbohydrate chains. American Journal of Physiology-Gastrointestinal and Liver Physiology, 294 (4): G1052-G1059.

Watanabe T, Kusuhara H, Sugiyama Y. 2010. Application of physiologically based pharmacokinetic modeling and clearance concept to drugs showing transporter-mediated distribution and clearance in humans. Journal of Pharmacokinetics & Biopharmaceutics, 37 (6): 575-590.

Weiner M, Peloquin C, Burman W, et al. 2010. Effects of tuberculosis, race, and human gene SLCO1B1 polymorphisms on rifampin concentrations. Antimicrobial Agents and Chemotherapy, 54 (10): 4192-4200.

Wood M, Ananthanarayanan M, Jones B, et al. 2005. Hormonal regulation of hepatic organic anion transporting polypeptides. Mol Pharmacol, 68 (1): 218-225.

Xiang X, Jada SR, Li HH, et al. 2006. Pharmacogenetics of SLCO1B1 gene and the impact of *1b and *15 haplotypes on irinotecan disposition in Asian cancer patients. Pharmacogenet Genomics, 16 (9): 683-691.

Xiao Y, Nieves E, Angeletti RH, et al. 2006. Rat organic anion transporting protein 1A1 (Oatp1a1): purification and phosphopeptide assignment. Biochemistry, 45 (10): 3357-3369.

Yang GP, Yuan H, Tang B, et al. 2010. Lack of effect of genetic polymorphisms of SLCO1B1 on the lipid-lowering response to pitavastatin in Chinese patients. Acta Pharmacol Sin, 31 (3): 382-386.

Yao J, Hong W, Huang J, et al. 2012. N-Glycosylation dictates proper processing of organic anion transporting polypeptide 1B1. PLoS One, 7 (12): e52563.

You G. 2014. Drug Transporters: Molecular Characterization and Role in Drug Disposition. 2nd ed. New York: Wiley.

Zhang W, Chen BL, Ozdemir V, et al. 2007. SLCO1B1 521T C functional genetic polymorphism and lipid-lowering efficacy of multiple-dose pravastatin in Chinese coronary heart disease patients. British Journal of Clinical Pharmacology, 64 (3): 346-352.

Zhang W, He YJ, Han CT, et al. 2006. Effect of SLCO1B1 genetic polymorphism on the pharmacokinetics of nateglinide. British Journal of Clinical Pharmacology, 62 (5): 567-572.

第二节　OAT（*SLC22A*）家族

有机阴离子转运体（organic anion transporters, OATs）是由 *SLC22A* 基因编码的一类

膜转运蛋白，其在内源性物质、药物及其代谢物的肾排泄中起着关键作用。OATs 具有广泛的底物特异性，其底物分子质量一般小于 500 Da，不同亚型 OATs 的底物多有交叉重叠。OATs 在体内多种组织器官的细胞膜上均有表达，但主要表达于肾脏组织中。具体涉及的转运体有 OAT1、OAT2、OAT3、OAT4、OAT5、OAT6、URAT1。OATs 可转运环磷腺苷、前列腺素 E2、尿酸等内源性成分，还可转运对氨基马尿酸（PAH）、β-内酰胺类抗生素、利尿药、非甾体抗炎药、抗病毒药、血管紧张素转化酶抑制剂、血管紧张素Ⅱ受体拮抗剂、抗癌药等有机阴离子药物。

一、克隆与结构

OATs 由 536～556 个氨基酸组成，含 12 个跨膜区，氨基端和羧基端均位于细胞膜内侧。其中 OAT1 和 OAT3 在细胞膜外的第 1 和第 2 跨膜区之间存在糖基化位点。1997 年，Sekine 等首次在大鼠肾脏中克隆得到 Oat1。OAT1 由 *SLC22A6* 基因编码，含有 10 个外显子和 9 个内含子，位于染色体 11q13. 1—q13. 2，其 cDNA 全长 2227 bp，其蛋白由 551 个氨基酸组成。OAT2 由 *SLC22A7* 基因编码，含有 12 个外显子，位于染色体 6p21. 1，其蛋白由 546/548 个氨基酸组成。1999 年，Kusuhra 等首次在大鼠大脑组织中克隆得到 Oat3，其蛋白由 536 个氨基酸组成。URAT1 由 *SLC22A12* 基因编码，含有 10 个外显子和 9 个内含子，位于染色体 11q13，其蛋白由 555 个氨基酸组成。

二、组织分布

OAT1 和 OAT3 主要在近端肾小管上皮细胞基底侧膜表达，负责将药物从血液中摄入细胞。OAT2 在肝脏和肾脏中有高表达，在发育的小鼠胚胎中有更广泛的表达，如肺、发育中的骨骼/软骨、肾脏和肝脏。最近研究成人组织的 RNA 表达分析表明，OAT2 在肺、大脑、小肠、心脏及眼睛的角膜上皮都有表达。OAT2 的表达差异依年龄、性别和种属而不同，如雄性大鼠相比于雌性大鼠在肝脏中有较高程度的表达，但雌性大鼠在肾脏中有较高程度的表达。在小鼠中，Oat2 显著表达于雄性小鼠肾脏，雌性小鼠的肝脏和肾脏表达水平无明显差异。OAT4 位于肾近曲小管细胞顶侧膜，可使药物外排到管腔内，并且负责管腔中雌酮硫酸盐和尿酸盐的重吸收。URAT1 仅在肾脏中表达，位于肾脏近曲小管上皮细胞刷状缘，是肾脏主要的尿酸盐重吸收转运体。OATs 除主要分布在肾脏外，还包括分布在血脑屏障的 OAT3、胎盘的 OAT4、鼻黏膜的 OAT6 及肝脏的 OAT2 和 OAT7。OATs 在人、大鼠、小鼠等种属的组织分布见表 3-7。

表 3-7　OATs 的分布

亚型	编码基因	种属	氨基酸数量	膜定位	分布
OAT1	*SLC22A6*	人	563	B	肾脏、脑脉络丛
		小鼠	546	B	肾脏、脑
		大鼠	551	B	脑、肾上腺
OAT2	*SLC22A7*	人	546/538	B	肝脏、脑
		小鼠	540	A	肝脏
		大鼠	535	A	肝脏、脑

续表

亚型	编码基因	种属	氨基酸数量	膜定位	分布
OAT3	*SLC22A8*	人	542	B	脑
		小鼠	537	B	脑、眼睛
		大鼠	536	B	肾脏、血脑屏障
OAT4	*SLC22A11*	人	550	A	胎盘、肾上腺
OAT5	*SLC22A19*	大鼠	551	A	肾脏
OAT6	*SLC22A20*	小鼠			鼻黏膜、睾丸
OAT7	*SLC22A9*	人	554	窦状隙膜	肝脏
OAT8	*SLC22A25*	大鼠		集合管	肾脏
OAT9		小鼠			肾脏、脑
OAT10	*SLC22A27*	人	551	A	肾脏、脑脏、心脏、肠
URAT1	*SLC22A12*	人		A	肾脏、平滑肌、脑
		小鼠		A	肾脏、脑

注：A，顶侧膜；B，基底侧膜。

三、功能

OAT1 和 OAT3 利用三级传输机制在肾脏中使有机阴离子穿过基底侧膜进入近曲小管细胞，随后穿过顶侧膜外排到尿液中完成排泄：①Na^+-K^+-ATP 酶水解 ATP，将 Na^+由胞内运出形成外高内低的 Na^+浓度梯度；②由 Na^+/二羧酸协同转运蛋白，利用 Na^+势能，同向转运 Na^+和一种内源性有机阴离子入胞，形成内高外低的 α-KG 浓度梯度；③基底侧的 OAT1/3 为 OA^-/二羧酸盐交换蛋白，其利用 α-KG 梯度势能，交换胞外底物进入胞内。

（一）OAT1 的功能

OAT1 主要表达于肾脏，是 Na^+非依赖性交换转运蛋白，以二羧酸浓度差为驱动力，将众多有机阴离子药物从血液侧转运至上皮细胞内。研究发现，肾癌患者肾脏切除部分的正常组织中表达的 OATs 中 OAT3 的表达水平最高，OAT1 的表达水平次之。Uwai 等研究了大鼠肾脏 Oat1 对噻嗪类利尿剂的转运作用，结果表明，噻嗪类利尿剂对 Oat1 介导 PAH 的转运有抑制作用；当不存在利尿剂时，Oat1 对 PAH 的摄取在 2 小时内呈线性。此外，呋塞米和布美他尼对 PAH 的摄取有显著的抑制作用，而乙酰唑胺对其有轻度抑制作用。Oat1 与头孢类抗生素的肾脏排泄有关，Oat1 可显著增加头孢唑林、头孢氨苄、头孢替安的胞内摄取，它们对 PAH 摄取的抑制常数分别为 72 μM、718 μM、6 mM。头孢唑酮对 PAH 摄取的抑制常数为 298 μM。头孢唑酮和头孢替安竞争性抑制 Oat1 对 PAH 的摄取。

（二）OAT2 的功能

OAT2 在临床上能够预测药物疗效，如 OAT2 在转移性直肠癌患者中有高表达，则亚叶酸、5-氟尿嘧啶、奥沙利铂组合方案疗效较好；OAT2 在直肠癌患者中有高表达，则亚叶酸、替加氟、尿嘧啶组合方案疗效较好。

（三）OAT3 的功能

OAT3 对神经系统内有机阴离子的排泄和解毒有重要作用。2,4-二氯苯氧乙酸能够引起肾毒性及神经毒性，产生共济失调、昏迷、嗜睡等症状。Simon 等研究发现，在大鼠中，Oat3 蛋白介导清除其脑脊液中的 2,4-二氯苯氧乙酸。

（四）URAT1 的功能

URAT1 是一种在肾皮质近曲小管上皮细胞的管腔侧膜发现的尿酸-阴离子交换体。研究表明，URAT1 可以将尿酸从肾小管管腔重吸收至近端肾小管周围毛细血管中，负责近曲小管内重吸收尿酸量的 50% 左右，同时可将上皮细胞内的有机阴离子排入小管腔内，在维持体内尿酸动态平衡方面起着主要作用。URAT1 的动力是有机阴离子在上皮细胞内蓄积产生的细胞与小管腔之间的浓度梯度和电化学梯度。有机阴离子与 URAT1 有很高的亲和力，这种底物选择特异性可以作为阻止尿酸重吸收的研究重点。研究 URAT1 通道可有助于研制更有效的药物以治疗高尿酸血症。

四、底物和抑制剂

OATs 的底物和抑制剂种类广泛，其中 OAT1 的底物种类最多，有内源性有机阴离子物质、外源性有机阴离子药物、外源性有机阴离子环境的化学物质等。OATs 的底物和抑制剂见表 3-8 和表 3-9。

表 3-8 有机阴离子转运体 OAT1 的底物

内源性有机阴离子物质	
环核苷酸	cAMP、cGMP
二羧酸配体	α-酮戊二酸、琥珀酸、戊二酸
前列腺素	PGE_2、PGE_1、PGD_2、PGI_2、TxB_2、6-ketoPGF_{1a}
其他	尿酸盐、叶酸、辛酸酯
单胺递质代谢物	4-hydoxy-3-methoxyphenylacetic acid、3，4-dihydroxyphenylacetic acid、D，L-4-hydroxyl-3-meth-oxy-mandelic acid、5-methoxyindole-3-acetic acid、5-methoxytryptophol、5-hydroxyindole-3-acetic acid
外源性有机阴离子药物	
抗生素	青霉素 G、羧苄青霉素、阿莫西林、哌拉西林、邻氯青霉素、乙氧萘青霉素、头孢菌素Ⅱ、头孢拉定、头孢噻肟、头孢他啶、头孢哌酮、头孢曲松、头孢氨苄、头孢霉素、头孢唑林、头孢噻吩、头孢羟唑、CS533 西诺沙星
抗病毒药	齐多夫定、阿昔洛韦、金刚烷胺
非甾体抗炎药	水杨酸、乙酰水杨酸、吲哚美辛、安替比林、卞达明、对乙酰氨基酚、双氯芬酸、氟比洛芬、异丁苯丙酸、萘普生、非那西汀、苯基丁氮酮、吡罗昔康、甲苯酰吡啶乙酸、酪洛芬、甲氯芬那酸、羟基保泰松
利尿剂	呋喃苯胺酸、布美他尼、依他尼酸、乙酰唑胺、双氢克尿噻、氢氟甲噻、噻嗪类
血管紧张素转化酶抑制剂	卡托普利、依那普利、咪达普利、地拉普利、贝那普利、喹那普利、雷米普利

续表

ATII 拮抗剂	替米沙坦、坎地沙坦、缬沙坦、洛沙坦
抗肿瘤药	达卡巴嗪、甲氨蝶呤、苯丁酸氮芥、6-巯基嘌呤、硫鸟嘌呤、硫唑嘌呤、阿柔比星、阿霉素、cyclophopahmide、阿糖胞苷、氟尿嘧啶
抗癫痫药	2-丙基戊酸钠
外源性有机阴离子环境的化学物质	
霉菌毒素	赭曲霉毒素 A、赭曲霉素 B、黄绿青霉素、橘霉素、赤霉烯醇、伏马菌素 B1、毒素 B、青霉酸、黄曲霉毒素 G1、棒曲霉素
共轭物质	
硫酸轭合物	oestrone-S、P-nitrophenyl-S、4-methylumbelliferyl-S、α-naphtyl-S、β-oestradiol 3-S、minoxidil-S、DHEA-S
半胱氨酸轭合物	S-benzyl-cys、CTFC、DCVC、N-acetyl-S-farnesyl-cys
葡萄糖苷酸	β-oestradiol 17-G、p-nitrophenyl-G、α-naphtyl-G、4-methyumbelliferyl-G、chloramphenicol-G
甘氨酸轭合物	PAH、O-hydroxyhippurate

表 3-9　OATs 的底物和抑制剂

转运体	底物	抑制剂
OAT1	见表 3-8	丁磺酸、丙磺酸、地西泮、杀螟硫磷、2,3-dimercapto-1-propanesulfonic acid、3-mercapto-1-propanesulfonic acid、氨基喋呤、阿米替林、马兜铃酸Ⅰ、马兜铃酸Ⅱ、咖啡酸、chlorpyrifosmethyl、大豆苷元-7-O-葡萄糖苷酸、daidzein-7,4′-O-disulfate、阿魏酸、没食子酸、genistein-7-O-glucuronide、香草酸、glycitein-7-O-glucuronide、罗美昔布、酮康唑、马拉松、米塞林、丙磺舒、原儿茶酸、利福平、芥子酸、三唑仑
OAT2	尿酸、红霉素、西咪替丁、雷尼替丁、齐多夫定、五氟尿嘧啶、甲氨蝶呤、紫杉酚、布美他尼、别嘌呤醇、水杨酸、PAH、茶碱、乳清酸、尿酸	
OAT3	苄青霉素、四环素、伐昔洛韦、齐多夫定、西咪替丁、雷尼替丁、甲氨蝶呤、呋塞米、布洛芬、吲哚美辛、酪洛芬、水杨酸、PAH、普伐他汀、奥美沙坦、头孢氨苄、马兜铃酸Ⅰ、马兜铃酸Ⅱ、贝他定、咖啡酸、芥子酸、吡啶、丁香酸、香草酸	2,3-dimercapto-1-propanesulfonic acid、3-mercapto-1-propanesulfonic acid、4-hydroxybenzoic acid、氨基喋呤、马兜铃酸Ⅰ、马兜铃酸Ⅱ、布美他尼、咖啡酸、塞来昔布、P-coumaric acid、龙胆酸、Daidzein-7-O-glucuronide、马尿酸、daidzein-7,4′-O-disulfate、没食子酸、genistein-4′-O-glucuronide、高香草酸、genistein-7-O-glucuronide、罗美昔布、glycitein-7-O-glucuronide、原儿茶酸

续表

转运体	底物	抑制剂
OAT4	四环素、齐多夫定、甲氨蝶呤、布美他尼、酪洛芬、水杨酸、PAH、caffeic acid-3-O-sulfate、caffeic acid-4-O-sulfate、ferulic acid-4-O-sulfate、isoferulic acid-3-O-sulfate、perfluorooctanoate	马兜铃酸Ⅰ、马兜铃酸Ⅱ、芥子酸
URAT1	乳清酸盐、全氟辛酸	6-hydroxybenzbromarone、苯扎隆、苯溴马隆、卡托普利、依那普利、非诺贝特酸、吲哚美辛、厄贝沙坦、氯沙坦、布他酮、丙磺舒、磺吡酮、替米沙坦、缬沙坦

五、基因多态性

单核苷酸多态性（single nucleotide polymorphisms，SNPs）主要是指在基因组水平上由单个核苷酸的变异所引起的DNA序列多态性。SNPs导致的人类OATs序列的改变见表3-10，其中部分改变可影响OATs的功能和活性。

表3-10　SNPs导致人类OATs序列的改变

转运体	序列改变
OAT1	L7P[a]，R50H[bc]，P104L[c]，I226T[c]，A256V[c]，R293W[c]，R454Q[d]，K525I[c]
OAT2	T110I[a]，V192I[a]，G507D[a]
OAT3	F129L[c]，R149S[d]，I175V[a]，V218L[c]，Q239X[d]，I260R[d]，R277W[e]，V281A[c]，I305F[b]，A310V[c]，A389V[c]，A399S[c]，V448I[c]
OAT4	V13M[a]，R48X[a]，T62R[a]，V155M[a]，A244V[a]，E278K[a]，V399M[a]，T392I[a]
URAT1	R90H[d]，V138M[d]，G164S[e]，T217M[d]，W258X[d]，R284G[a]，G290C[a]，Q297E[a]，E298D[d]，I305S[a]，Q382L[e]，R406C[e,b]，M430T[e]，G444R[e]，R477H[a]，A680T/frameshift[a]

注：a，功能性突变结果未知；b，改变底物特异性；c，无功能改变；d，不活跃的突变体；e，活性下降。

（一）OAT1的基因多态性

人体内表达的R50H突变的OAT1对抗病毒药物阿德福韦、西多福韦、替诺福韦表现出较高的亲和力，但对PAH、赭曲霉毒素A、甲氨蝶呤的亲和力不变。Bleasby等对来自亚洲、高加索、非洲的92个人基因组DNA中20个OAT1的多态性进行了研究，其中6个突变位于内含子，5个突变位于非翻译区（untranslated reginon，UTR），9个突变位于外显子。仅在非洲人氨基酸序列中发现K293I和R50H两个位点突变。OAT1基因中的rs108977312多态性与原发性高尿酸血症和痛风的发病有关。Hong等研究发现OAT1跨膜区Ⅰ中Leu-30被Val、Iso、Gly替换后，其表达异常；Thr-36被Ser、Cys替换后，OAT1丧失转运能力，由此可推测Leu-30和Thr-36与OAT1的转运功能关系密切。

（二）OAT3的基因多态性

携带无功能性突变体的受试者表现出能够降低β-内酰胺类抗生素、利尿药、甲氨蝶呤和其他底物的肾排泄。Andrew 等进行了大范围、多种族间样本研究，在对 10 个不同地区的 270 名美国人进行 DNA 测序后发现了 10 种单碱基置换引起的非同义突变。通过同源克隆获得 OAT3 的 cDNA 序列，整合到哺乳动物表达的载体中进行亚克隆以获得表达 OAT3 基因的质粒，导入 HEK-293 细胞后检测荧光标记的底物吸收情况。结果表明，Arg149Ser、Gln239Stop、Ile260Arg 的突变可导致 OAT3 功能完全丧失。在亚裔中 Ile305Phe 的突变频率大于 3.5%，这种突变降低了 OAT3 对底物的转运能力并且改变了 OAT3 底物的特异性，导致多种药物的代谢排泄发生改变。其他的多态性如 715 位点碱基对的突变（C>T）使编码产物由谷氨酰胺转为终止密码子。

（三）OAT4 的基因多态性

位于人类肾脏近端小管细胞顶端膜的 OAT4 参与许多药物和外源性物质的分泌和重吸收，如尿酸盐。对 545 名日本男性痛风病患者和 1115 名正常男性进行的研究发现，rs17300741 突变与肾尿酸排泄减少型的痛风有关联（$P=0.049$）。

（四）URAT1 的基因多态性

URAT1 是发现的第一个和遗传病有关的人类转运蛋白，编码该蛋白的基因突变会使肾脏尿酸重吸收量减少，引起原发性的肾脏低尿酸血症。这种病症最初是由运动时大量产生肌肉尿酸和活性氧簇，引发急性肾衰竭。URAT1 功能的缺失能够使血液尿酸浓度降低，肾小管内尿酸浓度升高，从而导致肾小管内部的尿酸结石。*SLC22A12* 存在多种突变与尿酸水平具有相关性，c. 151delG 处功能缺失可以引起少尿症和肾脏功能障碍。

SLC22A12 基因 rs559946 多态性与痛风具有显著的联系，有可能使中国汉族男性患高尿酸血症痛风的风险增加，基因分型中 GG 和 GT 基因型受试者的血清尿酸水平显著高于 TT 基因型。研究显示 URAT1 基因外显子 C426T 的多态性与德国人群肾尿酸排泄减少和高尿酸血症显著相关，与 CC 基因型相比，CT 和 TT 基因型个体肾脏尿酸排泄明显降低，血尿酸水平明显升高。此外，URAT1 基因 2 号外显子 C1246T 的多态性与高加索人群肾尿酸排泄减少和高尿酸血症也显著相关。

Ichida 等研究了临床患有遗传性肾性低尿酸血症病人的遗传学特征，对 32 例无血缘关系的遗传性肾性低尿酸血症患者的 *SLC22A12* 基因进行了研究，进而阐释了 URAT1 调节血清尿酸的意义。他们检测了 *SLC22A12* 中 64 个等位基因中的 54 个，鉴定出 10 个突变基因，包括纯合突变、复合杂合突变、杂合突变共 10 种突变类型，其中 74.1% 的突变是 774 位核苷酸中 G>A 的转变，其是主要的突变类型。另几项日本肾性低尿酸血症患者的基因突变调查发现约 90% 的患者存在 *URAT1* 基因突变，与 *SLC22A12* 基因的 G774A 等位基因高突变频率相关，*SLC22A12* 序列 4 号外显子区的第 774 位核苷酸发生突变（G>A），使得色氨酸-258（TGG）变化为终止密码子（TGA），提前终止了 UART1 的翻译。

六、调控及影响因素

（一）转录水平对 OATs 的影响

肝细胞核因子（hepatocyte nuclear factor，HNF）家族 HNF-1α、HNF-4α 能够增加人

和鼠类 OAT2/Oat2、OAT3/Oat3、OAT5、OAT7 及 URAT1/Urat1 的转录与表达。不同的启动子甲基化导致不同的组织特异性表达。HNF-4α 存在于肝细胞和肾小管，对人肾内 OAT1 的表达起重要作用。HNF-1α 调节人肝源细胞 OAT5、OAT7 表达，但对 OAT2 无作用。人体肝活检标本中 HNF-1α 与 OAT5、OAT7 水平呈正相关。敲除 HNF-1α 基因后发现小鼠肾脏 Oat1 的表达明显减少。HNF-4α 缺失的小鼠肝内 Oat2 mRNA 显著减少，同时减少的还有Ⅱ相结合酶类及其他转运蛋白。HNF-1α 通过调节 URAT1 的启动子而调节其在肾小管上皮细胞的表达，启动子的低甲基化在调节 URAT1 组织特异性方面发挥重要作用。青霉素、丙磺舒、苯溴马龙、甲氨蝶呤、吲哚美辛、保泰松等药物可通过抑制 URAT1 而抑制尿酸的重吸收，降低血尿酸水平。

促肾上腺皮质激素能增加 Oat1 的 mRNA 在小鼠肾上腺的表达，而切除垂体后的小鼠 Oat1 表达降低。性激素对 OATs 表达也有调节作用，如雄性激素下调鼠肾脏 Oat5 的表达，以及性激素能够调节 URAT1 的转录。

（二）药物因素对 OATs 的影响

CAR 激动剂苯巴比妥、PXR 激动剂利福平、Nrf2 激动剂奥体普拉等药物抑制 OAT2 的表达。苯溴马隆、丙磺舒为常用的降尿酸药物，是 URAT1 的抑制剂，它们通过反式促进尿酸盐经 URAT1 的摄取，从而降低 URAT1 的基因表达。治疗高血压药物氯沙坦、坎地沙坦和降血脂药非诺贝特能够抑制 URAT1 基因表达，从而减少尿酸重吸收，降低血清尿酸水平。淫羊藿苷 、地塞米松、头孢妥仑等能够增强 OAT2 的表达。

在一项氯沙坦与苯溴马隆对照研究中发现：氯沙坦造成 URAT1 的 mRNA 水平显著降低，而苯溴马隆并无此现象，证实氯沙坦降尿酸模式不同于苯溴马隆，其主要通过抑制 URAT1 影响尿酸排泄，从而降低其水平。RDEA-594 是最新开发的 URATI 抑制剂，Ⅰ期临床研究显示，患者接受本品（100～400 mg/d）治疗 10 天，血尿酸水平下降 45%，并且耐受性良好，未见严重不良反应发生。Ⅱ期临床研究显示，本品治疗 8 天，85.7% 的患者血尿酸水平降低到 6 mg/dl 以下。

（三）疾病因素对 OATs 的影响

硫酸吲哚酚、吲哚乙酸、马尿酸、2-羟基苯丙烯酸等尿毒症毒素是人体有机阴离子转运蛋白 OAT1 和 OAT3 的底物或抑制剂。此类毒素在体循环中具有较高浓度时可能阻断内源性物质经由 OATs 的转运，产生毒性。当增加血清中硫酸吲哚酚及其他尿毒症毒素的浓度时，可加速肾脏功能的损害。重度肾衰竭时，血清中马尿酸的浓度可抑制肌肉利用葡萄糖和肾小管对 PAH 的摄取。在高尿酸血症大鼠肾脏切片中发现，有机阴离子显著减少，质膜侧有机阴离子转运能力下降，Oat1、Oat3 转运蛋白的 mRNA 水平和转运活性下降。

糖尿病降低小鼠肾脏 Oat2 表达，但可以增加 Oat2 在大鼠肾脏和肝脏的表达。肿瘤坏死因子与白介素 6 可降低人原代肝细胞 OAT2 表达。肾损伤和疾病对 OATs 的定位和表达水平有不同程度的影响，详见表 3-11。

表 3-11　肾损伤和疾病对 OATs 的定位和表达水平的影响

肾损伤和疾病	OATs 蛋白定位	肾 OATs 蛋白水平
慢性肾衰竭（CRF）		rOat1、rOat3 无变化
	基底外侧 rOat1↓	rOat1↓
	基底外侧 rOat3 无变化	rOat3↓
		rOat1，rOat2，rOat3，rUrat1↓
急性肾衰竭（ARF）	基底外侧 hOAT1↓，细胞质 hOAT1↑	
	基底外侧 rOat1↓，细胞质 rOat1↑	rOat1↓
		rOat1，rOat3↓
	顶端 rOat5↓，尿 rOat5↑	rOat5↓
急性肾损伤（AKI）	ERPTD：尿 hOAT1、hOAT3↑，尿 hOAT4↓	
	SAKI：尿 hOAT1、hOAT3、hOAT4↑	

注：↓表示水平下降；↑表示水平升高。

七、最新研究进展

（一）基因组的进化和聚类

有机阴离子转运体属于 *SLC22* 跨膜转运体家族。类似于其他 SLC 转运体，*SLC22* 族的许多成员，如 OAT1 和 OAT3 是高度保守的，它们直系同源物不但常常在大多数脊椎动物中被发现，而且在两翼昆虫和蠕虫也有表达。典型的有机阴离子转运体通常是 550 个左右氨基酸转录的基因产物，并且含 12 个跨膜区。一些 *SLC22* 族的绝大部分有机阴离子转运体具有序列同源性，如图 3-2 所示，4 个位于小鼠 19 号染色体的 OATs：Oat9/*Slc22a27*/AB056442、*Slc22a28*/EG43674、*Slc22a29*/D630002G06Rik、*Slc22a30*/C730048C13Rik。比较编码区域，4 个转运体的氨基酸至少有 81% 是守恒的。此外，AB056442 和 D630002G06Rik

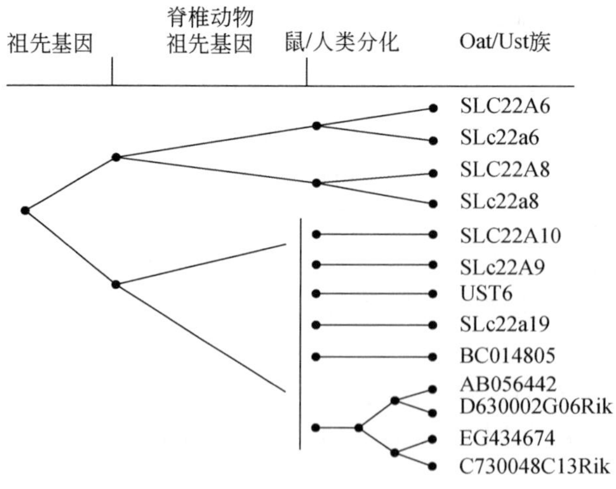

图 3-2　人类和小鼠的 OATs/USTs 发展史

有95%的氨基酸序列同源性，EG43674 和 C730048C13Rik 有 97% 的氨基酸序列同源性。如此高比例的序列同源性表明这 4 个基因是连续的基因复制生成的。因此，至少在小鼠基因组，OATs 是主动选择的。

通过对人类 11 号染色体中 OATs 相似基因簇的序列比较，包括典型的 OAT1/*SLC22A6* 和 OAT3/*SLC22A8*，还包括 *SLC22A9*、*SLC22A10*、UST6/*SLC22A25*（未知的底物转运体 6）和 *MGC34821/SLC22A24*，发现 *MGC34821* 是基于序列相似性的 *SLC22* 族基因，编码 322 个氨基酸羧基端截断基因产物。然而，目前只有人类和小鼠之间的 *OAT1* 和 *OAT3* 基因有明确的直系同源关系，其他的基因通过常规序列比较，发现具有相似性但并非直系同源。因此有人认为，非直系同源转运体是在小鼠和人类物种形成后独立进化的。

（二）OATs 基因多态性及药物和代谢物的处置

位于人类 11 号染色体的 OAT1/*SLC22A6* 和 OAT3/*SLC22A8* 是体内重要的药物和毒性物质转运体，它们的临床疗效差异还未完全阐明。OAT3（Ile305Phe）位点的突变影响亚裔人种体内头孢菌素（头孢噻肟）药物的处置，这归因于体内转染细胞较低的转运活性。OAT1（R454）的基因多态性可以改变抗病毒药物阿德福韦在体内的转运。这些基因间的多态性与噻嗪类药物降血压作用有关。对印尼、菲律宾、坦桑尼亚和津巴布韦金矿中人的汞转运体基因中 18 个 SNPs 进行研究，在坦桑尼亚人中 OAT1 和 OAT3 的多态性与汞的尿浓度有关。此外，对 151 个小儿科急性淋巴细胞白血病患者，研究甲氨蝶呤血浆浓度和含有 12 个突变基因的甲氨蝶呤转运体的相关性，发现 *SLC22A6-SLC22A8* 单倍型与甲氨蝶呤血浆浓度有关联。若干 SLC 和 ABC 族转运体与调节尿酸水平有关，其中有机阴离子转运体 URAT1 和 OAT4 参与尿酸水平的调节，影响痛风患病率。一项研究发现，特定存在的 OAT4（*SLC22A11*）突变体与噻嗪类利尿剂的使用能够改进基因型的影响。此类利尿剂主要由 OAT1（*SLC22A6*）和 OAT3（*SLC22A8*）转运。

八、展望

分子克隆和表达技术的应用发现了上述 OATs，转运蛋白的亲和力、表达水平、组织分布、膜定位等均会影响 OATs 的作用。OATs 的表达、对环境刺激的调节，以及如何与细胞内信号通路转导等方面的机制尚未研究清楚。在未来有待进一步研究的是：OATs 与各种物质分子的相互作用及机制；OATs 与疾病的关系等。研究药物与 OATs 的相互作用及药物和药物之间通过 OATs 的相互作用，有助于在有效寻求药物最优疗效的同时，减少药物对机体的毒性，具有重大的意义。

（周幸文　魏玉辉　武新安）

参 考 文 献

宋必卫，周彦君 . 2012. 有机阴离子转运蛋白的研究进展 . 生理科学进展，43（1），11-17.

王英，石桂秀 . 2014. 人尿酸盐转运蛋白 1 及其影响因素研究进展 . 实用医院临床杂志，11（3），148-150.

Andrew RE，Lara MM，Thomas JU，et al. 2006. The human organic anion transporter 3（OAT3；SLC22A8）:

genetic variation and functional genomics. Am J Physiol Renal Physiol, 290: 905-912.

Anzai N, Kanai Y, Endou H. 2006. Organic anion transporter family: current knowledge. Journal of Pharmacological Sciences, 100 (5): 411-426.

Asif AR, Steffgen J, Metten M, et al. 2005. Presence of organic anion transporters 3 (OAT3) and 4 (OAT4) in human adrenocortical cells. Pflugers Arch, 450 (2): 88-95.

Bleasby K, Hall LA, Perry JL, et al. 2005. Functional consequences of single nucleotide polymorphisms in the human organic anion transporter hOAT1 (SLC22A6) . J Pharmacol Exp Ther, 314 (2): 923-931.

Burckhardt G. 2012. Drug transport by organic anion transporters (OATs) . Pharmacol Ther, 136 (1): 106-130.

Cantor GH. 2010. Metabolomics and mechanisms: sometimes the fisher catches a big fish. Toxicol Sci, 118 (2): 321-323.

Emami Riedmaier A, Nies AT, Schaeffeler E, et al. 2012. Organic anion transporters and their implications in pharmacotherapy. Pharmacol Rev, 64 (3): 421-449.

Engstrom K, Ameer S, Bernaudat L, et al. 2013. Polymorphisms in genes encoding potential mercury transporters and urine mercury concentrations in populations exposed to mercury vapor from gold mining. Environ Health Perspect, 121: 85-91.

Enomoto A, Endou H. 2005. Roles of organic anion transporters (OATs) and a urate transporter (URAT1) in the pathophysiology of human disease. Clin Exp Nephrol, 9 (3): 195-205.

Hong M, Zhou F, You G. 2004. Critical amino acid residues in transmembrane domain 1 of the human organic anion transporter hOAT1. J Biol Chem, 279 (30): 31478-31482.

Hosoyamada M. 2004. Function and localization of urate transporter 1 in mouse kidney. Journal of the American Society of Nephrology, 15 (2): 261-268.

Ichida K. 2004. Clinical and molecular analysis of patients with renal hypouricemia in Japan-influence of URAT1 gene on urinary urate excretion. Journal of the American Society of Nephrology, 15 (1): 164-173.

Kikuchi R, Lao Y, Bow DA, et al. 2013. Prediction of clinical drug-drug interactions of veliparib (ABT-888) with human renal transporters (OAT1, OAT3, OCT2, MATE1, and MATE2K) . J Pharm Sci, 102 (12): 4426-4432.

Klein K, Jungst C, Mwinyi J, et al. 2010. The human organic anion transporter genes OAT5 and OAT7 are trans-activated by hepatocyte nuclear factor-1alpha (HNF-1alpha) . Mol Pharmacol, 78 (6): 1079-1087.

Li C, Yu Q, Han L, et al. 2014. The hURAT1 rs559946 polymorphism and the incidence of gout in Han Chinese men. Scand J Rheumatol, 43 (1): 35-42.

Li Z, Ding H, Chen C, et al. 2013. Novel URAT1 mutations caused acute renal failure after exercise in two Chinese families with renal hypouricemia. Gene, 512 (1): 97-101.

Liu Wei, Liu ZG. 2013. Role of renal organic anion transporter in the transport of uric acid. Anhui Medical and Pharmaceutical Journal, 17 (3), 361-365.

Lowes S, Sykes D, Breen CM, et al. 2005. Multiple components of 2, 4-dichlorophenoxyacetic acid uptake by rat choroid plexus. J Pharmacol Exp Ther, 315 (1): 136-143.

Rizwan AN, Burckhardt G. 2007. Organic anion transporters of the SLC22 family: biopharmaceutical, physiological, and pathological roles. Pharm Res, 24 (3): 450-470.

Sakiyama M, Matsuo H, Shimizu S, et al. 2014. A common variant of organic anion transporter 4 (OAT4/SLC22A11) gene is associated with renal underexcretion type gout. Drug Metabolism and Pharmacokinetics, 29 (2): 208-210.

Sanjay K, Kevin T, Gleb M, et al. 2015. The organic anion transporter (OAT) family: a systems biology perspective. Physiol Rev, 95: 83-123.

Sekine T, Cha SH, Endou H. 2000. The multispecific organic anion transporter (OAT) family. Pflügers Archiv-European Journal of Physiology, 440 (3): 337-350.

Uwai Y, Honjo H, Iwamoto K. 2012. Interaction and transport of kynurenic acid via human organic anion transporters hOAT1 and hOAT3. Pharmacol Res, 65 (2): 254-260.

Uwai Y, Ida H, Tsuji Y, et al. 2007. Renal transport of adefovir, cidofovir, and tenofovir by SLC22A family members (hOAT1, hOAT3, and hOCT2). Pharm Res, 24 (4): 811-815.

Uwai Y, Motohashi H, Tsuji Y, et al. 2007. Interaction and transport characteristics of mycophenolic acid and its glucuronide via human organic anion transporters hOAT1 and hOAT3. Biochem Pharmacol, 74 (1): 161-168.

VanWert AL, Gionfriddo MR, Sweet DH. 2010. Organic anion transporters: discovery, pharmacology, regulation and roles in pathophysiology. Biopharm Drug Dispos, 31 (1): 1-71.

Wang L, Sweet DH. 2013. Renal organic anion transporters (SLC22 family): expression, regulation, roles in toxicity, and impact on injury and disease. AAPS J, 15 (1): 53-69.

Yuichi U, Hideyuki S, Ken-ichi I. 2001. Rat renal organic anion transporter rOAT1 mediates transport of urinary-excreted cephalosporins, but not of biliary-excreted cefoperazone. Drug Metabol Pharmacokin, 17 (2): 125-129.

第三节　OCT 和 OCTN（*SLC22A*）家族

在人类基因组中，溶质载体亚家族 22（solute carrier family 22，*SLC22*）含有 23 个成员，主要包括有机阴离子转运体（organic anion transporters，OATs）、有机阳离子转运体（organic cation transporters，OCTs）和新型有机阳离子转运体（novel organic cation transporters，OCTNs）。本节主要介绍 OCTs 和 OCTNs 家族。OCTs 和 OCTNs 家族不仅基因序列相似性存在差异，其底物和抑制剂的特异性也存在差异。OCTs 更易接受带正电荷的底物，尤其是有机碱和季铵类，而 OCTNs 更易接受两性离子和阳离子底物。OCTs 和 OCTNs 的抑制剂与其底物的化学结构具有相似趋势，但较底物更具有疏水性。此外，OCTs 和 OCTNs 的基因多态性已经被鉴定，OCTs 的基因多态性主要与药物应答有关，而 OCTNs 的多态性主要与炎症性肠病和肉碱缺乏症有关。

一、有机阳离子转运体

（一）克隆与结构

1994 年，*SLC22A* 家族中的第一个成员从大鼠肾脏中分离鉴定，并命名为有机阳离子转运体 1（organic cation transporter 1，Oct1）。在最初的研究中发现，Oct1 的功能特点与早期描述的肾脏近曲小管基底侧膜和肝细胞膜有机阳离子的转运过程一致。Oct1 由 556 个氨基酸组成，含有 12 个跨膜域。随后，Oct2 和 Oct3 也相继被发现，其中 Oct2 是从大鼠肾脏同源筛选中被发现并分离鉴定的。Oct3 是从大鼠胎盘和脑中独立克隆发现的神经元外单胺递质转运体。

人类 OCT1、OCT2 和 OCT3 位于 6 号染色体（q26—q27），分别由 *SLC22A1*、*SLC22A2* 和 *SLC22A3* 基因编码。*SLC22A1*～*3* 含有 11 个外显子和 10 个内含子，分别由 553、555、556 个氨基酸组成。OCT1、OCT2 和 OCT3 的氨基酸序列包括 12 个跨膜区，N- 端和 C- 端

均位于细胞膜内侧，在第 1 和第 2 个跨膜结构之间有一个较大的糖基化胞外环，在第 6 和第 7 个跨膜结构之间有一个磷酸化位点的胞内环。OCT1 和 OCT2 氨基酸序列具有 84% 的相似性，而 OCT3 与 OCT1 和 OCT2 分别具有 70% 和 73% 的相似性。

（二）组织分布与功能

OCT1 高表达于肝脏基底侧膜，介导底物摄取进入肝脏。此外，OCT1 在肾脏、心脏、小肠、胎盘、脑、平滑肌、肾上腺等组织也有少量分布。在啮齿类，尽管 Oct1 在肾小管上皮细胞基底侧膜高表达，但其介导的底物肾排泄是可以忽略的。小肠 OCT1 主要表达于基底侧膜，介导有机阳离子从小肠上皮细胞外排进入肠腔。与人类不同，啮齿类 Oct1 也高表达于肝脏基底侧膜和肾近曲小管 S1 和 S2 段细胞的基底侧膜。Jonker 等研究发现，在 Oct1 基因敲除的小鼠静脉给予 TEA（tetraethylammonium）1 h 后，肝脏 TEA 浓度和肠道排泄量分别降低 6 倍和 2 倍，而尿排泄率从 53% 增加到 80% 。Oct1 基因敲除后有机阳离子 MPP^+（1-methyl-4-phenylpyridinium）和间碘苯甲胍（meta-iodobenzyl-guanidine，MIBG）的肝脏浓度也显著降低，表明 Oct1 在一些有机阳离子化合物的肝脏摄取过程中起着重要的作用，而肾脏排泄不依赖于 Oct1。OCT1 在肝脏的主要功能有：①介导以肝脏为治疗靶点的药物如二甲双胍、拉米夫定等的摄取。二甲双胍是临床常用的一线抗糖尿病药物，口服吸收后经 OCT1 介导肝脏摄取后发挥其药理学作用。Shu 等研究发现，在 Oct1 基因敲除小鼠体内二甲双胍介导的 AMPK（AMP-activated protein kinase）磷酸化和糖异生药理效应降低。此外，在临床研究中也发现，携带 OCT1 功能低下多态性基因（R61C、G410S、420del 和 G465R）的受试者对二甲双胍的敏感性降低。拉米夫定是核苷类似物，在体内经 OCT1 摄取进入肝脏进而发挥抗 HBV 的作用。②介导底物药物的肝脏代谢过程。阿昔洛韦和更昔洛韦是常见的抗病毒药物，口服难以吸收，临床主要以前药伐昔洛韦和缬更昔洛韦形式口服给药。伐昔洛韦和缬更昔洛韦口服吸收后，经 OCT1 介导摄取进入肝脏代谢形成活性产物发挥其抗病毒作用。③介导底物药物的肝脏脱毒和胆汁排泄。许多药物口服吸收后，经肝脏首过代谢降低其血浆暴露水平，进而限制其药理学活性，如昂丹司琼、托烷司琼等。此外，有些药物经 OCT1 摄取进入肝脏后经原型或其代谢物形式胆汁排泄。因此 OCT1 在一些药物的体内消除过程中也起到重要作用。④介导底物药物的相互作用或毒性反应。利托那韦能够抑制 OCT1 介导的拉米夫定肝脏摄取，发生药物相互作用。

人类 OCT2 主要分布于肾脏，小肠、肺、胎盘、脑等组织中也有表达。在肾脏，OCT2 高表达于肾脏近曲小管基底侧膜，其主要功能为介导有机阳离子化合物的肾排泄过程。研究显示，Oct2 基因敲除的小鼠静脉给予 TEA 后，其药动学未发生明显变化，但在 Oct1 和 Oct2 敲除的小鼠体内，TEA 的血药浓度显著增加，肾小管分泌完全被限制。尽管在 Oct2 功能正常的情况下，Oct1 对底物的肾排泄可以忽略，其原因可能是在小鼠体内 Oct2 的亲和性远远高于 Oct1，其肾脏 Oct2 的表达水平也远远高于 Oct1。然而，当 Oct2 基因敲除后，Oct1 可完全代偿性排泄其底物，使其药动学未见明显改变。此外，OCT2 还可能介导一些药物的肾小管毒性。顺铂是临床常见的铂类抗癌药，其在肾小管主要经 OCT2 介导摄取。Filipski 等研究发现，对 Oct1 和 Oct2 基因敲除的小鼠给予顺铂后，24h 尿液累积排泄量显著降低，顺铂诱导的肾小管损伤也显著降低。在携带 OCT2 非同义突变 A270S

的患者也能显著降低顺铂诱导的肾毒性。

人类 OCT3 在众多组织器官中均有分布，如心脏、胎盘、小肠、脑、膀胱、肌肉等。在肝脏，OCT3 表达于肝细胞基底侧膜；在胎盘上皮细胞，OCT3 表达于基底侧膜，即胎儿侧。Zwart 等运用放射性标记的 MPP^+研究发现，在小鼠体内 Oct3 基因敲除后 MPP^+在肝脏、肾脏、小肠和脑中的浓度未见明显改变，相反，MPP^+在心脏的浓度却显著降低。这些结果表明，OCT3 在有机阳离子的心脏摄取中起到重要作用。此外，Oct3 基因敲除后 MPP^+的浓度在小鼠胚胎中显著降低，但在胎盘中并未发生显著改变，表明 OCT3 在 MPP^+ 和其他有机阳离子底物的母体-胎儿屏障转运过程的作用是不容忽视的。OCTs 的组织分布见表 3-12。

表 3-12　OCTs 的组织分布

转运体	种属	分布
OCT1/Oct1	人/大鼠	肝脏、小肠、肾脏、心脏、肺、脑、平滑肌、肾上腺、皮肤
OCT2/Oct2	人/大鼠	肾脏、小肠、肺、胎盘、脑、胸腺
OCT3/Oct3	人/大鼠	胎盘、小肠、脑、骨骼肌、平滑肌、肝脏、肾脏、皮肤、肺、膀胱

（三）底物和抑制剂

OCTs 通过异化扩散介导众多有机阳离子化合物的跨膜转运，其转运过程为电化学依赖的可逆性转运，转运驱动力来自于所转运的有机阳离子的电化学梯度。OCT1、OCT2 和 OCT3 的底物和抑制剂有较大的重叠性，但底物亲和性和抑制剂的 IC_{50}并不完全一致。一般来说，与肝脏 OCT1 相比，肾脏 OCT2 对一些底物具有较高的亲和性，如前列腺素 E2 对 OCT1 和 OCT2 的 K_m值分别为 0.66 μM 和 0.03 μM。

OCTs 的底物主要包括儿茶酚胺类、单胺类神经递质、双胍类、抗病毒药物、铂类抗癌药等。MPP^+是最常见的 OCT1、OCT2 和 OCT3 的经典底物。TEA 是 OCT1 和 OCT2 的经典底物，但不是 OCT3 的经典底物。吡铂和奥沙利铂是 OCT1 的底物，顺铂和奥沙利铂是 OCT2 的底物，而卡铂和奈达铂不经 OCTs 转运。此外，一些基因多态性能够影响或改变其底物的转运特征，如在人类肾脏中发现的 OCT2 剪接变体（OCT2-A）含有一个未成熟的终止密码，对双胍类无转运活性，对 MPP^+和西咪替丁的转运能力降低，但对 TEA 仍然具有转运活性。OCTs 的代表性底物和抑制剂见表 3-13。

表 3-13　OCTs 的底物和抑制剂

蛋白（基因）	底物	抑制剂
OCT1（*SLC22A1*）	4-(4-(二乙氨基）苯乙烯基）-*N*-甲基吡啶碘化物（4-(4-dimethylamino) styryl-methylpyridinium, ASP^+）、MPP^+、*N*-甲基奎宁、TEA、胍丁胺、前列腺素 E2、前列腺素 F2α、血清素、阿昔洛韦、丙氧鸟苷、二甲双胍、雷尼替丁、吡铂、奥沙利铂等	金刚烷胺、西咪替丁、可卡因、二甲双胍、咪达唑仑、奥美拉唑、苯乙双胍、奎宁、雷尼替丁等

续表

蛋白（基因）	底物	抑制剂
OCT2（*SLC22A2*）	ASP⁺、MPP⁺、TEA、乙酰胆碱、胍丁胺、胆碱、肌酐、多巴胺、前列腺素、去甲肾上腺素、组胺、5-羟色胺、前列腺素 E2、前列腺素 F2α、金刚烷胺、阿米洛利、氨基胍、二甲双胍、西咪替丁、法莫替丁、美金刚、奎宁、百枯草、普萘洛尔、雷尼替丁、伐尼克兰、顺铂、奥沙利铂等	金刚烷胺、西咪替丁、可卡因、二甲双胍、奥美拉唑、decynium-22、苯乙双胍、普鲁卡因胺、奎宁、雷尼替丁、甲氧苄啶、维拉帕米、二亚甲基双氧安非他明等
OCT3（*SLC22A3*）	MPP⁺、多巴胺、前列腺素、组胺、去甲肾上腺素、依替福林、二甲双胍等	金刚烷胺、可卡因、地昔帕明、二甲双胍、苯乙双胍、奥美拉唑、普鲁卡因胺、二亚甲基双氧安非他明等

（四）基因多态性

不同种族的 *SLC22A1*、*SLC22A2* 和 *SLC22A3* 基因多态性已有研究报道，*SLC22A1* ～ *3* 的单核苷酸多态性运用体外阳离子模型已经被表征，其中部分在随后的临床研究中被证实。单核苷酸多态性和缺失多态性在启动子、内含子、3′端和5′端编码区和侧翼区已经被证实。与编码区相比，非编码区基因多态性的等位基因频率更高。一些 *SLC22A1* ～ *3* 的基因多态性可能导致底物选择性的改变，如 *SLC22A1* 的多态性 M420del 能够正常转运 MPP⁺，但使得二甲双胍转运减少。

基因分型研究发现 *SLC22A1* 超过 200 个单核苷酸多态性，其中一些存在种族特异性。目前已发现 24 个非同义突变，其中 F160L、P341L、M420del 和 M408V 存在于多个种族中，M408V 是最普遍的非同义突变基因。在高加索人中，已经发现 14 个非同义突变和 6 个同义突变。在亚洲人中，已经发现 8 个非同义突变和 3 个同义突变。一些在日本、韩国和中国人中发现的非同义突变的单核苷酸多态性在其他种族中也有发现，如在高加索人（P160L 和 M408V）和亚洲裔美国人（F160L、P341L 和 M480V）。尽管在不同种族中非同义突变的等位基因频率不同，但一些非同义突变的单核苷酸多态性存在种族特异性，如日本人中的 F41L、Q79K、P114L 和 R206 及韩国人中的 P283L。在非洲裔美国人中 *SLC22A1* 编码区存在很高的基因变异，发现了 8 个非同义突变（S14F、L23V、L85F、G220V、R342H、M440I、V461I 和 R488M）和 14 个同义突变。目前，从多个种族中发现的 *SLC22A1* 的 7 个非同义突变（R61C、C88L、G220V、P283L、R287G、G401S 和 G465R）能够显著降低 MPP⁺或 TEA 的摄取，R61C、G220V、G401S 和 G465R 能够降低对二甲双胍的摄取。在高加索人和非洲裔美国人发现的 4 个罕见的多态性（C88L、G220V、G401S 和 G465R）对 MPP⁺或二甲双胍几乎没有摄取功能。仅在非洲裔美国人中发现的 G220V 几乎没有摄取功能，可能是基因多态性干扰了 OCT1 与底物的结合，导致底物的结合位点改变或移位。

SLC22A2 目前共发现了 28 个突变位点，包括 8 个非同义突变，即 P54S、P161L、M165V、A297G、M165I、A270S、R400C 和 K432Q，其中 M165I、A270S、R400C 和 K432Q 的突变频率大于 1%，并且这些突变改变了 OCT2 的转运功能。一些基因突变存在

明显的种族特异性，如 P54S、M165V、M165I 和 R400C 和 7 个同义突变的单核苷酸多态性仅在非洲裔美国人中被发现。T199I 和 T201M 仅存在于日本、韩国和中国人群中，这些单核苷酸多态性尽管蛋白表达和膜位置未发生改变，却显著降低了对 MPP^+ 和二甲双胍的摄取能力。K432Q 存在于非洲裔美国人和墨西哥裔美国人。A270S 存在于众多种族中，其等位基因突变频率为 10%～30%。A270S 对 OCT2 的转运功能的改变是不一致的，能够适度降低 MPP^+，却能够增加对吡铂（picoplatin）和百草枯的摄取。此外，在一些单核苷酸多态性中，非洲裔美国人突变远大于其他种族。目前，在非洲裔美国人中已经发现了 4 个非同义突变（P54S、M165V、M165I 和 R400C）和 7 个同义突变。在日本人中发现的遗传缺失多态性-578-576delAAG 显著降低了启动子活性，并且这种基因的携带者具有较低的 OCT2 mRNA 水平。另外，一些在 OCT2 内含子区域、3′端非翻译区域和 3′端侧翼区域基因插入或缺失的单核苷酸多态性也被发现。

SLC22A3 的基因多态性已经在高加索人和朝鲜人中发现，且存在种族差异。在不同的种族中，*SLC22A3* 的 2 个同义突变基因 R120R 和 A411A 发生频率高达 10%～60%。在所有的种族中 6 个非同义突变发生频率较低，其中 T44M、T400I 和 V423F 多态性能够改变 OCT3 的转运功能。T400I 和 V423F 降低了对二甲双胍的摄取，而 T44M 却增加了对二甲双胍的摄取。T400I 和 V423F 的氨基酸替换并没有显著改变 OCT3 的蛋白表达和亚细胞定位，可能是由于 OCT3 的结构破坏导致了二甲双胍转运活性降低。尽管 T44M 的亚细胞定位没有发生改变，但蛋白表达却显著增加，这可能是增加二甲双胍摄取的原因。在高加索人的肝脏样本中，*SLC22A3* 同义突变 A441A 和非编码 3′端非翻译区多态性 rs3088442 降低了 OCT3 的 mRNA 和蛋白水平。

（五）调控及影响因素

OCT1 蛋白含有蛋白激酶 A（protein kinase A，PKA）、蛋白激酶 C（protein kinase C，PKC）、蛋白激酶 G（protein kinase G，PKG）和酪氨酸激酶磷酸化位点，这些激酶能够改变 OCT1 和 OCT2 的活性。在 HEK293 细胞中，PKA、PKC 和酪氨酸激酶可激活 OCT1 介导的 ASP^+ 摄取，而环磷酸鸟苷（cGMP）能够抑制其摄取。PKC 依赖的 OCT1 活化过程伴随着 OCT1 的磷酸化，而 cGMP 对 OCT1 的抑制与磷酸化无关，PKC 被 1，2-十八酰基-SN-甘油活化后能够改变 OCT1 对底物的选择性和亲和性。Sprowl 等研究发现，OCT2 的 362 位在酪氨酸激酶活化过程中起着重要作用，当 362 位酪氨酸突变为苯丙氨酸时，OCT2 的功能显著降低。此外，酪氨酸激酶的 YES1 位点是调节 OCT2 功能的重要位点，其可被酪氨酸激酶抑制剂达沙替尼所抑制，使得 OCT2 的功能下调。OCT2 和 OCT3 也受 Ca^{2+}/钙调素复合物的调节，但并不受 PKA、PKC 和 PKG 的影响。毒蕈碱性受体激动剂卡巴可（carbachol）能够抑制 OCT2，这可能与卡巴可活化磷脂酶 C（phospholipase C，PLC）增加了细胞内 Ca^{2+} 浓度有关。当 PLC 下游通路的磷脂酰-3 激酶被阻滞后，卡巴可对 OCT2 的抑制作用将消除。卡米达佐（calmidazolium）可通过抑制 Ca^{2+}/钙调素复合物（Ca^{2+}/calmodulin complex，Ca^{2+}/CaM）降低 OCT2 对 ASP 摄取，同时 Ca^{2+}/CaM 依赖性蛋白激酶 Ⅱ 抑制剂和 Ca^{2+}/CaM 依赖性肌球蛋白轻链激酶抑制剂也能降低 OCT2 对 ASP 摄取，表明 OCT2 能被 Ca^{2+}/CaM 活化。另外，人类肾脏近曲小管基底侧膜对 ASP 的摄取能被活化的 PKA 所抑制。同样，在表达 OCT2 的 HEK 细胞中也有相似的发现。在稳定表达 OCT3 的 HEK 细胞中，抑制 Ca^{2+}/CaM 能够降低 OCT3 对底物的摄取，但不受 Ca^{2+}/CaM 依赖性激酶抑制剂的影响。

核受体和激素能够调节 OCTs 的活性和表达，肝细胞核因子 4α（hepatic nuclear factor 4 alpha，HNF4α）属于细胞核受体超家族成员，其在肝脏的发育、肝细胞分化成熟过程中起重要调控作用。OCT1 含有两个 HNF4α 的应答元件，HNF4α 与其相互作用并激活其转录，这些活化作用可通过小异二聚体伴侣分子（small heterodimer partner，SHP）抑制。在慢性髓系白血病细胞株中，PPARα 能上调 OCT1 的表达。OCT2 启动子区域含有雄激素受体元件，类固醇类激素能增加 mRNA 水平及 OCT2 活性。在雄性大鼠体内，Oct2 的蛋白和 mRNA 水平均显著高于雌性，其肾脏近曲小管上皮细胞对 TEA 的摄取是雌性大鼠的两倍。雌性大鼠给予睾酮后，Oct2 的表达增加，而雄性大鼠给予雌二醇后，Oct2 的表达降低。

OCTs 的表达也受疾病状态的影响，在慢性肾衰或 5/6 肾切除的大鼠中，Oct2 的表达下降，同时西咪替丁的肾清除降低，而 Oct1 表达没有发生改变。由于在部分肾切除的大鼠中，血浆中睾酮含量下降，在给予睾酮后，肾脏 Oct2 表达增加。在链脲霉素诱导的糖尿病大鼠中，TEA 的基底侧摄取和 Octs 表达均降低。在氧嗪酸诱导的高尿酸模型中，肾脏 OCT mRNA 和蛋白水平降低。在胆管结扎的胆汁淤积大鼠模型中，肝脏 Oct1 的表达降低，但肾脏无影响，肝脏 TEA 蓄积也降低。

此外，Octs 的表达水平也受药物的影响，在脂多糖治疗的大鼠体内，肝脏 Oct2 的表达下调。在甲基苯丙胺治疗的大鼠中，脑部 Oct3 表达下调。

二、新型有机阳离子转运体

（一）克隆与结构

在 OCTs 的研究过程中发现，有些阳离子在肾脏顶侧膜的消除过程中存在有机阳离子/质子反向转运现象。为了试图鉴定这些转运体，1997 年 Tamai 等克隆并确证了几个与有机阳离子和肉碱转运有关而与多特异性 OCTs 几乎无关的膜转运蛋白，被定义为新型有机阳离子转运体（novel organic cation transporters，OCTNs）。与 OCTs 一样，OCTNs 在消除阳离子化合物的过程中扮演重要角色，其中肉碱是唯一经 OCTNs 介导转运的。

与 *SLC22* 家族中其他成员相似，OCTN1 和 OCTN2 含有 12α-螺旋状跨膜域，N-末端域和 C-末端均位于细胞膜内侧，在第 1 和 2 跨膜区存在一个大的胞外糖基化环，在 6 和 7 跨膜区存在一个磷酸化的胞内环。OCTN1 和 OCTN2 位于染色体 5q31，分别由 *SLC22A4* 和 *SLC22A5* 基因编码。OCTN1 和 OCTN2 分别由 551 和 557 个氨基酸组成。同源性研究发现 OCTN1 和 OCTN2 序列相似性为 75.8%，但其与 OCT1、OCT2 或 OCT3 相似性较低。

（二）组织分布与功能

OCTN1 主要表达于肾脏近曲小管刷状缘膜，在骨骼肌、胎盘、心脏等器官中也有表达。最近研究表明，人类线粒体中也表达 OCTN1。OCTN1 的表达和转运机制存在较大的种属差异，在人类肝脏组织中未发现 OCTN1 的表达，而在大鼠肝脏组织中 Octn1 高表达。OCTN1 主要表达于肾脏近曲小管上皮细胞刷状缘膜，介导肉碱和其他有机阳离子化合物的重吸收。

OCTN2 在体内广泛分布，高表达于肾脏近曲小管刷状缘膜，在骨骼肌、胎盘、睾丸、前列腺、肝脏、小肠、心脏等组织也有表达。OCTN2 转运多种有机阳离子类药物和肉碱，在机体肉碱平衡和药物处置中起着重要作用。OCTNs 的组织分布见表 3-14。

表 3-14　OCTNs 的组织分布

转运体	种属	分布
OCTN1	人	肾脏、骨骼肌、胎盘、前列腺、心脏、肺、肺
Octn1	大鼠	肝脏、肾脏、骨骼肌、胎盘、前列腺、心脏、肺
OCTN2	人	肾脏、骨骼肌、胎盘、前列腺、心脏、脑、小肠
Octn2	大鼠	肾脏、骨骼肌、胎盘、前列腺、心脏、脑、小肠

（三）特异性底物和抑制剂

OCTN1 是一种双向转运体，也可能参与有机阳离子化合物的肾小管分泌过程。OCTN1 转运有机阳离子的过程是一个 pH 敏感的 Na^+非依赖性过程，也被称为 H^+/有机阳离子共转运体。OCTN1 除了转运典型的有机阳离子四乙胺和药物如奎尼丁、美吡拉敏、维拉帕米等外，也介导两性离子 L-肉碱和水苏碱的转运。L-麦角硫因为一种天然的抗氧化剂，是机体重要的活性物质，在人体内起到保护细胞的作用。Grundemann 等报道，L-麦角硫因是 OCTN1 的内源性底物。OCTN1 可能介导骨髓和红细胞对 L-麦角硫因的摄取，进而保护红细胞和单核细胞避免氧化损伤。胆碱、L-卡尼汀、可乐定、西咪替丁等对 OCTN1 的活性具有抑制作用。

OCTN2 是一种钠离子依赖性转运体，介导四乙胺、胆碱、维拉帕米、美吡拉敏、L-肉碱、头孢菌素Ⅱ等的转运。在钠离子缺失的情况下，OCTN2 介导底物如酰酯化肉碱、β-内酰胺类抗生素、L-精氨酸和 L-甲硫氨酸的转运是钠离子非依赖性转运方式。在肾脏，OCTN2 介导 L-肉碱的重吸收，从而在维持机体肉碱水平稳态方面发挥着重要的作用。另外，OCTN2 在肌细胞中也有表达，主要介导肉碱摄取进入心脏和骨骼肌，而这些组织不能合成肉碱，其长链脂肪酸进入线粒体过程需要借助肉碱的转移。西咪替丁、可乐定、头孢磺啶、丙戊酸等能够抑制 OCTN2，可使肉碱的重吸收减少，进而导致机体肉碱缺乏。OCTNs 的代表性底物和抑制剂见表 3-15。

表 3-15　OCTNs 的底物和抑制剂

蛋白（基因）	底物	抑制剂
OCTN1（*SLC22A4*）	L-麦角硫因、胆碱、L-肉碱、D/L-卡尼汀、四乙胺、水苏碱、加巴喷丁、美吡拉敏、西咪替丁、可乐定、维拉帕米、头孢噻啶、奎宁、奎尼丁、普鲁卡因胺、噻托溴铵、利拉利汀、异丙托铵等	四乙胺、*N*-甲基烟酰胺、四丁基铵、四甲基铵、阿米洛利、精氨酸、肉碱、头孢菌素Ⅱ、胆碱、西咪替丁、可乐定、D-卡尼汀、尼古丁、奎尼丁、维拉帕米、赖氨酸等
OCTN2（*SLC22A5*）	L-肉碱、乙酰 L-肉碱、甜菜碱、胆碱、D-肉碱、醛固酮、MPP^+、TEA、皮质酮、美吡拉敏、西咪替丁、可乐定、维拉帕米、普鲁卡因胺、奎宁、放线菌素、头孢菌素Ⅱ、西咪替丁、L-赖氨酸、L-甲硫氨酸、米屈肼、丙戊酸、利拉利汀等	四乙胺、MPP^+、胆碱、乙酰基 L-肉碱、乙酰基β-碘甲胆碱、醛固酮、苯甲基丙胺、精氨酸、齐多夫定、甜菜碱、丁酰肉碱、肌肽、头孢氨苄、头孢磺啶、西咪替丁、可乐定、皮质酮、肌酸、尼古丁、5-羟色胺、硫铵、维拉帕米等

（四）基因多态性

OCTN1 目前已发现了 7 个非同义突变，即 V159M、D165G、M205I、T306I、Arg282stop、G462E 和 L503F，其中 G462E 在亚洲人中存在较高的突变频率，可使 OCTN1 对 TEA 的转运活性完全丧失。第 9 外显子 L503F 错义突变使其跨膜域的亮氨酸（503L）突变成苯丙氨酸（503F），影响对肉毒碱的转运，使细胞内肉毒碱含量下降。在成纤维细胞和 HeLa 细胞中，L503F 突变使其对肉碱的摄取降低 2.7 倍。503L 和 503F 对肉碱的转运是 Na^+浓度依赖性方式，503F 突变对肉碱的转运表现为低的 V_{max} 和高的 K_m。相反，503L 和 503F 对 TEA 的转运是 pH 依赖性，但非 Na^+依赖。503F 突变对 TEA 的摄取表现为高的 V_{max} 和低的 K_m，使其对 TEA 的摄取增加 3.7 倍。此外，*SLC22A4* 基因中一些核苷酸被替换的研究已经被报道，其中 OCTN1 的第三个胞外环的 *N*-糖基化位点被替换后并未导致转运功能显著改变。

OCTN2 的编码基因为 *SLC22A5*，目前已发现 8 个非同义突变，即 F17L、L144F、Y449D、V481F、V481I、F508L、M530V 和 P549S。OCTN2 启动子区域-207 位点的 G>C 将导致启动子区域的热休克元件紊乱。然而，在健康人体中 *SLC22A5* 270G>C 并未影响肾脏对 L-肉碱的清除和机体 L-肉碱平衡。尽管许多 *SLC22A5* 的基因突变已经被报道，这些基因突变存在种族差异性，但其突变频率非常低。

（五）调控及影响因素

RUNX1（rheumatoid arthritis-associated transcriptional factor）主要表达于造血细胞，可通过辅助因子相互作用激活或抑制基因转录，RUNX1 能够抑制 OCTN1 的转录。炎症因子白细胞介素-1β 和 TNF-α 能够增加 OCTN1 mRNA 的表达。另外，OCTN2 也受核受体 PPARα 调节，PPARα 激动剂可降低 OCTN2 的表达。

PDZ（postsynaptic density 95/disk-large/ZO-1）结构域是模块蛋白相互作用域，存在于多种蛋白，不仅在蛋白–蛋白相互识别中具有重要作用，还可调控与其相关的受体或离子通道的功能。PDZK1 通过提高 OCTN2 的转运能力而增加其对肉毒碱的转运，但几乎不影响 OCTN2 的表达，即 PDZK1 对 OCTN2 的作用是通过与 OCTN2 的 C 末端直接作用而实现的，而 PDZK2 则通过增加 OCTN2 的表达而提高其转运能力。Kato 等研究发现，小鼠 PDZK1 基因敲除后，肠道肉碱的吸收减少，而在肠腔内滞留增多。

OCTN2 的表达及功能还可能受到疾病影响。在三硝基苯磺酸诱导的结肠炎大鼠体内，结肠组织中 OCTN2 mRNA 表达明显下降，肠细胞中肉碱含量也明显减少，表明结肠炎不仅使肠组织中 OCTN2 表达下降，而且其功能也下降。

（马彦荣　武新安）

参考文献

Ahlin G, Chen L, Lazorova L, et al. 2011. Genotype-dependent effects of inhibitors of the organic cation transporter, OCT1: predictions of metformin interactions. The Pharmacogenomics Journal, 11 (6): 400-411.

Ahmadimoghaddam D, Hofman J, Zemankova L, et al. 2012. Synchronized activity of organic cation transporter 3 (Oct3/Slc22a3) and multidrug and toxin extrusion 1 (Mate1/Slc47a1) transporter in transplacental passage of MPP^+ in rat. Toxicol Sci, 128 (2): 471-481.

Cetinkaya I, Ciarimboli G, Yalcinkaya G, et al. 2003. Regulation of human organic cation transporter hOCT2 by PKA, PI3K, and calmodulin-dependent kinases. American Journal of Physiology Renal Physiology, 284 (2): F293-F302.

Chen L, Pawlikowski B, Schlessinger A, et al. 2010. Role of organic cation transporter 3 (SLC22A3) and its missense variants in the pharmacologic action of metformin. Pharmacogenetics and Genomics, 20 (11): 687-699.

Chen Y, Zhang S, Sorani M, et al. 2007. Transport of paraquat by human organic cation transporters and multidrug and toxic compound extrusion family. The Journal of Pharmacology and Experimental Therapeutics, 322 (2): 695-700.

D'Argenio G, Calvani M, Casamassimi A, et al. 2006. Experimental colitis: decreased Octn2 and Atb0 + expression in rat colonocytes induces carnitine depletion that is reversible by carnitine-loaded liposomes. FASEB Journal, 20 (14): 2544-2546.

Filipski KK, Mathijssen RH, Mikkelsen TS, et al. 2009. Contribution of organic cation transporter 2 (OCT2) to cisplatin-induced nephrotoxicity. Clinical Pharmacology and Therapeutics, 86 (4): 396-402.

Gong L, Goswami S, Giacomini KM, et al. 2012. Metformin pathways: pharmacokinetics and pharmacodynamics. Pharmacogenet Genomics, 22 (11): 820-827.

Gorboulev V, Ulzheimer JC, Akhoundova A, et al. 1997. Cloning and characterization of two human polyspecific organic cation transporters. DNA Cell Biol, 16 (7): 871-881.

Grundemann D, Gorboulev V, Gambaryan S, et al. 1994. Drug excretion mediated by a new prototype of polyspecific transporter. Nature, 372 (6506): 549-552.

Grundemann D, Harlfinger S, Golz S, et al. 2005. Discovery of the ergothioneine transporter. Proceedings of the National Academy of Sciences of the United States of America, 102 (14): 5256-5261.

Grundemann D, Liebich G, Kiefer N, et al. 1999. Selective substrates for non-neuronal monoamine transporters. Mol Pharmacol, 56 (1): 1-10.

Grundemann D, Schechinger B, Rappold GA, et al. 1998. Molecular identification of the corticosterone-sensitive extraneuronal catecholamine transporter. Nature Neuroscience, 1 (5): 349-351.

Grundemann D, Schomig E. 2000. Gene structures of the human non-neuronal monoamine transporters EMT and OCT2. Human Genetics, 106 (6): 627-635.

Jia YY, Lu CT, Feng J, et al. 2013. Impact on L-carnitine homeostasis of short-term treatment with the pivalate prodrug tenofovir dipivoxil. Basic & Clinical Pharmacology & Toxicology, 113 (6): 431-435.

Jonker JW, Schinkel AH. 2004. Pharmacological and physiological functions of the polyspecific organic cation transporters: OCT1, 2, and 3 (SLC22A1-3). J Pharmacol Exp Ther, 308 (1): 2-9.

Jonker JW, Wagenaar E, Mol CA, et al. 2001. Reduced hepatic uptake and intestinal excretion of organic cations in mice with a targeted disruption of the organic cation transporter 1 (Oct1 [Slc22a1]) gene. Molecular and Cellular Biology, 21 (16): 5471-5477.

Jonker JW, Wagenaar E, Van Eijl S, et al. 2003. Deficiency in the organic cation transporters 1 and 2 (Oct1/Oct2 [Slc22a1/Slc22a2]) in mice abolishes renal secretion of organic cations. Molecular and Cellular Biology, 23 (21): 7902-7908.

Jung N, Lehmann C, Rubbert A, et al. 2008. Relevance of the organic cation transporters 1 and 2 for antiretroviral drug therapy in human immunodeficiency virus infection. Drug Metabolism and Disposition,

36 (8): 1616-1623.

Kang HJ, Song IS, Shin HJ, et al. 2007. Identification and functional characterization of genetic variants of human organic cation transporters in a Korean population. Drug Metabolism and Disposition, 35 (4): 667-675.

Kato Y, Sai Y, Yoshida K, et al. 2005. PDZK1 directly regulates the function of organic cation/carnitine transporter OCTN2. Molecular Pharmacology, 67 (3): 734-743.

Kato Y, Sugiura M, Sugiura T, et al. 2006. Organic cation/carnitine transporter OCTN2 (Slc22a5) is responsible for carnitine transport across apical membranes of small intestinal epithelial cells in mouse. Molecular Pharmacology, 70 (3): 829-837.

Kekuda R, Prasad PD, Wu X, et al. 1998. Cloning and functional characterization of a potential- sensitive, polyspecific organic cation transporter (OCT3) most abundantly expressed in placenta. J Biol Chem, 273 (26): 15971-15979.

Kerb R, Brinkmann U, Chatskaia N, et al. 2002. Identification of genetic variations of the human organic cation transporter hOCT1 and their functional consequences. Pharmacogenetics, 12 (8): 591-595.

Koepsell H, Lips K, Volk C. 2007. Polyspecific organic cation transporters: structure, function, physiological roles, and biopharmaceutical implications. Pharmaceutical Research, 24 (7): 1227-1251.

Koepsell H, Schmitt BM, Gorboulev V. 2003. Organic cation transporters. Reviews of Physiology, Biochemistry and Pharmacology, 150: 36-90.

Lamhonwah AM, Tein I. 2006. Novel localization of OCTN1, an organic cation/carnitine transporter, to mammalian mitochondria. Biochemical and Biophysical Research Communications, 345 (4): 1315-1325.

Maeda T, Hirayama M, Kobayashi D, et al. 2007. Mechanism of the regulation of organic cation/carnitine transporter 1 (SLC22A4) by rheumatoid arthritis-associated transcriptional factor RUNX1 and inflammatory cytokines. Drug Metabolism and Disposition, 35 (3): 394-401.

Markova NG, Karaman-Jurukovska N, Dong KK, et al. 2009. Skin cells and tissue are capable of using L-ergothioneine as an integral component of their antioxidant defense system. Free Radical Biology & Medicine, 46 (8): 1168-1176.

More SS, Li S, Yee SW, et al. 2010. Organic cation transporters modulate the uptake and cytotoxicity of picoplatin, a third-generation platinum analogue. Molecular Cancer Therapeutics, 9 (4): 1058-1069.

Nies AT, Koepsell H, Damme K, et al. 2011. Organic cation transporters (OCTs, MATEs), in vitro and in vivo evidence for the importance in drug therapy. Handb Exp Pharmacol, (201): 105-167.

Ogasawara K, Terada T, Motohashi H, et al. 2008. Analysis of regulatory polymorphisms in organic ion transporter genes (SLC22A) in the kidney. Journal of Human Genetics, 53 (7): 607-614.

Okuda M, Saito H, Urakami Y, et al. 1996. cDNA cloning and functional expression of a novel rat kidney organic cation transporter, OCT2. Biochem Biophys Res Commun, 224 (2): 500-507.

Peltekova VD, Wintle RF, Rubin LA, et al. 2004. Functional variants of OCTN cation transporter genes are associated with Crohn disease. Nature Genetics, 36 (5): 471-475.

Roth M, Obaidat A, Hagenbuch B. 2012. OATPs, OATs and OCTs: the organic anion and cation transporters of the SLCO and SLC22A gene superfamilies. British Journal of Pharmacology, 165 (5): 1260-1287.

Saborowski M, Kullak-Ublick GA, Eloranta JJ. 2006. The human organic cation transporter-1 gene is transactivated by hepatocyte nuclear factor-4alpha. J Pharmacol Exp Ther, 317 (2): 778-785.

Shu Y, Bello CL, Mangravite LM, et al. 2001. Functional characteristics and steroid hormone- mediated regulation of an organic cation transporter in Madin- Darby canine kidney cells. J Pharmacol Exp Ther, 299 (1): 392-398.

Shu Y, Sheardown SA, Brown C, et al. 2007. Effect of genetic variation in the organic cation transporter 1 (OCT1) on metformin action. The Journal of Clinical Investigation, 117 (5): 1422-1431.

Sprowl JA, Ong SS, Gibson AA, et al. 2016. A phosphotyrosine switch regulates organic cation transporters. Nature Communications, 7: 10880.

Tahara H, Yee SW, Urban TJ, et al. 2009. Functional genetic variation in the basal promoter of the organic cation/carnitine transporters OCTN1 (SLC22A4) and OCTN2 (SLC22A5). The Journal of Pharmacology and Experimental Therapeutics, 329 (1): 262-271.

Tamai I, Yabuuchi H, Nezu J, et al. 1997. Cloning and characterization of a novel human pH-dependent organic cation transporter, OCTN1. FEBS Letters, 419 (1): 107-111.

Tamai I. 2013. Pharmacological and pathophysiological roles of carnitine/organic cation transporters (OCTNs: SLC22A4, SLC22A5 and Slc22a21). Biopharmaceutics & Drug Disposition, 34 (1): 29-44.

Urakami Y, Akazawa M, Saito H, et al. 2002. cDNA cloning, functional characterization, and tissue distribution of an alternatively spliced variant of organic cation transporter hOCT2 predominantly expressed in the human kidney. Journal of the American Society of Nephrology, 13 (7): 1703-1710.

Urakami Y, Nakamura N, Takahashi K, et al. 1999. Gender differences in expression of organic cation transporter OCT2 in rat kidney. FEBS Letters, 461 (3): 339-342.

Urakami Y, Okuda M, Saito H, et al. 2000. Hormonal regulation of organic cation transporter OCT2 expression in rat kidney. FEBS Letters, 473 (2): 173-176.

Urban TJ, Gallagher RC, Brown C, et al. 2006. Functional genetic diversity in the high- affinity carnitine transporter OCTN2 (SLC22A5). Molecular Pharmacology, 70 (5): 1602-1611.

Wang DS, Jonker JW, Kato Y, et al. 2002. Involvement of organic cation transporter 1 in hepatic and intestinal distribution of metformin. The Journal of Pharmacology and Experimental Therapeutics, 302 (2): 510-515.

Wang L, Giannoudis A, Austin G, et al. 2012. Peroxisome proliferator- activated receptor activation increases imatinib uptake and killing of chronic myeloid leukemia cells. Experimental Hematology, 40 (10): 811-819, e2.

Watanabe C, Kato Y, Sugiura T, et al. 2006. PDZ adaptor protein PDZK2 stimulates transport activity of organic cation/carnitine transporter OCTN2 by modulating cell surface expression. Drug Metabolism and Disposition, 34 (11): 1927-1934.

Zwart R, Verhaagh S, Buitelaar M, et al. 2001. Impaired activity of the extraneuronal monoamine transporter system known as uptake- 2 in Orct3/Slc22a3- deficient mice. Molecular and Cellular Biology, 21 (13): 4188-4196.

第四节　MATE（*SLC47A*）家族

肾脏是药物及其代谢物排泄的重要器官，其排泄过程包括肾小球滤过、肾小管分泌和肾小管重吸收三部分。在肾小管分泌过程中，位于基底侧膜的转运体介导底物从血液向细胞摄取，而位于刷状缘膜的转运体介导底物外排进入管腔。肾脏有机阳离子转运系统由基底侧分布的有机阳离子转运体（organic cation transporter，OCT/*SLC22A*）和在刷状缘膜分布的 H^+/有机阳离子反向转运体组成。本节主要介绍 H^+/有机阳离子反向转运体多药和毒素外排蛋白（multidrug and toxin extrusion protein，MATE/*SLC47A*）。

一、克隆与结构

1998 年，Tsuchiya 等在副溶血性弧菌和大肠埃希菌中发现了一个新型的多药外排系统，命名为 NorM 和 YdhE。2005 年，Otsuka 等发现了人源性与 NorM 类似的多药/毒素外排蛋白，命名为 MATE1。人类 MATE1 由 *SLC47A1* 编码，含 570 个氨基酸。MATE1 为继发性主动转运体，介导转运的驱动力来自于反向的质子梯度，通过 H^+交换外排有机阳离子。此后，与人类 MATE1 同源的 MATE2（*SLC47A2*）也被发现，*SLC47A1* 和 *SLC47A2* 均位于染色体 17p11.2，包括 17 个外显子和 16 个内含子。MATE2 有两个剪接变体，即 MATE2-K 和 MATE2-B，它们在外显子 6 和 7 之间存在不同的剪接模式。与 MATE2 的 mRNA 相比，MATE2-K 的 mRNA 在第 7 外显子缺失 108 个碱基。MATE2、MATE2-K 和 MATE2-B 分别由 602、566 和 219 个氨基酸组成，其中 MATE2-K 主要表达于人类肾脏。目前，MATE2 和 MATE2-B 的生理作用尚不清楚。尽管人类 MATE1 与啮齿类 Mate1 具有高度的相似性，但人类 MATE2-K 和啮齿类 MATE2 仅有 38.1% 的相似性，并且其表达部位也不同，而人类 MATE2-K 与兔 MATE2-K 有 74% 的相似性。

二、组织分布与功能

人类 MATE1 主要表达于肾脏近曲小管刷状缘膜和肝细胞胆管侧膜，在肌肉、睾丸等其他组织也有分布。MATE2-K 特异性表达于人肾脏近曲小管刷状缘膜，在啮齿类肾脏组织中还未发现有其分布。肾脏 MATE1 和 MATE2-K 的 mRNA 水平相近，均表达于近曲小管刷状缘膜侧，通过质子交换方式介导有机阳离子肾排泄的最终过程。此外，MATE1 也可能在其他组织如肝脏、胎盘等中起到外排有机阳离子的作用。

在大鼠体内，Mate1 主要分布于肾脏，在其他组织的分布尚存在争议。小鼠 Mate1 与人类分布大体一致，主要分布于肾脏、肝脏、心脏等组织。然而，MATE2-K 在小鼠和大鼠体内均不表达。小鼠 Mate1 基因敲除后，其可作为模拟人类 MATE1 和 MATE2-K 基因缺失的模型。MATEs 在人和啮齿类组织分布见表 3-16。

表 3-16　MATEs 的组织分布

转运体	种属	分布
MATE1	人	肾脏、肝脏、肌肉、肾上腺、睾丸、骨骼肌、胎盘
MATE2-K	人	肾脏
Mate1	大鼠	肾脏
Mate1	小鼠	肝脏、肾脏、心脏
Mate2	大鼠/小鼠	睾丸

三、底物和抑制剂

MATEs 除了主要转运阳离子化合物外，还能够转运两性离子、阴离子化合物和铂类。MATE1 和 MATE2-K 能够转运典型的有机阳离子，如四乙胺（tetraethylammonium，TEA）、神经毒素甲苯啶（1-methyl-4-phenylpyridinium，MPP^+）、4′，6-二脒基-2-苯基吲哚（4′，

6-diamidino-2-phenylindole，DAPI）、二甲双胍、西咪替丁等。MATE1 和 MATE2-K 也能够转运少数阴离子化合物，如雌酮、阿昔洛韦和更昔洛韦。尽管 MATE1 和 MATE2-K 具有相似的底物特性，两性离子 β-内酰胺类抗生素如头孢氨苄和头孢拉定能被 MATE1 特异性转运，但不被 MATE2-K 转运。此外，它们也不能被 OCT2 转运，但能被 OAT1 和 OAT3 转运。因此，头孢氨苄和头孢拉定的肾小管分泌过程很可能是由 OATs 和 MATE1 所介导。铂类抗癌药物奥沙利铂能被 MATE2-K 有效转运，而 MATEs 对顺铂仅有低的转运活性，卡铂和奈达铂不能被 MATEs 转运。除此之外，内源物如 *N*-甲基烟酰胺、肌酐也被 MATE1 和 MATE2-K 转运。

尽管 MATEs 与 OCTs 家族的底物具有较高重叠性，但一些化合物如乙胺嘧啶能够特异性抑制 MATEs。此外，西咪替丁对 MATE1 和 MATE2-K 的亲和力显著高于 OCT2，对 MATE1 和 MATE2-K 的 IC_{50}为 1～10 μM，与其临床用药血药浓度相近。西咪替丁对 OCT2 的 K_i为 147 μM，其远高于临床用药血药浓度。因此，临床已经报道的西咪替丁和众多有机阳离子药物的相互作用很有可能是西咪替丁竞争性抑制了 MATE1 和 MATE2-K，进而降低了有机阳离子的肾小管分泌，而并非抑制 OCT2。H2 受体阻滞剂法莫替丁和雷尼替丁也能够抑制 MATEs 和 OCT2，但其血药浓度低于它们的 IC_{50}值。

MATE1 和 MATE2-K 主要介导经基底侧膜 OCT1 和 OCT2 摄取进入细胞的有机阳离子化合物。Sato 等建立了表达有 OCT1-MATE1 和 OCT2-MATE2-K 的双转染 MDCK 细胞，分别作为研究肾脏上皮细胞的有机阳离子药物矢量转运的模型。与 MDCK 相比，MDCK-MATE1 细胞中 MPP^+和二甲双胍的细胞蓄积量分别降低 31% 和 46%；在 MDCK 双转染的单层细胞中，二甲双胍（10～2500 μM）从基底侧膜向顶侧膜的转运显著高于 MDCK 和 MDCK-MATE1 细胞。此外，在 MDCK-OCT2-MATE1 细胞中，MPP^+和二甲双胍从基底侧膜向顶侧膜转运受 pH 的影响，顶侧膜胞外 pH 从 6.0 增加到 7.5，其转运能力下降。Tsuda 等在稳定表达大鼠 Mate1 的囊泡中研究发现，当囊泡 $pH_{内}<pH_{外}$时，TEA 的摄取显著增加。MATEs 常见的底物和抑制剂见表 3-17。

表 3-17　MATEs 的底物和抑制剂

蛋白（基因）	底物	抑制剂
MATE1（*SLC47A1*）	TEA、MPP^+、DAPI、肌酐、维生素 B_1、雌酮-3-硫酸、*N*-甲基烟酰胺、西咪替丁、阿替洛尔、二甲双胍、胍基丁胺、普鲁卡因胺、头孢氨苄、头孢拉定、奎尼丁、拓扑替康、阿昔洛韦、更昔洛韦	西咪替丁、乙胺嘧啶
MATE2-K（*SLC47A2*）	肌酐、硫胺素、雌酮-3-硫酸、N-甲基烟酰胺、西咪替丁、二甲双胍、奥沙利铂、普鲁卡因胺、奎尼丁、拓扑替康、阿昔洛韦、更昔洛韦	西咪替丁、乙胺嘧啶

四、基因多态性

目前，在 *SLC47A1* 和 *SLC47A2* 基因上分别发现超过 980 和 900 个单核苷酸多态性。*SLC47A1* 含有 11 个非同义单核苷酸多态性，即 V10L、G64D、L125F、T159M、A310V、D328A、V338I、N474S、V480M、C497S 和 Q519H，其中有些突变会影响 MATE1 的功能。

SLC47A1 的 G64D 突变可导致其转运功能完全丧失，而 T159M、A310V、D328A 和 V338I 突变可使其转运活性降低 50%。这些导致 MATE1 转运功能紊乱的等位基因频率<5%。另外，MATE1 启动子区域也存在基因多态性，其中 rs72466470G>A 降低了 Sp1 的结合和转录活性，其等位基因频率为 3.7%。在 AP-1 结合位点的基因多态性（rs2252281T>C）可导致转录活性降低，其等位基因频率为 23.1%～44.5%。

SLC47A2 含有两个非同义突变基因，即 K64N 和 G211V，这两个基因的突变导致 MATE2-K 的转运功能降低，其等位基因频率为 0.6%～2.1%。目前在 MATE2-K 启动子区域发现了 4 个基因突变，即 PMT5598、rs12943590G>A、PMT5596 和 PMT5595，其中 rs12943590G>A 最为普遍，在不同种族的等位基因突变频率为 26.2%～48.5%，且该基因型突变可显著增加启动子活性。在糖尿病患者体内，与 rs12943590G 相比，纯合子 A 携带者对二甲双胍的敏感性降低。

五、调控及影响因素

目前，对 MATE1 基因转录调控机制的研究大多集中在基础转录调控研究。人类 MATE1 跨膜域-65bp/-25bp 是基础转录活性区域，该区域缺乏典型的 TATA 盒，但支配两个特定 Sp1 结合位点。在 TATA 缺失的启动区域，Sp1 与 GC 富集区结合，进而募集 TATA 结合蛋白去修复转录起始位点。在人类、大鼠和小鼠的 *SLC47A1/Slc47al* 近端启动子区域，已经发现了两个 Sp1 结合的共有序列。MATE1 启动子区域的 Sp1 结合位点（G-32A）基因突变将影响 MATE1 的 mRNA 水平。

AP-1 的结合位点位于 ATG 转录位点的-64～-70 bp 区域，即 *SLC47A1* 基因的 5′端非编码区域。在人类、大鼠 *SLC47A1* 基因的近端启动子区域，MATE1 的基因转录受 AP-1 的调控，AP-1 结合位点的基因多态性（rs2252281T>C）可导致转录活性降低。另外，AP-1 的活性也受一些转录因子如生长因子、细胞因子、神经递质、激素、炎症、应激等的诱导。因此，转录因子 Sp1 和转录调控因子 AP-1 在 *SLC47A1* 基因转录中起到协同作用。

在小鼠体内，核受体 AhR、CAR、PXR、PPARα 和 Nrf2 并不影响 Mate1 的水平。在肝细胞核因子 4α（hepatic nuclear factor 4 alpha，HNF4α）缺失的雄性小鼠体内，肝脏 Mate1 的表达水平显著降低。

在模拟人类疾病的动物模型中，发现在急性肾损伤、慢性肾衰竭情况下肾脏 Mate1 的表达降低，而在代谢性酸中毒模型中其表达增加，表明某些病理条件可能影响 Mate1 的表达。

（马彦荣　武新安）

参考文献

Chen Y，Teranishi K，Li S，et al. 2009. Genetic variants in multidrug and toxic compound extrusion-1，hMATE1，alter transport function. The Pharmacogenomics Journal，9（2）：127-136.

Gaowa A，Motohashi H，Katsura T，et al. 2011. Effects of metabolic acidosis on expression levels of renal drug transporters. Pharm Res, 28 (5): 1023-1030.

Ha Choi J, Wah Yee S, Kim MJ, et al. 2009. Identification and characterization of novel polymorphisms in the basal promoter of the human transporter, MATE1. Pharmacogenet Genomics, 19 (10): 770-780.

Hiasa M, Matsumoto T, Komatsu T, et al. 2007. Functional characterization of testis-specific rodent multidrug and toxic compound extrusion 2, a class Ⅲ MATE-type polyspecific H^+/organic cation exporter. Am J Physiol Cell Physiol, 293 (5): C1437-C1444.

Ito S, Kusuhara H, Kumagai Y, et al. 2012. N-methylnicotinamide is an endogenous probe for evaluation of drug-drug interactions involving multidrug and toxin extrusions (MATE1 and MATE2-K). Clin Pharmacol Ther, 92 (5): 635-641.

Kajiwara M, Terada T, Asaka J, et al. 2007. Critical roles of Sp1 in gene expression of human and rat H+/organic cation antiporter MATE1. Am J Physiol Renal Physiol, 293 (5): F1564-F1570.

Koepsell H, Lips K, Volk C. 2007. Polyspecific organic cation transporters: structure, function, physiological roles, and biopharmaceutical implications. Pharm Res, 24 (7): 1227-1251.

Lu H, Gonzalez FJ, Klaassen C. 2010. Alterations in hepatic mRNA expression of phase Ⅱ enzymes and xenobiotic transporters after targeted disruption of hepatocyte nuclear factor 4 alpha. Toxicol Sci, 118 (2): 380-390.

Masuda S, Terada T, Yonezawa A, et al. 2006. Identification and functional characterization of a new human kidney-specific H^+/organic cation antiporter, kidney-specific multidrug and toxin extrusion 2. Journal of the American Society of Nephrology, 17 (8): 2127-2135.

Matsushima S, Maeda K, Inoue K, et al. 2009. The inhibition of human multidrug and toxin extrusion 1 is involved in the drug-drug interaction caused by cimetidine. Drug Metab Dispos, 37 (3): 555-559.

Morita Y, Kodama K, Shiota S, et al. 1998. NorM, a putative multidrug efflux protein, of Vibrio parahaemolyticus and its homolog in Escherichia coli. Antimicrob Agents Chemother, 42 (7): 1778-1782.

Nishihara K, Masuda S, Ji L, et al. 2007. Pharmacokinetic significance of luminal multidrug and toxin extrusion 1 in chronic renal failure rats. Biochem Pharmacol, 73 (9): 1482-1490.

Ohta KY, Inoue K, Yasujima T, et al. 2009. Functional characteristics of two human MATE transporters: kinetics of cimetidine transport and profiles of inhibition by various compounds. J Pharm Pharm Sci, 12 (3): 388-396.

Omote H, Hiasa M, Matsumoto T, et al. 2006. The MATE proteins as fundamental transporters of metabolic and xenobiotic organic cations. Trends Pharmacol Sci, 27 (11): 587-593.

Otsuka M, Matsumoto T, Morimoto R, et al. 2005. A human transporter protein that mediates the final excretion step for toxic organic cations. Proc Natl Acad Sci, 102 (50): 17923-17928.

Sato T, Masuda S, Yonezawa A, et al. 2008. Transcellular transport of organic cations in double-transfected MDCK cells expressing human organic cation transporters hOCT1/hMATE1 and hOCT2/hMATE1. Biochemical Pharmacology, 76 (7): 894-903.

Tanihara Y, Masuda S, Sato T, et al. 2007. Substrate specificity of MATE1 and MATE2-K, human multidrug and toxin extrusions/H (+) -organic cation antiporters. Biochem pharmacol, 74 (2): 359-371.

Terada T, Inui K. 2008. Physiological and pharmacokinetic roles of H^+/organic cation antiporters (MATE/SLC47A). Biochemical Pharmacology, 75 (9): 1689-1696.

Terada T, Masuda S, Asaka J, et al. 2006. Molecular cloning, functional characterization and tissue distribution of rat H^+/organic cation antiporter MATE1. Pharmaceutical Research, 23 (8): 1696-1701.

Todd JN, Florez JC. 2014. An update on the pharmacogenomics of metformin: progress, problems and potential. Pharmacogenomics, 15 (4): 529-539.

Tsuda M, Terada T, Asaka J, et al. 2007. Oppositely directed H^+ gradient functions as a driving force of rat H^+/organic cation antiporter MATE1. American Journal of Physiology Renal Physiology, 292 (2): F593-F598.

Tsuda M, Terada T, Mizuno T, et al. 2009. Targeted disruption of the multidrug and toxin extrusion 1 (mate1) gene in mice reduces renal secretion of metformin. Mol Pharmacol, 75 (6): 1280-1286.

Tsuda M, Terada T, Ueba M, et al. 2009. Involvement of human multidrug and toxin extrusion 1 in the drug interaction between cimetidine and metformin in renal epithelial cells. J Pharmacol Exp Ther, 329 (1): 185-191.

Wu KC, Cui JY, Klaassen CD. 2012. Effect of graded Nrf2 activation on phase-Ⅰ and -Ⅱ drug metabolizing enzymes and transporters in mouse liver. PLoS One, 7 (7): e39006.

Yokoo S, Yonezawa A, Masuda S, et al. 2007. Differential contribution of organic cation transporters, OCT2 and MATE1, in platinum agent-induced nephrotoxicity. Biochem Pharmacol, 74 (3): 477-487.

Yonezawa A, Inui K. 2011. Importance of the multidrug and toxin extrusion MATE/SLC47A family to pharmacokinetics, pharmacodynamics/toxicodynamics and pharmacogenomics. Br J Pharmacol, 164 (7): 1817-1825.

Yonezawa A, Inui K. 2011. Organic cation transporter OCT/SLC22A and H (+) /organic cation antiporter MATE/SLC47A are key molecules for nephrotoxicity of platinum agents. Biochem Pharmacol, 81 (5): 563-568.

Zhang J, Wang C, Liu Q, et al. 2010. Pharmacokinetic interaction between JBP485 and cephalexin in rats. Drug Metab Dispos, 38 (6): 930-938.

第五节　P-gp（*MDR1/ABCB1*）家族

人类与疾病的斗争之路总是漫长而曲折的，临床上在治疗恶性肿瘤时最常规的治疗方案便是化疗，但化疗却通常由于肿瘤细胞对化疗药物产生多药耐药性（multiple drug resistance，MDR）而宣告失败。1976 年 Juliano 和 Ling 首次在秋水仙碱耐药的中国仓鼠卵巢中发现了一种过量表达于细胞膜上的蛋白质，找到了产生 MDR 现象的一个重要原因。这个能部分解释 MDR 现象的关键蛋白被命名为 P-糖蛋白（P-glycoprotein，P-gp），习惯上将编码 P-gp 的基因命名为多药耐药蛋白 1（multidrug resistance protein1，MDR1），后来按照 ABC 转运体家族的系统命名法则，将其编码基因又命名为 *ABCB1*。

P-gp 属于 ATP-结合盒（ATP-binding cassette，ABC）转运体家族，是目前研究最为广泛深入的外排性药物转运体。随着研究的不断深入，人们在 P-gp 的功能、分子机制及基因多态性等方面的认识已经达到了相当高的水平。P-gp 通过消耗能量将外源性毒性物质及活代谢产物从肿瘤细胞内排到细胞外，从而降低细胞内抗肿瘤药物的浓度，使肿瘤细胞得以存活并产生 MDR 现象。研究表明，P-gp 的底物、抑制剂及诱导剂在结构上差异较大，因此 P-gp 在药物处置中发挥着重要作用；此外，中草药、水果和蔬菜中存在的多种成分均可调节 P-gp 活性并改变 P-gp 底物经胃肠道的吸收状况；一些常用制剂辅料，如表面活性剂、共溶剂、疏水性环糊精衍生物等也可在一定程度上抑制 P-gp 活性，进而影响药物在体内的动态及疗效，因此，在研究药物相互作用及设计药物制剂处方时，P-gp 是必须要予以考虑的关键因素。大量研究发现，P-gp 不仅在肿瘤细胞膜高度表达，而且在肠道上皮细胞刷状缘膜、肝实质细胞毛细胆管膜、肾近曲小管上皮细胞刷状缘膜及脑毛细血管内皮细胞等多种正常组织及器官中也有丰富的表达，这说明 P-gp 在药物吸收、分布及排泄中扮演着十分关键的角色。

一、克隆与结构

ABCB1 基因编码的 P-gp 是一种分子质量为 170 kD 的糖蛋白，位于细胞膜表面，属膜嵌合蛋白，其位于 7 号染色体长臂 21 区（7q21），由 28 个外显子组成。对 P-gp 二级结构的研究表明，P-gp 含有 1280 个氨基酸残基，由两段类似的含有 610 个氨基酸的区域和中间由 60 个氨基酸构成的柔性连接区域构成，其中每端由 6 个 α 螺旋跨膜多肽链形成的疏水性跨膜区和 1 个典型的核苷结合区组成，可被 cAMP 依赖性蛋白激酶及其他蛋白激酶磷酸化（图 3-3）。细胞内核苷酸结合区包含很多保守序列，存在 ATP 结合框；6 个跨膜结构域决定 P-gp 底物的转运，在进化过程中形成了对内外源性物质的识别。对 P-gp 的三级结构研究表明，P-gp 位于细胞膜外的结构类似于由对称六边形组成的环形，直径约 10 nm，高约 8 nm，内含一个直径约 5 nm 的孔道，可能作为底物转运通道；孔道呈漏斗形，内径从细胞膜外层向内层逐渐变小，可以在胞质面关闭，从而在细胞膜脂质层内形成 1 个亲水性囊袋；另外，在胞质面还存在 2 个约 3 nm 的突起，大小与核苷酸结合区相当；对秀丽线虫 P-gp 晶体结构的研究发现，在跨膜域和核苷酸结合域之间的 ATP 结合域还包含一个球窝连接结构及盐桥结构。

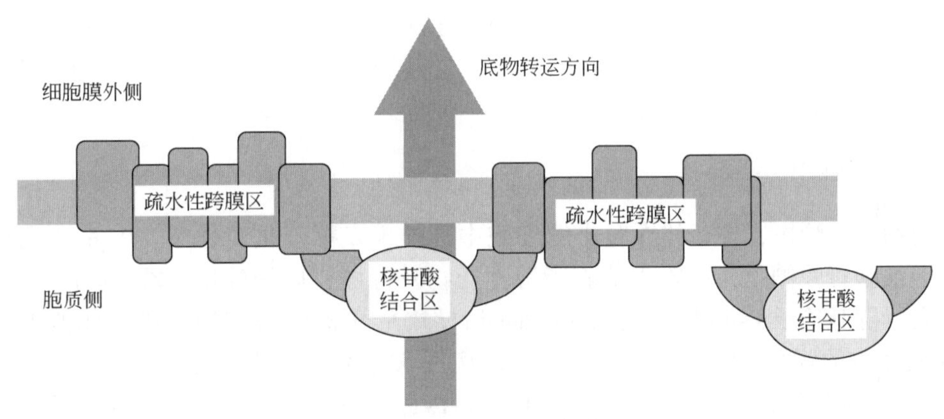

图 3-3　P-gp 的二级结构

二、组织分布与功能

P-gp 首先在肿瘤细胞中被发现，后经大量研究证明其在人体及动物正常组织中也有广泛表达，如成熟肠道上皮细胞表层顶端、肝细胞毛细胆管膜、肾近曲小管上皮细胞、血脑屏障毛细管内皮细胞及脉络丛上皮细胞表面、胎盘合胞体滋养层顶侧膜、血睾屏障毛细血管上皮细胞、肺部支气管上皮细胞及肺泡巨噬细胞质膜、人体真皮层、表皮层及汗腺等。有研究发现 P-gp 在肠道中的分布密度不均衡，从十二指肠到结肠逐渐增加，主要分布于结肠及远端小肠的柱状上皮表层顶端。

P-gp 参与药物在体内的过程，在吸收方面防止机体对有害物质的吸收，并在排泄方面介导药物及内源性物质的外排，从而保护机体组织器官的功能，维持其生理稳态。此外，过表达的 P-gp 可通过 ATP 水解供能将药物从细胞内泵出，从而降低细胞内药物浓度，这是其导致肿瘤与细菌耐药的重要原因之一。

（一）肠道 P-gp

P-gp 在包括小肠及大肠的整个肠道组织中均有表达，因此担负着阻止毒性物质进入机体的屏障作用。口服药物首先通过小肠刷状缘膜细胞被吸收进入人体，而 P-gp 表达于从十二指肠到回肠的整个小肠组织的上皮细胞的顶侧膜，因此降低了很多 P-gp 底物药物的生物利用度。在外源性物质进入肠道时，其 P-gp 表达常常上调，而 CYP3A 往往会与 P-gp 产生相同的变化趋势。如有研究报道，在肠道中 P-gp 与 CYP3A5 的表达具有非常重要的关联，79% 的 P-gp mRNA 变化与 CYP3A5 的表达变化相协同。在药物通过肠道吸收进入机体的过程中，P-gp 可增加原型药物的细胞外排，而 CYP3A 能使脂溶性药物向亲水性的结构转化，此种转化导致药物透过细胞膜的能力减弱。因此，P-gp 与 CYP3A 表达的协同上调为药物进入机体树立了双重屏障。

（二）肝脏 P-gp

在肝脏中 P-gp 表达于肝细胞胆管侧膜，负责将其底物外排进入胆汁，从而排出体外。有研究报道，维生素 A 缺乏可导致大鼠肝脏 P-gp 表达下降，而在此种大鼠肝脏中 P-gp 底物长春新碱的浓度明显升高，说明 P-gp 具有介导其底物经肝脏外排的作用。研究发现，P-gp 在人体肝脏的表达量仅为小肠上皮细胞的 1/7，但其个体差异非常大，据文献报道不同个体肝脏中 P-gp 表达量可相差 50 倍之多，这可能也是一些 P-gp 底物药物的体内浓度在不同个体间具有很大差异的原因之一。

（三）肾脏 P-gp

在药物消除阶段，转运体在肾小管细胞中同样也发挥着重要作用。P-gp 在肾脏中主要表达于细胞管腔侧膜，主要担负着脂溶性药物及毒性物质的外排。Zimmermann 等研究发现，大鼠静脉给予 P-gp 抑制剂 Tariquidar 后导致左氧氟沙星的肾脏清除明显降低，说明 P-gp 对其底物的肾脏清除发挥着重要作用。病理状态可能会造成肾脏 P-gp 表达的变化，如 Haenisch 等研究发现，在癌变的肾脏组织中 P-gp 的表达要低于正常肾脏组织，这可能是由于病变导致表达 P-gp 的肾小管细胞减少而引起的。

（四）血脑屏障 P-gp

P-gp 在血脑屏障中主要发挥着防御作用，防止药物进入中枢神经系统并保护脑组织免受毒物侵害。伊维菌素是 P-gp 的底物，有人研究证实 *Abcb1a* 及 *Abcb1b* 双基因敲除的小鼠对伊维菌素等神经毒性物质高度敏感，体现了血脑屏障中的 P-gp 在物质通透性方面的重要作用。血脑屏障中 P-gp 功能或表达的下降会对机体产生重要影响。P-gp 抑制剂及炎症状态下调 P-gp 表达等因素都可以导致其底物在脑组织中浓度增加，而这些底物在脑部含量的变化往往会造成机体生理状态的改变。有人研究发现在大鼠模型中采用 PSC833 抑制 P-gp 后，吗啡-6-磷酸葡萄糖的脑部含量会显著增高，从而使其镇痛作用大大增强；另有研究表明洛哌丁胺联用 P-gp 抑制剂奎尼丁后会因洛哌丁胺的中枢透过增加而导致严重的神经系统副作用——呼吸抑制的发生。P-gp 功能或表达量增加往往会导致耐药作用发生，如在癫痫患者脑部细胞中 P-gp 的过表达就被认为是抗癫痫药物产生耐药现象的重要机制之一。

P-gp 在脑中不但诱导药物外排，阻止药物进入脑组织，而且还参与脑组织内源性物质的泵出。如 β-淀粉样蛋白就是以 P-gp 为跨膜载体，通过血脑屏障进入血液中，防止其在脑组织中的过量蓄积，从而避免神经毒性的发生。如果过度抑制 P-gp 在血脑屏障的表达，则脑组织内源性物质的释放度与脑组织对药物的防御功能均会下降，从而对人体造成极大伤害。

（五）胎盘 P-gp

胎盘屏障是胎盘绒毛组织与子宫血窦间的屏障，在这层屏障中表达着多种药物转运体，P-gp 便是其中之一。妊娠过程中母体体内可能存在各种内、外源性的毒性物质，表达于胎盘屏障上的转运体保护胎儿免受这些物质的侵害。在基因敲除小鼠模型中，其胚胎内 P-gp 的典型底物如地高辛、沙奎那韦、紫杉醇等药物的浓度要显著高于野生型胚胎，可见这些基因敲除小鼠模型相较野生型表现出了更高的生殖毒性。在妊娠初期，P-gp 既可阻止药物侵入胎盘，又可抑制母体大量皮质醇进入胎盘而防止胎儿早产，但在妊娠后期，胎盘中 P-gp 含量自发性下调，使母体皮质醇顺利进入胎盘，在临产阶段发挥促进母体顺利生产的作用。

（六）淋巴 P-gp

P-gp 也表达于淋巴组织中，并在造血干细胞中有很高含量，保护细胞免受毒物侵害；另一方面，在治疗诸如 HIV 或白血病等疾病时细胞中的 P-gp 也可导致药物耐药现象的发生。临床上在应用蛋白酶抑制剂沙奎那韦治疗 HIV 时，P-gp 便会将其排出细胞而减弱治疗效果，这已成为困扰 HIV 治疗领域多年的疑难问题。为此，有人提出将另一蛋白酶抑制剂利托那韦与沙奎那韦合用治疗 HIV 的解决方案。由于利托那韦对 P-gp 的抑制作用，两药合用可显著减少沙奎那韦自细胞内的外排，充分发挥沙奎那韦的治疗作用。

（七）细胞器 P-gp

P-gp 不仅在细胞膜上，而且在细胞内部也有丰富表达，如在内质网、高尔基体、初级内体、次级内体、再循环内体、溶酶体、蛋白酶体等细胞器上均发现有 P-gp 存在，这些细胞器就是 P-gp 合成、调控、转运、再循环及降解的主要场所。先前人们为解决肿瘤细胞耐药问题，主要将精力集中于开发有效而无毒副作用的 P-gp 抑制剂方面，但结果却都不尽人意。近来有研究发现，若抑制 P-gp 的成熟过程，可导致无功能的 P-gp 大量积蓄在高尔基体，从而使得进入细胞内的 P-gp 底物药物量大大增加，这也为解决肿瘤细胞耐药问题提供了一个全新的研究思路。

三、底物、诱导剂和抑制剂

P-gp 由两个跨膜区及细胞内两个核苷酸结合区组成，底物结合区位于蛋白的细胞内部分。P-gp 的作用机制为疏水真空清洁器（hydrophobic vacuum cleaner）模型，其在底物到达细胞质之前将细胞膜脂质层上的底物外排到细胞外。在这个模型中，P-gp 底物药物不仅要与 P-gp 作用，而且要与磷脂膜具有较好的亲和性。通过放射性配体结合实验表明，

P-gp 至少有 2 个转运位点、2 个 ATP 结合位点及 1 个调控位点。竞争性结合实验证明，P-gp 大分子结构上存在长春碱结合位点。长春新碱和新霉素可竞争性抑制长春碱与 P-gp 结合，这说明三者的结合位点相同，但秋水仙碱和放线菌素 D 却不能竞争性抑制长春碱与 P-gp 的结合，这说明 P-gp 大分子结构中可能存在多个不同的结合位点。另外一些抑制剂（如黄体酮）尽管能与 P-gp 结合并阻止药物向细胞外转运，但本身却不能被 P-gp 泵出，这意味着在 P-gp 大分子上可能存在 1 个调控位点。这些作用位点定位于跨膜多肽链 1、跨膜多肽链 5/6、跨膜多肽链 11/12。很多分子结构不相关的药物均是 P-gp 的底物，一个可能原因就是 P-gp 转运体对不同化学结构类型的药物具有高度特异性但完全隔离的结合部位，再加上底物在与 P-gp 相互作用前还需分配到生物膜，从而导致了复杂的 P-gp 底物专属性。在 P-gp 被磷酸化激活后，底物分子便以诱导–嵌合机制（induced-fit mechanism）与其结合，即底物大小和形状的不同改变了 P-gp 跨膜多肽链的堆积方式，以此适应底物结构使其更容易进行结合。如环孢素促进了跨膜多肽链 6/11 间特异氨基酸残基的交叉耦合，秋水仙碱促进了跨膜多肽链 6/12 间的交叉耦合，黄体酮促进了跨膜多肽链 6/11 和跨膜多肽链 6/12 间的交叉耦合，但长春碱、维拉帕米等并不能诱导类似耦合。底物改变交叉耦合模式的能力与跨膜多肽链改变自身构象以适应不同化学结构物质的能力相一致。对药物结合有贡献的氨基酸残基的多种排列方式可能是由于跨膜多肽链较小的旋转和侧向移动造成的，这样每个底物都会使负责与其结合的跨膜多肽链发生专属性变化，称为底物–诱导–嵌合，从而使相同的氨基酸残基序列可以参与多种不同化学结构底物药物的结合过程。

P-gp 的底物非常广泛，从相对分子质量为 250 的西咪替丁到相对分子质量为 1202 的环孢素均可被其识别而转运。由于 P-gp 的底物分子结构上的巨大差异，因此很难准确描述其底物分子的共性。通常，经典的 P-gp 底物分子是疏水的两性分子，具有共平面的多个芳环，且在 pH 为 7.4 时带正电荷；但 P-gp 也转运中性分子（地高辛、环孢素）、带负电荷的分子（非索非那定、阿托伐他汀）及某些亲水性药物（甲氨蝶呤）等。有人对 P-gp 底物提出了如下假设：底物的唯一要求是具有一定空间排序的氢键键合基团和共平面的芳香环区，其中药物分配到磷脂膜的过程是其与 P-gp 作用的限速步骤；在底物与 P-gp 相互作用中形成的氢键数目和强度决定着底物与 P-gp 复合物的解离速率。此外，P-gp 的底物与其他 ABC 家族的药物转运体如 MRP1、MRP2、BCRP 等有着部分重合，而且与 CYP3A4 的底物有很大程度的重合，这种底物的重合使得 ABC 家族转运体和药物代谢酶之间形成了一个协同防御机制，共同抵御外来毒性物质的侵入。

P-gp 的诱导剂如利福平、圣约翰草等可增加 P-gp 的表达水平。有临床研究表明，当 8 名健康受试者每天服用 600 mg 利福平，连服 9 天，十二指肠的 P-gp 表达提高了 4.2 倍，在静脉注射或口服 P-gp 底物他林洛尔后，其 AUC 与未服用利福平时相比，分别降低了 21% 和 35%。圣约翰草由于对 P-gp 的诱导作用而降低了多种药物在体内的浓度，导致包括地高辛、茶碱、环孢素、三环类抗抑郁药、华法林在内的很多药物的疗效下降甚至失效。此外，天然产物中也发现了具有 P-gp 诱导作用的单体。体外实验表明，槲皮素和山奈酚具有不同程度的 P-gp 诱导作用。需要注意的是，一些 P-gp 诱导剂仅在高剂量、连续给药的基础上表现出诱导作用，而在较低剂量时无诱导作用，甚至呈现抑制作用。

由于P-gp是肿瘤细胞产生MDR现象的主要原因之一，并且口服药物的生物利用度经常受到P-gp的影响而下降，因此P-gp抑制剂的开发一直是新药研发的一个重点方向。一般认为P-gp的抑制机制主要有以下3种：①通过竞争性或非竞争性（改变P-gp的构象）与P-gp结合，从而阻止底物药物与P-gp结合；②干扰ATP-羟化过程，减少P-gp供能，从而使其对底物药物的外排能力减弱；③改变细胞膜的脂溶性。抑制剂的结构同底物一样差异很大，有些抑制剂本身也是高亲和性的底物，如维拉帕米、环孢素、奎尼丁等。从亲和性、特异性及毒性角度，P-gp抑制剂一般分为三代，第一代抑制剂是从已有的上市药物中发现的，如维拉帕米、环孢素等。这一类药物要达到抑制P-gp的效果往往需要很高剂量，并且它们自身具有药理作用，从而会对正常机体产生意外的毒性，所以这类药物的临床应用受到了很大限制。第二代抑制剂自身没有药理活性，并且具有更好的P-gp亲和力，如去甲维拉帕米、伐司朴达等。但是第二代抑制剂在抑制P-gp的同时也会对CYP3A4及其他ABC家族的转运体起到抑制作用，因此使药物体内过程变的非常复杂。第三代抑制剂也是目前研究的主要方向，如tariquidar、zosuquidar、laniquidar等都是这类抑制剂中的代表。第三代P-gp抑制剂的优势在于：治疗剂量对CYP3A4没有影响，因此在体内与药物同时使用而对其代谢影响很小；对P-pg具有高度特异性，对其他ABC家族转运蛋白没有抑制作用；可以避免一些毒副作用的发生。因此，第三代抑制剂具有非常好的开发前景。在肿瘤细胞中，单克隆抗体（如MRK16、MRK17）也可用来抑制P-gp，从而抑制肿瘤的MDR现象。此外，天然产物中低毒高效的P-gp抑制剂也日益受到人们关注，目前已发现多种中药单体成分均能对P-gp产生不同程度的抑制作用。

P-gp部分代表性底物、诱导剂和抑制剂见表3-18。

表3-18 P-gp部分代表性底物、诱导剂和抑制剂

底物	抗肿瘤药物	多西他赛、多柔比星、依托泊苷、伊马替尼、紫杉醇、替尼泊苷、长春碱、长春新碱
	甾体	地塞米松、甲泼尼龙
	免疫抑制剂	环孢素、西罗莫司、他克莫司
	HIV蛋白酶抑制剂	茚地那韦、奈非那韦、沙奎那韦、利托那韦、安瑞那韦
	抗生素	左氧氟沙星、氧氟沙星、红霉素
	β受体阻滞剂	卡维地洛、他林洛尔、布尼洛尔、塞利洛尔
	Ca^{2+}通道阻滞剂	维拉帕米、地尔硫䓬
	血管扩张药物	地高辛、奎尼丁、洋地黄毒苷
	HMG CoA抑制剂	阿托伐他汀、洛伐他汀
	H_1受体拮抗剂	非索非那定、特非那定
	镇吐药	昂丹司琼
	其他	阿米替林、秋水仙碱、伊曲康唑、酮康唑、兰索拉唑、洛哌丁胺、氯沙坦、吗啡、苯妥英、利福平、罗丹明123、西咪替丁

续表

诱导剂	抗癫痫药物	卡马西平、苯妥英、苯巴比妥、扑痫酮
	抗结核药物	利福平
	中草药	圣约翰草（贯叶金丝桃素）
抑制剂	Ca^{2+}通道阻滞剂	维拉帕米、硝苯地平
	激素及抗激素类	孕酮、三苯氧胺
	抗生素	红霉素、克拉霉素
	HIV 蛋白酶抑制剂	利托那韦
	免疫抑制剂	环孢素
	抗心律不齐药物	奎尼丁、普罗帕酮
	中草药	葡萄柚、丹参、川芎嗪、蝙蝠葛碱、丹皮酚、人参皂甙 Rg3、榄香烯及其衍生物、槲皮素、山奈酚、异鼠李素、染料木素、大豆苷元、槲寄生、纳豆 K2、绿茶、伞菌、陈皮素、柚皮素、缬草、荔枝草、银杏、婆罗国、吴茱萸、大黄、葛根素、冰片、柴胡、升麻、川芎、丹皮、黄连、黄柏、知母、薄荷油、轮环藤碱、胡椒素、辣椒素、水飞蓟、白藜芦醇、佛手

四、基因多态性

（一）*ABCB1* 基因的突变位点

人类 *ABCB1* 基因位于 7 号染色体长臂上，全长>100 kb，由 29 个外显子和 28 个内含子组成，mRNA 总长 4.7 kb。1994 年 Stein 等首次从人骨肉瘤细胞中发现了 *ABCB1* 的基因突变现象，从基因角度证明了 P-gp 产生多药耐药现象的原因。早在 1998 年，Mickley 等第一次在正常细胞中发现了两个单核苷酸多态性（single nucleotide polymorphisms，SNP），即存在于 21 位外显子的 2677 G > T（Ala892Ser）及存在于 24 位外显子的 2995 G > A（Ala999Thr）。到目前为止，在不同的种族人群中 *ABCB1* 基因编码区已发现了超过 100 个 SNP，而估计人类 SNP 可能多达数百个。Hoffmeyer 于 2000 年首次在健康白种人中对包括 28 个外显子、核心启动子区、内含子和外显子交界处在内的 *ABCB1* 基因进行了全面扫描，共发现了 15 个 SNP，其中 6 个位于编码区。随后在白种人、亚洲人和非洲人中关于 *ABCB1* 基因多态性的研究被大量报道，其中位于 26 号外显子的 C3435T 和位于 21 号外显子的 G2677T/A 是目前研究最多的两个位点。研究证实，这两个位点在不同人种中其突变等位基因的发生频率存在明显差异。如非洲人种 C3435T 位点的 C 等位基因发生频率较白种人和亚洲人都要高，而白种人中 T 等位基因的发生频率远高于非洲人。对于 G2677T/A，在日本人中 2677A 较为常见，而白种人中 2677T 却高达 42%，在非洲人中则仅占 13%。此外，还有一些位点，如 C-4T 和 la-145C>G 只在美国黑种人和日本人中被发现，而白种人中则未检测到，其在不同人群中所检测到的单倍体型的数量也不同。

（二）基因多态性对体内药动学及药效学的影响

1. 基因多态性与药物体内过程　Hoffmeyer 首次发现 3435TT 型个体地高辛稳态血浆浓度高于 CC 型个体，此结论随后也得到很多学者的证实。然而，Gerloff 等却发现携带 3435T 和 3435C 等位基因的白种人个体间地高辛的血药浓度没有差异。此外，Sakaeda、Horinouchi 及 Morita 3 个研究小组在日本人中进行的 3 项各自独立的研究中发现，携带 3435TT 基因型的日本人体内地高辛的 AUC 低于 3435CC 型人群，这与 Hoffmeyer 等的结果相反。另外，对 P-gp 其他底物（如非索非那定、他林洛尔、环孢素、他克莫司等）的研究也存在着矛盾的结果。例如，Kim 等发现美国人服用单剂量 180 mg 非索非那定后，3435TT 型个体的 AUC 显著低于 CC 型个体；然而 Drescher 等在德国人中同样给予单剂量 180 mg 非索非那定后，尽管 3435CC 型个体的 $CD56^+$ 淋巴细胞上 P-gp 功能明显高于 TT 型，但没有发现 *ABCB1* 3435 位点多态性与非索非那定体内过程的关系。目前关于 *ABCB1* 的 SNPs 引起药物体内处置研究结论不一致的原因尚不明确，这可能与不同地区间环境因素（如气候、海拔、饮食习惯等）的差异影响 P-gp 的表达或功能有关。

P-gp 在血脑屏障上过度表达很可能是抗癫痫药物治疗失败的主要原因之一。Kerb 等研究了 *ABCB1* C3435T 位点多态性对抗癫痫药物苯妥英钠处置的影响。在单剂量口服给予苯妥英钠后，虽然没有显著性差异，但 3435TT 型个体血浆药物浓度明显比 CT 和 CC 型个体高。另外他们发现，在苯妥英钠血浆浓度较低的个体中，3435CC 型更为常见。这说明尽管 CYP2C9 是决定苯妥英钠血浆药物浓度的主要因素，但 *ABCB1* 基因型也是影响苯妥英钠药物浓度的一个因素。遗憾的是，此实验并未对药物透过血脑屏障的情况进行研究。有研究报道了 3435C>T 突变对苯巴比妥在脑脊液与血液中分布比值的影响，他们发现 CC 型患者苯巴比妥的脑脊液浓度与血浆浓度比值要显著低于 CT 型及 TT 型。据报道，脑脊液与血浆药物浓度比值的降低可导致癫痫突然发作频率增加。

现在已知很多抗艾滋病毒药物都是 P-gp 的底物，Fellay 等首次发现 *ABCB1* 基因多态性对 HIV 蛋白酶抑制剂处置的影响：3435CC 型 AIDS 患者体内那非那韦的血浆药物浓度显著高于 TT 型个体，而 CT 型介于二者之间。这与 Kim 等的研究结果相似，但显然与 Hoffmeyer 等的研究结果相反。这可能是 P-gp 与 CYP3A4 协同作用的结果。因为那非那韦是 P-gp 和 CYP3A4 的共同底物，动物实验显示那非那韦可诱导自身代谢，所以小肠 P-gp 水平低的个体肠道细胞内药物浓度积聚较高，而高浓度那非那韦则会诱导 CYP3A4，从而导致其血药浓度降低。

2. 基因多态性与药物疗效　既然 *ABCB1* 基因多态性可影响药动学，相应的也可影响到药物的临床疗效。Fellay 等发现，3435TT 型 AIDS 患者相对于 CT 或 CC 型个体，其外周血单核细胞中 *ABCB1* mRNA 和 P-gp 水平较低，在进行 6 个月的抗病毒治疗后，TT 型患者的 CD4 细胞数量显著升高，幼稚 CD4 细胞也得以恢复。这可能由于 TT 型患者体内 P-gp 转运能力较弱，使得 HIV 蛋白酶抑制剂能够更多地进入 HIV 易感细胞群。P-gp 底物阿霉素、长春新碱和依托泊苷等经常用于小儿急性淋巴细胞性白血病的治疗。有研究报道经上述药物治疗后，3435TT 型或 CT 型患儿比 CC 型患儿的中枢神经系统患病危险性显著降低，这可能是由于 TT 或 CT 型患儿血脑屏障上 P-gp 水平较低，使得这些治疗药物能够顺利通过血脑屏障进入患儿脑内，因而获得较好的治疗效果。Kerb 等发现健康志愿者口服单剂量苯妥英钠后，体内血药浓度较低的个体中 CC 型占较高比例，而 CC 型个体在癫痫耐药患者中的比例也远较在药物敏感者中所占比例高。

3. 啮齿类与人类的基因同源性　在啮齿类动物体内存在 3 个表达 P-gp 的异构体基因（*Abcb1a*、*Abcb1b*、*Abcb2*），而在人类有 2 个异构体基因（*ABCB1*、*ABCB3*）。*ABCB1* 基因种属间同源性较高，人 *ABCB1* 基因与鼠 *Abcb1* 基因间的同源性为 81%，两者内显子-外显子结构相似，启动子区的同源性为 70%。*ABCB1* 和 *Abcb1a*、*Abcb1b* 基因与肿瘤细胞多药耐药性及药物外排转运相关。*ABCB3* 和 *Abcb2* 与 MDR 并不相关，它们表达的 P-gp 分布于肝细胞毛细胆管膜，参与肝脏中将磷脂分泌到胆汁的过程。目前为全面考察 P-gp 在体内的作用，通常使用 *Abcb1a* 及 *Abcb1b* 均敲除的小鼠作为实验模型，如使用基因敲除技术除去 *Abcb1a* 及 *Abcb1b*［*Abcb1a/1b*（-/-）］基因的小鼠没有显示出任何异常，并且具有生殖能力，说明 P-gp 并非生理所必需的蛋白，但 P-gp 基因敲除小鼠对细胞毒性药物的体内积蓄非常敏感，特别是脑部，如伊维菌素对于脊椎动物是绝对安全的药物，但在 *Abcb1a/1b*（-/-）小鼠体内会产生致死性的神经毒性。

五、调控及影响因素

近几年有关 *ABCB1* 基因转录调控及相应的信号转导通路已成为研究热点。P-gp 表达的调控机制异常复杂，与转录因子相互作用的多个正/负调控元件、启动子区甲基化及组蛋白乙酰化、磷酸化、糖基化和 *ABCB1* 基因多态性等均能在一定条件下影响 P-gp 的表达。此外，某些细胞因子也可以对 P-gp 的表达进行调控，如溃疡性结肠炎患者肠道 P-gp 蛋白表达及 mRNA 的水平显著降低，而细胞因子 IL1β 及 IL8 却明显上调，Ufer 等通过体外实验发现 IL8 与 P-gp 的相互作用是造成 P-gp 下调的原因之一。

（一）转录因子对 P-gp 表达的调控

转录因子是在转录起始复合物的组装过程中与启动子区结合并与 RNA 聚合酶相互作用的一种蛋白质，参与调控靶基因的转录效率。目前研究较多的与 *ABCB1* 基因调控相关的转录因子包括 PXR、NF-κB、YB-1、AP-1、HIF-1α、ERβ 等。

1. PXR　孕甾烷 X 受体（pregnane X receptor，PXR）是核受体亚家族成员之一，在机体适应外界环境、抵抗有毒物质侵袭中起重要作用。当 PXR 被诱导剂激活后，其构象发生改变并与视黄醇 X 受体（retinoid X receptor，RXR）结合形成异源二聚体，作用于靶基因调控序列的 DNA 应答元件，使 P-gp 的编码基因转录得以增强，从而上调 P-gp 表达水平，引发一系列生物学效应（图 3-4）。大量研究证实，PXR 是同时参与 P-gp 与药物代谢酶 CYP3A 调节的蛋白，因此，P-gp 与 CYP3A 家族表达量的变化往往一致。研究表明，PXR 对 P-gp 的调控位点主要为 *ABCB1* 的启动子域 DR4/ER6，PXR-RXR 二聚体通过与此位点的结合直接参与调控 *ABCB1* 基因表达。此外，该研究还报道了 PXR-RXR 二聚体可与 CYP3A4 启动子区域 DR3/ER6 结合。这也是体内 P-gp 与 CYP3A 表达量发生协同变化的原因。

多种药物可通过激活 PXR 来增加 *ABCB1* 基因表达，使 P-gp 表达增加。如近来有研究发现，分别用 1 μmol/L、5 μmol/L、10 μmol/L、20 μmol/L 和 50 μmol/L 螺内酯孵化 HepG2 细胞 48 h 后，测得 *ABCB1* mRNA 表达量明显增加；当应用 P-gp 抑制剂酮康唑与螺

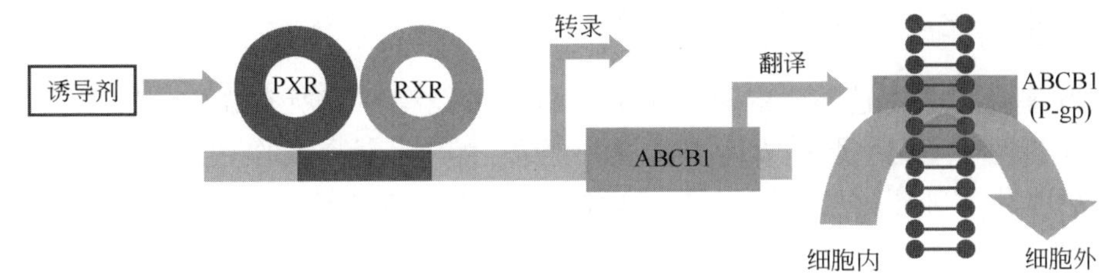

图 3-4　激活 PXR 促进 P-gp 外排功能

内酯一同孵化 HepG2 细胞时，P-gp 上调受到明显抑制。另有报道证明，利福平和贯叶金丝桃素可通过激活 PXR 导致 *ABCB*1 mRNA 含量及蛋白表达增加，从而增加 P-gp 的转运能力。

2. NF-κB　近来发现 NF-κB 与肿瘤 MDR 的发生有密切关系，在 MDR 肿瘤细胞中 NF-κB 的表达和活性异常升高，此结果提示 MDR 与 NF-κB 之间存在某种联系，NF-κB 可与细胞核内某些基因启动子中的特异性序列结合，启动或者调节下游基因的转录。cAMP 依赖性蛋白激酶 A（PKA）可通过对 NF-κB 亚单位 P65 的磷酸化而使 NF-κB 激活，用 PKA 抑制剂足叶乙苷或 MG2132 抑制 PKA 对 IκBα 的磷酸化，间接抑制 NF-κB 的激活，结果显示化疗药物对 MDR 肿瘤细胞的杀伤作用明显增强，提示 NF-κB 对 MDR 产生了重要作用。*ABCB1* 启动子区域的第一外显子包含一个 NF-κB 结合序列，而 NF-κB 也能够激活连接 *ABCB1* 启动子的报告基因转录，这提示 *ABCB1* 可能是 NF-κB 的下游基因之一，可在 NF-κB 调节下激活转录，从而导致 P-gp 过度表达，引发 MDR。若 NF-κB 活性受到抑制，则使 P-gp 表达及功能下降。如 Kim 等证明二甲双胍可显著抑制 NF-κB 通路活性，阻断 *ABCB1* 基因转录过程，下调 P-gp 表达，从而使 P-gp 底物罗丹明 123 的细胞内积蓄显著增加。此外，Bark 等研究发现 P-gp 抑制剂 PSC833 可通过阻止 NF-κB 从细胞质向细胞核的移位而起到对 P-gp 表达的抑制作用。

3. YB-1　YB-1（Y-box binding protein 1）是 DNA、RNA 结合蛋白超家族成员之一，在细胞周期调控过程中起重要作用，存在于细胞核和细胞质中，YB-1 作为转录因子与许多基因的启动子和增强子的 CCAAT 序列相结合发挥调控作用。Vaiman 等发现，YB-1 的 mRNA 水平与 P-gp、MRP1、BCRP 等转运体的 mRNA 表达水平呈正相关，因此可以认为 YB-1 调控着几种 ABC 家族转运体基因的表达，是造成 ABC 家族转运体表达升高的重要因素。

4. AP-1　AP-1 能够调控多种基因转录，由 Fos 蛋白和 Jun 蛋白组成的同源或异源二聚体通过亮氨酸拉链蛋白与 DNA 结合。Zhou 等应用腺病毒介导的应激活化蛋白激酶（c-Jun NH_2-teminal kinase，JNK）能够以剂量–时间依赖方式显著降低 P-gp 水平，其表达下调依赖于 JNK 的催化活性并受 c-Jun 蛋白的调控。

5. HIF-1α　缺氧诱导因子 1α（hypoxia inducible factor 1α，HIF-1α）属于碱性螺旋–环–螺旋转录因子家族，具有多种生物学效应，包括血管形成、细胞生存、细胞凋亡、转录调节、药物抵抗、能量代谢、pH 调节等。研究表明，HIF-1α 可调控 *ABCB1* 基因的表达，诱导 P-gp 表达升高；在 *ABCB1* 基因启动子内含有功能性的 HIF-1α 结合位点，若用反义寡核苷酸封闭 HIF-1α 表达，可明显抑制 P-gp 表达，甚至使其完全丧失。

（二）甲基化与 *ABCB1* 的表达调控

DNA 甲基化是表观遗传学的重要组成部分，可能存在于所有高等生物中，在维持正常细胞功能、遗传印记、胚胎发育及人类肿瘤发生中起着重要作用。近来发现，*ABCB1* 启动子区甲基化与肿瘤耐药密切相关，这种异常甲基化导致转录因子更易与启动子区结合而启动转录，导致 P-gp 表达量升高。

（三）乙酰化与 P-gp 功能活性

染色质的组蛋白乙酰化和去乙酰化是调节基因表达的关键环节之一，而组蛋白乙酰转移酶（histone acetyltransferase）和组蛋白去乙酰化酶（histone deacetylase）决定着组蛋白的乙酰化程度。Tabe 等发现 HDAC 抑制剂 FK228 和 ATRA 能上调 P-gp 表达，诱导对阿霉素的耐药，其机制可能是通过 *ABCB1* 启动子的乙酰化作用，引起转录因子聚集，从而激活 CCAAT 序列，使 *ABCB1* 基因转录得以增强。

（四）磷酸化与 P-gp 功能活性

磷酸化为另一蛋白翻译后加工过程，P-gp 可被蛋白激酶 C 磷酸化，磷酸化后的 P-gp 对药物的转运有重要作用。P-gp 的磷酸化能减少细胞内药物的积蓄，表明 P-gp 磷酸化状态可能调节外排功能。其机制可能有二：一是认为 P-gp 是蛋白激酶 C 作用的底物，被磷酸化后其转运功能得以激活。P-gp 在体内外均可被蛋白激酶 C 磷酸化，且蛋白激酶 C 磷酸化 P-gp 具有同工酶特异性；二是认为蛋白激酶 C 可能参与了某些基因转录的调节，但其确切机制仍不清楚。

（五）糖基化与 P-gp 功能活性

人类 P-gp 有一种 140 kD 的前体产物，有 10 个 N 糖基化位点，仅 3 个（Asn291、Asn294、Asn299）位于膜外部表面。不同糖基化作用可产生多种相对分子质量的 P-gp，应用糖基化抑制剂衣霉素抑制糖基化过程或使糖基化缺失、突变，均不影响其耐药特性，故糖基化与耐药性间的关系尚需进一步研究。虽然 P-gp 的糖基化不影响其基本的转运功能，但对其有效易位到细胞膜则是必需的。

六、展望

对 P-gp 的研究一直以来都是药物转运体研究领域中的重点内容，其已成为迄今研究最为广泛而深入的外排转运体。在正常组织中，P-gp 可参与相关药物的吸收、分布及排泄过程；而在肿瘤组织中则是肿瘤细胞产生 MDR 现象的重要原因之一。P-gp 的诱导剂及抑制剂可能导致明显的药物相互作用发生；此外，基因多态性及转录前、转录后等各因素均可导致 P-gp 表达/功能产生变化，从而影响药物的体内分布过程。相信随着研究水平的不断进步，人们对 P-gp 的结构、转运机制及表达调控方面的认识将更加深入，其介导的药物体内转运过程将被人们所准确掌握，以 P-gp 为靶点的药物研发也将进入一个新的发展阶段。

（饶　志　武新安）

参考文献

Aller SG, Yu J, Ward A, et al. 2009. Structure of P-glycoprotein reveals a molecular basis for poly-specific drug binding. Science, 323 (5922): 1718-1722.

Bark H, Choi CH. 2010. PSC833, cyclosporine analogue, downregulates MDR1 expression by activating JNK/c-Jun/AP-1 and suppressing NF-kappaB. Cancer Chemotherapy and Pharmacology, 65 (6): 1131-1136.

Basic S, Hajnsek S, Bozina N, et al. 2008. The influence of C3435T polymorphism of ABCB1 gene on penetration of phenobarbital across the blood- brain barrier in patients with generalized epilepsy. Seizure, 17 (6): 524-530.

Cascorbi I, Haenisch S. 2010. Pharmacogenetics of ATP- binding cassette transporters and clinical implications. Methods in Molecular Biology, 596: 95-121.

del Amo EM, Heikkinen AT, Monkkonen J. 2009. In vitro-in vivo correlation in P-glycoprotein mediated transport in intestinal absorption. European Journal of Pharmaceutical Sciences, 36 (2-3): 200-211.

Drescher S, Schaeffeler E, Hitzl M, et al. 2002. MDR1 gene polymorphisms and disposition of the P-glycoprotein substrate fexofenadine. British Journal of Clinical Pharmacology, 53 (5): 526-534.

Fellay J, Marzolini C, Meaden ER, et al. 2002. Response to antiretroviral treatment in HIV- 1- infected individuals with allelic variants of the multidrug resistance transporter 1: a pharmacogenetics study. Lancet, 359 (9300): 30-36.

Fu D. 2013. Where is it and how does it get there-intracellular localization and traffic of P-glycoprotein. Frontiers in Oncology, 3: 321.

Geick A, Eichelbaum M, Burk O. 2001. Nuclear receptor response elements mediate induction of intestinal MDR1 by rifampin. The Journal of Biological Chemistry, 276 (18): 14581-14587.

Gerloff T, Schaefer M, Johne A, et al. 2002. MDR1 genotypes do not influence the absorption of a single oral dose of 1 mg digoxin in healthy white males. British Journal of Clinical Pharmacology, 54 (6): 610-616.

Haenisch S, Zimmermann U, Dazert E, et al. 2007. Influence of polymorphisms of ABCB1 and ABCC2 on mRNA and protein expression in normal and cancerous kidney cortex. The Pharmacogenomics Journal, 7 (1): 56-65.

Hoffmeyer S, Burk O, von Richter O, et al. 2000. Functional polymorphisms of the human multidrug-resistance gene: multiple sequence variations and correlation of one allele with P-glycoprotein expression and activity in vivo. Proceedings of the National Academy of Sciences of the United States of America, 97 (7): 3473-3478.

Horinouchi M, Sakaeda T, Nakamura T, et al. 2002. Significant genetic linkage of MDR1 polymorphisms at positions 3435 and 2677: functional relevance to pharmacokinetics of digoxin. Pharmaceutical Research, 19 (10): 1581-1585.

Hutson JR, Koren G, Matthews SG. 2010. Placental P- glycoprotein and breast cancer resistance protein: influence of polymorphisms on fetal drug exposure and physiology. Placenta, 31 (5): 351-357.

Jin MS, Oldham ML, Zhang Q, et al. 2012. Crystal structure of the multidrug transporter P- glycoprotein from Caenorhabditis elegans. Nature, 490 (7421): 566-569.

Juliano RL, Ling V. 1976. A surface glycoprotein modulating drug permeability in Chinese hamster ovary cell mutants. Biochimica & Biophysica Acta, 455 (1): 152-162.

Kerb R, Aynacioglu AS, Brockmoller J, et al. 2001. The predictive value of MDR1, CYP2C9, and CYP2C19 polymorphisms for phenytoin plasma levels. The Pharmacogenomics Journal, 1 (3): 204-210.

Kim HG, Hien TT, Han EH, et al. 2011. Metformin inhibits P- glycoprotein expression via the NF- kappaB pathway and CRE transcriptional activity through AMPK activation. British Journal of Pharmacology, 162 (5):

1096-1108.

Kim RB, Leake BF, Choo EF, et al. 2001. Identification of functionally variant MDR1 alleles among European Americans and African Americans. Clin Pharmacol Ther, 70 (2): 189-199.

Ledoux S, Yang R, Friedlander G, et al. 2003. Glucose depletion enhances P- glycoprotein expression in hepatoma cells: role of endoplasmic reticulum stress response. Cancer Research, 63 (21): 7284-7290.

Lemmen J, Tozakidis IE, Bele P, et al. 2013. Constitutive androstane receptor upregulates Abcb1 and Abcg2 at the blood-brain barrier after CITCO activation. Brain Research, 1501: 68-80.

Linnet K, Ejsing TB. 2008. A review on the impact of P- glycoprotein on the penetration of drugs into the brain. Focus on psychotropic drugs. European Neuropsychopharmacology: the Journal of the European College of Neuropsychopharmacology, 18 (3): 157-169.

Lotsch J, Tegeder I, Angst MS, et al. 2000. Antinociceptive effects of morphine-6-glucuronide in homozygous MDR1a P-glycoprotein knockout and in wildtype mice in the hotplate test. Life Sci, 66 (24): 2393-2403.

Mickley LA, Lee JS, Weng Z, et al. 1998. Genetic polymorphism in MDR-1: a tool for examining allelic expression in normal cells, unselected and drug-selected cell lines, and human tumors. Blood, 91 (5): 1749-1756.

Morita Y, Sakaeda T, Horinouchi M, et al. 2003. MDR1 genotype-related duodenal absorption rate of digoxin in healthy Japanese subjects. Pharmaceutical Research, 20 (4): 552-556.

Rigalli JP, Ruiz ML, Perdomo VG, et al. 2011. Pregnane X receptor mediates the induction of P-glycoprotein by spironolactone in HepG2 cells. Toxicology, 285 (1-2): 18-24.

Sadeque AJ, Wandel C, He H, et al. 2000. Increased drug delivery to the brain by P-glycoprotein inhibition. Clin Pharmacol Ther, 68 (3): 231-237.

Sakaeda T, Nakamura T, Okumura K. 2003. Pharmacogenetics of MDR1 and its impact on the pharmacokinetics and pharmacodynamics of drugs. Pharmacogenomics, 4 (4): 397-410.

Schuetz JD, Strom SC, Schuetz EG. 1995. Induction of P-glycoprotein mRNA by protein synthesis inhibition is not controlled by a transcriptional repressor protein in rat and human liver cells. Journal of Cellular Physiology, 165 (2): 261-272.

Skazik C, Wenzel J, Marquardt Y, et al. 2011. P-glycoprotein (ABCB1) expression in human skin is mainly restricted to dermal components. Experimental Dermatology, 20 (5): 450-452.

Stein U, Walther W, Wunderlich V. 1994. Point mutations in the mdr1 promoter of human osteosarcomas are associated with in vitro responsiveness to multidrug resistance relevant drugs. European Journal of Cancer, 30A (10): 1541-1545.

Sun M, Kingdom J, Baczyk D, et al. 2006. Expression of the multidrug resistance P-glycoprotein, (ABCB1 glycoprotein) in the human placenta decreases with advancing gestation. Placenta, 27 (6-7): 602-609.

Tabe Y, Konopleva M, Contractor R, et al. 2006. Up-regulation of MDR1 and induction of doxorubicin resistance by histone deacetylase inhibitor depsipeptide (FK228) and ATRA in acute promyelocytic leukemia cells. Blood, 107 (4): 1546-1554.

Ufer M, Dilger K, Leschhorn L, et al. 2008. Influence of CYP3A4, CYP3A5, and ABCB1 genotype and expression on budesonide pharmacokinetics: a possible role of intestinal CYP3A4 expression. Clin Pharmacol Ther, 84 (1): 43-46.

Vaiman AV, Stromskaya TP, Rybalkina EY, et al. 2006. Intracellular localization and content of YB-1 protein in multidrug resistant tumor cells. Biochemistry Biokhimiia, 71 (2): 146-154.

van de Water FM, Boleij JM, Peters JG, et al. 2007. Characterization of P-glycoprotein and multidrug resistance proteins in rat kidney and intestinal cell lines. European Journal of Pharmaceutical Sciences, 30 (1): 36-44.

von Richter O, Burk O, Fromm MF, et al. 2004. Cytochrome P450 3A4 and P-glycoprotein expression in human small intestinal enterocytes and hepatocytes: a comparative analysis in paired tissue specimens. Clin Pharmacol Ther, 75 (3): 172-183.

Wang Y, Qin H, Zhang C, et al. 2015. The alterations in the expression and function of P- glycoprotein in vitamin a-deficient rats as well as the effect of drug disposition in vivo. Molecules, 21 (1) .

Westphal K, Weinbrenner A, Zschiesche M, et al. 2000. Induction of P- glycoprotein by rifampin increases intestinal secretion of talinolol in human beings: a new type of drug/drug interaction. Clin Pharmacol Ther, 68 (4): 345-355.

Zhou J, Liu M, Aneja R, et al. 2006. Reversal of P- glycoprotein- mediated multidrug resistance in cancer cells by the c-Jun NH2-terminal kinase. Cancer Research, 66 (1): 445-452.

Zimmermann ES, Laureano JV, Dos Santos CN, et al. 2015. Simultaneous semimechanistic population analyses of levofloxacin in plasma, lung, and prostate to describe the influence of efflux transporters on drug distribution following intravenous and intratracheal administration. Antimicrob Agents Chemother, 60 (2): 946-954.

第六节 胆酸盐相关转运体

胆酸盐是以钠盐或钾盐形式存在于胆汁中的一大类胆烷酸的总称。正常人胆汁中的胆汁酸按其结构分为游离型胆酸盐（如胆酸、鹅去氧胆酸等）和结合型胆酸盐（如甘氨胆酸、牛磺胆酸、甘氨鹅去氧胆酸及牛磺鹅去氧胆酸等）。尽管结合型胆酸盐的毒性小于游离型胆酸盐，但由于极性的结合型胆酸盐脂溶性差，其进出细胞时均需转运体介导。因此，本节概述了介导胆酸盐转运的转运体钠离子/牛磺胆酸共转运蛋白（Na^+/taurocholate cotransporting polypeptide, NTCP/*SLC10A1*）、顶侧膜的胆盐外排泵（bile salt export pump, BSEP/*ABCB11*）和顶侧膜 Na^+ 依赖性胆酸盐转运体（apical sodium- dependent bile acid transporter, ASBT/*SLC10A2*）。

一、钠离子/牛磺胆酸共转运蛋白

胆酸盐的肝肠循环对于维持其体内稳态具有重要的作用，肠道中约 95% 的胆酸盐通过 ASBT/*SLC10A2* 被重吸收入血，其中 80% 的胆酸盐可通过 NTCP 被重新摄入肝细胞，并再次分泌到胆汁中发挥生理作用。本节综述了 NTCP 近年来的研究进展。

（一）克隆与结构

钠离子/牛磺胆酸共转运蛋白 NTCP，又名肝脏胆酸盐转运体（liver bile acid transporter, LBAT）或钠/牛磺胆酸共转运蛋白（sodium/bile acid cotransporter）。Hagenbuch 等于 1991 年采用非洲爪蟾克隆表达克隆技术，首次鉴定了大鼠肝脏中 Ntcp 的分子序列，随后人、大鼠和兔的 NTCP/Ntcp 也被相继克隆出来。编码人类、大鼠和小鼠 NTCP 的基因 *SLC10A1*（solute carrier family 10 member1）位于染色体 6q24、14q24 和 12qD1，其长度分别为 21. 4 kb、13. 6 kb 和 12. 5 kb。

人类 NTCP 由 349 个氨基酸组成，与大鼠 Nctp 氨基酸序列同源性为 77%。大鼠和小鼠的 NTCP 均含有 362 个氨基酸残基，两者之间的序列同源性为 73%。NTCP 是一个多重跨膜（transmembrane, TM）的糖蛋白，其 C 端位于胞质，N 段位于细胞外，其分子结构中含有 9 个 TM。

（二）组织分布

最初人们认为，NTCP 特异性分布于各种哺乳动物肝实质细胞基底侧膜，是最重要的以 Na^+依赖方式摄取胆汁酸的转运体（表 3-19）。尽管 Northern blotting 分析方法发现大鼠肾脏上表达有 NTCP 的 mRNA，但在蛋白表达水平上并未发现有 NTCP 蛋白的表达。近年来的研究发现，大鼠胰腺腺泡管腔膜中也有 Ntcp 的表达。Macias 等发现 NTCP 表达于胎盘组织。此外，Murashita 等在虹鳟鱼的脑部也发现了 Ntcp 的表达。生物进化研究指出，NTCP/Ntcp 仅表达于哺乳类动物，而不表达于其他脊柱动物（鸡、龟、青蛙等）。

表 3-19　钠离子/牛磺胆酸共转运蛋白的体内分布

转运体	种属	分布
NTCP/*SLC10A1*	人	肝细胞基底侧膜
Ntcp/*SLC10A1*	大鼠	肝细胞基底侧膜、胰腺腺泡管腔膜
Ntcp/*SLC10A1*	小鼠	肝细胞基底侧膜
Ntcp/*SLC10A1*	虹鳟鱼	脑

（三）功能

NTCP 是最重要的以 Na^+依赖方式摄取胆汁酸的转运体，其顺 Na^+浓度梯度将门静脉血中的 2 个 Na^+和 1 个牛磺胆酸分子同向共转运至肝细胞内。Hagenbuch 等将特异性抗 NTCP 的转录寡核苷酸和大鼠肝脏总 mRNA 注射至非洲爪蛙卵母细胞，结果抑制了约 95% 的 Na^+依赖的牛磺酸的摄取，该研究指出 Ntcp 是大鼠肝细胞中唯一摄入胆酸盐的蛋白。近年来的研究发现，大鼠胰腺腺泡管腔膜中也有 Ntcp 的表达，其主要参与清除泄漏到胰腺终端腺泡的胆汁酸，但当胰腺终端腺泡损伤或腺胰功能紊乱时胆汁酸也可分泌到胰腺终端腺泡细胞。此外，研究发现，其余 HBV 包膜蛋白前 S1 抗原特异性结合，介导 HBV 入侵和感染细胞。

（四）底物和抑制剂

NTCP 除了转运胆酸盐以外，还转运其他的物质，如雌激素酮，甲状腺激素与牛磺胆酸共价结合的药物等。HMG-CoA 还原酶抑制剂罗苏伐他汀（rosuvastatin）是第一个被确定为 NTCP 底物的药物，其总药量的 35% 可被分离的人肝细胞摄取，但此药物却不能被大鼠的 Ntcp 所介导，说明底物的亲和性具有种属差异性。其他的他汀类药物如匹伐他汀、阿托伐他汀及氟伐他汀也是 NTCP 的底物。近年来研究发现，抗真菌药物米卡芬净也为 NTCP 的底物，体外实验表明，米卡芬净总药量的 45%～50% 被肝细胞摄取。Dong 等的研究指出，NTCP 抑制剂的药效团模型为 2 个疏水区和 1 个氢键受体，他们报道了 31 种 NTCP 的抑制剂，其中 27 种为首次报道，这些药物大部分为抗真菌药物、抗高血脂药物、抗高血压药物、抗炎和糖皮质激素药物。基于 NTCP 在肝脏分布中的专属性高，很多研究设计出以 NTCP 为靶点的前药，以达到肝靶向的目的，如氟尿苷 3′-谷氨酸–鹅去氧胆酸和氟尿苷 5′-谷氨酸-鹅去氧胆酸等，这些被 NTCP 的配体修饰的药物均为 NTCP 的抑制剂和底物。

此外，2012 年，我国科学家李文辉及其团队研究发现，NTCP 可与乙肝病毒表面包膜大蛋白的关键受体结合区发生特异性相互作用。他们在乙型肝炎病毒（hepatitis B virus，HBV）易感的肝细胞中进行了一系列基因敲除实验，最终证明表达于肝细胞基底侧膜的 NTCP 是病毒感染所需的细胞受体，即 HBV 通过结合细胞膜的 NTCP 实现对宿主细胞的感染。随后，该作者指出，HBV 膜蛋白的 pre-S1 结构域与受体 NTCP 的结合可以显著抑制受体对其底物牛磺胆酸的转运，而 NTCP 的胆酸盐底物及其衍生物在细胞水平可有效抑制 HBV 的感染。因此，可以说 HBV 也属于 NTCP 的底物，通过抑制 NTCP 进而抑制 HBV 再感染，NTCP 已成为研发 HBV 感染抑制剂的新靶点。

（五）基因多态性

NTCP 是最重要的肝脏摄取胆汁酸的转运体，其基因突变对其介导的内源性及外源性底物具有显著影响。Vaz 等发现，编码人类 NTCP 的基因发生突变 c. 755G>A，使 NTCP 多肽链上 252 位的精氨酸替代为组氨酸，导致 NTCP 的功能降低，进而使患者血液中的总胆汁酸升高为 1500 μM（正常参考值<16. 3 μM），并出现中度张力减退、生长迟缓及动作发展指标滞后等临床表现。Ho 等从欧美人、非裔美国人和华裔美国人中筛出了 4 种非同义替换的 NTCP 基因型［c. 668T > C（p. S267F），c. 800C > T（p. S267F），c. 836T > C（p. I279T），c. 940A>G（p. K314E）］，并将所有的突变型表达于 HeLa 细胞，结果发现 p. S267F 基因型对牛磺酸、胆酸和雌酮-3-硫酸无转运能力，而其他三种基因型对牛磺酸、胆酸和雌酮-3-硫酸的转运与 *NTCP**1 的转运能力相当。娄晓亚等对 140 名健康志愿者进行了 NTCP 800C>T 基因分型，并考察了该突变基因型对罗素伐他汀药动学的影响，结果表明 NTCP 800C 基因频率为 93. 9%，NTCP 800T 基因频率为 6. 1%，罗素伐他汀在 NTCP 800CT 和 TT 型个体的 $AUC_{0\sim72h}$ 和 $AUC_{0\sim\infty}$ 均明显高于 NTCP 800CC 型个体［（183. 91±72. 83）ng · h/ml vs.（103. 83±28. 15）ng · h/ml，（219. 98±98. 56）ng · h/ml vs.（113. 43±33. 73）ng · h/ml］，NTCP 800CT 和 800TT 型个体的 C_{max} 值是 NTCP 800CC 型个体的 2. 5 倍［（22. 00± 8. 53）ng/ml vs.（8. 57± 3. 00）ng/ml］，NTCP 800CT 和 TT 型个体的 t_{max} 较 NTCP 800CC 型个体的 t_{max} 提前了约 1. 7h，差别具有统计学意义（$P<0.05$），NTCP 800CC 型个体的口服清除率（CL/F）显著高于 NTCP 800CT 和 TT 型个体［（93. 22±20. 76）L/h vs.（55. 98±29. 96）L/h］。HBV 通过结合细胞膜的 NTCP 实现对宿主细胞的感染。

（六）调控及影响因素

核受体是后生动物中含量最丰富的转录调节因子之一。近年来研究指出，核受体经配体激活后可调控药物代谢酶及转运体的表达和活性，影响药物在体内的处置。其中法尼醇 X 受体（farnesoid X receptor，FXR）在胆汁酸代谢和胆固醇代谢中发挥重要作用，肝细胞内胆酸盐水平的升高可激活 FXR，促进微小异二聚体伴侣 1（small heterodimer partner 1，SHP1）的表达，进而降低 NTCP 的表达。芳香烃受体（aryl hydrocarbon receptor，AhR）也参与 NTCP 在慢性丙型肝炎的调控。下丘脑-垂体-肾上腺轴对胆酸盐体内平衡的内分泌调节是通过糖皮质激素受体（glucocorticoid receptor，GR）对胆盐再摄取转运体 NTCP 表达进行调控来实现的，并且田景惠等认为，GR 对 NTCP 的调控可能与很多接受糖皮质激素治疗的患者会出现 HBV 感染活化的现象有关。除依赖于核受体的直接基因调控机制外，NTCP 的调控还受不依赖于核受体的非基因调控。肠道和门静脉血中的胆酸盐在餐后快速增加，这需要胆汁酸转运体迅速作出反应，而调节速度比较慢的转录调节不能满足这一要求，转录后调控将对转运体密度进行微调，如环腺苷酸（cyclic adenosine monophosphate，cAMP）诱导 NTCP 的脱磷酸作用，以满足需增加胆酸盐转运的要求，而细胞内通过蛋白激酶 C 依赖的 NTCP 磷酸化可防治胆酸盐的蓄积。

NTCP/Ntcp 的表达还受生理因素的影响。雌性大鼠 Ntcp 的表达水平较雄性大鼠约低 50%，推测雌激素可调节 Ntcp 的表达，但人类 NTCP 的表达水平并无性别差异。胎鼠在 18 天左右才能检测到 Ntcp mRNA 的表达，约 20 天的胎鼠在其胚胎肝细胞的基底侧膜发现有 Ntcp 蛋白的表达，且此时的 Ntcp 已具有功能。而完全糖基化的 Ntcp 蛋白在出生 4 周后才能观察到。现有研究发现，14～20 周的胎儿肝细胞 SLC10A1 mRNA 的水平不到正常成人的 2%，且胎儿肝细胞 NTCP 的表达水平与 HBV 垂直传播发生的风险有关。而且，健康成人 NTCP 的表达水平存在明显的个体差异，其值相差 40 倍，尽管该现象与 HBV 的感染风险是否相关尚未见报道，但 Yang 等研究发现，NTCP 的基因多态性与中国人群中 HBV 的感染相关。此外，NTCP/Ntcp 的表达也受疾病因素的调控。在进行性家族肝内胆汁淤积患者的肝脏中，NTCP 蛋白的表达较正常组显著下降，而其 mRNA 却无显著变化，说明 NTCP 在该疾病状态下的表达变化为转录后调控。但在胆管闭锁的患者中，NTCP mRNA 的表达显著下降。在慢性丙型肝炎和原发性胆汁性肝硬化的 1 期和 2 期，NTCP 的表达较正常组无显著变化，但肝硬化三期时，NTCP 的表达显著下降。在肝癌患者中，NTCP 的表达较其癌旁组织显著下降。可见在疾病状态下，NTCP 以降低为主，研究者推测 NTCP 降低可减少毒性胆酸盐进入肝细胞，与肝脏代偿能力有关。王洁萍等认为，NTCP 与胆汁酸重吸收密切相关，其表达增加可导致胆汁淤积，并且可能形成结石，而胆管结石的长期存在反复刺激胆管及胆管周围组织产生炎症，继而导致胆管组织恶变，他们研究发现，胆管癌模型组胆管肿瘤组织中 Ntcp 基因相对表达率约为对照组胆管组织的 3.25 倍，免疫组化结果表明，模型组胆管肿瘤组中 Ntcp 蛋白阳性表达率为对照组胆管组织的 4.52 倍，进而推断胆管癌的发病可能与 Ntcp 表达增强有关，并提出 Ntcp 可能为治疗胆管癌的新靶点。

二、胆酸盐输出泵

人体胆酸盐的合成有两种途径，其中经典途径由限速酶胆固醇 7α 羟化酶介导，经过固醇核的还原、羟化、侧链的断裂和加辅酶 A 等多步反应，最后生成具有 24 碳的胆酸及其与甘氨酸和牛磺酸结合形成的结合胆汁酸。此外，人体肝脏还有合成胆酸盐的替代途径，其所合成的胆酸盐占人体总胆汁酸合成的 18%，该路径由胆固醇 27α 羟化酶和胆固醇 12α 羟化酶介导，最终生成鹅脱氧胆酸及其与甘氨酸和牛磺酸结合形成的结合胆汁酸。肝细胞中合成的胆酸盐主要经分布于顶侧膜的胆盐外排泵（bile salt export pump，BSEP/*ABCB11*）介导排出，因此，BSEP 与胆汁淤积等多种肝脏疾病的发生发展密切相关。

（一）克隆与结构

1995 年 Childs 等从猪的 cDNA 库中克隆了部分基因，并命名为 P-糖蛋白姐妹蛋白（sister P-glycoprotein，sPgp），又称 BSEP。1998 年，Strautnieks 等采用定位克隆技术发现 PFIC 患者的基因缺陷为编码 BSEP 的基因 *ABCB11*，2002 年 BSEP 蛋白首次在体外表达成功。BSEP 系 ATP-结合体 B 亚族成员之一，其基因为 *ABCB11*，位于人类染色体 2q24 上，包括 28 个外显子，编码含 1321 个氨基酸的 BSEP 蛋白（160 kDa）。拓扑学显示 BSEP 是串联复式结构，分子的一半有 6 个预测的跨膜区域、1 个大的胞质核苷酸结合域，按 TMD-NBD-TMD-NBD 的形式排列。第一个细胞外环是 *N*-糖基化环，有利于 BSEP 的稳定、运输及膜表达。连结域包括 75 个氨基酸，连接分为两部分，即存在的同源性启动蛋白（肌球蛋白Ⅱ）及细胞骨架相关蛋白（HAX-1），它们在 BSEP 分泌及胞吞途径中起作用。人类 BSEP 与大鼠和小鼠 Bsep 氨基酸序列同源性分别为 82% 和 81%。BSEP 蛋白有 12 个关键跨膜多肽链，第一个细胞外环有 4 个 *N*-糖基化位点，序列中有 Walker A 和 B 两个折叠的核苷酸结合区。

（二）组织分布

人体 BSEP 均匀地表达于肝小叶，大部分特异性分布在肝细胞毛细胆管膜面。此外，有研究发现，BSEP mRNA 高表达于睾丸，低表达于气管、肺、结肠、胸腺和前列腺组织。用 PCR 技术发现，Bsep mRNA 分布于大鼠的肝脏、脑、小肠和结肠。但 Heemskerk 等采用 PCR 和 Western blotting 技术发现，大鼠的肾脏上也有 Bsep 的表达。此外，在早期的妊娠胎盘上发现有少量 BSEP 表达（表 3-20）。

表 3-20　钠离子/牛磺胆酸共转运蛋白 BSEP 的体内分布

转运体	种属	分布
BSEP/*ABCB11*	人	肝细胞基底侧膜、睾丸、肺、气管、结肠、胸腺、肾、胎盘
Bsep/*ABCB11*	大鼠	肝细胞基底侧膜、肾
Bsep/*ABCB11*	小鼠	肝细胞基底侧膜

（三）功能

BSEP 具有将胆酸盐从肝细胞内泵出至毛细胆管的生理功能，是人类胆汁形成的主要驱动力，且无其他替代途径。因此，研究者们认为当 hBSEP/rBsep 表达减少或功能缺失时，肝细胞内胆盐排泌减少，影响胆汁流的形成，导致细胞内胆汁淤积加重，蓄积在肝细胞内的胆酸盐对肝细胞造成毒性损伤并引发严重后果。

（四）底物和抑制剂

尽管 BSEP 可介导不同疏水性胆酸盐的转运，但其对牛磺鹅去氧胆酸盐表现出高的亲和力。BSEP 对胆酸盐的转运活性依次为：牛磺鹅去氧胆酸盐>牛磺胆酸>牛磺熊去氧胆酸>甘氨胆酸盐。除了转运胆酸盐外，研究者们还发现 BSEP 可介导其他物质如长春碱、紫杉醇、钙黄绿素等的转运。此外还发现，环孢素 A、利福平、利福霉素和格列本脲均为 BSEP 的底物。然而，经 BSEP 介导外排的药物可能阻止肝细胞中胆酸盐的排出而引起胆汁淤积，甚至进而引起严重的肝损伤。例如，曲格列酮（troglitazone）作为一种降糖类药物因肝毒性而撤市，虽然机制尚未完全清楚，但曲格列酮及其硫酸结合物竞争性抑制 BSEP 介导的牛磺胆酸盐的转运被认为是其引起肝毒性的可能因素之一。Ishikawa 等认为，评价一个先导化合物是否能进入临床前研究并最终发展为药物，其中一个重要的标准就是该先导化合物对 BSEP 介导的胆盐转运的抑制能力，如果其 IC_{50}<1 μM，则不建议进一步开发这个化合物，因其极易引起胆汁淤积，造成严重肝损伤。Dawson 等研究发现，当药物分子对 BSEP 的抑制活性（IC_{50}值）小于 300 μM 时，该药物分子引起胆汁淤积型和混合型药物性肝损伤的几率较大。

（五）基因多态性

ABCB11 基因编码的 BSEP 具有排泌胆汁的作用，是形成胆汁流的重要驱动力，且在人体内尚未发现其替代途径。因此，该基因的多态性与肝内胆汁淤积有关。例如，大约 3% 的新生儿黄疸病例与 *ACCB11* 突变有关，*ABCB11* 基因多态性与妊娠肝内胆汁淤积密切相关。*ABCB11* 698 T>C 的突变意味着丝氨酸被替代为亮氨酸，第二个突变点 *ABCB11* 3933 C>A，酪氨酸替代了终止密码子，这些突变可导致 BSEP 缺乏，引起 PFIC。在高加索人、美国黑种人和日本人中发现了 10 个 *ABCB11* 的非同义突变，其中 1331T>C（Val444Ala）基因型可降低健康肝脏组织中 BSEP 的表达水平，而且 CC 型人体中血清中胆酸盐的水平较 TT 型高。此外，Cusato 等研究发现，*ABCB11* 1131T>C（rs2287622）基因型可影响替拉瑞韦（telaprevir）的药动学，TT 型患者体内替拉瑞韦的血药浓度低于 TC 型或 CC 型患者。*ABCB*11 1331T>C 可增加含芳香环的碳环类药物引起的肝细胞型药物性肝损伤发生的风险。

（六）调控及影响因素

BSEP 的表达主要受法尼醇 X 受体（farnesoid X-receptor，FXR）的调控，胆酸盐激活 FXR 后与维生素 A 的 X 受体（RXR）形成二聚体，与其特异顺式作用元件结合，在转录环节诱导 BSEP 的表达。mBSEP 在 Fxr 基因敲除小鼠体内的表达明显减少，且给予胆汁酸刺激后 mBSEP 的表达并没有随之增强。由此可见，FXR 对于 BSEP 的表达具有关键性的调控作用。此外，BSEP 的表达也存在转录后调节，包括糖基化效应、磷酸化效应、泛素化效应，以及其他细胞因子等。

生理因素对 BSEP/Bsep 的表达有显著的影响，在 15 天的胎鼠肝脏中可检测到 Bsep mRNA，但其表达量很低。出生后大鼠的 Bsep mRNA 及其蛋白的表达量急剧增加，在一周内达成年水平。妊娠中期胎儿的肝脏中 BSEP 表达量较成年人低，这可能与新生儿生理性胆酸盐一过性升高有关。

三、顶侧膜 Na^+依赖性胆酸盐转运体

胆酸盐在肝细胞中合成后，通过胆总管排入小肠，以促进脂类物质的消化吸收。机体维持脂类物质的消化吸收需要肝脏每天合成 16 ～ 32 g 的胆汁酸，然而，正常人体肝脏每

天合成的胆酸盐仅有0.4～0.6 g，为满足机体对胆酸盐的需求，排入肠道的胆酸盐被重新吸收，并随门静脉血进入肝脏，使其循环利用，此为胆酸盐的肝肠循环。正常人体每天进行6～12次肝肠循环，重吸收入肝的胆酸盐总量每日可达12～32 g，因此，胆酸盐重吸收在维持体内胆酸盐稳态中扮演重要角色。胆酸盐的重吸收有主动重吸收和被动重吸收两种方式，其中回肠末端的主动转运过程是小肠胆汁酸吸收的主要方式。顶侧膜 Na^+ 依赖性胆酸盐转运体（apical sodium-dependent bile acid transporter，ASBT/*SLC10A2*）是SLC10家族的第二个溶质性载体蛋白，主要分布于回肠末端细胞的顶侧膜，是介导肠道中胆酸盐重吸收的关键转运蛋白，本节概述了ASBT近年来的研究进展。

（一）克隆与结构

ASBT是SLC10家族的第二个溶质性载体蛋白，又称回肠胆酸转运体（ileal bile acid transporter，IBAT）、回肠 Na^+ 依赖性胆酸转运体（ileal sodium/bile acid transporer，ISBT）或顶侧膜胆盐转运体（apical bile acid transporter，ABAT）。人类ASBT编码基因 *SLC10A2* 定位于染色体13q33，其含有6个外显子。人类ASBT是一条由348个氨基酸组成的48 kD跨膜糖蛋白，其具有7个跨膜区，细胞外为具有糖基化位点的N端，而细胞内为C端。人类、大鼠、兔子和小鼠的ASBT/Asbt都由348个氨基酸残基组成，它们之间序列同源性大于80%。ASBT具有5个特征性部位：1个氢供体部位、1个氢受体部位和3个疏水性部位。有研究指出，ASBT蛋白的羧基端56～57氨基酸之间存在一个胆酸盐结合位点。与ASBT的蛋白一级结构相比，人们对功能ASBT复合物的亚单位的认识相对比较匮乏。但研究指出，ASBT以单体或多聚体的形式发挥功能。

（二）组织分布

人体的ASBT主要分布于回肠末端细胞的顶侧膜，主要表达在小肠黏膜上接近小凹-绒毛结合处（crypt-villus junction），且蛋白沿绒毛轴平行表达。研究发现，ASBT沿肠道纵轴呈倒“V”字形梯度表达，ASBT在近端肠道和结肠的表达较回肠末端低。虽然有关ASBT表达水平沿肠道纵轴（从头至尾）呈现倒“V”字形梯度变化的机制并不清楚，但近年来有研究发现，转录因子GATA4在ASBT表达沉默中有必不可少的作用。仓鼠、大鼠、小鼠等动物的ASBT主要分布于回肠末端上皮细胞的顶侧膜。

此外，人类ASBT还存在于空肠末端、肾近曲小管、胆囊及胆管等组织的上皮细胞顶侧膜上，盲肠也有极少量分布。仓鼠、大鼠、小鼠等动物的回肠、空肠末端、肾脏、盲肠、结肠近端及胆管和胆囊也发现有ASBT分布（表3-21）。

表3-21　顶侧膜 Na^+ 依赖性胆酸盐转运蛋白的体内分布

转运体	种属	分布
ASBT/*SLC10A2*	人	回肠、空肠末端、肾近曲小管及胆管等组织的上皮细胞顶侧膜，盲肠
Asbt/*SLC10A2*	大鼠	回肠、空肠末端、肾脏、盲肠、结肠近端、胆管上皮细胞
Asbt/*SLC10A2*	小鼠	回肠、空肠末端、肾脏、盲肠、结肠近端及胆管和胆囊

（三）功能

回肠末端的 ASBT 是维持胆酸盐肝肠循环的主要转运体之一，抑制 ASBT 将减小胆盐池。临床上回肠切除病人存在明显的胆酸盐吸收障碍，表明近端小肠少量表达的 ASBT 对胆酸盐的重吸收作用非常有限。而且，当编码 ASBT 的基因发生缺陷时，有可能产生原发性胆汁摄入障碍，引发胆汁酸重吸收困难，表现为严重腹泻、脂肪痢等一系列继发性临床症状。分布于肾脏近端小管的 ASBT 主要负责介导原尿中胆酸盐的重吸收，可减少胆酸盐在尿液中的排泄量。其次，分布于胆管细胞顶侧膜的 ASBT 可能参与了“胆肝短路过程”（cholehepatic shunt），即此处的 ASBT 介导胆管中胆酸盐从胆管的重吸收，使其进入胆管周围血管丛，然后进入肝脏，再分泌进入胆汁，从而促发胆汁流，增加的胆汁流可从胆管内移除胆栓，有助于消除胆汁淤积。

胆酸盐是胆固醇在肝细胞中代谢合成的一类胆烷酸衍生物，并且多种因子参与胆酸盐的代谢调控，其中肠道中的人类成纤维细胞生长因子 19（fibroblast growth factor，FGF19）对胆酸盐的合成具有抑制作用。最近研究发现，胆酸盐感应器 FXR（胆酸和鹅脱氧胆酸激活）可促进肠道 FGF19 的表达，因此，抑制 ASBT 的转运不仅降低胆酸盐的重吸收，还可抑制 FXR 对 FGF19 表达的增强作用，进而逆转 FGF19 对胆酸盐合成的负调控作用，从而促进胆酸盐的合成，降低胆固醇水平（图 3-5）。总之，由 ASBT-胆酸池–血脂三者之间的互相制约关系可见，抑制 ASBT 的功能还可影响血脂水平的变化。

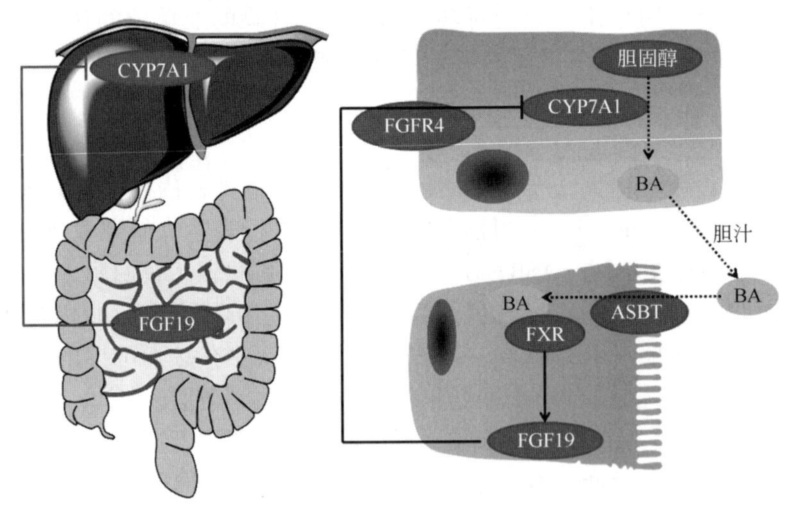

图 3-5 ASBT-胆酸池–血脂三者之间调控关系示意图

FGF19：fibroblast growth factors 19，人类成纤维细胞生长因子 19；FGFR4：fibroblast growth factor receptor4，人类成纤维细胞生长因子受体 4；BA：bile acid，胆汁酸；FXR：farnesoid X receptor，法尼醇 X 受体；CYP7A1：cholesterol 7-alpha-hydroxylase，胆固醇 7A1 羟化酶。⟶表示激动；⊣表示抑制；┈┈▸表示过程

（四）底物和抑制剂

ASBT 具有严格的底物专属性，能特异性转运胆酸盐，在 Na^+沿化学梯度通过 ASBT 进入细胞的驱动下，胆酸盐同时被位于上皮细胞顶端膜上的联合转运体主动摄取、转运进

入细胞内，从而完成 Na^+依赖性胆汁酸的跨膜主动转运，其中 Na^+与胆汁酸的转运比例为 2∶1。ASBT 不仅介导结合型的初级和次级胆酸盐，还介导非结合型胆酸盐的细胞摄取。与肝脏的其他介导胆酸盐的转运体不同，ASBT 只介导胆酸的转运，不介导其他有机物的分泌。但 ASBT 对不同结构胆酸盐的亲和力和转运能力存在差异。有研究者考察了 40 种羟基取代数目、位置、立体结构不同的胆酸盐同系物和 ASBT 之间的构效关系，结果表明，甾核上二羟基取代位置在 3、7 或 12 位时亲和力最强，而三羟基取代时则亲和力下降。邻羟基在 6、7 位或将 7 位的羟基转移到 6 位时，则会明显降低对 ASBT 的亲和力。然而，所有天然胆酸盐的 3–羟基并不是与 ASBT 产生高亲和力的基本结构。人类 ASBT 对二羟基胆酸盐、鹅去氧胆酸和去氧胆酸的亲和力强于三羟基胆酸、熊去氧胆酸和胆酸。尽管 ASBT 可介导甘氨酸和牛磺酸结合的胆酸盐和游离型胆酸盐，但其几乎不转运硫酸化和葡萄糖醛酸化胆汁酸。在正常人体内，磺酸化是胆汁酸代谢的重要途径之一，被认为可增加粪便中石胆酸的排泄。实验显示，鹅去氧胆酸-3-磺酸盐是 ASBT 对牛磺胆酸盐摄取的弱抑制剂，在分子水平，磺酸化可减少 ASBT 对胆汁酸的结合并能够阻止 ASBT 转运而增加粪便中胆汁酸的排泄。ASBT-胆酸池–血脂三者之间的关系研究表明，ASBT 功能的抑制所产生的胆酸池减小会引起血脂水平的变化，且已有大量的研究结果显示 ASBT 抑制剂具有降低血清总胆固醇、LDL-C 水平及增加 LDL 受体活性的作用。因此，研究者们提出应用 ASBT 抑制剂部分阻断胆汁酸的肝肠循环，从而达到治疗高胆固醇血症及肝内胆汁淤积的设想。为此，许多研究者和制药公司致力于 ASBT 抑制剂的研究。目前，ASBT 的抑制剂大致可分为两类：具有胆酸盐结构的 ASBT 抑制剂和非胆汁酸结构的 ASBT 抑制剂。Wellcome 公司最早合成的一个非甾核结构的 ASBT 抑制剂 2164U90［（3R，5R）-trans-3-butyl-3-ethyl-2，3，4，5-tetrahudro-5-phenyl-1，4-benzothiazepine 1，1-dioxide］，其可有效降低喂食高胆固醇–胆酸–椰子油所引起的大鼠和小鼠极低密度脂蛋白与低密度脂蛋白的升高。后来又有一系列作用更强的 benzothiazepine 衍生物被合成，如 GlaxoWellcome 公司的 GW264、GW577，Searle 公司的 SC-70112 等，这些衍生物也均具有降低血清胆固醇水平的作用。此外，抑制肠道 ASBT 对胆酸盐的吸收可有效降低胆汁中胆酸盐的浓度，对改善硬化性胆管炎具有积极的作用。Baghdasaryan 等发现，含 A4250（ASBT 抑制剂）的食物可缓解肝内胆汁淤积及硬化性胆管炎模型动物的胆管损伤，但当其用于健康受试者时，有 21% 的受试者出现了腹泻，为此，他们提出下一步拟解决 A4250 导致严重腹泻的问题。然而，由于 ASBT 不但具有一定的生理功能，而且还分布于肾脏和胆管，应用 ASBT 抑制剂治疗时对机体产生的整体影响有待进一步研究。ASBT 抑制剂除具有降低胆固醇的作用外，还有增强肠蠕动的作用。胆汁酸作为重要的信号分子，对肠道分泌、运动和感觉动能均至关重要。无论初级还是次级胆汁酸，都可通过胆汁酸的直接作用调节结肠运动。最近研究发现，结肠中胆酸盐与 G 蛋白偶联胆汁酸受体 TGR5 结合，介导结肠的促动力作用，可有效改善便秘。Elobixibat 为 ASBT 抑制剂，可通过减少胆汁酸重吸收，增加结肠内胆汁酸含量而发挥促分泌和促动力作用，从而改善慢性便秘症状。

此外，Al-Hilal 等研究发现，脱氧胆酸盐衍生物与低分子质量肝素共价结合形成的大分子化合物（macromolecule，图 3-6）可与 ASBT 特异性结合，且高亲和力的大分子修饰胆酸盐可诱导 ASBT 的转运方式发生转化，ASBT 与大分子化合物形成的复合物以囊泡形式进入细胞质（膜泡运输方式），在与回肠胆汁酸结合蛋白（ileal bile acid binding protein，

IBABP）发生作用时解离，最后 ASBT 返回于细胞膜（图 3-7）。因此，ASBT 不仅可介导胆酸盐及其衍生物小分子的转运，还可介导大分子修饰的脱氧胆酸盐衍生物的转运，不过只是其转运方式不同而已。

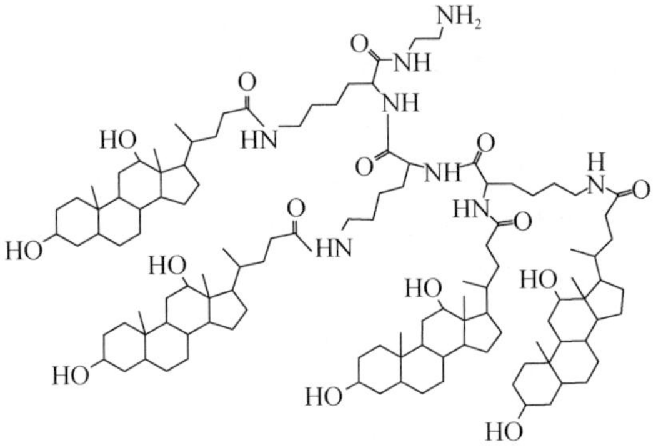

A

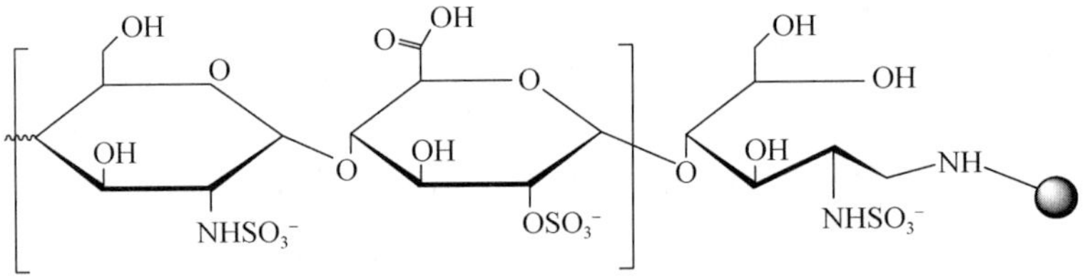

B

图 3-6　脱氧胆酸盐衍生物（A）及其与低分子质量肝素共价结合形成的大分子化合物（B）

NH_2-●：脱氧胆酸盐衍生物

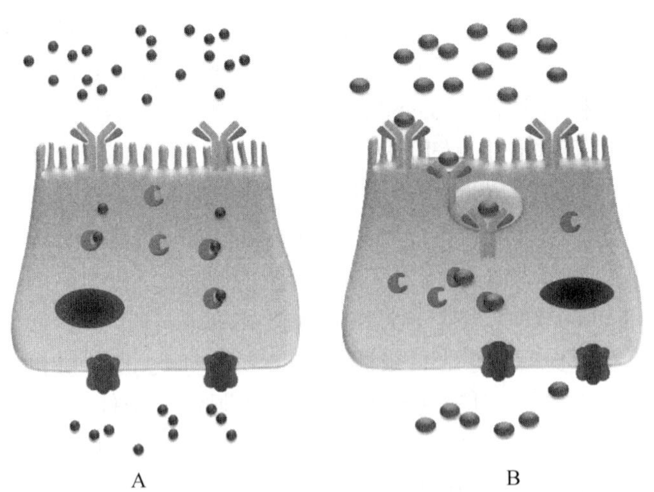

图 3-7　ASBT 膜泡运输方式图解

A. ASBT 的传统转运方式，即 ASBT 通过跨膜区将小分子化合物转入细胞质；B. ASBT 膜泡运输方式，高亲和力的大分子化合物与 ASBT 结合后形成复合物，并以囊泡形式转运底物

（五）基因多态性

基因序列分析发现了多种 *SLC10A2* 的基因多态性和影响胆酸转运体功能的突变位点。ASBT 在肝肠循环中伴有重要角色，其遗传性缺陷和功能异常可能是肠道功能紊乱的病因之一。c.868C>T（p.Pro290Ser）是从一位克罗恩病（Crohn's disease）患者中发现的首个可减弱 ASBT 功能的突变基因型。随后研究者发现 ASBT 编码基因突变是原发性胆盐吸收障碍（primary bile acid malabsorption，PBAM）的重要原因，PBAM 病人与一个等位基因的剪接点突变和两个错义突变 c.728T>C（p.Leu243Pro）和 c.785C>T（p.Thr262Met）有关。在总胆酸摄取降低的人体内发现了 c.292G>A（p.Val98Ile）的基因多态性，该突变型基因在欧洲人、美国人和西班牙裔美国人中的基因频率为 1.1%～2.2%。但在胆盐吸收障碍、慢性腹泻、回肠形态学变化及先天性胆盐吸收障碍（idiopathic bile acid malabsorption，IBAM）的成年患者中并未发现编码 ASBT 的基因突变，有研究指出，ASBT 单体型可相对降低回肠 ASBT mRNA 及其蛋白的表达。此外，近年来研究发现，*SLC10A2-169* 位点杂合子突变 CT 基因型携带者罹患结肠腺瘤的风险是野生型 CC 基因型携带者的两倍，然而在散发和家族性结肠癌中，尽管 *SLC10A2* 突变可能与肿瘤形成的早期阶段有一定联系，但并非肿瘤进展的主要危险因素。

（六）调控及影响因素

胆酸盐对 ASBT 基因表达是否有调控作用仍然存在争议，但在 $FXR^{-/-}$ 小鼠体内，ASBT 的表达水平并未受到影响，间接说明胆酸盐可能对 ASBT 的表达无调控作用。在肝细胞核因子（hepatocyte nuclear factors 1α，HNF1α/Tcf1）无效突变小鼠的肠和肾组织中没有 ASBT 的表达，说明 ASBT 的表达依赖于 HNF1α。Jung 等研究发现，ASBT 整个启动子包含 3 个 HNF1α 位点，解释了 ASBT 的表达依赖于 HNF1α 的原因，而且，研究者发现 PPARα 的激动剂环丙贝特可增加 ASBT mRNA 的表达。Chen 等研究发现，维生素 D_3 的活性代谢物 1，25-二羟基维生素 D_3［1，25（OH)$_2$$D_3$］可通过激活 VDR 形成 VDR-RXR 异二聚体，使其与维生素 D 反应元件结合，浓度依赖性地增加 ASBT 启动子的活性，增加 ASBT 的表达。此外，外源性糖皮质激素与其受体结合后可激活 ASBT 启动子序列中的糖皮质激素受体反应元件，进而增强其转录、表达。

在肠炎家兔模型中，ASBT 的表达显著降低，推测肠道炎症可抑制 ASBT 的表达。Neimark 等研究发现，人和鼠 ASBT 编码基因启动子区域存在上、下游 2 个 AP-1 反应元件，上游 AP-1 与 c-Jun/c-Jun 结合，上调 ASBT 表达，下游 AP-1 与 c-Fos/c-Jun 结合，下调 ASBT 表达，而 IL-1 可诱导 c-Fos 和 c-Jun，进而抑制 ASBT 表达。Miyata 等研究发现，抗生素氨苄西林、杆菌肽、新霉素和链霉素可增加 ASBT mRNA 及其蛋白的表达，并提出抗生素使小鼠肠道菌群数量减少，影响肠道微生物介导的生物转化过程，进而改变肠腔内胆汁酸组成，导致 ASBT 表达上调，胆酸池增加。此外，Annaba 等研究发现，致病性大肠杆菌可使 Caco-2 细胞 ASBT 表达水平下降，并推测其可能通过酪氨酸去磷酸化影响 ASBT 功能，使胆汁酸转运速率下降。

四、展望

NTCP、BSEP 和 ASBT 在维持机体胆汁酸稳态中具有重要意义，而胆汁酸又与许多肠道疾病、肝胆疾病和代谢疾病关系密切，因此，NTCP、BSEP 和 ASBT 有望成为这些疾病临床治疗和新药研发的新靶点。此外，NTCP 作为介导胆酸盐肝摄取和 HBV 感染的蛋白分子，与肝胆疾病及 HBV 感染密切相关，因此，基于 NTCP 这一新型靶点，研发新的治疗或防治肝胆疾病及 HBV 感染的药物具有重要的意义。

（周　燕　武新安）

参考文献

封卫毅，候家玉 . 2002. 回肠 Na⁺/胆汁酸转运体及其抑制剂的研究进展 . 生理科学进展，33（3）：215-219.

刘彬彬，静孔，吴硕东，等 . 2014. 胆汁酸盐输出泵转录调控及细胞内运输的分子机制 . 世界华人消化杂志，22（6）：788-794.

娄晓亚 . 2007. Na⁺/牛磺胆汁酸盐协同转运体（NTCP）800C>T 基因多态性在中国健康男性体内对罗素他汀药代动力学的影响 . 中南大学 .

王翰瑜，陈胜良 . 2015. 肠道顶端钠离子/胆汁酸转运体及其相关疾病研究进展 . 胃肠病学，20（4）：244-247.

Al-Hilal TA，Chung SW，Alam F，et al. 2014. Functional transformations of bile acid transporters induced by high-affinity macromolecules. Scientific Reports，4：4163.

Ananthanarayanan M，Balasubramanian N，Makishima M，et al. 2001. Human bile salt export pump promoter is transactivated by the farnesoid X receptor/bile acid receptor. The Journal of Biological Chemistry，276（31）：28857-28865.

Annaba F，Sarwar Z，Gill RK，et al. 2012. Enteropathogenic Escherichia coli inhibits ileal sodium-dependent bile acid transporter ASBT. American Journal of Physiology Gastrointestinal and Liver Physiology，302（10）：G1216-G1222.

Baghdasaryan A，Fuchs CD，Osterreicher CH，et al. 2016. Inhibition of intestinal bile acid absorption improves cholestatic liver and bile duct injury in a mouse model of sclerosing cholangitis. Journal of Hepatology，64（3）：674-681.

Balakrishnan A，Polli JE. 2006. Apical sodium dependent bile acid transporter（ASBT，SLC10A2）：a potential prodrug target. Molecular Pharmaceutics，3（3）：223-230.

Bosse T，Piaseckyj CM，Burghard E，et al. 2006. Gata4 is essential for the maintenance of jejunal-ileal identities in the adult mouse small intestine. Molecular and Cellular Biology，26（23）：9060-9070.

Boyer JL，Hagenbuch B，Ananthanarayanan M，et al. 1993. Phylogenic and ontogenic expression of hepatocellular bile acid transport. Proceedings of the National Academy of Sciences of the United States of America，90（2）：435-438.

Byrne JA，Strautnieks SS，Ihrke G，et al. 2009. Missense mutations and single nucleotide polymorphisms in ABCB11 impair bile salt export pump processing and function or disrupt pre-messenger RNA splicing. Hepatology，49（2）：553-567.

Chan W，Calderon G，Swift AL，et al. 2005. Myosin Ⅱ regulatory light chain is required for trafficking of bile salt export protein to the apical membrane in Madin-Darby canine kidney cells. The Journal of Biological

Chemistry, 280 (25): 23741-23747.

Chen HL, Liu YJ, Feng CH, et al. 2005. Developmental expression of canalicular transporter genes in human liver. Journal of Hepatology, 43 (3): 472-477.

Chen HL, Liu YJ, Wu SH, et al. 2008. Expression of hepatocyte transporters and nuclear receptors in children with early and late-stage biliary atresia. Pediatric Research, 63 (6): 667-673.

Chen X, Chen F, Liu S, et al. 2006. Transactivation of rat apical sodium-dependent bile acid transporter and increased bile acid transport by 1alpha, 25-dihydroxyvitamin D3 via the vitamin D receptor. Molecular Pharmacology, 69 (6): 1913-1923.

Claro da Silva T, Polli JE, Swaan PW. 2013. The solute carrier family 10 (SLC10): beyond bile acid transport. Molecular Aspects of Medicine, 34 (2-3): 252-269.

Cui YJ, Aleksunes LM, Tanaka Y, et al. 2009. Compensatory induction of liver efflux transporters in response to ANIT-induced liver injury is impaired in FXR-null mice. Toxicological Sciences, 110 (1): 47-60.

Cusato J, Allegra S, De Nicolo A, et al. 2015. ABCB11 and ABCB1 gene polymorphisms impact on telaprevir pharmacokinetic at one month of therapy. Biomedicine & Pharmacotherapy = Biomedecine & Pharmacotherapie, 69: 63-69.

Dawson PA, Haywood J, Craddock AL, et al. 2003. Targeted deletion of the ileal bile acid transporter eliminates enterohepatic cycling of bile acids in mice. The Journal of Biological Chemistry, 278 (36): 33920-33927.

Dawson S, Stahl S, Paul N, et al. 2012. In vitro inhibition of the bile salt export pump correlates with risk of cholestatic drug-induced liver injury in humans. Drug Metabolism and Disposition, 40 (1): 130-138.

Dong Z, Ekins S, Polli JE. 2013. Structure-activity relationship for FDA approved drugs as inhibitors of the human sodium taurocholate cotransporting polypeptide (NTCP). Molecular Pharmaceutics, 10 (3): 1008-1019.

Eloranta ML, Hakli T, Hiltunen M, et al. 2003. Association of single nucleotide polymorphisms of the bile salt export pump gene with intrahepatic cholestasis of pregnancy. Scandinavian Journal of Gastroenterology, 38 (6): 648-652.

Funk C, Pantze M, Jehle L, et al. 2001. Troglitazone-induced intrahepatic cholestasis by an interference with the hepatobiliary export of bile acids in male and female rats. Correlation with the gender difference in troglitazone sulfate formation and the inhibition of the canalicular bile salt export pump (Bsep) by troglitazone and troglitazone sulfate. Toxicology, 167 (1): 83-98.

Gerloff T, Stieger B, Hagenbuch B, et al. 1998. The sister of P-glycoprotein represents the canalicular bile salt export pump of mammalian liver. The Journal of Biological Chemistry, 273 (16): 10046-10050.

Green RM, Hoda F, Ward KL. 2000. Molecular cloning and characterization of the murine bile salt export pump. Gene, 241 (1): 117-123.

Hagenbuch B, Meier PJ. 1994. Molecular cloning, chromosomal localization, and functional characterization of a human liver Na^+/bile acid cotransporter. The Journal of Clinical Investigation, 93 (3): 1326-1331.

Hagenbuch B, Scharschmidt BF, Meier PJ. 1996. Effect of antisense oligonucleotides on the expression of hepatocellular bile acid and organic anion uptake systems in Xenopus laevis oocytes. The Biochemical Journal, 316 (Pt 3): 901-904.

Hagenbuch B, Stieger B, Foguet M, et al. 1991. Functional expression cloning and characterization of the hepatocyte Na^+/bile acid cotransport system. Proceedings of the National Academy of Sciences of the United States of America, 88 (23): 10629-10633.

Hardikar W, Ananthanarayanan M, Suchy FJ. 1995. Differential ontogenic regulation of basolateral and canalicular bile acid transport proteins in rat liver. The Journal of Biological Chemistry, 270 (35):

20841-20846.

Heemskerk S, van Koppen A, van den Broek L, et al. 2007. Nitric oxide differentially regulates renal ATP-binding cassette transporters during endotoxemia. Pflugers Archiv, 454 (2): 321-334.

Ho RH, Tirona RG, Leake BF, et al. 2006. Drug and bile acid transporters in rosuvastatin hepatic uptake: function, expression, and pharmacogenetics. Gastroenterology, 130 (6): 1793-1806.

Jaquotot-Herranz M, Casanova-Martinez L, Olveira-Martin A, et al. 2013. Clinical variability of mutations in the ABCB11 gene: a case report. Revista Espanola de Enfermedades Digestivas, 105 (1): 52-54.

Jung D, Fantin AC, Scheurer U, et al. 2004. Human ileal bile acid transporter gene ASBT (SLC10A2) is transactivated by the glucocorticoid receptor. Gut, 53 (1): 78-84.

Jung D, Fried M, Kullak- Ublick GA. 2002. Human apical sodium- dependent bile salt transporter gene (SLC10A2) is regulated by the peroxisome proliferator- activated receptor alpha. The Journal of Biological Chemistry, 277 (34): 30559-30566.

Karpen SJ, Dawson PA. 2015. Not all (bile acids) who wander are lost: the first report of a patient with an isolated NTCP defect. Hepatology, 61 (1): 24-27.

Keitel V, Burdelski M, Warskulat U, et al. 2005. Expression and localization of hepatobiliary transport proteins in progressive familial intrahepatic cholestasis. Hepatology, 41 (5): 1160-1172.

Kim JY, Kim KH, Lee JA, et al. 2002. Transporter-mediated bile acid uptake causes Ca^{2+}-dependent cell death in rat pancreatic acinar cells. Gastroenterology, 122 (7): 1941-1953.

Kim RB, Leake B, Cvetkovic M, et al. 1999. Modulation by drugs of human hepatic sodium-dependent bile acid transporter (sodium taurocholate cotransporting polypeptide) activity. The Journal of Pharmacology and Experimental Therapeutics, 291 (3): 1204-1209.

Kis E, Ioja E, Nagy T, et al. 2009. Effect of membrane cholesterol on BSEP/Bsep activity: species specificity studies for substrates and inhibitors. Drug Metabolism and Disposition, 37 (9): 1878-1886.

Kramer W, Stengelin S, Baringhaus KH, et al. 1999. Substrate specificity of the ileal and the hepatic Na (+) / bile acid cotransporters of the rabbit. I. Transport studies with membrane vesicles and cell lines expressing the cloned transporters. Journal of Lipid Research, 40 (9): 1604-1617.

Langmann T, Mauerer R, Zahn A, et al. 2003. Real-time reverse transcription-PCR expression profiling of the complete human ATP-binding cassette transporter superfamily in various tissues. Clinical Chemistry, 49 (2): 230-238.

Li T, Chiang JY. 2009. Regulation of bile acid and cholesterol metabolism by PPARs. PPAR Research, 2009: 501739.

Liu LY, Wang XH, Lu Y, et al. 2013. Association of variants of ABCB11 with transient neonatal cholestasis. Pediatrics International, 55 (2): 138-144.

Macias RI, Marin JJ, Serrano MA. 2009. Excretion of biliary compounds during intrauterine life. World Journal of Gastroenterology, 15 (7): 817-828.

Mareninova O, Shin JM, Vagin O, et al. 2005. Topography of the membrane domain of the liver Na^+-dependent bile acid transporter. Biochemistry, 44 (42): 13702-13712.

Meier Y, Eloranta JJ, Darimont J, et al. 2007. Regional distribution of solute carrier mRNA expression along the human intestinal tract. Drug Metabolism and Disposition, 35 (4): 590-594.

Meier Y, Zodan T, Lang C, et al. 2008. Increased susceptibility for intrahepatic cholestasis of pregnancy and contraceptive-induced cholestasis in carriers of the 1331T>C polymorphism in the bile salt export pump. World Journal of Gastroenterology, 14 (1): 38-45.

Miyata M, Hayashi K, Yamakawa H, et al. 2015. Antibacterial drug treatment increases intestinal bile acid absorption via elevated levels of ileal apical sodium- dependent bile acid transporter but not organic solute transporter alpha protein. Biological & Pharmaceutical Bulletin, 38 (3): 493-496.

Mochizuki K, Kagawa T, Numari A, et al. 2007. Two N- linked glycans are required to maintain the transport activity of the bile salt export pump (ABCB11) in MDCK Ⅱ cells. American Journal of Physiology Gastrointestinal and Liver Physiology, 292 (3): G818-G828.

Murashita K, Yoshiura Y, Chisada S, et al. 2014. Homologue gene of bile acid transporters ntcp, asbt, and ost-alpha in rainbow trout Oncorhynchus mykiss: tissue expression, effect of fasting, and response to bile acid administration. Fish Physiology and Biochemistry, 40 (2): 511-525.

Noe J, Hagenbuch B, Meier PJ, et al. 2001. Characterization of the mouse bile salt export pump overexpressed in the baculovirus system. Hepatology, 33 (5): 1223-1231.

Ortiz DF, Moseley J, Calderon G, et al. 2004. Identification of HAX-1 as a protein that binds bile salt export protein and regulates its abundance in the apical membrane of Madin-Darby canine kidney cells. The Journal of Biological Chemistry, 279 (31): 32761-32770.

Patel P, Weerasekera N, Hitchins M, et al. 2003. Semi quantitative expression analysis of MDR3, FIC1, BSEP, OATP-A, OATP-C, OATP-D, OATP-E and NTCP gene transcripts in 1st and 3rd trimester human placenta. Placenta, 24 (1): 39-44.

Root C, Smith CD, Winegar DA, et al. 1995. Inhibition of ileal sodium- dependent bile acid transport by 2164U90. Journal of Lipid Research, 36 (5): 1106-1115.

Saito H, Osumi M, Hirano H, et al. 2009. Technical pitfalls and improvements for high- speed screening and QSAR analysis to predict inhibitors of the human bile salt export pump (ABCB11/BSEP). The AAPS Journal, 11 (3): 581-589.

Slijepcevic D, Kaufman C, Wichers CG, et al. 2015. Impaired uptake of conjugated bile acids and hepatitis b virus pres1-binding in Na (+) -taurocholate cotransporting polypeptide knockout mice. Hepatology, 62 (1): 207-219.

Strautnieks SS, Bull LN, Knisely AS, et al. 1998. A gene encoding a liver-specific ABC transporter is mutated in progressive familial intrahepatic cholestasis. Nature Genetics, 20 (3): 233-238.

Taroni F, Verderio E, Fiorucci S, et al. 1992. Molecular characterization of inherited carnitine palmitoyltransferase Ⅱ deficiency. Proceedings of the National Academy of Sciences of the United States of America, 89 (18): 8429-8433.

Torok M, Gutmann H, Fricker G, et al. 1999. Sister of P- glycoprotein expression in different tissues. Biochemical Pharmacology, 57 (7): 833-835.

Ulzurrun E, Stephens C, Crespo E, et al. 2013. Role of chemical structures and the 1331T>C bile salt export pump polymorphism in idiosyncratic drug-induced liver injury. Liver International, 33 (9): 1378-1385.

Vaz FM, Paulusma CC, Huidekoper H, et al. 2015. Sodium taurocholate cotransporting polypeptide (SLC10A1) deficiency: conjugated hypercholanemia without a clear clinical phenotype. Hepatology, 61 (1): 260-267.

Wong BS, Camilleri M. 2013. Elobixibat for the treatment of constipation. Expert Opinion on Investigational Drugs, 22 (2): 277-284.

Xia X, Francis H, Glaser S, et al. 2006. Bile acid interactions with cholangiocytes. World Journal of Gastroenterology, 12 (22): 3553-3563.

Yan H, Zhong G, Xu G, et al. 2012. Sodium taurocholate cotransporting polypeptide is a functional receptor for human hepatitis B and D virus. Elife, 1: e00049.

Yang J, Yang Y, Xia M, et al. 2016. A genetic variant of the NTCP gene is associated with HBV infection status in a Chinese population. BMC Cancer, 16 (1): 211.

Zollner G, Fickert P, Silbert D, et al. 2003. Adaptive changes in hepatobiliary transporter expression in primary

biliary cirrhosis. Journal of Hepatology, 38 (6): 717-727.
Zollner G, Wagner M, Fickert P, et al. 2005. Hepatobiliary transporter expression in human hepatocellular carcinoma. Liver International, 25 (2): 367-379.

第七节 MRP（*ABCC*）家族

人类基因组计划迄今已经鉴定了 48 个 ATP-结合盒（ATP binding cassette，ABC）转运体，现已报道许多 ABC 家族转运体是众多家族遗传性疾病发生的主要原因。许多人类 ABC 家族转运体参与了一些内源性及外源性底物的转运，因此，其具备较为广泛的生物学功能。ABC 家族转运蛋白分为 A、B、C、D、E、F、G 7 个亚型，多药耐药相关蛋白（multidrug resistance-associated proteins，MRPs）转运体属于 ABC 家族的 C 亚型，目前已发现 10 个蛋白，分别为 MRP1 ～ 10（*ABCC1* ～ *6*，*ABCC10* ～ *13*）。*ABCC13*/MRP10 是与 MRP2 相似的由假基因编码的短链蛋白，在人类胎儿肝脏高表达，但不具有转运活性，故本节不做详细介绍。其余 3 个蛋白为囊性纤维化跨膜转运调节因子（cystic fibrosis transmembrane conductance regulator，CFTR/*ABCC7*）、磺酰脲药物受体 1 和 2（sulfonylurea receptors，SUR1/*ABCC8* 和 SUR2/*ABCC9*）。

MRP 家族转运蛋白具有多个共同的结构特征序列，包括由多个跨膜 α 螺旋组成的跨膜域（membrane-spanning domains，MSDs）及包含有 ATP 结合和水解位点的核苷酸结合域（nucleotide-binding domains，NBDs）。MRP 家族转运蛋白根据其结构不同被分为“短链”及“长链”，“短链”结构包括 2 个 MSD 结构和 2 个 NBD 结构，其包括 MRP4、5、8 和 9；“长链”结构在近氨基（-NH_2）端多了 MSD0 结构，即有 3 个 MSD 结构，2 个 NBD 结构，包括 MRP1、2、3、6 和 7，其具体结构见图 3-8。

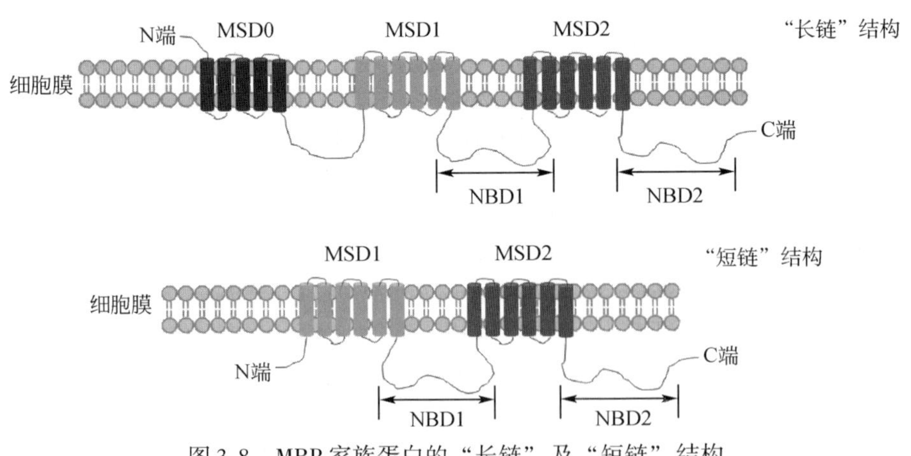

图 3-8 MRP 家族蛋白的“长链”及“短链”结构

关于 MRP 家族转运蛋白有众多的研究和报道，本节主要介绍 MRP1 ～ 9 转运体的结构、特异性底物及其基因多态性等内容。

一、MRP1

（一）克隆与结构

MRP1 由 *ABCC1* 基因编码，是最早发现的 MRP 家族蛋白，1992 年克隆于药物选择性肺癌细胞系 H69AR。其 mRNA 位于染色体的 16p13.1 位，包含 1531 个氨基酸，分子质量为 190 kD，具有 *N*-糖基化和磷酸化结构。MRP1 包括 3 个 MSDs 和 2 个 NBDs。3 个 MSDs（MSD0、MSD1、MSD2）包含 5～6 个跨膜束（transmembrane segments，TMs），而 2 个 NBDs 包含 3 个序列（每个 ABC 家族蛋白均有），分别为 Walker A 和 B 及 ABC 特征序列。NBD 结构域与胞质环（cytoplasmic loops，CLs）相连接，结合和水解 ATP，为 MSDs 的底物识别及跨膜转运提供能量（图 3-9）。

在 MRP1 结构中，构成跨膜域 MSD1 和 MSD2 的氨基酸对底物的识别及转运具有重要作用。如分布于 MSD1 跨膜域 TMH6 上的 Lyr332 发生突变可导致 MRP1 对底物白细胞三烯 C4（leukotriene，LTC4）的转运能力消失。

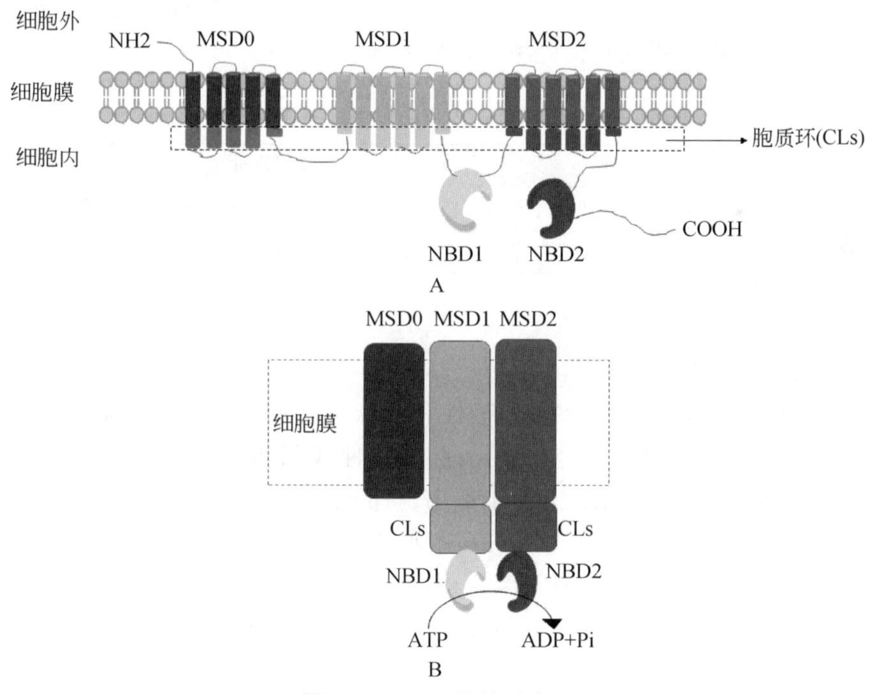

图 3-9 MRP1 结构示意图

A. MRP1 的二维结构简图；B. MRP1 中 NBD 结构域与 CLs 相连接，结合和水解 ATP，为 MSDs 的底物识别及跨膜转运提供能量

（二）组织分布与功能

MRP1 主要分布于组织的血管膜侧，但在血脑屏障中分布于顶侧膜。MRP1 在肺、睾丸、肾脏、骨骼肌、心肌及胎盘组织中广泛表达。值得注意的是，MRP1 在健康成人肝脏组织中表达很少，但在肝癌细胞系（如 HepG2）中表达较高。MRP1 在体内各器官均有分

布（表3-22），但在某些特定的器官表达较高，因其可起到血液–器官的屏障作用，阻止一些细胞毒性物质进入器官，故对内源性和外源性物质的分布具有重要意义。MRP1 可介导许多具有生理功能的有机阴离子化合物，如 LTC4、雌激素等，并影响这些化合物在体内的生物学功能。*Abcc1* 基因敲除小鼠的炎症反应降低，且对细菌性肺炎具有一定的抵抗性，其主要原因是 *Abcc1* 基因敲除后阻断了促炎因子 LTC4 的生物学活性，增加了 LTB4 的释放。MRP1 可降低 4-羟基-2,3-反式壬烯醛（4-hydroxy-2，3-trans-nonenal，4-HNE）的毒性。4-HNE 是花生四希酸和亚油酸发生过氧化作用后的产物，能与细胞内大分子物质结合激活 c-jun 氨基端激酶（c-Jun N-terminal kinase，JNK）信号通路而产生细胞毒性和遗传毒性。4-HNE 可与谷胱甘肽形成结合物而经 MRP1 排出细胞。在 *Abcc1* 基因敲除小鼠中，Mrp1 的血液–器官的屏障作用消失，增加了部分组织如输精管、肠道、口腔黏膜层及脉络丛等对内外源性毒性物质或药物的敏感性。人类 MRP1 的氨基酸序列与其他物种如大鼠、犬、牛及猴的相似度分别为 88%、91%、92% 及 98%。尽管人与其他物种 MRP1/Mrp1 的氨基酸序列同源性较高，但在其功能上仍然具有一定的差异，如底物特异性差异。MRP1/Mrp1 在小鼠、大鼠、犬类及牛的体内对蒽环类抗肿瘤药物如多柔比星、柔红霉素、表柔比星等的敏感性较低，而在猴体内的敏感性居于人与上述物种之间。因此，在进行蒽环类药物毒性实验的相关研究时，应考虑种属差异。

表 3-22　MRP1 在人与小鼠组织器官的分布

蛋白	种属	组织器官分布
MRP1/*ABCC1*	人	肾脏、血脑屏障、胎盘、结肠、肺、皮肤、骨骼肌、睾丸、脑、卵巢、肝脏
Mrp1/*Abcc1*	小鼠	肝脏、肾脏、肺、胃、结肠、小肠、脑、卵巢、睾丸、胎盘

（三）底物、诱导剂和抑制剂

MRP1 介导的底物转运分为 GSH 依赖性和非依赖性的转运方式。如胆红素、叶酸等内源性物质的转运不需要 GSH 参与，而一些亲脂性或阳离子药物的转运则依赖 GSH 存在。然而，部分药物如维拉帕米、奈非那韦、茚地那韦、芹菜素、柑桔素等则可增加 MRP1 对 GSH 的转运能力。MRP1 介导许多亲水和亲脂性抗肿瘤药物的外排转运，使药物在靶部位的浓度减少而导致肿瘤细胞产生耐药。MRP1 对长春新碱及依托泊苷的耐药性强，但与 P-gp 相比，对长春碱及紫杉醇的耐药性低。MRP1 对蒽环类（表柔比星、柔红霉素、多柔比星）、米托蒽醌、甲氨蝶呤及氟他胺均具有耐药性。此外，MRP1 还可转运内源性的叶酸、胆红素及维生素 B_{12} 而发挥生理学功能。

诱导剂或抑制剂可影响 MRP1 的表达或功能，从而影响其对底物的转运能力。诱导剂多数情况是增加 MRP1 的表达，但也有少数能增强其功能。研究显示，高浓度叶酸能增加 MRP1 对其底物钙黄绿素的外排，且能增加 MRP1 介导的柔红霉素、多柔比星及甲氨蝶呤的耐药，因此，叶酸既是 MRP1 的内源性底物，同时也是其潜在的诱导剂。抑制剂通常减弱其功能或表达，MRP1 常见的抑制剂有 MK571、丙磺舒、环孢素 A 等（表 3-23）。FDA 2013 年新批准的抗癌新药依鲁替尼（imbruvica，ibrutinib）对 MRP1 具有抑制作用，近期的研究指出，依鲁替尼能抑制 MRP1 过表达细胞对其底物药物长春新碱的外排，但不影响其表达，且依鲁替尼与长春新碱合用之后，体内与体外实验均证实对 MRP1 过表达肿瘤具有明显的疗效，因此，依鲁替尼与其他抗肿瘤药物如长春新碱、依托泊苷、表柔比星等合用可加强对 MRP1 过表达肿瘤的疗效。

表 3-23 MRP1 介导的特异性底物及其诱导剂和抑制剂

GSH 非依赖性底物	内源性底物	胆红素、维生素 B_{12}、叶酸、鞘氨醇、谷胱甘肽、溶血磷脂酰肌醇、白三烯 C4、丙烯醛-SG、氧化型谷胱甘肽、胆红素-Gluc、17β-雌二醇、S-亚硝基谷胱甘肽
	药物及其代谢物	甲氨蝶呤、格帕沙星、环丙沙星、氟他胺、阿托伐他汀、瑞舒伐他汀、依地尼酸-SG、黄曲霉毒素-SG、异丙甲草胺-SG、阿特拉嗪-SG
GSH 依赖性底物	内源性底物	4-(甲基亚胺) -1-(3-吡啶基) -1-丁醇-Gluc、3-硫酸雌酮、4-硝基喹啉-1-氧化物-SG、依托泊苷-Gluc
	药物	长春新碱、多柔比星、表柔比星、依托泊苷、柔红霉素、米托蒽醌
诱导剂		长春碱、丁基苯氢醌、叶酸、舒林酸、米托蒽醌、利福平
抑制剂		MK 571、丙磺舒、环孢素 A、染料木黄酮、槲皮素及合成黄酮类化合物如 Flavopiridol、喹啉衍生物 MS-09、2-甲基哌啶衍生物 VX-710（比立考达）、多羟基甾醇麦角固醇 A、三环异恶唑类如 LY475776、二苯环辛二烯木质素类、吡咯并［2，3-D］嘧啶

注：-SG，谷胱甘肽结合物；-Gluc，葡糖醛酸结合物。

（四）基因多态性

MRP1/*ABCC1* 基因多态性可直接影响药物外排或间接影响 GSH 或氧化型谷胱甘肽（GSSG）的外排而改变氧化还原平衡。许多研究证实，MRP1/*ABCC1* 基因多态性与许多癌症患者使用蒽环类抗癌药而导致急性心脏毒性密切相关。如 *ABCC1* 2012G＞T（rs45511401）、C>T（rs3743527）、825T>C（rs246221）、G>T（rs4148350）基因位点的突变可导致肿瘤患者在使用蒽环类抗生素或多柔比星后产生心脏毒性。而 C/G（rs2074087）位点突变则可导致结直肠癌转移患者采用 FOLFOX4（5-氟尿嘧啶、奥沙利铂、亚叶酸钙）化疗方案时产生神经毒性。因此，对 MRP1/*ABCC1* 基因多态性的研究不仅有利于制订最佳治疗方案，而且还可预测 MRP1/*ABCC1* 介导的抗肿瘤药物的最大中毒剂量。

并非所有的基因突变均会产生不良的影响，有些基因突变则会对疾病的防治具有正向作用。研究证实，MRP1/*ABCC1* 基因位点 G＞A（rs4148382）、C＞T（rs35621）、A＞G（rs212093）发生突变时，对慢性非阻塞性肺炎患者具有益处；而 C>T（rs119774）位点突变则改善哮喘患者对白三烯修饰剂的应答。

（五）调控及影响因素

1. MRP1 的调控 研究 MRP1 的活性调控及由此产生的病理和生理学响应是非常重要的，尤其是对于肿瘤耐药患者其意义更大。MRP1 的调控主要分为转录或转录后及翻译的调节。

（1）转录调节：小分子介导的 MRP1 活性抑制是 MRP1 在转录水平表达中的一种调节方式。许多转录因子通过结合 5′-非编码启动子区位点调节 *ABCC1* 基因，包括转录因子 Sp1 与 GC 盒相结合、c-jun/junD 复合物与 AP-1 结合位点相结合、转录因子 MYCN 与启动子元件 E-box 相结合。此外，抑癌基因 p53 可通过 Notch1 通路调控 MRP1 的表达。此外，采用基因敲除及激动剂干预实验证实，核受体 PXR 参与了 MRP1 的调控。尽管在转录水平逆转转录因子介导的 MRP1 表达上调在理论上是可行的，但实际操作较为困难，相反，在翻译水平对 MRP1 的靶向调控似乎更为可行。

（2）翻译调节：人们首先实现在翻译水平 MRP1 表达下调的调控是通过合成的硫代磷酸反义寡核苷酸（ISIS-7597）作用于 *ABCC1* mRNA 来完成的，通过 ISIS-7597 快速抑制 *ABCC1* mRNA 水平可使 MRP1 蛋白表达减少，且使肿瘤细胞对多柔比星的敏感性增加。但由于反义寡核苷酸能与一些蛋白结合而引起细胞毒性，且其稳定性差，在此后很长的一段时间里，其在治疗中的应用受到了一定的限制。最近几年，有多种经过修饰的核酸被开发，用于提高靶标专属性和稳定性，如有学者采用脂质体药物传递系统包裹多柔比星与 P-乙氧基修饰的反义寡核苷酸靶向于 *ABCC1* 基因用于治疗小鼠肺腺癌。因此，反义寡核苷酸仍然是降低 MRP1 表达的一个可行方案。

近年来合成的小干扰 RNA（short interfering RNAs，siRNAs）或长/短发夹 RNA（long and short hairpin RNAs，lhRNAs and shRNAs）可有效地使 MRP1 的表达减少或沉默，但仍存在许多缺陷而使其临床应用受限。而内源性的小 RNA（microRNA，miRNAs）其作用机制类似于 siRNA，主要是通过和靶基因 mRNA 碱基配对引导沉默复合体（RISC）降解 mRNA 或阻碍其翻译。研究证实 miRNA 可调节 *ABCC1* mRNA 的表达水平，如 miR-326 和 miR-134 的表达下调分别与 MRP1 在乳腺癌与肺癌中过表达介导的耐药密切相关。

2. 影响 MRP1 表达的因素 MRP1 的表达可受年龄、性别、疾病及基因多态性等因素的影响。MRP1 在个体发育过程中其表达可能发生变化，在大鼠实验研究中发现，从出生至成年早期（42 天），Mrp1 的表达逐渐减少。MRP1 的表达可能存在性别差异，雌性小鼠肝、肾的 Mrp1 及 Mrp4 表达较多。在发生肿瘤疾病时，MRP1 表达升高，如 MRP1 的表达与恶性骨肉瘤的发病正相关。此外，MRP1 的表达也受其基因多态性的影响。

二、MRP2

（一）克隆与结构

早在 MRP1 被发现之前，人们便发现在肝细胞管膜侧存在一种有机阴离子转运蛋白，将其称为微管多特异性有机阴离子转运蛋白（canalicular multispecific organic anion transporter，cMOAT），之后又命名为 MRP2。MRP2 的结构克隆是继 MRP1 发现之后 4 年，即 1996 年首次在正常大鼠肝脏中采用 cDNA 探针技术克隆。MRP2 蛋白由 *ABCC2* 基因编码，位于染色体 10q24 上，共包含 32 个外显子，其蛋白质共包含 1545 个氨基酸。MRP2 的结构与 MRP1 相似，二者有 49% 的序列同源性，但与 MRP1 不同的是，在其胞质区存在其他序列连接 MSD0 与 MSD1，且其 C 端与 MRP1 也存在功能上的差异。

（二）组织分布与功能

MRP2 与 MRP1 一样为 ATP 依赖性转运体，但与其他 MRP 家族转运体不同的是，它是唯一分布于极化上皮细胞顶侧膜的转运体，主要在肝脏、肾脏和肠道分布。此外，在一些肺、胃及结直肠的肿瘤细胞中也有表达，在肾脏、结肠、乳房、肺、卵巢等实体瘤中高表达（表 3-24）。研究发现，犬类和鼠类与人类 MRP2 的氨基酸同源性分别为 83% 与 78% 。

表 3-24　MRP2 在组织器官的分布

转运体	种属	组织分布
MRP2/*ABCC2*	人	肝脏、肾脏、血脑屏障、胎盘、小肠、肺、结肠、肺、脾脏、胰腺、肾上腺、乳房
Mrp2/*Abcc2*	大鼠/小鼠	肝脏、肾脏、小肠、脑、卵巢、睾丸、胎盘

MRP2 可介导二价胆酸盐、胆红素及二者谷胱甘肽、葡糖醛酸结合物的转运，对维持肝胆系统的正常生理功能具有重要意义。此外，MRP2 在脑部通透性和肾排泄方面也有重要的作用。在血脑屏障分布的 MRP2 主要起到保护脑部免受内外源性毒性物质侵袭的作用，给予 Mrp2 缺失的大鼠抗癫痫药苯妥英及卡马西平后，二者在脑细胞外液的浓度显著增加。肾脏近曲小管上皮细胞分布的 MRP2 是介导其底物肾排泄的外排泵，有研究发现，当胆汁淤积时其可促使胆盐共轭结合物的肾排泄。

（三）底物、诱导剂和抑制剂

MRP2 具有广泛的底物，除了转运内源性物质（如胆红素）及肾上腺素代谢物外，还可转运一些抗肿瘤药物（如甲氨蝶呤）、抗病毒药物（如蛋白酶抑制剂）及抗生素。MRP2 还可转运多种结合型有机阴离子，包括硫酸结合物、葡糖醛酸结合物及谷胱甘肽结合物等。MRP2 在肿瘤细胞中的高表达也是导致其底物药物（如蒽环类、长春花生物碱类、喜树碱类、甲氨蝶呤、依托泊苷和伊立替康）耐药的重要因素。与 MRP1 不同，MRP2 还可导致顺铂耐药。

MRP2 的诱导剂大多为核受体的配体，通过激活核受体而诱导其表达上调，主要包括地塞米松、利福平、螺内酯、克霉唑、利托那韦、阿托伐他汀、孕烯醇酮-16α-碳腈及苯巴比妥等。MRP2 的抑制剂大部分与 MRP1 抑制剂重叠，如丙磺舒、MK571、环孢素 A、合成黄酮类化合物如 Flavopiridol 等（表 3-25）。

表 3-25　MRP2 介导的特异性底物及其诱导剂和抑制剂

底物	内源性复合物及代谢产物	胆红素葡糖醛酸结合物、胆囊收缩素肽（CCK-8）、17β-葡糖醛酸雌二醇、3-硫酸雌酮、谷胱甘肽、白三烯 C4、硫酸盐牛磺酸鹅去氧胆酸、牛磺胆酸盐、硫酸盐牛磺石胆酸
	药物及其代谢产物、诊断试剂	阿莫西林、阿奇霉素、头孢菌素类、红霉素、莫西沙星葡糖醛酸结合物、硫酸莫西沙星、利福平、螺旋霉素、顺铂、苯丁酸氮芥单葡糖醛酸结合物、多西他赛、多柔比星、表柔比星、依托泊苷、甲氨蝶呤、7-羟基甲氨喋呤、紫杉醇、SN-38、长春碱、长春新碱、扑热息痛葡萄糖醛酸苷、丙戊酸葡糖醛酸苷、卡马西平、他汀类（西立伐他汀、普伐他汀、辛伐他汀、瑞舒伐他汀、氟伐他汀、匹伐他汀、洛伐他汀）、双氯芬酸葡糖醛酸结合物、麦考酚酸、依那普利、福辛普利、奥美沙坦、替米沙坦葡糖醛酸结合物、缬沙坦、炔雌醇、非索非那定、S-谷胱甘肽、3-葡糖醛酸吗啡、牛熊去氧胆酸盐、利托那韦、茚地那韦、沙奎那韦、磺溴酞钠、p-氨基马尿酸盐
诱导剂		地塞米松、利福平、螺内酯、克霉唑、利托那韦、阿托伐他汀、孕烯醇酮-16α-碳腈、苯巴比妥、二烯丙基硫化物、6，7-二甲基秦皮乙素、星状孢子素
抑制剂		丙磺舒、MK571、环孢素 A、黄酮类化合物

（四）基因多态性

MRP2/*ABCC2* 的基因多态性在编码区及 5′和 3′非编码区均有报道，且可影响机体对药物的敏感性。MRP2/*ABCC2* 最常见的基因突变位点包括-24C>T（rs717620）、1249G>A（rs2273697）和 3972C>T（rs3740066），其中-24C>T 的基因突变可导致 *ABCC2* 的表达减少，进而引起多种药物如霉酚酸、替米沙坦、双氯芬酸、抗癫痫药、辛伐他汀及甲氨蝶呤等的血药浓度发生改变。

对 MRP2/*ABCC2* 基因多态性影响显著的药物是用于抗肿瘤和自身免疫疾病的抗叶酸药物甲氨蝶呤。非洲裔美国籍的类风湿关节炎患者 *ABCC2* 1249G>A 位点突变与其甲氨蝶呤的胃肠道毒性相关，而 1058G>A 位点突变则与其甲氨蝶呤的肝毒性相关。此外，白种人 *ABCC2* 内含子区 3258+56T>C（rs4148396）位点的突变可导致甲氨蝶呤毒性相关的停药或减量。MRP2/*ABCC2* 基因多态性与甲氨蝶呤的毒性密切相关，甚至可用作儿童急性淋巴细胞白血病（acute lymphoblastic leukemia，ALL）治疗中毒性评价的标志物。在 151 例西班牙 ALL 患者中，甲氨蝶呤的血药浓度升高与 *ABCC2* 基因 4146+154A>G 位点突变密切相关，而在 112 例中国儿童 ALL 患者中，甲氨蝶呤血药浓度升高及毒性增加均与 *ABCC2* 基因-24C>T 位点突变有关，同样，在 127 例黎巴嫩儿童 ALL 患者中发现甲氨蝶呤毒性的增加也与-24C>T 位点突变有关。但 *ABCC2* 基因 4146+154A>G 位点突变除了导致甲氨蝶呤的毒性增加外，其也有增加乳腺癌辅助用药他莫昔芬临床疗效的作用。尽管他莫昔芬不是 MRP2/*ABCC2* 蛋白的底物，但在他莫昔芬耐药的 MCF-7 细胞中发现，MRP2/*ABCC2* 蛋白或许介导他莫昔芬活性代谢物如 4-羟基-*N*-去甲基他莫昔芬的转运。

多西紫杉醇引起的中性白细胞减少症是一种致命的剂量限制性毒性。在使用多西紫杉醇单一疗法的 140 例日本癌症患者中发现，定位于 *ABCC2* 基因终止密码子 10 kb 下游的 G>C rs12762549 基因位点突变与白细胞减少症密切相关，但在 64 例此基因位点突变的美国肿瘤患者中却仅仅显示其可减少多西紫杉醇的清除率，而与其白细胞减少症无关。也有文献报道该位点的突变还可导致异黄酮代谢物的个体差异。

MRP2/*ABCC2* 基因在癫痫患者脑部表达升高，且与抗癫痫药卡马西平和丙戊酸的耐药有关。尽管许多研究显示 *ABCC2* 的基因多态性与抗癫痫药物的反应性密切相关，但其结论并非一致。如有人报道 *ABCC2* 1249G>A 位点突变与卡马西平的神经毒副作用相关，另一研究显示，该位点的突变可增加卡马西平及奥卡西平对白色人种儿童癫痫的疗效，而对 537 例中国癫痫患者的研究发现，1249G>A 位点突变却与抗癫痫药物的耐药无相关性，但与 24C>T 和 3972C>T 位点的突变密切相关。

（五）调控及影响因素

1. MRP2 的调控　许多代谢酶和转运体受核受体（nuclear receptors，NRs）的调节。核受体由 49 个配体激动的转录因子家族组成，其配体主要包括内源性配体如亲脂性的激素类及促炎因子和外源性的配体如食物中的维生素及脂类、药物。

（1）转录调节：通过计算机辅助序列分析 MRP2 基因的启动子区域转录因子结合位点，发现了常见的转录因子激活蛋白-1（activator protein-1，AP1）及特异性蛋白-1（specificity protein 1，SP1）结合位点和肝脏含量丰富的转录因子肝细胞核因子（hepatic nuclear factor 1，HNF1）、HNF3 及 CCAAT-增强子结合蛋白（CCAAT-enhancer binding protein，C/EBP）。HNF-1 及 HNF-4α 可通过 HNF1 结合位点激活 MRP2 基因的转录，增加 MRP2 的表达。在 HepG2 细胞中研究发现，位于+81 ～+248 bp 的碱基序列是 MRP2 基因启动子活性必须的，而位于–517 ～–197 bp 的碱基序列是维系 MRP2 基因基础表达的必要序列。Nrf2 是氧化应激反应中的关键转录因子，其通过调控代谢酶及转运体的表达进行细胞防御和解毒。给予小鼠肝癌 Hepa1c1c7 细胞 Nrf2 的激动剂叔丁基对苯二酚，可使 Nrf2 与 Mrp2 启动子区抗氧化应答元件（–185 bp）相结合，增加 Mrp2 基因的转录。此外，HepG2 细胞给予叔丁基对苯二酚后，MRP2 的表达也同样增加。

特异的激动剂及基因敲除动物实验证实核受体孕甾烷 X 受体（pregnane X receptor，PXR）、组成型雄甾烷受体（constitutive androstane receptor，CAR）及法尼醇受体 FXR（farnesoid X receptor，FXR）可以调节 Mrp2 基因的表达。进一步研究显示 PXR、CAR、FXR 可以与维甲酸 X 受体-α（retinoid X receptor alpha，RXRα）形成异源二聚体，与含有 26 个碱基的序列结合，该序列位于 Mrp2 基因的转录起始位点的 440 bp 处，包含有 E-8 元件和诱导大鼠 Mrp2 受体基因。E-8 元件是核受体 PXR、CAR、FXR 的结合位点，当 E-8 位点突变后，这三个核受体对 MRP2 的调控作用消失。

核受体需依靠其配体激活后对 MRP2 基因发挥调控作用，外源性的 PXR 配体主要包括利福平、螺内酯、地塞米松、克霉唑、利托那韦、阿托伐他汀、孕烯醇酮-16α-碳腈（pregnenolone-16α-carbonitrile，PCN）。PCN 为合成的 PXR 配体，通常用于细胞或动物实验。灌胃给予小鼠 PCN 后可诱导肝脏 *Abcc2* 基因的 mRNA 及蛋白表达升高，但 PXR 敲除小鼠不受影响。实验研究发现，激活 PXR 可减轻胆酸盐蓄积导致的肝毒性，其主要原因是激活 PXR 可上调包括 Mrp2 在内的一些胆酸盐外排转运体的表达。CAR 与 PXR 相似，同样可调节 *ABCC2* 基因的表达。CAR 的配体包括苯巴比妥、二烯丙基硫化物、6，7-二甲基秦皮乙素、1，4-叠［2-（3，5-二氯吡啶基氧基）］–苯（TCPOBOP）。苯巴比妥和 TCPOBOP 可通过激活 CAR 而上调啮齿类动物 *Abcc2* 和 UGT1A1 的表达，进而减少血清中的胆红素水平。而 FXR 的常见配体包括胆酸、鹅去氧胆酸、6-乙基鹅去氧胆酸、GW4064、fexaramine、AGN34、WAY-362450（XL335）等。

（2）翻译调节：MRP2 基因在翻译水平同样存在调节。研究显示大鼠小肠 Mrp2 mRNA 水平与 Mrp2 蛋白表达存在显著差异，从十二指肠至回肠，其蛋白水平逐渐减少（约 10 倍），但 mRNA 水平在整段肠道无显著差异。大鼠给予 PCN 干预 2 天后肝脏 Mrp2 蛋白表达增加，19 天孕鼠肝脏 Mrp2 蛋白表达减少，但两组实验中 Mrp2 mRNA 的表达均未发生变化。采用 35S 检测 Mrp2 蛋白的合成过程，发现导致这种差异的主要原因是 Mrp2 基因在翻译水平的调节。

MRP2 在细胞膜的定位受根连蛋白（radixin）调控，根连蛋白属于埃兹蛋白–根连蛋白–膜突蛋白（ezrin-radixin-moesin，ERM）调节体系。在肝脏分布的 ERM 主要是根连蛋白，4 周龄小鼠敲除根连蛋白后，表达于胆小管膜的 Mrp2 缺失且诱发后续的高胆红素血症。而采用 siRNA 使大鼠肝细胞的根连蛋白的表达下调后，Mrp2 的结构及肝细胞膜定位均出现异常，这都提示根连蛋白对 MRP2 在顶侧膜的表达具有重要意义。此外，在 WIF-B 细胞系中研究发现，采用 siRNA 沉默蛋白激酶 Akt2 可阻断根连蛋白的磷酸化，进而导致 Mrp2 肝细胞膜易位至细胞质且其转运能力降低（图 3-10）。

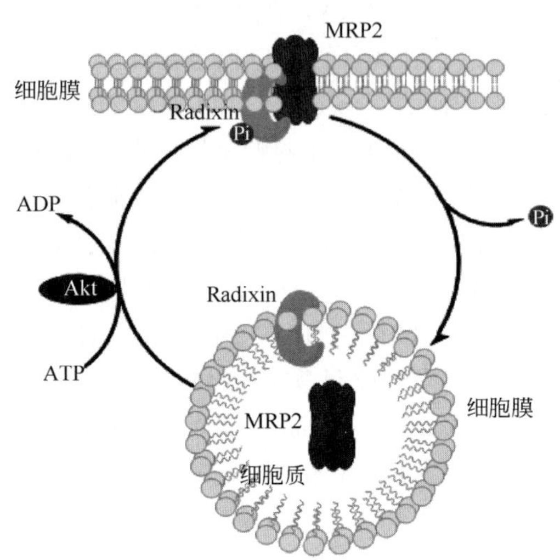

图 3-10 蛋白激酶 Akt 介导的 MRP2 的易位调节

2. 影响 MRP2 表达的因素 MRP2 的表达受年龄、性别、疾病等因素的影响。研究显示，胎儿、新生儿、儿童肝脏的 MRP2 表达明显低于成人，但小肠表达无显著差异。同样，动物实验也发现，Mrp2 在新生大鼠的表达约为成年大鼠的 70%，而其在雄性大鼠肾脏的表达也高于雌性。如同 MRP1，疾病也可影响 MRP2 的功能和表达，如 MRP2 在多种肿瘤组织中高表达。

三、MRP3

（一）克隆与结构

MRP3 由 *ABCC3* 基因编码，MRP3 的克隆是继 MRP2 后不久，于 1997 年被首次报道的，它是通过表达序列标签（expressed sequence tag，EST）数据库被鉴定的。在 MRP 家族中，MRP3 与 MRP1 和 MRP2 分别有 58% 和 48% 的氨基酸序列一致。MRP3 基因定位于染色体 17q21. 3 上，包含有 1527 个氨基酸。

（二）组织分布与功能

MRP3 主要分布于组织器官的基侧膜，在人的肾上腺、肾脏、小肠、结肠、胰脏及胆囊表达较高，而在肺、脾脏、胃、扁桃体及肝脏表达较低。在人的正常肝脏组织中，MRP3 表达很低且主要分布于胆管上皮细胞和肝门静脉丛周围肝细胞的基底侧膜。在胆汁淤积和 Dubin-Johnson 综合征患者中，MRP3 的表达上调。而在 Mrp2 缺失的大鼠中，Mrp3 的肝脏表达明显高于正常大鼠。因此，MRP3 可能具有补偿 MRP2 缺失的功能。

对 Mrp3/*Abcc3* 基因敲除小鼠的研究显示，Mrp3 的功能主要是介导胆酸盐等葡糖醛酸结合物的转运。在 Mrp3 缺失的胆管结扎小鼠中，肝脏中胆酸盐葡糖醛酸结合物增加。因此，在人体中 MRP3 可能主要扮演着当胆汁淤积时，防止毒性胆酸盐在肝脏蓄积的角色。

（三）底物、诱导剂和抑制剂

MRP3 的结构序列与 MRP1 及 MRP2 较为相似，但其底物专属性却相差较多。MRP3 主要介导两性离子如葡糖醛酸结合物及单价阴离子胆酸盐的转运，MRP3 对 GSH 结合物的亲和力远远低于 MRP1 与 MRP2，且对抗癌药物依托泊苷的转运不需要依赖 GSH。但 MRP3 与 MRP2 有部分相同的底物，如葡糖醛酸、硫酸及谷胱甘肽的结合物。

MRP3/Mrp3 的 mRNA 和蛋白在 MRP2/Mrp2 表达缺失或功能障碍时可受到诱导表达，如 Dubin-Johnson 综合征、胆管结扎大鼠及 EHBR 和 TR 大鼠的肝脏。除此之外，一些化合物和药物也可诱导 MRP3 的表达，如一些酶诱导剂苯巴比妥、二烯丙基硫醚、奥替普拉等。此外，MRP3 的表达受丙磺舒、甲氨蝶呤等药物的抑制。MRP3 的底物、诱导剂和抑制剂见表 3-26。

表 3-26　MRP3 介导的特异性底物及其诱导剂和抑制剂

底物	内源性底物	牛磺胆酸盐、甘氨胆酸盐、胆酸盐、LTC4、E217βG、胆红素葡糖醛酸苷、3-硫酸化物（如去氢表雄酮、牛磺酸鹅去氧胆酸盐、牛磺石胆酸盐）、叶酸
	药物及代谢物	甲氨蝶呤、依托泊苷、替尼泊苷、药物葡糖醛酸结合物、扑热息痛葡萄糖醛酸苷及硫酸化物、头孢羟氨苄、炔雌醇葡萄糖醛酸苷、非索非那定、亚叶酸、吗啡 3-及 6-葡糖醛酸苷、甲氨蝶呤、曲格列酮葡萄糖醛酸苷
诱导剂		苯巴比妥、二烯丙基硫醚、奥替普拉、1，7-邻二氮菲
抑制剂		丙磺舒、米托蒽醌、甲氨蝶呤

（四）基因多态性

在人肝脏组织中，编码 MRP3 的基因 *ABCC3* –211 C>T（rs4793665）位点突变可导致患者对氯吡格雷的反应性增加，同样，可减少小细胞肺癌患者及急性髓系白血病患者化疗后的存活时间。*ABCC3* 基因内含子区 45+1226T>G（rs4148405）位点突变可导致自体造血干细胞移植的急性髓系白血病成人患者服用化疗药物如阿糖胞苷、依托泊苷等后无病生存期（disease-free survival，DFS）缩短，造成这种影响的原因可能与 rs4148405 位点突变后 *ABCC3* 基因在肝脏或肿瘤细胞的表达升高，影响药物在靶部位的浓度有关。与 *ABCC2* 基因相似的是，*ABCC3* 基因多态性也可影响甲氨蝶呤的血药浓度，rs4793665 位点突变时，可增加幼年特发性关节炎患者对甲氨蝶呤的反应性，而外显子 22 的 3039C>T（rs4148416）位点突变则可缩短骨肉瘤患者甲氨蝶呤化疗后的 DFS 和总存活期（overall survival）。

（五）调控及影响因素

1. 参与 MRP3 基因调控的启动子结构域　人类 MRP3 基因的表达受启动子调控，该启动子结构无 TATA 框且包含 SP1 结合位点及转录因子 AP1、AP2、N-myc 和 SP1 的共有序列。MRP3 基因的转录起始点位于相对于翻译起始密码子上游–25 nt 和–27 nt 处，且–127～–23 nt 区对 MRP3 基因的表达具有重要作用。SP1 结合于启动子区–92～–58 nt 处，而位于翻译起始密码子上游–113～–108 nt 处的 SP1 结合位点 GC-盒模体（GC-box motif）已被识别，且 RXRα：RARα 可以特异性地减少 SP1 与该位点结合。在转录因子 SP1 与 RXRα：RARα 共转染细胞中，SP1 可以增加 MRP3 启动子的活性，加速 MRP3 基因的转录，而 RXRα：RARα 则以浓度依赖的方式抵消这种激动作用。在 RXRα：RARα 表达消失的胆汁淤积型肝损伤中，MRP3 基因的表达增加。在人 MRP 基因启动子区，存在两个位于-229/-138 bp 处的 α-1 甲胎蛋白转录因子（α-1 fetoprotein transcription factor，FTF）样的胆酸盐应答元件，胆酸盐干预该元件可激活 MRP3 基因启动子的活性。因此，FTF 通过调控 MRP3 基因的表达在胆酸盐的肝脏合成中起重要作用。

大鼠和小鼠的 Mrp3 基因启动子区也不含有 TATA 框。大鼠 Mrp3 基因启动子活性调节区域位于相对于翻译起始点的-157～-106 bp 处。在小鼠的 Mrp3 基因启动子的-1028～-1014 bp 处含有一个维生素 D 受体（VDR）应答元件，经石胆酸或维生素 D_3（VD_3）处理均可引起 VDR 受体与 Mrp3 基因启动子区 DR3 应答元件相结合，增强 Mrp3 基因的转录活性。

2. 核受体对 MRP3 表达的调控 特异性的激动剂或基因敲除实验研究显示肝脏 MRP3/Mrp3 基因的表达可受 CAR 及 PPAR-α 调节，如 CAR 的激动剂苯巴比妥、二烯丙基硫醚、TCPOBOP 可诱导 MRP3 的表达。二烯丙基硫醚能通过 CAR 途径诱导小鼠肝脏 MRP3 的表达，而全氟癸酸则可通过 PPAR-α 途径诱导小鼠 MRP3 的表达。此外，转录因子 SP1 或可通过激活 PXR 受体而诱导 MRP3 基因的表达。

3. 影响 MRP3 表达的因素 与 MRP2 相似，MRP3 的表达同样受年龄与性别的影响。研究显示，小鼠肝脏的 Mrp3 mRNA 随着年龄的增长，其表达降低，且雄性的表达高于雌性。MRP3 的表达同时也受到疾病与基因多态性的影响。目前尚未发现 MRP3 基因突变与人类疾病的关系，仅在 MRP2 表达或功能受损时发现 MRP3 表达升高，可能扮演着代偿性外排毒物的功能。

四、MRP4

（一）克隆与结构

MRP4 由 *ABCC4* 基因编码，为 ABC 家族 MRP 亚家族第 4 个被发现的转运体，属于“短链”MRP 家族成员，编码 1325 个氨基酸。该基因于 1996 年在 T-淋巴细胞中克隆，位于染色体的 13q32. 1 位。在结构上，MRP4 具有 2 个 NBDs 结构域及 2 个 MSDs 结构域，每个 MSD 结构域包括 6 个 TMDs 结构。此外，MRP4 结构中的 TM6 跨膜单环在任何物种中均具有保守性。

（二）组织分布与功能

MRP4 在机体组织的定位具有“双重性”，在肾脏近端小管细胞和脑毛细血管内皮细胞上分布于顶侧膜，而在前列腺管状腺泡细胞、肝细胞及脉络丛上皮细胞上则位于基底侧膜。MRP4 mRNA 分布于除骨髓、胸腺、血管内皮细胞及软组织外的所有组织。MRP4 对内源性或外源性毒物具有外排作用而保护机体脏器不受损害，如在 *ABCC4* 基因敲除小鼠中，肝脏呈现胆汁淤积型损伤，而脑部抗肿瘤药物托泊替康的含量则升高。在 Mrp2 缺乏的小鼠中，肾脏近曲小管顶侧膜 Mrp4 则代偿性升高。与 MRP3 相同，尚未发现 MRP4 基因突变相关的疾病，但其缺乏可导致血小板 δ-颗粒的 ADP 贮存缺陷，此外，MRP4 与肿瘤耐药也密切相关，在化疗过程中，MRP4 可外排抗癌药物的阴离子磷酸盐类活性代谢物，导致化疗失败。

（三）底物、诱导剂和抑制剂

MRP4 具有广泛的底物特异性，包括抗病毒药物（阿德福韦、替诺福韦、更昔洛韦）、抗生素（头孢菌素类）、心血管药物（髓袢利尿剂、噻嗪类、血管紧张素Ⅱ受体拮抗剂）和细胞毒药物［甲氨蝶呤、6-硫鸟嘌呤（6-thioguanine，6-TG）、6-巯嘌呤（6-mercaptopurine，6-MP）、托泊替坎］。而植物多酚、白藜芦醇、槲皮素也是 MRP4 的底物。此外，研究显示，MRP4 仅介导单磷酸盐形式的核苷酸类似物底物，如 9-［2-（磷酰甲氧基）乙基］腺嘌呤［9-(2-phosphonylmethoxy-ethyl) adenine，PMEA］及 6-TG，而不介导二磷酸盐及三磷酸盐核苷酸类似物的转运，这可能与核苷酸类似物的单磷酸盐形式是有机阴离子有关。

MRP4 转染的囊泡摄取实验及细胞外排实验均证实，MRP4 可介导各种生理物质的转运，如最先被鉴定的生理性底物 cAMP 和 cGMP。然而 MRP4 并不影响 cAMP 和 cGMP 在整个细胞中的水平，原因可能是环核苷酸信号系统被高度区分，而 MRP4 仅影响微结构域的 cAMP 和 cGMP 水平。MRP4 还可限制核苷酸类似物在红细胞中的水平，进而影响红细胞转运外源性物质（如 6-TG、6-MP）的能力。此外，肾脏近端小管细胞高表达的 MRP4 可能调节尿液 cAMP 和 cGMP 的水平。MRP4 的底物、诱导剂和抑制剂见表 3-27。

表 3-27　MRP4 介导的特异性底物及其诱导剂和抑制剂

底物	内源性底物	cAMP、cGMP、LTC4、E217βG、前列腺素 E2（PGE2）、叶酸、尿酸、胆酸盐
	药物及代谢物	抗病毒药物（阿德福韦、替诺福韦、更昔洛韦）、抗生素（头孢菌素类）、心血管药物（髓袢利尿剂、噻嗪类、血管紧张素Ⅱ受体拮抗剂）、细胞毒药物（甲氨蝶呤、6-TG、6-MP、托泊替坎）、PMEA
诱导剂		TCPOBOP、叔丁基羟基茴香醚、奥替普拉、乙氧喹、反式芪氧化物、苯巴比妥、二烯丙基硫醚
抑制剂		NSAIDs，MK571，孟鲁司特，吲哚美辛，舒林酸硫化物，磷酸二酯酶抑制剂如双嘧达莫、曲喹辛、西地那非

（四）基因多态性

关于 MRP4/*ABCC4* 基因多态性报道较少，对 48 名日本人的研究发现了 257 个 MRP4 基因突变位点，更多的突变发生在内含子区域。MRP4 的非同义突变仅有 3 个，即外显子 4、8、18，其导致的氨基酸变化分别为 Cys171Gly（rs4148460，511T>G）、Lys304Asn（rs2274407，912G>T）和 Glu757Lys（rs3765534，2269G>A）。此外，MRP4 的基因突变已报道的有 Ile18Leu（rs11568681，52A>C）、Gly187Trp（rs11568658，559G>T）、Arg531Gln（1592G>A）、Tyr556Cys（1667A>G）、Val776Ile（2326G>A）、Val854Phe（rs115686948，2560G>T）、Ile866Val（2596A>G）及 Thr1142Met（rs11568644，3425C>T）氨基酸序列的改变，但尚未发现这些氨基酸序列的变化产生的影响。然而，MRP4

g. 279778T>G（rs3742106）基因多态性可导致 HIV 感染患者外周血单核细胞中磷酸化拉米夫定浓度升高，且使 MRP4 蛋白表达减少。另有报道 *ABCC4* 4131T>G 位点突变可导致泰国 HIV 感染患者替诺福韦血药浓度升高。

在 275 例欧洲儿童急性淋巴细胞白血病（acute lymphoblastic leukemia，ALL）患者研究中发现，*ABCC4* 912C>A（rs2274407）基因位点突变能增加血小板减少症的发生率和减少患者的存活率。6-MP 是治疗儿童 ALL 的药物之一，但患者常常因为其骨髓细胞毒性而导致药物剂量减少或治疗中断。众多欧美研究报道显示，参与 6-MP 代谢的两个主要酶：硫嘌呤甲基转移酶（thiopurine *S*-methyltransferase，TPMT）和三磷酸肌苷焦磷酸酶（inosine triphosphate pyrophosphatase，ITPA）发生突变时，在儿童 ALL 维持治疗时需要减少 6-MP 的给药剂量。而日本学者则研究发现，在日本儿童 ALL 患者中，TPMT 基因突变发生率较低，且当 ITPA 基因突变时，调整 6-MP 的剂量对其毒性的影响较小。后来研究发现，*ABCC4* 基因的纯合子突变与早期儿童 ALL 治疗时，6-MP 的蓄积及继发的骨髓抑制密切相关。因此，患者 *ABCC4* 基因纯合子突变时，需要减少 6-MP 的剂量或中断治疗。此外，日本学者在 130 例炎症性肠病患者中研究显示，*ABCC4* 2269C>A 基因位点突变时，患者体内 6-TG 的浓度增高且白细胞数量减少。

（五）调控及影响因素

1. 参与 MRP4 基因调控的启动子结构域 人、小鼠及大鼠 MRP4/Mrp4 基因启动子位于不含 TATA 盒的 GC 富集域。人 MRP4 基因启动子近端结构域具有稳定的活性。MRP4 的肝脏基本转录活性受转录激活因子和抑制因子的调控。激活因子主要包括 NRF1、核因子 E2 相关因子 2（nuclear factor E2-related-factor 2，NFE2L2 或 NRF2）、SP2、信号转导及转录激活子 1（signal transducer and activator of transcription，STAT1）、Kruppel 类转录因子 10（Kruppel-like factor 10，KLF10）和转录因子 AP-2α（transcription factor AP-2 alpha，TFAP2A），而抑制因子包括发状分裂相关增强子（hairy and enhancer of split-1，HES1）、KLF15、锌指蛋白 161（zinc finger protein 161，ZFP161）。HES1 是启动子近端结构域的一个主要抑制因子。在氧化应激反应中，NRF1 是调控 MRP4 基因表达的反式作用因子。应用 Nrf2 激动剂及其基因敲除小鼠研究提示 Nrf2 也是调控 MRP4 基因表达的反式作用因子。在使用 Nrf2 激动剂叔丁基对苯二酚处理的 Hepa1c1c7 细胞系中，采用染色质免疫共沉淀分析显示 Nrf2 与小鼠 Mrp4 启动子结构域（-3767 bp）的抗氧化反应元件结合，调控 Mrp4 的表达。

2. 核受体对 MRP4 基因表达的调控 特异性拮抗剂或基因敲除研究提示 PPARα 参与了 MRP4 基因表达的调控，而 PXR 和 FXR 则未参与调控。MRP4 基因的表达主要受核受体 CAR 的调控，CAR 对于活化小鼠 MRP4 基因启动子是必需的，且激活 CAR 可上调 MRP4/Mrp4 基因在人肝细胞和鼠类的表达。

研究报道，CAR 的激动剂 TCPOBOP 及 Nrf2 激动剂叔丁基羟基茴香醚、奥替普拉和乙氧喹可诱导小鼠肝脏 Mrp4 的表达，而 Nrf2 激动剂奥替普拉和乙氧喹同样可诱导大鼠肝脏 Mrp4 的表达。反式芪氧化物也可通过 CAR 依赖的方式诱导 Mrp4 的表达。此外，CAR 可对人原代肝细胞及 HepG2 细胞系中 MRP4 及硫酸化酶 Sult2a1 产生协同调控作用，即 CAR 激活后可同时上调 MRP4 及 Sult2a1 的表达。MRP4 基因敲除后，可使 Sult2a1 的表达下调，提示 MRP4 与 Sult2a1 的基因表达具有相关性。该研究进一步指出 Sult2a1 及 MRP4 对化合物即内外源性化合物如胆酸盐或甾体类等的代谢及转运可能存在协同性，经肝脏 Sult2a1 代谢后成为亲水性的硫酸盐结合物，再经肝细胞膜转运体 MRP4 外排出肝脏。

3. 影响 MRP4 表达的因素　MRP4 的表达可受年龄、性别、疾病等因素的影响。Mrp4 的表达在雌性小鼠肝脏随着年龄的增加而增加，而在雄性体内不受年龄影响，且雌性表达较雄性高。雌雄小鼠对乙酰氨基酚诱导的肝损伤敏感性不同，雌性小鼠给予对乙酰氨基酚后，Mrp4 表达增加，对 GSH 的肝脏外排增加，随之肝毒性也增加，但对雄性小鼠的肝脏 Mrp4 表达无影响。此外，MRP4/Mrp4 在特定的疾病状态下如胆汁淤积、原发性胆汁性肝硬化、肝细胞脂肪变、糖尿病小鼠、慢性肾脏疾病及胆管结扎等呈现上调表达。

五、MRP5

（一）克隆与结构

MRP5 由 *ABCC5* 基因编码，位于染色体的 3q27 位，编码 1437 个氨基酸。与 MRP4 相似，它的发现依赖于表达序列标签（expression sequence tag，EST）技术数据分析，通过 cDNA 片段克隆而获取。在结构上，MRP5 与 MRP4 相似，缺少 MSD0 结构。但两个蛋白在-NH_2 端存在明显的不同，与 MRP4 的 1325 个氨基酸相比，MRP5 在-NH_2 端多了 95 个额外的氨基酸，但其具体的功能至今尚未阐明。

（二）组织分布与功能

MRP5 在心脏、肺、脑及骨骼肌组织具有广泛的表达。在转染了 MRP5 的极化 MDCKII 细胞系中发现，其表达于基底侧膜。但在 HEK293 细胞系中发现，其表达于细胞质中，仅有少数表达于基底侧膜。与 MRP4 相似，MRP5 也可介导 cGMP 的转运，且可影响 NO/cGMP 信号途径而导致肌肉不规则的收缩。在心脏，MRP5 可影响心肌的肌张力和收缩力。MRP5 在脑部锥体神经元及星形细胞大量表达，这种高表达导致细胞内 cGMP 的含量减少，抑制了星形细胞 Na^+/H^+交换系统的活性，降低了细胞内的 pH。MRP5 在各种组织如心脏、脑等的血管内皮细胞及胎盘的滋养层细胞基底侧膜广泛表达，对组织具有屏障性保护作用。此外，在白血病患者外周血中分离的单核细胞上表达有 MRP5，这可能会介导化疗中的耐药。

（三）底物、诱导剂和抑制剂

MRP5 主要介导 cAMP、环单磷酸鸟苷（cyclic guanosine monophosphate，cGMP）及抗逆转录病毒复合物 PMEA 的转运，与 MRP4 一样，MRP5 也可能参与了生理调控途径。MRP5 通过对硫代嘌呤代谢物的转运介导抗肿瘤药物巯嘌呤的耐药，尽管如此，但其对核酸碱基底物的亲和力较弱。此外，MRP5 可能介导叶酸的转运，许多体外实验研究证实 MRP5 可介导抗肿瘤药物顺铂、甲氨蝶呤、嘌呤类似物及嘧啶类似物的转运，但其在肿瘤耐药中的角色仍需进一步的研究。MRP5 介导的特异性底物、诱导剂和抑制剂见表 3-28。

表 3-28 MRP5 介导的特异性底物、诱导剂和抑制剂

底物	内源性底物	cAMP、cGMP、叶酸、尿酸、2′-脱氧尿苷-5′-单磷酸、谷胱甘肽及其结合物
	药物及代谢物	甲氨蝶呤、阿德福韦、核苷及其单磷酸化物
诱导剂	—	
抑制剂	磷酸二酯酶抑制剂如双嘧达莫、曲喹辛、扎普司特、西地那非；苯溴马隆、丙磺舒、二苯胺-2-羧化物、5-硝基-2-(3-苯丙胺)苯甲酸	

(四) 基因多态性

关于 MRP5/*ABCC5* 的基因多态性报道较少，与 *ABCC4* 基因多态性的研究一样，在对 48 名日本人的研究中发现了 85 个 *ABCC5* 的基因突变位点，但这些位点的突变并未改变其编码的氨基酸序列。MRP5/*ABCC5* 介导与心血管功能密切相关的 cGMP 的转运，因此，有研究心脏的 *ABCC5* 基因多态性，结果显示 20 个突变位点并未导致氨基酸序列的改变和 *ABCC5* mRNA 表达的变化。尽管上述研究均表明，*ABCC5* 的基因多态性似乎对机体的影响不大，但近来有研究表明 *ABCC5* 的内含子 26 基因突变与 2 型糖尿病的发病相关。内含子 26 基因突变可导致 MRP5 蛋白的表达增加，这种增加可降低非糖尿病个体的胰岛素外周敏感性，增加内脏脂肪蓄积，并增加 2 型糖尿病的发病率。

(五) 调控及影响因素

MRP5 表达的调控机制目前研究较少，核受体调控可能是调控其表达的主要方式之一。在 Hnf1α 基因敲除的小鼠中，其肝脏 MRP5 mRNA 的表达显著升高，但在 Fxr 基因敲除的小鼠中，发现对 MRP5 的表达无影响，且给予胆酸盐干预后对 MRP5 的表达也未见影响。在 Il6、Il1r1、Tnfr1 基因敲除的小鼠中，肝脏 MRP5 mRNA 的表达要低于野生型小鼠。

MRP5 的表达无明显的性别差异性，在 C57BL/6 小鼠、SD 及 WK 大鼠中均未发现其表达的性别差异，但在苯巴比妥干预的 WK 大鼠中，雌性大鼠肝脏 MRP5 mRNA 的表达升高，雄性无明显变化。此外，与 MRP4 相同的是在胆汁淤积、原发性胆汁性肝硬化、胆管结扎等疾病状态下，肝脏 MRP5 的表达是增加的。

六、MRP6～9

(一) 克隆与结构

MRP6 最早克隆于大鼠肝脏，随后在人和小鼠中被克隆，其与 MRP1 的结构相似度为 41%。MRP6 基因位于染色体 16 位，编码 1503 个氨基酸，与其他“长链”蛋白一样，包括 3 个 MSDs 和 2 个 NBDs 结构，尽管如此，对其了解依旧很少，通过磁共振与电导检测光谱仅对 2 个 NBDs 结构域检测了其特征，并预测 NBDs 结构域可能与 ATP 的结合与水解有关。在随后的几年里，MRP6～9 的基因也相继被鉴定。MRP7 在 2001 年首先通过 cDNA 文库搜索被鉴定和命名，其编码 1492 个氨基酸。结构分析显示，MRP7 包括 3 个 MSDs 结构域，与 MRP 家族其他成员的氨基酸序列同源性最低（33%～36%），且 N-端缺少 N-连接的糖基化结构。MRP8 在 2003 年被鉴定，MRP8 为“短链”蛋白，编码 1382 个

氨基酸。目前，MRP8 的晶体结构尚未获得，预测 MRP8 的结构中包含 12 个跨膜螺旋。MRP8 同源建模结构中，推测其包含 2 个潜在的结合位点。分子动力学模拟研究发现，底物分子与 MRP8 的结合机制与 MPR2 有所不同，底物分子首先在胞内与 MRP8 的其中一个位点结合，然后随着 MRP8 构象的改变通过第二个位点得到释放。MRP9 与 MRP8 位于同一染色体 16q12. 1 位上，编码 1356 个氨基酸。MRP9 与 MRP8 具有 44% 的氨基酸同源序列，与 MRP5 具有 55% 的氨基酸同源序列。

（二）组织分布与功能

MRP6 主要表达在肝脏与肾脏组织。研究显示，MRP6/Mrp6 在大鼠肝细胞基侧膜和胆管膜均有分布，而在人肝细胞仅分布于基侧膜。转染 MRP6/Mrp6 人或小鼠的肾脏近端小管上皮细胞 MDCKII 显示，MRP6/Mrp6 定位于基侧膜。后来通过反转录 PCR 技术在人的皮肤、血管及视网膜均发现了 MRP6 的表达，这一发现同样通过免疫组化技术在小鼠的皮肤、视网膜及大动脉得到证实。此外，采用免疫组化技术研究发现，MRP6 在许多外分泌及内分泌组织中也具有广泛的表达，如胰脏腺泡细胞、肠黏膜细胞、甲状腺滤泡上皮细胞等（表 3-29）。MRP6 能介导谷胱甘肽结合物的转运，如 LTC4 谷胱甘肽结合物，但对葡糖醛酸结合物如 $E_2 17\beta G$ 没有转运能力。*ABCC6* 基因突变导致的弹性假黄色瘤（pseudoxanthoma elasticum，PXE）可能与 MRP6 丧失一些内源性物质的转运能力有关。MRP7 在胰腺、皮肤等组织有表达，其可能参与了机体葡糖醛酸结合物及 GSH 结合物的转运。MRP8 主要分布于中枢神经和外周神经轴突，在肝脏中也有表达，并且其参与了胆酸盐的转运，对维持胆酸盐的内稳定具有一定的贡献，也参与了类固醇硫酸盐及葡糖醛酸结合物的转运。值得一提的是，MRP8 基因与狐臭和耳垢的分泌密切相关。MRP9 基因在多个组织分布，包括肝脏、肾脏、肺等组织。MRP9 包括 2 个转录本，编码不同的蛋白质，长度为 4. 5 kb 的蛋白主要表达于乳腺及乳腺癌组织、睾丸，而长度为 1. 3 kb 的主要表达于脑、骨骼肌及卵巢组织。但是近年来在睾丸生殖细胞和小鼠精子中发现了完整的 MRP9 基因。MRP6～9 在人组织器官的分布见表 3-29。

表 3-29　MRP6～9 在人组织器官的分布

转运体	组织分布
MRP6	肝脏、肾脏，在脑、心脏、小肠、结肠、皮肤、骨骼肌、睾丸、胰腺、肾上腺中低表达
MRP7	胰腺、皮肤、睾丸、结肠、肺、卵巢
MRP8	中枢神经和外周神经轴突、肝脏、脑、胎盘、乳房、睾丸
MRP9	肝脏、肾脏、肺、胎儿组织

（三）底物、诱导剂和抑制剂

囊泡转运实验证实，MRP6 能介导许多谷胱甘肽-S 有机阴离子结合物（GS- conjugated organic anions）如白细胞三烯 C4、S-（2，4-二硝基苯基）-谷胱甘肽、*N*-乙基马来酰亚胺-S-谷胱甘肽结合物（*N*-ethylmaleimide *S*-glutathione，NEM-GS）的转运，也可能介导某些抗肿瘤药物的耐药，但尚无确切的证据显示其在肿瘤耐药中的角色。

MRP7 可能介导葡糖醛酸结合物如 17β-葡糖醛酸雌二醇和 GSH 结合物如白细胞三烯 C4 的转运。除了介导内源性底物的转运外，MRP7 与肿瘤耐药也密切相关，对转染了 MRP7 的 HEK293 细胞系的研究发现，MRP7 介导众多抗肿瘤药物如多西紫杉醇、紫杉酚、长春新碱、长春瑞滨及长春碱的转运，体内实验采用 MRP7 敲除小鼠也证实了 MRP7 介导紫杉醇的耐药。千金藤碱是最早发现的 MRP7 的抑制剂。

MRP8 为两亲性阴离子转运体，介导内源性的底物嘌呤及嘧啶核酸类物质如 cAMP 和 cGMP、胆酸盐、类固醇硫酸盐、葡糖醛酸结合物等，而外源性的底物主要有甲氨蝶呤、5-氟尿嘧啶、培美曲塞（表 3-30）。

目前关于 MRP9 的底物、抑制剂、诱导剂的研究尚不清楚，采用转染 MRP9 的囊泡验证了 MRP 家族常见的底物如 cGMP、cAMP、甲氨蝶呤、谷胱甘肽、牛磺胆酸等，发现其对这些物质均没有转运能力。

表 3-30　MRP6 ～ 9 介导的相关底物、诱导剂和抑制剂

蛋白	底物	诱导剂	抑制剂
MRP6	白细胞三烯 C4、S-（2，4-二硝基苯基）–谷胱甘肽、NEM-GS、BQ-123	维生素 A 酸类	丙磺舒、吲哚美辛、苯溴马隆
MRP7	17β-葡糖醛酸雌二醇（弱）、白细胞三烯 C4（弱）、多西紫杉醇、紫杉酚、长春新碱、长春瑞滨及长春碱、核苷类似物、扎西他滨、去羟肌苷、奈韦拉平	—	千金藤碱
MRP8	环核苷酸类、17β-葡糖醛酸雌二醇、白细胞三烯 C4、3-硫酸–雌酮、单价有机阴离子胆酸盐，如甘胆酸盐、牛磺胆酸盐	—	二苯胺-2-羧化物、5-硝基-2-（3-苯丙胺）苯甲酸

（四）基因多态性

PXE 是一种常染色体遗传性代谢疾病，可使皮肤、血管及视网膜弹力纤维钙化，导致皮肤松弛、血管异常及失明等。研究报道，PXE 的发生主要是由于 MRP6/*ABCC6* 基因突变而导致某种抗钙化物质的循环障碍，最终引起疾病。MRP6 基因突变的形式主要有纯合子、复合杂合子及杂合子，突变区域主要发生在外显子 24 ～ 30，以外显子 24 突变最为常见。*ABCC6* 外显子 24 的 C3421T 及 C3490T 位点突变可提前产生终止密码子，导致翻译产生的蛋白变短而使其功能丧失，这也可能是引发 PXE 的主要原因。

MRP7/*ABCC10* 基因可介导抗病毒药物去羟肌苷、奈韦拉平等的转运。当 HIV 感染的患者服用奈韦拉平治疗时，*ABCC11* 基因 rs2125739 位点突变可使白种人或黑种人患者奈韦拉平血药浓度降低。

MRP8/*ABCC11* 基因的突变与狐臭及耳垢分泌类型密切相关，且其突变位点主要为 538G>A。研究报道，*ABCC11* 基因 538G>A（Gly180Arg）的单核苷酸多态性决定了耳垢的类型。G/G 及 G/A 突变常见于欧洲人及非洲人种，决定的耳垢类型为湿型，A/A 突变常见于东亚人，决定的耳垢类型为干型。*ABCC*11 538G>A 位点纯合子突变可导致 *ABCC11* 分泌狐臭主要气味物质的功能丧失，且可减少氨基酸结合物及人类特异气味物质的分泌，使狐臭消失。

（五）调控及影响因素

1. 参与 MRP6～9 基因调控的启动子结构域　人类的 MRP6 基因含有 CpG 岛，嵌有 R1 及 R2 两个进化的保守序列元件，R1 及 R2 不含有转录因子结合位点。MRP6 基因的转录起始位点位于–37 bp 处，与翻译起始位点相邻，而 MRP6 的–145～+72 bp 片段具有部分转录活性，–332～+72 bp 含有转录激活元件，–718～–332 含有转录抑制元件。在 HepG2 细胞中，位于 MRP6 基因–235～–226 bp 处的 NF-κB 相似序列使 MRP6 基因在 HepG2 细胞的表达升高，提示该序列具有肝脏特异性。在 HepG2 细胞中，转化生长因子 β（transforming growth factor β，TGF-β）能上调 MRP6 的表达，而肿瘤坏死因子 α（tumor necrosis factor α，TNF-α）和干扰素 γ（interferon-γ，IFN-γ）则下调 MRP6 的表达。TGF-β 的应答元件位于–58～–49 bp 处，而其他 4 个转录因子 AP2、USF-1、NF-κB 和内皮生长因子则可与启动子 2.6 kb 的片段结合。在 HepG2 细胞中，转录因子 PLAG1、PLAGL 和 SP1 的过表达可上调 MRP6 的基因表达，而 GATA3 转录因子的过表达则下调 MRP6 基因的表达。

2. 核受体对 MRP6～9 基因表达的调控　核受体 AhR、PXR 和 Nrf2 的激动剂不影响人和大鼠肝细胞 MRP6 基因的表达，但人肝细胞给予 CAR 激动剂可抑制 MRP6 的表达，但在大鼠肝脏则表现为诱导作用。在 Tnfr1-、Il1r1- 和 Il6- 敲除的小鼠中，肝脏 Mrp7 mRNA 的表达未发生变化，但给予脂多糖后，肝脏 Mrp7 mRNA 的表达升高，Mrp9 mRNA 表达不变；胆管结扎手术后，肝脏 Mrp7 及 Mrp9 mRNA 的表达均升高。

3. MRP6～9 基因表达的影响因素　MRP6～9 基因的表达可受年龄、性别、种属、疾病等因素的影响。在雌性大鼠体内 MRP6 的水平约为雄性大鼠的 60%。刚出生的 SD 大鼠肝脏 Mrp6 mRNA 表达雄性大鼠为成年大鼠的 3 倍，雌性为 6 倍，在出生 26 天后与成年大鼠相同。Mrp7 在小鼠肝脏的表达雌性略高于雄性。此外，MRP6～9 基因在多数肿瘤中表达升高，参与肿瘤的耐药。

总之，MRP 家族转运体几乎分布于体内各个脏器，扮演着重要的生理学作用，同时参与进入机体的外源性物质在体内的吸收、代谢、分布及排泄过程。外源性物质或疾病状态改变了这些转运体的表达或功能，则可影响内源性物质的平衡或外源性物质的处置，导致机体疾病或毒性反应。并且 MRP 家族转运体几乎全部参与了肿瘤化疗过程的耐药，因此，在疾病的治疗中应考虑 MRP 家族转运体的变化对其的影响。

（张国强　武新安）

参考文献

Assem M，Schuetz EG，Leggas M，et al. 2004. Interactions between hepatic Mrp4 and Sult2a as revealed by the constitutive androstane receptor and Mrp4 knockout mice. The Journal of Biological Chemistry，279（21）：22250-22257.

Chen W，Cai SY，Xu S，et al. 2007. Nuclear receptors RXRalpha：RARalpha are repressors for human MRP3 expression. American Journal of Physiology Gastrointestinal and Liver Physiology，292（5）：G1221-1227.

Chen ZS，Tiwari AK. 2011. Multidrug resistance proteins（MRPs/ABCCs）in cancer chemotherapy and genetic diseases. The FEBS Journal, 278 (18): 3226-3245.

Cole SP. 2014. Multidrug resistance protein 1 (MRP1, ABCC1), a "multitasking" ATP-binding cassette (ABC) transporter. The Journal of Biological Chemistry, 289 (45): 30880-30888.

Cole SP. 2014. Targeting multidrug resistance protein 1 (MRP1, ABCC1): past, present, and future. Annual Review of Pharmacology and Toxicology, 54: 95-117.

Dazert P, Meissner K, Vogelgesang S, et al. 2003. Expression and localization of the multidrug resistance protein 5 (MRP5/ABCC5), a cellular export pump for cyclic nucleotides, in human heart. The American Journal of Pathology, 163 (4): 1567-1577.

de Zwart L, Scholten M, Monbaliu JG, et al. 2008. The ontogeny of drug metabolizing enzymes and transporters in the rat. Reproductive Toxicology, 26 (3-4): 220-230.

Direk K, Lau W, Small KS, et al. 2014. ABCC5 transporter is a novel type 2 diabetes susceptibility gene in European and African American populations. Annals of Human Genetics, 78 (5): 333-344.

Donner MG, Schumacher S, Warskulat U, et al. 2007. Obstructive cholestasis induces TNF-alpha- and IL-1 -mediated periportal downregulation of Bsep and zonal regulation of Ntcp, Oatp1a4, and Oatp1b2. American Journal of Physiology Gastrointestinal and Liver Physiology, 293 (6): G1134-G1146.

Fu ZD, Csanaky IL, Klaassen CD. 2012. Effects of aging on mRNA profiles for drug-metabolizing enzymes and transporters in livers of male and female mice. Drug Metabolism and Disposition, 40 (6): 1216-1225.

Gradhand U, Kim RB. 2008. Pharmacogenomics of MRP transporters (ABCC1-5) and BCRP (ABCG2). Drug Metabolism Reviews, 40 (2): 317-354.

Gu XK, JE. M. 2009. Transcriptional regulation of human multidrug resistance associated protein 4 gene expression. The Toxicologist-Supplement to Toxicological Sciences, 108: 154.

Gu X, Manautou JE. 2010. Regulation of hepatic ABCC transporters by xenobiotics and in disease states. Drug Metabolism Reviews, 42 (3): 482-538.

Hooijberg J, Jansen G, Kathmann I, et al. 2014. Folates provoke cellular efflux and drug resistance of substrates of the multidrug resistance protein 1 (MRP1). Cancer Chemother Pharmacol, 73 (5): 911-917.

Johnson DR, Guo GL, Klaassen CD. 2002. Expression of rat multidrug resistance protein 2 (Mrp2) in male and female rats during normal and pregnenolone-16alpha-carbonitrile (PCN) -induced postnatal ontogeny. Toxicology, 178 (3): 209-219.

Jones BR, Li W, Cao J, et al. 2005. The role of protein synthesis and degradation in the post-transcriptional regulation of rat multidrug resistance-associated protein 2 (Mrp2, Abcc2). Molecular Pharmacology, 68 (3): 701-710.

Kast HR, Goodwin B, Tarr PT, et al. 2002. Regulation of multidrug resistance-associated protein 2 (ABCC2) by the nuclear receptors pregnane X receptor, farnesoid X-activated receptor, and constitutive androstane receptor. The Journal of Biological Chemistry, 277 (4): 2908-2915.

Li C, Krishnamurthy PC, Penmatsa H, et al. 2007. Spatiotemporal coupling of cAMP transporter to CFTR chloride channel function in the gut epithelia. Cell, 131 (5): 940-951.

Liptrott NJ, Pushpakom S, Wyen C, et al. 2012. Association of ABCC10 polymorphisms with nevirapine plasma concentrations in the German Competence Network for HIV/AIDS. Pharmacogenetics and Genomics, 22 (1): 10-19.

Maher JM, Slitt AL, Cherrington NJ, et al. 2005. Tissue distribution and hepatic and renal ontogeny of the multidrug resistance-associated protein (Mrp) family in mice. Drug Metabolism and Disposition, 33 (7): 947-955.

Martin A, Saathoff M, Kuhn F, et al. 2010. A functional ABCC11 allele is essential in the biochemical formation of human axillary odor. The Journal of Investigative Dermatology, 130 (2): 529-540.

Masubuchi Y, Nakayama J, Watanabe Y. 2011. Sex difference in susceptibility to acetaminophen hepatotoxicity is reversed by buthionine sulfoximine. Toxicology, 287 (1-3): 54-60.

McCarthy TC, Li X, Sinal CJ. 2005. Vitamin D receptor-dependent regulation of colon multidrug resistance-associated protein 3 gene expression by bile acids. The Journal of Biological Chemistry, 280 (24): 23232-23242.

Mooij MG, Schwarz UI, de Koning BA, et al. 2014. Ontogeny of human hepatic and intestinal transporter gene expression during childhood: age matters. Drug Metabolism and Disposition, 42 (8): 1268-1274.

Pulaski L, Szemraj J, Uchiumi T, et al. 2005. Transcriptional upregulation of the human MRP2 gene expression by serine/threonine protein kinase inhibitors. Journal of Biological Regulators and Homeostatic Agents, 19 (3-4): 113-119.

Renes J, de Vries EE, Hooiveld GJ, et al. 2000. Multidrug resistance protein MRP1 protects against the toxicity of the major lipid peroxidation product 4-hydroxynonenal. The Biochemical Journal, 350 Pt 2: 555-561.

Rius M, Nies AT, Hummel-Eisenbeiss J, et al. 2003. Cotransport of reduced glutathione with bile salts by MRP4 (ABCC4) localized to the basolateral hepatocyte membrane. Hepatology, 38 (2): 374-384.

Schultz MJ, Wijnholds J, Peppelenbosch MP, et al. 2001. Mice lacking the multidrug resistance protein 1 are resistant to Streptococcus pneumoniae-induced pneumonia. Journal of Immunology, 166 (6): 4059-4064.

Slitt AL, Cherrington NJ, Maher JM, et al. 2003. Induction of multidrug resistance protein 3 in rat liver is associated with altered vectorial excretion of acetaminophen metabolites. Drug Metabolism and Disposition, 31 (9): 1176-1186.

Slot AJ, Molinski SV, Cole SP. 2011. Mammalian multidrug- resistance proteins (MRPs). Essays in Biochemistry, 50 (1): 179-207.

Sodani K, Patel A, Kathawala RJ, et al. 2012. Multidrug resistance associated proteins in multidrug resistance. Chinese Journal of Cancer, 31 (2): 58-72.

Struk B, Cai L, Zäch S, et al. 2000. Mutations of the gene encoding the transmembrane transporter protein ABC-C6 cause pseudoxanthoma elasticum. Journal of Molecular Medicine, 78 (5): 282-286.

Suda J, Rockey DC, Karvar S. 2015. Akt2-dependent phosphorylation of radixin in regulation of Mrp-2 trafficking in WIF-B cells. Digestive Diseases and Sciences, 61 (2): 453-463.

Tanaka Y, Manabe A, Fukushima H, et al. 2015. Multidrug resistance protein 4 (MRP4) polymorphisms impact the 6- mercaptopurine dose tolerance during maintenance therapy in Japanese childhood acute lymphoblastic leukemia. The Pharmacogenomics Journal, 15 (4): 380-384.

Toyoda Y, Hagiya Y, Adachi T, et al. 2008. MRP class of human ATP binding cassette (ABC) transporters: historical background and new research directions. Xenobiotica, 38 (7-8): 833-862.

van der Schoor LW, Verkade HJ, Kuipers F, et al. 2015. New insights in the biology of ABC transporters ABCC2 and ABCC3: impact on drug disposition. Expert Opinion on Drug Metabolism & Toxicology, 11 (2): 273-293.

Wang D, Wei YH, Zhou Y, et al. 2012. Pharmacokinetic variation of ofloxacin based on gender- related difference in the expression of multidrug resistance- associated protein (Abcc2/Mrp2) in rat kidney. Yao Xue Xue Bao = Acta Pharmaceutica Sinica, 47 (5): 624-629.

Wijnholds J, Evers R, van Leusden MR, et al. 1997. Increased sensitivity to anticancer drugs and decreased inflammatory response in mice lacking the multidrug resistance- associated protein. Nature Medicine, 3 (11): 1275-1279.

Zhang H, Patel A, Ma SL, et al. 2014. In vitro, in vivo and ex vivo characterization of ibrutinib: a potent inhibitor of the efflux function of the transporter MRP1. British Journal of Pharmacology, 171 (24):

5845-5857.

Zhang YK, Wang YJ, Gupta P, et al. 2015. Multidrug resistance proteins (MRPs) and cancer therapy. The AAPS Journal, 17 (4): 802-812.

Zhou SF. 2008. Role of multidrug resistance associated proteins in drug development. Drug Discoveries & Therapeutics, 2 (6): 305-332.

第八节 PEPT (*SLC15A*) 家族

寡肽转运体 (peptide transporter, PEPT) 是以 Na^+/H^+交换转运产生的向细胞内质子梯度差为驱动力来介导转运二肽和三肽的跨膜蛋白，根据分布位置一般将 PEPT 分为两类：一类是位于上皮细胞的刷状缘侧膜 (brush-border membrane, BBM)，另一类则定位于上皮细胞的基底侧膜 (basolateral membrane, BLM)，两者协同完成寡肽从腔道侧到血液侧跨上皮细胞的吸收全过程。BBM 侧的 PEPT 有两个，即 PEPT1 和 PEPT2；BLM 侧的 PEPT 在小肠和肾脏有表达。

一、克隆与结构

PEPT1 的 cDNA 是最早于 1995 年由 Liang 等从家兔小肠 cDNA 库中通过表达克隆鉴定出来的，具有 707 ～ 710 个氨基酸序列；其 cDNA 已在人、大鼠、小鼠、牛和鸡小肠中被发现。大鼠的 PEPT2 由 729 个氨基酸残基组成，随后也克隆出人和小鼠肾脏 PEPT2 的 cDNA。PEPT 的拓扑结构见图 3-11，具有 12 个跨膜多肽链，且 C 端和 N 端均位于胞内；在第 9 和第 10 个跨膜多肽链之间存在一个由 204 个氨基酸构成的大亲水性细胞外环，并有 5 个 *N*-甲基化位点。PEPT1 和 PEPT2 大约有 50% 相同的氨基酸序列，细胞内环和外环氨基酸序列的变化程度比跨膜域的更大。

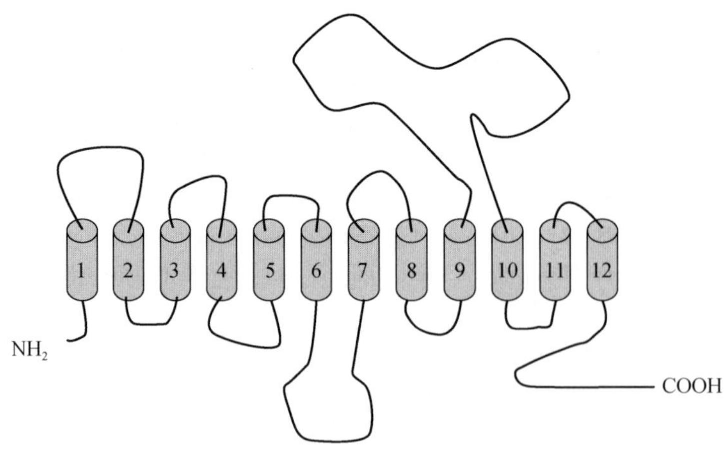

图 3-11 PEPT1 和 PEPT2 的拓扑结构

Saito 和 Daniel 等研究发现大鼠和人的 PEPT2 具有一定的差异性，前者的细胞外环上 435、448、528 和 587 位有 4 个潜在的 *N*-糖基化识别位点，且有 3 个蛋白激酶 A 磷酸化作用位点，即丝氨酸 33、苏氨酸 12 和苏氨酸 727，后者只有苏氨酸 12 和苏氨酸 727 两个蛋白激酶 A 磷酸化作用位点；前者有 3 个保守的蛋白激酶 C 磷酸化作用位点，即丝氨酸 376、丝氨酸 640 和苏氨酸 708，而后者在丝氨酸 376 和丝氨酸 640 有 2 个蛋白激酶 C 磷酸化作用位点。

二、组织分布与功能

（一）PEPT1 的组织分布与功能

PEPT1 mRNA 主要表达于小肠上皮细胞 BBM 侧，从小肠近端至远端表达逐渐增加。PEPT1 在肝肾组织中有少量表达，在肝脏表达于肝外胆管细胞的顶侧，在肾脏表达于近曲小管 S1 上皮细胞的 BBM 侧，目前对肝上皮细胞 PEPT1 的生理功能的认识还不清晰。此外，有研究表明在血液–房水屏障和血液–视网膜屏障、角膜、鼻黏膜亦有少量 PEPT1 表达。

PEPT1 的主要功能是转运肠腔内的二、三肽及拟肽物质。以 PEPT1 为靶点来提高药物的吸收已成为药物设计的一个重要手段，具体方法如下：①结构与氨基酸相似的药物，利用二肽衍生化的方法将它们转化成二肽衍生物，在 PEPT 介导下跨小肠上皮细胞膜转运，以提高小分子寡肽和拟寡肽药物口服传递效率。如左旋多巴连接苯丙氨酸后经 Caco-2 细胞系证实其透过量提高近 40 倍，用苯基甘氨酸修饰后其口服生物利用度提高 31.7 倍。②可以在药物分子中连上一个二肽或三肽分子，使其成为 PEPT1 底物。在帕米膦酸钠和阿仑膦酸钠的分子结构上分别接上脯氨酰苯丙氨酸二肽，使这两种拟肽类前体药物口服后其母药的生物利用度分别提高 3.8 和 3.3 倍；将 L-α-甲基多巴制成苯丙氨酸二肽前体药物后，兔小肠在体单次灌流实验表明其小肠渗透可提高近 20 倍；将瑞巴匹特（rebamipide，Reb）与多种氨基酸连接成衍生物，如 Ser（Reb）-Gly 在 Caco-2 细胞膜上的渗透性明显高于 Reb 本身；将萘普生与 Phe-Ser-Ala 结合制成前药，通过灌肠试验发现可明显提高其肠道吸收。③在某些药物分子中连接氨基酸残基使之成为 PEPT1 底物，其底物结构中的肽键并不是必需的。如阿昔洛韦经 L-缬氨酸修饰得到的前药伐昔洛韦可通过 PEPT1 转运，其口服利用度比阿昔洛韦要高 3～5 倍；氟尿苷经 L-缬氨酸和 L-异亮氨酸修饰得到的前药使得在 HeLa 细胞的摄取率分别增加 19 倍和 8 倍，在 Caco-2 细胞的渗透率分别提高 11 倍和 8 倍；抗病毒药物利巴韦林经 L-缬氨酸修饰后其渗透系数提高 49 倍。

（二）PEPT2 的组织分布与功能

PEPT2 在肾脏、大脑、乳腺、眼睛、肺、气管、支气管上皮细胞、前列腺、睾丸、卵巢及子宫等正常组织器官及胆管上皮肿瘤细胞系、脾、胰腺癌细胞系、纤维肉瘤细胞系等病变组织中均有表达。PEPT2 在各组织中的分布不同，其功能也有差异。

1. PEPT2 在肾脏的分布与功能　PEPT2 分布在肾髓质细胞和近曲小管 S3 段上皮细胞的 BBM 侧，可重吸收肾小球滤过的寡肽和拟肽类药物，具有重要的生理作用和药理学意义，如重吸收 β- 内酰胺类抗生素。有研究表明，*Pept2* 基因敲除小鼠组甘氨酰肌氨酸（Gly-Sar）在肾脏的清除率增加 2 倍，重吸收作用几乎消失，而野生型小鼠组 Gly-Sar 的重吸收可高达 46%，这表明 Pept2 对肾脏的重吸收具有重要作用。

2. PEPT2 在大脑的分布与功能 PEPT2 表达于大脑皮质、星形胶质细胞、下室管膜细胞、室管膜细胞和脉络丛上皮细胞。Hu 等研究发现，脉络丛上皮细胞膜顶端的 Pept2 在介导神经肽甘氨酰谷氨酰胺（glycyl-L-glutamine，Gly-Gln）从血液到脑脊液的转运中起到重要作用，Gly-Gln 被转运到细胞内后，其迅速降解为游离氨基酸以循环利用。与 Pept2 基因敲除组小鼠相比，Gly-Sar 在野生型小鼠的脉络丛中有较高的浓度，在给药 60 min 时脉络丛药物浓度与脑脊液药物浓度的比值是基因敲除组小鼠的 5 倍，这提示 Pept2 在脉络丛上皮细胞中可能起到的是摄取性的作用。另一位学者采用野生型小鼠和 Pept2 基因敲除小鼠研究了 Pept2 底物 Gly-Sar 在血液、脑脊液和肾脏的动力学模型，结果表明 Gly-Sar 在血液、脑脊液和肾脏的分布属于四室模型，野生型小鼠和 Pept2 基因敲除小鼠的清除率、中央室的分布容积、外周室分布容积分别为 0.236 ml/min 和 0.449 ml/min、3.79 ml 和 4.75 ml、5.75 ml 和 9.18 ml；野生型小鼠脑脊液的清除率是 Pept2 基因敲除小鼠的 4.3 倍；非线性混合效应模型法分析表明脑脊液外排作用约有 77% 是 Pept2 介导的，扩散作用等约占 23%。Chen 等研究了转运体对头孢羟氨苄在大鼠脑内分布中所起到的作用，并绘制了头孢羟氨苄在中枢神经系统分布时所涉及转运体的示意图（图 3-12）；丙磺舒为有机阴离子转运体（organic-anion transporter，OATs）、多药耐药相关蛋白（multidrug resistance-associated proteins，MRPs）和有机阴离子转运多肽（organic anion transporting polypeptides，OATPs）的抑制剂，静脉给予丙磺舒后游离型头孢羟氨苄在细胞外液的 AUC 与血液的比值增大了 2.5 倍，头孢羟氨苄在脑脊液的 AUC 与血液的比值并未显著增加；此外，采用脑室内灌注 Pept2 的底物 Ala-Ala 来探讨其对头孢羟氨苄分布的影响，结果显

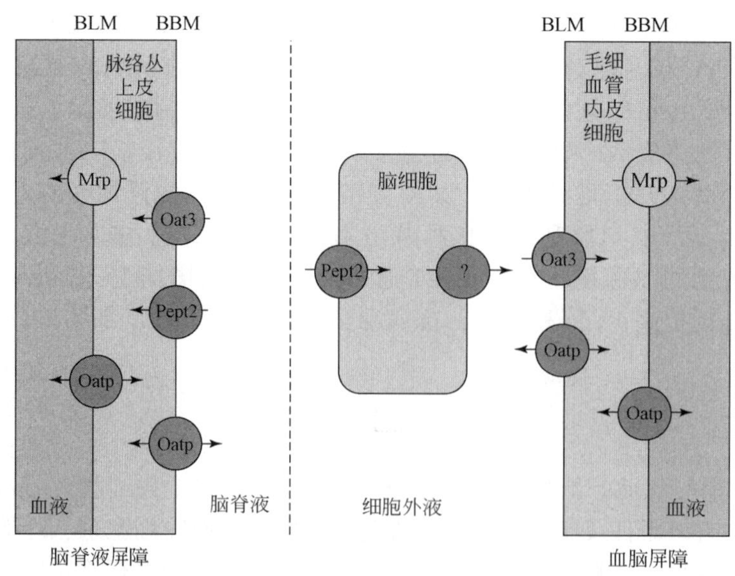

图 3-12 头孢羟氨苄在中枢神经系统分布时所涉及的转运体转运示意图

示在细胞外液、脑脊液和血液中游离型头孢羟氨苄的浓度均未发生明显改变，但游离型头孢羟氨苄在脑内的分布体积明显减小；上述结果表明 Ala-Ala 可减少头孢羟氨苄在脑细胞的蓄积，而丙磺舒可增加其在脑细胞中的蓄积，这也进一步提示多种转运体共同参与了头孢羟氨苄在脑组织中的分布，且这种分布还会受到合用药物的影响。

3. PEPT2 在肺部的分布与功能 PEPT2 表达于Ⅱ型肺泡细胞、支气管上皮细胞和小血管的内皮细胞上。Terada 等研究表明，β-内酰胺类抗生素可被 PEPT2 转运。与其他给药途径相比，肺部给药具有吸收表面积大、吸收部位血流丰富、能避免肝脏的首过效应、上皮屏障较薄及通透性高等优点。如能通过 PEPT2 将药物靶向于肺内感染部位则可降低给药剂量，并减少全身副作用，对提高疗效将会有重要意义，目前有待进一步研究。

4. PEPT2 在乳腺的分布与功能 PEPT2 表达于乳腺及其导管的上皮细胞中。Wang 等研究证实泌乳小鼠乳腺外植体可以摄取完整形式的蛋氨酸二肽用于乳蛋白的合成。通过在培养液中添加不同浓度的苯丙氨酸二肽（Phe-Phe）和焦碳酸二乙酯（diethy pyrocarbonate，DEPC，为 Pept2 的功能抑制剂）进行奶牛乳腺组织的培养，结果表明 Phe-Phe 可促进乳蛋白等的合成，0.5 mmoL/L 的 DEPC 可显著降低乳蛋白的合成，由此可见，Pept2 可能在乳腺小肽的摄取过程中发挥重要作用。

三、底物和抑制剂

不同荷电、分子质量和极性的二肽、三肽分子均可作为 PEPT 的生理底物，现研究表明肽键、氨基端和羧基端并不是 PEPT 识别底物的必要条件，如无氨基端的头孢克肟和无肽键及羧基端的伐昔洛韦等均可被 PEPT 识别。目前已有大量研究报道了 PEPT 如何识别底物及底物应具有的结构特征。

PEPT1 与底物识别的二维特征及其底物模块示意图见图 3-13，结构大致可被简化为 4 个基本单元，概括了影响底物和 PEPT1 结合的一些参数：①NH_3^+基团存在 N 端（+2→-2）；②R^1 基团存在手性的 α 碳原子（+1→-1）；③R^2 基团和 α 碳原子的 N 端存在平面骨干（+1→0）；④与第一个肽的羰基形成氢键（+1→0）；⑤N^2 的酰胺 NH 未形成烷基化（0→-1）；⑥ R^2 基团存在手性的 α 碳原子（+2→-2）；⑦ R^2 疏水口袋存在方向向量（+2 芳烃基→-1）；⑧存在羧化物结合位点（+2→-0）；⑨对于一个较大的底物：a. 存在 R^3 侧链的空间（0→-2），b. 存在形成三肽羧化物结合位点（+2→0）；⑩分子大小：相对分子质量<300（-1），相对分子质量>300（-2）。刘畅等总结了 PEPT1 二肽底物应具有的结构特征包括：①分子大小：只能为 二肽或三肽，且 N 端和 C 端的最佳距离为 5.0～6.3Å；②立体化学结构：PEPT1 与 L 型对映体以顺式构型组成的肽（L-L）的亲和力最强，亲和力由低至高的次序为 D-D<L-D<D-L<L-L；③末端基团：N 端应保持自由氨基，且 N 端具有较大疏水氨基酸可使转运活性增加；④电荷：电中性最佳，但允许带有少量电荷；⑤侧链：大体积的侧链有助于提高底物与受体的亲和力。

也有文献报道了 PEPT2 识别底物的特征及其底物特征，Zhao 等总结 PEPT2 底物的结构特征如下：①肽链主干含有 2～3 个氨基酸残基；②二肽必须为两性离子形式，NH_2-和 -COOH 两个功能团的分子内距离大于 500 ppm 且小于 630 ppm；③羰基在肽链主干中有合适位置；④α-或 β-位置有一个自由氨基；⑤立体构型以 L-氨基酸和 trans-构象较好；⑥α 碳原子为手性中心且主干含有扭曲角 Ψ、Φ 和 ω；⑦三肽的 3 位置有一个不带电的氨基酸

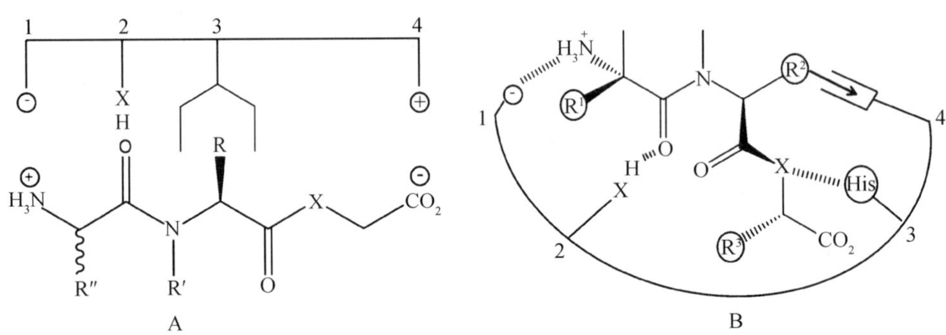

图 3-13　PEPT1 与底物识别的二维特征及其底物模块图

A. PEPT1 的二维结构图；B. PEPT1 的底物模块

残基；⑧C 末端为酸性氨基酸残基或肽链主干有疏水性支链可明显提高亲和性。

文献报道 PEPT 可以转运 96.2～522.6 D 之间的二肽（400 多种）和三肽（8000 多种）。其底物有 β-内酰胺类抗生素（β-lactam）、血管紧张素转化酶抑制剂（angiotensin converting enzyme inhibitor，ACEI）、多巴胺受体拮抗剂、肾素抑制剂、抗肿瘤、抗病毒药物、凝血酶抑制剂和氨基酸前药等，详见表 3-31。

表 3-31　PEPT 的底物

药物类别		底物
二肽		JBP485
β-内酰胺类抗生素	头孢菌素类	头孢拉定、头孢羟氨苄、头孢氨苄、头孢来星、头孢克洛、头孢托仑、头孢布烯、拉氧头孢、头孢孟多、头孢美唑、头孢托仑、头孢克肟和头孢布坦等
	氨基青霉素类	氨苄西林、阿莫西林、双氯西林、氯唑西林、氨苄西林和苯唑西林等
ACEI		卡托普利、依那普利、利生普利、喹那普利、贝那普利和福辛普利等
抗病毒药		阿昔洛韦酯化物、更昔洛韦、4-氨基苯基醋酸、伐昔洛韦和奥司他韦等
抗癌药		乌苯美司等、苯丁亮氨酸
降压药		米多君

β-内酰胺类抗生素同时是 PEPT1 和 PEPT2 的底物，包括头孢菌素类和氨基青霉素类，前者如头孢羟氨苄、头孢氨苄、头孢拉定和头孢布烯等，后者为阿莫西林和氨苄西林。被 PEPT1 识别的最低要求是含有一个肽键和一个自由羧基端，头孢氨苄因与苯丙氨酸–半胱氨酸–缬氨酸的三肽有相似的化学结构而被 PEPT1 识别。Terada 等基于细胞水平研究了大鼠 Pept1 和 Pept2 对 β-内酰胺类抗生素的识别作用，结果显示 β-内酰胺类抗生素与 Pept1 和 Pept2 的相互作用也是不同的，Pept2 对含有氨基的 β-内酰胺类抗生素的亲和力大于 Pept1。有研究比较了 31 种 β-内酰胺类抗生素对 PEPT2 的亲和力，结果显示头孢羟氨苄、头孢克洛、环己西林、头孢拉定、头孢氨苄和拉氧头孢对 PEPT2 有高度的亲和力，头孢布烯、双氯西林、阿莫西林、美坦西林、氯唑西林、氨苄西林、头孢克肟、头孢孟多、苯唑西林和头孢美唑对 PEPT2 有中度的亲和力，而头孢曲松、头孢噻肟、头孢他啶、头孢呋辛、头孢呋辛酯、头孢吡肟、苄基青霉素、头孢地嗪和头孢噻吩等对 PEPT2 的亲和力很弱或无亲和力。

阿昔洛韦与左旋缬氨酸酯化而成的伐昔洛韦是 PEPT1 的底物，有研究比较了野生型小鼠和 Pept1 基因敲除小鼠对伐昔洛韦肠道渗透性的差别：原位肠道灌流实验结果表明，与野生型小鼠相比，基因敲除小鼠十二指肠、空肠、回肠和结肠的肠道吸收系数均减少了 10% 左右（$P>0.05$）；灌胃给予小鼠伐昔洛韦后其药代动力学实验结果表明，野生型小鼠的 C_{max} 是基因敲除组小鼠的 4.6 倍（$P<0.01$），野生型小鼠的 $AUC_{0\sim180\ min}$ 是基因敲除组小鼠的 2.5 倍（$P<0.001$），基因敲除组小鼠的 T_{max} 是野生型小鼠的 2.8 倍（$P<0.05$）；上述结果提示 Pept1 对伐昔洛韦的肠道吸收至关重要。

据报道很多药物均可使 PEPT1 的表达和（或）其功能产生变化，但关于能否作为抑制剂或诱导剂的报道不多。研究发现布洛芬可浓度依赖性地抑制 PEPT1 对 Gly-Sar 的摄取作用，1 mmol/L 布洛芬使其摄取减少 23%，而 PEPT1 的底物并不影响布洛芬的细胞摄取，这说明布洛芬是一种非竞争性的抑制剂。研究发现沙坦类药物氯沙坦、厄贝沙坦、缬沙坦、依普沙坦与 PEPT1、PEPT2 具有很高的亲和性，且在细胞水平上这些沙坦类药物可明显抑制 Gly-Sar 和头孢羟氨苄的摄取，现已证实沙坦类药物并不是 PEPT 的底物。Zn^{2+} 可浓度依赖性地抑制 Caco-2 细胞 PEPT1 对 Gly-Sar、头孢布烯和头孢他啶的摄取。现尚不明确沙坦类药物及 Zn^{2+} 可否作为其抑制剂来应用。喹诺酮类药物可显著抑制转染有 PEPT1 的 HeLa 细胞对其底物苯丙氨酸–丙氨酸（phenylalanine-Ψ-alanine，Phe-Ψ-Ala）的摄取，洛美沙星和莫西沙星（moxifloxacin，MFLX）对 Phe-Ψ-Ala 的抑制作用分别为（27.6±2.9）% 和（36.8±2.2）%；进一步实验表明 MFLX 是一种 PEPT1 的非竞争性抑制剂，其 IC_{50} 值为（4.29±1.29）mmol/L；实验发现 MFLX 还可减少头孢氨苄和伐昔洛韦的摄取；大鼠体内药动学实验研究显示 MFLX 使 Phe-Ψ-Ala 的 C_{max} 降低了 30%（$P<0.05$），AUC 和生物利用度均降低了 15.3%。

四、基因多态性

PEPT1 和 PEPT2 的基因代码为 *SLC15A1* 和 *SLC15A2*，人 PEPT1 和 PEPT2 的基因分别位于染色体 13q24—q33 和 3q13.3—q21，且分别由 23 和 22 个外显子组成。

有一些研究报道了 PEPT1 的基因多态性，Zhang 等筛选了 44 个不同种族人群的基因多态性，结果发现了编码区 9 个非同义突变和 4 个同义突变的单核苷酸多态性（single-nucleotide polymorphisms，SNPs）；对 9 个非同义突变进行单倍型分析，获得了 10 种单倍型，主要的单倍型约占 62%，S117N 和 G419A 分别占 22.7% 和 6.8%，其余类型总共约占 3.4%。PEPT1 基因多态性的变化可能与药物的转运能力和疾病易感性相关。该研究小组将含有 9 个非同义突变 SNPs 转染到 HeLa 细胞中，结果发现由 1757C>T 的 SNP 产生的 Pro586Leu 变化，对 Gly-Sar 的转运能力显著下降，PEPT1 在细胞膜的表达水平也下降；而其他 8 个非同义突变体对 Gly-Sar 的转运能力无明显变化；因而认为 Pro586Leu 的变化影响了 PEPT1 的转运活性。另有研究者分析了来自瑞典的 221 例克罗恩病（Crohn's disease，CD）患者、279 例溃疡性结肠炎（ulcerative colitis，UC）患者和 278 例正常人及来自芬兰的 238 例 CD 患者、459 例 UC 患者和 308 例正常人的 SNPs，结果检测到 PEPT1 基因中 12 个 SNPs 与炎症性肠病（inflammatory bowel disease，IBD）相关，rs2297322 是瑞典人群发生 IBD 的风险因子，rs2297322 是芬兰人群发生 IBD 的保护因子。德国学者研究了 452 例德国健康者和 458 例德国 IBD 患者（包括 307 例 CD 患者和 151 例 UC 患者），结果显示 rs2297322 与疾病的易感性并不相关。由此推测 rs2297322 对疾病的影响可能具有种族差异性，但还需更大样本和更多人群的相关研究加以验证。

Pinsonneault 等研究发现人类 PEPT2 主要存在两种突变体，即 PEPT2*1 和 PEPT2*2，通过基因序列分析发现，二者在第 8 跨膜区靠近细胞质一侧的 350 位氨基酸残基及9～10 跨膜区大的细胞外环上 409 和 509 位的氨基酸残基不同，前者的这 3 个氨基酸残基为 L350、P409 和 R509，后者为 F350、S409 和 K509；二者在人群中的分布为 44%～47%；还有分布较低的等位基因 PEPT2*3，其分布仅占约 1.6%。另有学者比较了中国人、马来西亚人和亚裔印度人 3 个亚洲民族群体中 PEPT2 多态性的分布特征，结果显示存在重要的种族差异，PEPT2*1 在中国人、马来西亚人和亚裔印度人的基因频率分别为 0.307、0.495 和 0.729，PEPT2*2 在中国人、马来西亚人和亚裔印度人的基因频率分别为 0.693、0.505 和 0.271。PEPT2 基因多态性的变化可能与药物的转运能力、药代动力学和一些毒性物质暴露风险相关。Pinsonneault 等通过细胞实验研究发现 PEPT2*1 和*2 转运底物的动力学参数存在一定异同，其 K_m 值分别为（233±38）μM 和（83±16）μM，但二者的 V_{max} 无明显差异；PEPT2*1 在细胞外液 pH 为 6 时对 Gly-Sar 的转运能力最强，而 PEPT2*2 在该 pH 下转运能力明显较低。有研究比较了中国人和亚裔印度人（各 96 例）空腹单次服用 1000 mg 头孢氨苄后药代动力学的差异，结果表明其 C_{max} 分别为（29.80±4.09）μg/ml 和（33.29±4.97）μg/ml（$P<0.05$），而其他参数无统计学意义。Sobin 等对 306 名美国儿童分析了 PEPT2 基因多态性与铅暴露的关系，结果发现 PEPT2*2 可能与男孩低水平铅暴露相关。

五、调控及影响因素

现有的研究显示，PEPT 的表达水平和功能易受到各种生理及外源性因素的调控，掌握这些调控与影响因素对药物的合理使用及开发新药都有益处。

（一）PEPT1 的调控及影响因素

PEPT1 的表达水平和功能受许多因素如饮食、激素、生长因子、生长状况、昼夜节律及外源性药物等的调控，这些因素主要通过以下 3 条途径影响 PEPT1 的表达与功能：①通过改变 pH 以改变顶端的质子浓度梯度差；②动用细胞中贮存的 PEPT1 并使其定位于肠黏膜细胞的顶侧膜；③影响 PEPT1 的基因表达及其 mRNA 的稳定性。

1. 转录因子 有文献报道转录因子 SP1、Cdx2、DAF-16 和核转录因子红细胞系-2p45 相关因子-2（nuclear factor erythroid-2 related factor 2，Nrf2）均可调控 PEPT1 的转录，其调节类型均为转录调节。Shimakura 等于 2005 年第一次报道转录因子 SP1 可以调控人 PEPT1 的转录，且呈剂量依赖性增加 PEPT1 的转录活性，其机制是与 PEPT1 启动子结合并调控基底侧膜 PEPT1 的转录。转录因子 SP1 的同源序列为 C 端 3 个串联的 Cys_2His_2 型锌指结构域，该结构域特异性地识别 GC 盒（GGGGCGGGG）与 GT 盒（GGTGTGGG），从而参与多种基因的转录调控。该学者进一步研究发现转录因子 Cdx2 也可调控人 PEPT1 的转录，Caco-2 细胞实验显示：①Sp1 结合位点后，Cdx2 的促转录作用也被削弱；②同时表达 Sp1 和 Cdx2 可协同促进 PEPT1 的转录；③Sp1 与转录因子 Cdx2 发生免疫沉淀反应。这些结果说明 Cdx2 是通过与 Sp1 相互作用而发挥 PEPT1 的转录调控。Meissner 等研究发现转录因子 DAF-16 可抑制秀丽隐杆线虫 PEPT1 的转录。Nrf2 是一种含有亮氨酸拉链基本结构的转录因子，Kerstin 等研究发现 Nrf2 通过与抗氧化反应元件（anti-oxidant response element，ARE）结合促进 Caco-2 细胞系 PEPT1 的转录，并且 PEPT1 对 Gly-Sar 的转运能力增强。

2. PDZK1 蛋白　PDZK1 蛋白（PDZ domain-containing 1，PDZK1）是含有 PDZ 结构域的转运蛋白质家族中的一员，是一种影响多种药物转运体定位、表达和功能的重要转运蛋白质，其大多数配体是药物转运体；PDZ 结构域直接与位于药物转运体 C 末端的 PDZ 结合域作用，是转运蛋白质对转运体调控的作用分子之一。Sugiura 等研究了 PDZK1 蛋白对小鼠 Pept1 的调控作用，比较了 PDZK1 基因敲除小鼠和野生型小鼠灌胃给予头孢氨苄后的吸收情况，结果显示 PDZK1 基因敲除组小鼠头孢氨苄的吸收延迟，Western blotting 实验表明 PDZK1 基因敲除后细胞膜表达的 Pept1 含量减少；电镜显示 PDZK1 基因敲除后 Pept1 转移并定位至质膜。

3. 饮食　已有大量研究表明富含蛋白或多肽的食物可以调控 PEPT1 的表达，富含蛋白的食物提高了小肠 PEPT1 及其 mRNA 的表达水平，并且随着食物中蛋白和多肽类含量的升高，PEPT1 的表达和活性也升高。研究者用 20% 的酪蛋白喂养大鼠 1 周后再用 50% 酪蛋白喂养 3 天，发现 Pept1 及其 mRNA 的表达水平均明显提高。鱼食用水解的蛋白质可以导致小肠 PEPT1 表达增加。

由于 PEPT1 可转运含肽键药物，食物中含肽键的营养物质也会影响 PEPT1 底物药物的吸收。Morimoto 等首次报道了基于 PEPT1 的食物与药物间所产生的相互作用，他们比较了健康受试者分别用 400 ml 水和牛奶服用 75 mg 奥塞米韦（PEPT1 的底物）后的药动学参数，结果表明牛奶使其 C_{max} 降低了 31%、$AUC_{0\sim2\,h}$ 降低了 65%，这说明牛奶能明显抑制奥塞米韦的吸收；此外，该学者又研究了奥塞米韦在大鼠的体内过程后发现，与水溶液组相比牛奶组可以降低 C_{max} 和 AUC，但两组无显著差异，造成这种现象的原因可能与 PEPT1 存在种属差异有关。由此可见，食物会影响 PEPT1 的表达，从而也可能影响药物的吸收。目前还不太清楚食物中的成分如氨基酸和小肽等调控小肠中 PEPT1 表达的机制。

除了高蛋白食物和二肽添加物外，短时间饥饿也会显著增加 PEPT1 蛋白的表达量。这种潜在的机制可被认为是机体的适应性反应，以促进寡肽从肠道有效吸收。最近的研究发现 PEPT1 的活性和表达水平呈现一种昼夜节律，这可能与食物组成和进食时间有关，因为啮齿类动物具有夜间进食的行为。

4. 激素对 PEPT1 转运的调节　激素对 PEPT1 的调节模式主要有两种：①短期调节，激素作用时间<1h，如胰岛素、瘦素等；②长期调节，激素作用时间>1h，如甲状腺素等。

（1）胰岛素：胰岛素可增加 PEPT1 的表达，将 5 nmol/L 的胰岛素溶液加入 Caco-2 细胞的培养液中孵化 1h 后，PEPT1 对小肽的转运吸收量增加约 2 倍。Der-Boghossian 等研究了胰岛素对大鼠空肠上 Pept1 表达的影响，并且探讨了这种影响是否与性别有关，结果显示在正常雌雄大鼠体内胰岛素对 Pept1 蛋白的表达均未产生影响，但增加了 Pept1 摄取的速度；此外，胰岛素降低了正常雄性大鼠 Pept1 mRNA 的水平，却升高了雌性大鼠 Pept1 mRNA 的水平；在链脲佐菌素（streptozotocin，STZ）所致 1 型糖尿病雄性大鼠中，Pept1 的表达降低但其 mRNA 的水平升高，且这种变化可被胰岛素所反转；而 STZ 所致 1 型糖尿病雌性大鼠，Pept1 的表达及其 mRNA 的水平均升高，经胰岛素处理后 Pept1 的表达及其 mRNA 的水平均降低；由此可见，胰岛素对 Pept1 的表达及活性均具有影响。另有研究者发现胰岛素对 Gly-Sar 的摄取呈剂量依赖性，但 Gly-Sar 的摄取增加并不伴随 PEPT1 mRNA 和细胞 pH 的改变。胰岛素能够提高细胞膜上 PEPT1 的表达丰度，其机制是：①胰岛素可动员细胞质中已合成及胞质池中贮存的 PEPT1，并使之定位于细胞膜上；②胰岛素可增加 PEPT1 蛋白的合成。

（2）甲状腺激素：甲状腺激素对肠道的发育、结构和功能有重要作用。有学者研究了甲状腺激素在大鼠体内对 Pept1 的表达及活性的影响，结果表明三碘甲腺原氨酸 T_3 可下调 Caco-2 细胞对^{14C}Gly-Sar 的摄取量，且甲状腺功能亢进大鼠 Pept1 的活性和 mRNA 表达均下降，动力学研究发现其 V_{max} 下降了约一半，K_m 值未发生变化，其机制可能是 T_3 与其受体结合以间接的方式影响转录。Lu 等研究了甲状腺切除术（thyroidectomy，TX）和甲状腺激素替代治疗对啮齿类动物 Pept1 和 Pept2 的影响，结果发现与对照组相比，TX 后大鼠肾脏 Pept1 mRNA 和 Pept2 mRNA 分别增加 43% 和 49%，外源性补充 T_3 和 T_4 后 Pept1 mRNA 降低了 32%，这说明甲状腺激素可阻断其上调作用。

（3）瘦素：瘦素（leptin）可表达于非脂肪组织，是由胃分泌且可进入血液和肠腔的一种激素，在机体内可调节肠道的吸收功能，故可影响动物的摄食行为。大鼠小肠的各段均有瘦素受体表达，尤以空肠绒毛部位为著；Caco-2 细胞分别与头孢氨苄和 Gly-Sar 孵化，加入一定量瘦素后，基底侧膜和顶侧膜对头孢氨苄和 Gly-Sar 的转运均增加，1 nmol/L 瘦素可使 Gly-Sar 在顶侧膜的浓度增加 2 倍，2 nmol/L 瘦素可增加 4 倍，100 nmol/L 瘦素可使头孢氨苄在顶侧膜的浓度增加 2 倍；动力学研究发现其 V_{max} 增加约 50%，K_m 值未发生变化；其机制研究表明，2 nmol/L 瘦素作用 30 min 时可使细胞膜 Pept1 的丰度增加约 60%，同时细胞质内 Pept1 的丰度降低，其 mRNA 水平无明显变化。

（4）孕激素：Kazuhiro 等研究了黄体酮和炔诺酮在 Caco-2 细胞系对头孢氨苄转运的影响，分别使用 3 μmol/L、10 μmol/L 和 30 μmol/L 的黄体酮和炔诺酮与 Caco-2 细胞孵化 24 h，结果发现 30 μmol/L 的黄体酮和炔诺酮使头孢氨苄经 Caco-2 BBM 侧到 BLM 侧的转运量减少，3 种浓度的孕激素使头孢氨苄经 Caco-2 BLM 侧到 BBM 侧的转运无明显影响；与未使用孕激素的 Caco-2 相比较，3 μmol/L 和 10 μmol/L 的黄体酮和炔诺酮与 Caco-2 细胞孵化 24 h 后，PEPT1 mRNA 和蛋白的表达量均下降，表明黄体酮和炔诺酮在转录水平下调其活性。

5. 表皮生长因子 表皮生长因子（epidermal growth factor，EGF）对 PEPT1 调节的方式有两种：长期作用（>5 d）和短期作用（<1 h）。Nielsen 等研究表明向 Caco-2 细胞培养液中分别加入 2 ng/ml、5 ng/ml 和 20 ng/ml EGF 孵化 26～28 天后，PEPT1 对 Gly-Sar 的转运能力下降了约 50%，RT-PCR 结果显示 5 ng/ml EGF 孵化 24 天后使 PEPT1 mRNA 水平下降了 35%，Western blotting 结果显示细胞 PEPT1 的丰度也下降了 35%。该学者又研究了 EGF 的短期作用，他们在 Caco-2 细胞培养液中加入 200 ng/ml EGF 孵化 5～60 min，结果发现 PEPT1 对 Gly-Sar 的吸收量增加，且呈剂量依赖性，进一步研究发现 Gly-Sar 的摄取增加并不伴随 PEPT1 mRNA 和细胞 pH 的改变。有国内学者考察了对幼猪给予转染有猪 EGF 的乳酸菌（lactococcus lactis-expressed recombinant porcine epidermal growth factor，LL-pEGF）后对其小肠健康状况的影响，实验将 40 只出生 21 天的幼猪分为对照组、抗生素治疗组（每千克饲料中含吉他霉素 25 mg）、未转染 EGF 的乳酸菌（lactococcus lactisexpressing empty vector，LL-EV）组和 LL-pEGF 组（1.8 μg/ml pEGF），每日给予营养物质含量相同的饲料喂养 14 天后，电镜扫描和组织学检查均发现 LL-pEGF 组幼猪小肠绒毛较其他 3 组长，与对照组和 LL-EV 组相比较，LL-pEGF 组幼猪的十二指肠、空肠和回肠小肠绒毛长度较长（$P<0.05$）；与对照组相比较，LL-pEGF 组幼猪的空肠和回肠的 PEPT1 mRNA 表达显著增加（$P<0.05$）；与抗生素治疗组和 LL-EV 组相比，LL-pEGF 组回肠的 PEPT1 mRNA 表达显著增加（$P<0.05$）。上述结果表明口服 LL-pEGF 后可上调 PEPT1 mRNA 表达，从而增加对营养物质的吸收。

6. 昼夜节律　目前有多项研究发现大鼠肠道 Pept1 存在时辰节律性，且其对 Pept1 转运活性也有影响。有研究结果表明，与对照组相比较，正常大鼠在 3 PM 时十二指肠和空肠对 5 nmol/L Gly-Sar 的转运能力最强，且此时十二指肠和空肠的 Pept1 mRNA 的含量也最高，说明 Pept1 存在时辰节律性；大鼠行迷走神经切断术后，在 3 PM 时十二指肠和空肠的 Pept1 mRNA 显著降低，这说明迷走神经在调节 Pept1 的时辰节律性方面可能具有一定的作用。Pan 等研究了饮食状况对大鼠 Pept1 时辰节律性的影响，结果表明白天喂养可使 Pept1 表达丰度峰值由 8 PM 变为 12 AM，其 mRNA 的峰值由 8 PM 变为 8 AM；且禁食 4 天后再喂养 2 天时，Pept1 的丰度时辰节律性恢复正常；该研究不仅说明 Pept1 的表达和其 mRNA 存在昼夜节律性，且这种节律性性还可被饮食时间的变化和禁食所改变。该学者又研究了正常饮食和禁食时对大鼠分别灌胃给予 3 mg/kg 头孢布烯的药动学，正常饮食时，与 8 AM 给药相比较，8 PM 给药的 C_{max} 和 $AUC_{0\sim3\,h}$ 分别增加了 35% 和 32%；与正常饮食组相比较，禁食组在禁食 4 d 后，分别于 8 AM 和 8 PM 给药，其 C_{max} 和 $AUC_{0\sim3\,h}$ 均显著增加。

Prados 等研究发现，在 10 AM 和 10 PM 分别给狗服用头孢氨苄，其药动学参数也存在昼夜节律性，与 10 AM 相比较，10 PM 服用头孢氨苄的 C_{max} 降低了 23%，$t_{1/2}$ 延长了 1.5 倍，但其 AUC 和对葡萄球菌属的杀菌能力无明显变化。国内学者对 20 名健康男性受试者进行了头孢氨苄的时辰药动学研究，结果表明餐后服用头孢氨苄的药动学参数 C_{max} 和 $t_{1/2}$ 存在时辰差异，与 8 AM 相比较，8 PM 服用头孢氨苄的 C_{max} 降低了 19%，$t_{1/2}$ 延长了 1.4 倍，其他药动学参数及头孢氨苄的药效学指标 $T>MIC_{90}$ 值未发生显著性变化，该结果与 Prados 等的研究一致。

7. 机体自身生长发育　肠道消化吸收功能会随动物生长发育过程而变化，PEPT1 也会发生相应变化。1993 年 Miyamoto 等报道了 Pept1 随大鼠发育过程的变化情况，研究发现大鼠在出生 4 天时 PEPT1 mRNA 的丰度最大，然后出现下降，直至出生第 28 天时 Pept1 mRNA 降至成年大鼠水平。另有研究者发现鸡在胚胎期即可检测到 PEPT1 mRNA，在出生时其丰度最多可增加 50 倍，且随发育过程而下降；在给予蛋白质饮食时 Pept1 mRNA 丰度也会出现下降。这说明动物的生长发育过程引起 PEPT1 的变化，可能与饮食条件变化密切相关，且与发育过程中激素水平的变化有关，如甲状腺激素水平的变化。

8. 细胞因子　现有多种细胞因子可影响 PEPT1 对底物的吸收转运能力，如干扰素 γ（interferon-γ，IFN-γ）、肿瘤坏死因子-α（tumor necrosis factor-α，TNF-α）和白介素 1-β（interleukin1-β，IL-1β）。Buyse 等研究发现 0.1 IU/ml、1 IU/ml 和 100 IU/ml 的 IFN-γ 使 PEPT1 对 Gly-Sar 的转运能力分别增加 17%、26% 和 128%，这说明 IFN-γ 对 PEPT1 的调节作用存在浓度依赖性；100 IU/ml 的 IFN-γ 与 Caco-2 细胞分别孵化 0 h、12 h、24 h 和

48 h 后，PEPT1 及其 mRNA 的表达丰度并未增加，进一步研究表明其对 PEPT1 的调控机制是 IFN-γ 增加了细胞内 H^+浓度梯度。也有学者研究了 TNF-α 对 PEPT1 表达和活性的影响，结果显示 50 ng/ml TNF-α 与 Caco-2 细胞孵化 48 h 使 PEPT1 对 Gly-Sar 的转运能力增加近 1 倍，PEPT1 表达丰度增加了 3 倍多，且呈浓度依赖性和时间依赖性，但 PEPT1 mRNA 表达丰度没有显著变化；该结果提示其调控机制是转录后调节。IL-1β 也可调控 PEPT1 mRNA 的表达，研究发现给小鼠腹腔注射 100 μg IL-1β 后，Pept1 的丰度和活性均未发生变化，但其小肠黏膜上 Pept1 mRNA 的表达丰度下降，其机制可能是 IL-1β 对 Pept1 的半衰期产生一定影响，具体机制仍不太清楚。

9. 药物 临床上很多常用药物为 PEPT1 的底物，其中很多药物可调控其表达及功能，如头孢菌素类药物、钙通道阻滞剂（calcium channel blocker，CCB）、肾上腺素受体激动剂、抗肿瘤药物、降糖药物和免疫抑制剂等。

文献报道阴离子的头孢菌素类药物头孢布烯、头孢克肟和头孢地尼可显著抑制 Caco-2 细胞 PEPT1 对 Gly-Sar 的摄取，且对 PEPT1 抑制作用的 IC_{50}值分别为（0. 9±0. 1）mmol/L、～10 mmol/L 和>10 mmol/L；该学者进一步在转染有人 PEPT1 的 HeLa 细胞上研究了上述 3 种头孢菌素类药物对 PEPT1 的影响，10 mmol/L 的头孢克肟、头孢布烯和头孢地尼对 20 μmol/L Gly-Sar 摄取的抑制作用分别为 44%、87% 和 31%，且头孢布烯对 PEPT1 的抑制作用呈剂量依赖性。

有多篇研究报道 CCB 类药物硝苯地平、维拉帕米、地尔硫䓬和苄普地尔等可与 β-内酰胺类抗生素发生相互作用，主要表现在 PEPT1 对 β-内酰胺类抗生素的摄取能力增加。可能的机制包括以下几个方面：①CCB 可使细胞内游离 Ca^{2+}的浓度降低 35%～50%，改变消化道（空肠、回肠、结肠和胃）Na^+-H^+交换泵-3（Na^+-H^+exchanger-3，NHE-3）的结合位点，进而影响 Na^+和 H^+的交换，从而改变细胞内 H^+的含量；②CCB 可通过增加肠系膜的血流量来增加药物吸收；③通过如去甲肾上腺素能神经、肠道感觉神经元和烟碱的突触等复杂的神经调节机制激活寡肽转运系统；④CCB 可以抑制肠道 P-糖蛋白（P-glycorprotein，P-gp）的外排作用。

肾上腺素受体激动剂可乐定调节 PEPT1 活性的作用机制与胰岛素相似，增加了胞质内 PEPT1 向细胞膜上的易位；研究用稳定表达有肾上腺素 α_2 受体及 PEPT1 的 Caco-2 3B 细胞、不表达肾上腺素 α_2 受体而表达 PEPT1 的 Caco-2 细胞、表达肾上腺素 α_2 受体而不表达 PEPT1 的 HT2919A 三种细胞模型来研究可乐定（浓度为 10^{-4}mol/L 和 10^{-5} mol/L）对 PEPT1 转运活性的影响，结果显示在 Caco-2 3B 细胞系中，可乐定使头孢氨苄（浓度为 1 mmol/L）的转运速度提高 2 倍，但肾上腺素 α_2 受体阻断剂育亨宾和 RX821002（浓度均为 10^{-5} mol/L）可以阻断 Caco-2 3B 细胞对头孢氨苄的吸收；然而在 Caco-2 细胞系和 HT2919A 系中，可乐定并未使头孢氨苄的吸收增加。

据报道可调控 PEPT1 的抗肿瘤药物有 5-氟尿嘧啶（5-fluorouracil，5-FU）和环磷酰胺（cyclophosphamide，CPM）等，深入研究抗肿瘤药物对肿瘤细胞 PEPT1 的影响机制，可为以 PEPT1 为靶点的疾病治疗提供一定理论依据。Tanaka 等灌胃给予大鼠 300 mg/（kg · d）5-FU 3 d，大鼠小肠刷状缘膜 Pept1 的丰度降低了 18%，Pept1 mRNA 的表达水平增加了 2. 3 倍，分析表明 5-FU 可通过增加 Pept1 mRNA 的表达水平以补偿肠黏膜损伤致使的 Pept1 丰度下降，以保证肠道对营养物质的吸收。5-FU 对胃癌细胞系 PEPT1 也具有调控作用，研究结果表明 5-FU 增加 Gly-Sar 的摄取量，PEPT1 的丰度显著增加，而 PEPT1 mRNA 表达仅有少量增加；另外，该作者研究还发现 0.5～5 μg/ml 的顺铂与癌细胞系孵化 48 h 后，胃癌细胞系对 Gly-Sar 的摄取量并未增加。也有学者研究了 CPM 对肠道 Pept1 的影响，灌胃给予大鼠 300 mg/（kg·d）CPM 3 d 后即可使 Pept1 mRNA 水平显著性增加，在给药 7 d 后 Pept1 mRNA 水平增加至 2 倍。

降糖药物罗格列酮（rosiglitazone，RSG）和二甲双胍（metformin，MET）等均可调控 PEPT1，研究结果显示灌胃给予小鼠 8 mg/（kg·d）RSG 一周后，Pept1 对 Gly-Sar 的转运活性增加至 1.8 倍，而 250 mg/（kg·d）MET 并未增加 Pept1 的转运活性；Caco-2 细胞实验结果显示 RSG 和 MET 对 Pept1 活性的调控作用呈现剂量依赖性，前者在 10 μmol/L 时可使 Pept1 对 Gly-Sar 的转运活性最大增加至 1.8 倍，后者在 10 μmol/L 时对 Pept1 活性抑制程度可达 60%；RSG 和 MET 合用时，后者可逆转前者对 Pept1 活性的上调作用；进一步研究表明 RSG 可上调 Pept1 mRNA 水平、蛋白表达丰度及其活性，由于 RSG 是氧化物酶体增殖物活化受体-γ（peroxisome proliferator-activated receptor-γ，PPAR-γ）的拮抗剂，其通过雷帕霉素靶蛋白（mammalian target of rapamycin，mTOR）途径激活 S6 核糖体蛋白质来增加 Pept1 的翻译和表达，而 MET 可通过激活腺苷酸活化蛋白激酶（adenosine monophosphate activated protein kinase，AMPK）来抑制 PEPT1 的表达和活性。

免疫抑制剂环孢素 A 和他克莫司也可调控 Pept1 的活性，研究发现两种药物均能降低 PEPT1 的转运活性，使 Caco-2 细胞对 Gly-Sar 的转运量下降，且呈现剂量依赖性，二者的 K_m 值均未发生显著变化，前者在 30 μmol/L 时使 V_{max} 下降 23%，后者在 100 μmol/L 时使 V_{max} 下降 49%。

σ 受体的配体喷他佐辛也可调控 PEPT1，并且呈浓度依赖性和时间依赖性地增加 Caco-2 细胞对 Gly-Sar 的转运量，RT-PCR 实验结果显示其可呈浓度依赖性地增加 PEPT1 mRNA 的水平。还有个别报道了丁酸、乙醇、脂多糖（lipopolysaccharide，LPS）、D-葡萄糖和 L-谷氨酸对 PEPT1 的调控作用。丁酸可呈剂量依赖性和时间依赖性地增强 Caco-2 细胞 PEPT1 的转运能力，5 mmol/L 丁酸孵化 24 h 可使其转运能力提高 2.5 倍，且使 PEPT1 mRNA 的水平明显升高。乙醇在体内经乙醇脱氢酶转换为乙醛，乙醛的蓄积会产生毒性作用，研究发现乙醛可在体内外影响 PEPT1 的活性，1 mM 乙醛就会导致 Caco-2 细胞和表达有 PEPT1 的仓鼠卵巢细胞系对 Gly-Sar 的摄取减少，体内试验表明乙醛可使 Gly-Sar 的 $AUC_{0\sim12\,h}$ 降低 50%，推测乙醛主要是通过影响 PEPT1 氨基酸残基的序列而影响其活性。另有研究者发现 200 nmol/L 乙醇可使 Gly-Sar 的摄取减少 42%，其机制可能是竞争了 PEPT1 的结合位点。Shu 等研究 LPS 和地塞米松（dexamethasone，DXM）对 Pept1 的影响，分别给 4 组大鼠注射 LPS、LPS+DXM、DXM 及生理盐水 3 天后，结果显示 LPS 可显著降低大鼠空肠上 Pept1 mRNA 丰度（为生理盐水组的 32%～62%），Pept1 的表达量也减少，LPS+DXM 组 Pept1 mRNA 的丰度为生理盐水组的 66%～95%；免疫组化实验结果显示 LPS 可导致 TNF-α 和 IL-1β 增多，而 DXM 可显著抑制这些细胞因子的生成，由此可见 DXM 可通过调节细胞因子的变化而逆转 LPS 对 Pept1 的下调作用。Arakawa 等研究了葡萄糖和谷氨酸对头孢氨苄肠吸收的影响，首先灌胃给予大鼠 5 ml/kg 葡萄糖（75 nmol/L），20 min 后再灌胃给予 5 mg/kg 头孢氨苄，与甘露醇组相比，葡萄糖使大鼠空肠和回肠 BBM 侧 Pept1 的表达分别减少（47.8±9.9）% 和（40.8±2.4）%（$P<0.05$），药代动力学

研究显示 C_{max}降低了29.6%（$P<0.05$）；先灌胃给予大鼠5 ml/kg L-谷氨酸或D-谷氨酸（75 nmol/L），20 min后再灌胃给予5 mg/kg头孢氨苄，与D-谷氨酸组相比，L-谷氨酸使其 C_{max}降低了43%（$P<0.05$）。

还有很多学者致力于合成一些新化合物，用以调控PEPT1的功能和表达，如由KnütterI等合成的同位素标记且具有抗水解作用的L-4，4′-联二苯丙氨酰-L-脯氨酸（L-4，4′-biphenylalanyl-L-proline，Bip-Pro）是一种与PEPT有高亲和性的底物分子，Bip-Pro显著抑制Caco-2细胞PEPT1对Gly-Sar的摄取，抑制常数为（24±0.6）μmol/L；此外，还发现Caco-2细胞通过PEPT1对Bip-Pro的摄入呈时间依赖性和pH依赖性。另有学者研究了2-氨基噻唑-4-乙酸（2-aminothiazole-4-acetic acid，ATAA）衍生物对PEPT1的亲和性，结果显示ATAA衍生物可不同程度地抑制Caco-2细胞对Gly-Sar的摄取，所测得的抑制常数说明ATAA衍生物与PEPT1呈较低到中等的亲和性，其中缬氨酸-ATAA与PEPT1的亲和性最大；进一步研究结果显示这些衍生物对PEPT1的抑制作用并非因它们均为其底物，而另一个原因是ATAA衍生物的N端氨基与PEPT1的功能基团相结合所致。

研究发现微量元素也可调控PEPT1，Zn^{2+}可浓度依赖性地抑制Caco-2细胞PEPT1对Gly-Sar、头孢布烯和头孢他啶的摄取，动力学研究显示 Zn^{2+}可增加 K_m值而并未改变 V_{max}，机制可能是其与PEPT1的组氨酸残基发生相互作用从而影响氢离子结合位点。该学者在大鼠体内进一步研究了 Zn^{2+}对PEPT1的影响，结果显示了同样的抑制作用，且头孢布烯的药动学研究表明 Zn^{2+}可降低 C_{max}和延迟 T_{max}，Zn^{2+}可使头孢布烯的肠吸收减少50%。Miao等研究了 Zn^{2+}对JBP485吸收的影响，细胞实验和体内试验均证实 Zn^{2+}可减少JBP485的吸收，机制研究表明 Zn^{2+}只降低了PEPT1的活性，但并未影响PEPT1 mRNA的水平。国内学者通过健康人体试验发现同时服用硫酸锌使头孢氨苄的 C_{max}、$AUC_{0\sim\infty}$和T>MIC分别降低31.05%、26.86%和22.33%；口服头孢氨苄前3 h服用硫酸锌使上述参数分别降低11.48%、18.34%和23.75%；口服头孢氨苄后3 h服用硫酸锌其药动学参数均未见显著差异。

10. 药用辅料 药用辅料在传统观念中被视为生理惰性物质，但近年来许多关于药用辅料功能的研究逐渐被发现，辅料不仅可以帮助制剂成型，增加药物溶解度或者增加药物的稳定性，影响制剂的物理化学、药理学和生物学性质，还可影响一些转运体、酶等的活性，从而影响药物的疗效。Nozawa等报道20%的丙烯酸树脂L100-55使头孢羟氨苄的吸收增加80%，大鼠体内药动学表明20%的丙烯酸树脂L100-55可使头孢克肟的AUC增加1.3倍；机制研究表明丙烯酸树脂L100-55可增加 H^+，使肠腔内的pH下降，从而提高PEPT1对底物的摄取量。国内学者研究了药用辅料PEG400、泊洛沙姆188、丙烯酸树脂L100-55、丙烯酸树脂L100及卡波姆934P对Pept1底物药物福辛普利钠的肠道吸收的影响，大鼠在体单向灌流实验结果显示PEG400对福辛普利钠仅在回肠段有一定的促吸收作用，原因可能是PEG400增加了药物的旁路转运；泊洛沙姆188对药物吸收有显著抑制作用，其原因可能是胶束不利于药物的吸收或泊洛沙姆188改变Pept1在肠黏膜的表达；丙烯酸树脂L100-55和L100均可增加药物的吸收，且前者促吸收效果更佳，机制可能是提供 H^+浓度使肠腔的pH降低而促进对底物药物的转运；卡波姆934P也可促进福辛普利钠的吸收，机制可能是卡波姆934P为Pept1提供 H^+和辅料黏附性延长药物与肠黏膜接触时间；大鼠体内药动学实验进一步证实丙烯酸树脂L100-55、丙烯酸树脂L100及卡波姆

934P 可显著增加福辛普利钠的 AUC 和 C_{max}。因此，安全性好、毒性低且具有较强促 Pept1 转运功能的药用辅料可能是提高 PEPT1 底物药物口服吸收的较好选择。

（二）PEPT2 功能活性的调控

1. 甲状腺激素　Doring 等用 0.05% 甲巯咪唑诱导大鼠甲状腺功能减退，7 周后，实验结果显示肾脏 Pept2 mRNA 水平增加 21%，Pept2 表达水平增加 62%。有研究表明在甲状腺功能减退状态下，Pept2 是第一个表达水平增加的近端肾小管转运蛋白。

2. EGF　Bravo 等研究了 EGF 对大鼠肾脏近曲小管细胞系 SKPT0193 cl.2（SKPT 细胞）上 Pept2 转运能力和表达的影响，结果表明 10 ng/ml EGF 与 25 μmol/L Gly-Sar 孵化 24 h 时，Gly-Sar 的摄取量显著降低了 46%，孵化 48 h 时 Gly-Sar 摄取量最低；并且发现 EGF 的浓度为 0～50 ng/ml 时对 25 μmol/L Gly-Sar 摄取能力的影响呈浓度依赖性。进一步的机制研究结果如下：10 ng/ml EGF ①可改变 SKPT 细胞的形态，且使细胞数量和大小均明显增加；②可使 Gly-Sar 摄取时的动力学参数 V_{max} 降低 74%（$P<0.001$）；③可显著减少刷状缘侧膜 PEPT2 mRNA 及其蛋白的表达量；④可明显增加 SKPT 细胞刷状缘侧膜葡萄糖转运体和赖氨酸转运体的转运能力，说明营养物质转运减少并不是 EGF 使 Gly-Sar 摄取能力降低的原因。上述结果表明 EGF 所致的 PEPT2 蛋白表达降低与 PEPT2 基因转录减少及其 mRNA 稳定性的降低有关。该研究小组继续研究了 EGF 对猪肾脏 LLC-PK1 细胞系上 PEPT2 的转运能力和表达的影响，结果表明 10 ng/ml EGF 与 20 μmol/L Gly-Sar 孵化 10 d 时，Gly-Sar 的摄取量增加了 208%（$P<0.001$），且 EGF 的浓度为 0～50 ng/ml 时对 20 μmol/L Gly-Sar 转运能力的影响呈浓度依赖性；10 ng/ml EGF 孵化 10 d 时跨膜电阻和每毫克蛋白中碱性磷酸酶活性均显著增加；孵化 14 d 时总蛋白质的含量极显著增加。进一步的机制研究显示：10 ng/ml EGF 孵化 10 d，①可使细胞数量增加约 20%；②可使 Gly-Sar 摄取时的动力学参数 V_{max} 增加 130%（$P<0.001$）；③ Pept2 mRNA 水平未发生明显变化；④减少刷状缘侧膜的钠离子并不影响 EGF 所介导的 PEPT2 转运能力增加。由此可见，EGF 对猪肾脏 LLC-PK1 细胞系上 Pept2 的转运能力和表达的影响与其对大鼠肾脏近曲小管细胞系 SKPT 细胞不同。

3. 病理变化　Takahashi 等研究发现行 5/6 肾脏切除术的大鼠在术后 2 周时，肾脏切片对 Gly-Sar 的摄取能力增加，PCR 结果显示 Pept2 mRNA 增加了 1.33 倍，因此，提示在慢性肾衰竭时 Pept2 表达的上调可增加寡肽类药物及肽类似物的重吸收作用。另一位学者研究了肾脏切除术和糖尿病肾病对大鼠 Pept2 的影响，结果发现与假手术组相比较，单侧肾脏切除后 Pept2 的表达量增至 3 倍；与糖尿病大鼠假手术组相比较，单侧肾脏切除的糖尿病大鼠 Pept2 的表达量仅增加了 20%；这说明正常大鼠与糖尿病大鼠对 Pept2 调控能力各不相同。

4. 药物　文献报道阴离子的头孢菌素类药物头孢布烯、头孢克肟和头孢地尼可显著抑制 SKPT 细胞 Pept2 对 Gly-Sar 的摄取，且头孢布烯、头孢克肟和头孢地尼对 PEPT2 抑制作用的 IC_{50} 值分别为（0.48±0.03）mmol/L、（3.2±0.1）mmol/L 和～10 mmol/L；该学者还在转染有人 PEPT2 的 HeLa 细胞上研究了以上 3 种头孢菌素类药物对 PEPT2 的影响，10 mmol/L 的头孢克肟、头孢布烯和头孢地尼对 50 μmol/L Gly-Sar 摄取的抑制作用分别为 54%、96% 和 48%，且头孢布烯对 PEPT2 的抑制作用呈剂量依赖性；采用从大鼠肾脏分离的刷状缘侧膜囊泡进一步研究发现头孢布烯和头孢克肟可显著抑制 Pept2 对 Gly-Sar 的摄取，10 mmol/L 的头孢克肟对 30 μmol/L Gly-Sar 摄取的抑制作用为 30%，而 2.5 mmol/L 的头孢布烯对 30 μmol/L Gly-Sar 摄取的抑制作用可达 35%。

Bip-Pro 可显著抑制 SKPT 细胞 PEPT2 对 Gly-Sar 的摄取，抑制常数为（3.4±0.1）μmol/L；进一步研究发现 Bip-Pro 对 SKPT 细胞 PEPT2 的抑制作用均呈时间依赖性和 pH 依赖性，且 SKPT 细胞的摄取能力可被 PEPT2 的底物如二肽和头孢羟氨苄等所抑制。

另有学者研究了 ATAA 衍生物对 PEPT2 的亲和性，结果显示 ATAA 本身对 PEPT2 无抑制作用，其衍生物可不同程度地抑制 SKPT 细胞 PEPT2 对 Gly-Sar 的摄取，所测得的抑制常数说明 ATAA 衍生物与 PEPT2 具有中度到高度的亲和性；抑制机制是衍生物的 N 端氨基与 PEPT2 的一般基团结合后即可成为其底物。

5. PDZK1 蛋白　Noshiro 等以 PEPT2 的 C 末端为诱饵，对人肾脏 cDNA 库进行了酵母双杂交实验，结果 PDZK1 是阳性克隆之一；另发现表达有 PDZK1 和 PEPT2 的 HEK293 细胞对 Gly-Sar 转运显著增强，且 PEPT2 在细胞膜的表达上调了 80%。上述结果显示 PDZK1-PEPT2 的相互作用对人类肾脏的寡肽及拟肽类药物转运具有重要意义。

六、小结

PEPT 介导的转运已受到人们的广泛关注，在以 PEPT1 为靶点促进药物口服吸收方面发挥重要作用。但现在仍需更加深入地研究其分子结构、组织分布、功能及其调控因素，以便在新药研发与临床用药方面得以更好地应用。

（张建萍　武新安）

参考文献

苍健，刘克辛. 2010. 寡肽转运体 PEPT2 在药物肾脏转运中的作用和活性调节. 药品评价，7（18）：49-52.

丁一. 2012. PEPT1 底物头孢氨苄及 1.1 类新药非洛他赛临床药理学研究. 第四军医大学.

范淳，陈代文，余冰，等. 2007. 小肽转运载体（PepT1 和 PepT2）研究进展. 饲料工业，28（1）：11-15.

刘畅，魏刚，陆伟跃. 2013. 寡肽转运载体 PepT1 的转运机制及其介导的药物吸收. 中国医药工业杂志，44（6）：618-624.

孙筱. 2013. 药用辅料对福辛普利钠肠道吸收影响的研究. 华中科技大学.

文敏，潘钧铸，戴天，等. 2013. 基于 PepT1 的寡肽前药的制备及其在体肠吸收能力的评价. 华西药学杂志，28（3）：223-225.

吴涛，张程亮，刘东. 2013. PDZK1 蛋白对药物转运体的调控. 中国新药杂志，22（5）：531-534.

张旋. 2006. PEPT2 mRNA 在内毒素致急性肺损伤大鼠肺组织表达研究. 昆明医学院.

周苗苗，吴跃明，刘红云，等. 2011. 小肽转运载体 2 在奶牛乳腺小肽摄取中的作用研究. 动物营养学报，23（8）：1303-1308.

Agu R，Cowley E，Shao D，et al. 2011. Proton-coupled oligopeptide transporter（POT）family expression in human nasal epithelium and their drug transport potential. Mol Pharm，8（3）：664-672.

Anand BS，Katragadda S，Mitra AK. 2004. Pharmacokinetics of novel dipeptide ester prodrugs of acyclovir after oral administration: intestinal absorption and liver metabolism. J Pharmacol Exp Ther, 311 (2): 659-667.

Arakawa H, Kamioka H, Kanagawa M, et al. 2016. Possible interaction of quinolone antibiotics with peptide transporter 1 in oral absorption of peptide-mimetic drugs. Biopharm Drug Dispos, 37 (1): 39-45.

Arakawa H, Ohmachi T, Ichiba K, et al. 2016. Interaction of peptide transporter 1 with D- glucose and I-glutamic acid; possible involvement of taste receptors. J Pharm Sci, 105 (1): 339-342.

Ashida K, Katsura T, Motohashi H, et al. 2002. Thyroid hormone regulates the activity and expression of the peptide transporter PEPT1 in Caco-2 cells. Am J Physiol Gastrointest Liver Physiol, 282 (4): G617-G623.

Ashida K, Katsura T, Saito H, et al. 2004. Decreased activity and expression of intestinal oligopeptide transporter PEPT1 in rats with hyperthyroidism in vivo. Pharm Res, 21 (6): 969-975.

Bailey PD, Boyd CA, Collier ID, et al. 2006. Affinity prediction for substrates of the peptide transporter PepT1. Chem Commun (Camb), 21 (3): 323-325.

Berlioz F, Julien S, Tsocas A, et al. 1999. Neural modulation of cephalexin intestinal absorption through the di- and tripeptide brush border transporter of rat jejunum in vivo. J Pharmacol Exp Ther, 288 (3): 1037-1044.

Berlioz F, Maoret JJ, Paris H, et al. 2000. alpha (2)-adrenergic receptors stimulate oligopeptide transport in a human intestinal cell line. J Pharmacol Exp Ther, 294 (2): 466-472.

Biegel A, Gebauer S, Hartrodt B, et al. 2007. Recognition of 2-aminothiazole-4-acetic acid derivatives by the peptide transporters PEPT1 and PEPT2. Eur J Pharm Sci, 32 (1): 69-76.

Biegel A, Knutter I, Hartrodt B, et al. 2006. The renal type H^+/peptide symporter PEPT2: structure-affinity relationships. Amino Acids, 31 (2): 137-156.

Brandsch M, Knutter I, Bosse- Doenecke E. 2008. Pharmaceutical and pharmacological importance of peptide transporters. J Pharm Pharmacol, 60 (5): 543-585.

Bravo SA, Nielsen CU, Amstrup J, et al. 2004. Epidermal growth factor decreases PEPT2 transport capacity and expression in the rat kidney proximal tubule cell line SKPT0193 cl. 2. Am J Physiol Renal Physiol, 286 (2): F385-F393.

Buyse M, Berlioz F, Guilmeau S, et al. 2001. PepT1-mediated epithelial transport of dipeptides and cephalexin is enhanced by luminal leptin in the small intestine. J Clin Invest , 108 (10): 1483-1494.

Buyse M, Charrier L, Sitaraman S, et al. 2003. Interferon- gamma increases hPepT1- mediated uptake of di-tripeptides including the bacterial tripeptide fMLP in polarized intestinal epithelia. Am J Pathol , 163 (5): 1969-1977.

Chen H, Pan Y, Wong EA, et al. 2005. Dietary protein level and stage of development affect expression of an intestinal peptide transporter (cPepT1) in chickens. J Nutr, 135 (2): 193-198.

Chen H, Pan YX, Wong EA, et al. 2002. Characterization and regulation of a cloned ovine gastrointestinal peptide transporter (oPepT1) expressed in a mammalian cell line. J Nutr, 132 (1): 38-42.

Chen X, Loryan I, Payan M, et al. 2014. Effect of transporter inhibition on the distribution of cefadroxil in rat brain. Fluids Barriers CNS, 11 (1): 25.

Dalmasso G, Nguyen HT, Yan Y, et al. 2008. Butyrate transcriptionally enhances peptide transporter PepT1 expression and activity. Plos One, 3 (6): e2476.

Daniel H. 1996. Function and molecular structure of brush border membrane peptide/H^+ symporters. J Membr Biol, 154 (3): 197-203.

Dantzig AH, Bergin L. 1990. Uptake of the cephalosporin, cephalexin, by a dipeptide transport carrier in the human intestinal cell line, Caco-2. Biochim Biophys Acta, 1027 (3): 211-217.

Der-Boghossian AH, Saad SR, Perreault C, et al. 2010. Role of insulin on jejunal PepT1 expression and function regulation in diabetic male and female rats. Can J Physiol Pharmacol, 88 (7): 753-759.

Doring F, Schmitt R, Bernhardt WM, et al. 2005. Hypothyroidism induces expression of the peptide transporter PEPT2. Biol Chem, 386 (8): 785-790.

Ezra A, Hoffman A, Breuer E, et al. 2000. A peptide prodrug approach for improving bisphosphonate oral absorption. J Med Chem, 43 (20): 3641-3652.

Fisher SJ, Lee IJ, Swaan PW, et al. 2008. Evaluation of the effect of ethanol's toxic metabolite acetaldehyde on the gastrointestinal oligopeptide transporter, PEPT1: in vitro and in vivo studies. Alcohol Clin Exp Res, 32 (1): 162-170.

Fujita T, Majikawa Y, Umehisa S, et al. 1999. sigma Receptor ligand-induced up-regulation of the H (+) / peptide transporter PEPT1 in the human intestinal cell line Caco-2. Biochem Biophys Res Commun, 261 (2): 242-246.

Ganapathy ME, Huang W, Wang H, et al. 1998. Valacyclovir: a substrate for the intestinal and renal peptide transporters PEPT1 and PEPT2. Biochem Biophys Res Commun, 246 (2): 470-475.

Ganapathy ME, Prasad PD, Mackenzie B, et al. 1997. Interaction of anionic cephalosporins with the intestinal and renal peptide transporters PEPT 1 and PEPT 2. Biochim Biophys Acta, 1324 (2): 296-308.

Gangopadhyay A, Thamotharan M, Adibi SA. 2002. Regulation of oligopeptide transporter (Pept-1) in experimental diabetes. Am J Physiol Gastrointest Liver Physiol, 283 (1): G133-G138.

Gasic S, Eichler HG, Korn A. 1987. Comparative effects of verapamil, tiapamil, diltiazem and nifedipine on systemic and splanchnic hemodynamics in man. Int J Clin Pharmacol Ther Toxicol, 25 (9): 498-503.

Gaudana R, Jwala J, Boddu SH, et al. 2009. Recent perspectives in ocular drug delivery. Pharm Res, 26 (5): 1197-1216.

Geillinger KE, Kipp AP, Schink K, et al. 2014. Nrf2 regulates the expression of the peptide transporter PEPT1 in the human colon carcinoma cell line Caco-2. Biochim Biophys Acta, 1840 (6): 1747-1754.

Gilbert ER, Wong EA, Webb KJ. 2008. Board-invited review: peptide absorption and utilization: Implications for animal nutrition and health. J Anim Sci, 86 (9): 2135-2155.

Groneberg DA, Doring F, Theis S, et al. 2002. Peptide transport in the mammary gland: expression and distribution of PEPT2 mRNA and protein. Am J Physiol Endocrinol Metab, 282 (5): E1172-E1179.

Groneberg DA, Eynott PR, Doring F, et al. 2002. Distribution and function of the peptide transporter PEPT2 in normal and cystic fibrosis human lung. Thorax, 57 (1): 55-60.

Groneberg DA, Nickolaus M, Springer J, et al. 2001. Localization of the peptide transporter PEPT2 in the lung: implications for pulmonary oligopeptide uptake. Am J Pathol, 158 (2): 707-714.

Han H, de Vrueh RL, Rhie JK, et al. 1998. 5'-Amino acid esters of antiviral nucleosides, acyclovir, and AZT are absorbed by the intestinal PEPT1 peptide transporter. Pharm Res, 15 (8): 1154-1159.

He P, Yun CC. 2010. Mechanisms of the regulation of the intestinal Na^+/H^+ exchanger NHE3. J Biomed Biotechnol, 2010: 238080.

Hindlet P, Barraud C, Boschat L, et al. 2012. Rosiglitazone and metformin have opposite effects on intestinal absorption of oligopeptides via the proton-dependent PepT1 transporter. Mol Pharmacol , 81 (3): 319-327.

Hu M, Subramanian P, Mosberg HI, et al. 1989. Use of the peptide carrier system to improve the intestinal absorption of L-alpha-methyldopa: carrier kinetics, intestinal permeabilities, and in vitro hydrolysis of dipeptidyl derivatives of L-alpha-methyldopa. Pharm Res, 6 (1): 66-70.

Hu Y, Ocheltree SM, Xiang J, et al. 2005. Glycyl-L-glutamine disposition in rat choroid plexus epithelial cells in primary culture: role of PEPT2. Pharm Res, 22 (8): 1281-1286.

Huh Y, Hynes SM, Smith DE, et al. 2013. Importance of peptide transporter 2 on the cerebrospinal fluid efflux kinetics of glycylsarcosine characterized by nonlinear mixed effects modeling. Pharm Res, 30 (5):

1423-1434.

Inoue M, Terada T, Okuda M, et al. 2005. Regulation of human peptide transporter 1 (PEPT1) in gastric cancer cells by anticancer drugs. Cancer Lett, 230 (1): 72-80.

Irie M, Terada T, Sawada K, et al. 2001. Recognition and transport characteristics of nonpeptidic compounds by basolateral peptide transporter in Caco-2 cells. J Pharmacol Exp Ther , 298 (2): 711-717.

Janoria KG, Boddu SH, Natesan S, et al. 2010. Vitreal pharmacokinetics of peptide- transporter- targeted prodrugs of ganciclovir in conscious animals. J Ocul Pharmacol Ther, 26 (3): 265-271.

Katoh M, Nakajima M, Yamazaki H, et al. 2000. Inhibitory potencies of 1, 4-dihydropyridine calcium antagonists to P- glycoprotein- mediated transport: comparison with the effects on CYP3A4. Pharm Res, 17 (10): 1189-1197.

Katsura T, Inui K. 2003. Intestinal absorption of drugs mediated by drug transporters: mechanisms and regulation. Drug Metab Pharmacokinet, 18 (1): 1-15.

Kikuchi A, Tomoyasu T, Tanaka M, et al. 2009. Peptide derivation of poorly absorbable drug allows intestinal absorption via peptide transporter. J Pharm Sci , 98 (5): 1775-1787.

Knutter I, Hartrodt B, Toth G, et al. 2007. Synthesis and characterization of a new and radiolabeled high-affinity substrate for H^+/peptide cotransporters. Febs J, 274 (22): 5905-5914.

Knutter I, Kottra G, Fischer W, et al. 2009. High-affinity interaction of sartans with H^+/peptide transporters. Drug Metab Dispos, 37 (1): 143-149.

Knutter I, Wollesky C, Kottra G, et al. 2008. Transport of angiotensin- converting enzyme inhibitors by H^+/ peptide transporters revisited. J Pharmacol Exp Ther, 327 (2): 432-441.

Landowski CP, Song X, Lorenzi PL, et al. 2005. Floxuridine amino acid ester prodrugs: enhancing Caco-2 permeability and resistance to glycosidic bond metabolism. Pharm Res, 22 (9): 1510-1518.

Li F, Hong L, Mau CI, et al. 2006. Transport of levovirin prodrugs in the human intestinal Caco-2 cell line. J Pharm Sci, 95 (6): 1318-1325.

Li K, Xu L, Kulkarni AA, et al. 2008. Ethanol inhibits functional activity of the human intestinal dipeptide transporter hPepT1 expressed in Xenopus oocytes. Alcohol Clin Exp Res, 32 (5): 777-784.

Liang R, Fei YJ, Prasad PD, et al. 1995. Human intestinal H^+/peptide cotransporter. J Biol Chem, 270 (12): 6456-6463.

Liu R, Tang AM, Tan YL, et al. 2009. Interethnic differences of PEPT2 (SLC15A2) polymorphism distribution and associations with cephalexin pharmacokinetics in healthy Asian subjects. Eur J Clin Phamacol, 65 (1): 65-70.

Lu H, Klaassen C. 2006. Tissue distribution and thyroid hormone regulation of Pept1 and Pept2 mRNA in rodents. Peptides, 27 (4): 850-857.

Luckner P, Brandsch M. 2005. Interaction of 31 beta- lactam antibiotics with the H^+/peptide symporter PEPT2: analysis of affinity constants and comparison with PEPT1. Eur J Pharm Biopharm, 59 (1): 17-24.

Meissner B, Boll M, Daniel H, et al. 2004. Deletion of the intestinal peptide transporter affects insulin and TOR signaling in Caenorhabditis elegans. J Biol Chem, 279 (35): 36739-36745.

Meredith D, Price RA. 2006. Molecular modeling of PepT1—towards a structure. J Membr Biol, 213 (2): 79-88.

Miao Q, Liu Q, Wang C, et al. 2011. Inhibitory effect of zinc on the absorption of JBP485 via the gastrointestinal oligopeptide transporter (PEPT1) in rats. Drug Metab Pharmacokinet, 26 (5): 494-502.

Miyamoto K, Shiraga T, Morita K, et al. 1996. Sequence, tissue distribution and developmental changes in rat intestinal oligopeptide transporter. Biochim Biophys Acta, 1305 (1-2): 34-38.

Morimoto K, Kishimura K, Nagami T, et al. 2011. Effect of milk on the pharmacokinetics of oseltamivir in healthy volunteeers. J Pharm Sci, 100 (9): 3854-3861.

Motohashi H, Katsura T, Saito H, et al. 2001. Effects of tacrolimus and cyclosporin A on peptide transporter PEPT1 in Caco-2 cells. Pharm Res, 18 (5): 713-717.

Nassl AM, Rubio-Aliaga I, Sailer M, et al. 2011. The intestinal peptide transporter PEPT1 is involved in food intake regulation in mice fed a high-protein diet. Plos One, 6 (10): e26407.

Nielsen CU, Amstrup J, Nielsen R, et al. 2003. Epidermal growth factor and insulin short-term increase hPepT1-mediated glycylsarcosine uptake in Caco-2 cells. Acta Physiol Scand, 178 (2): 139-148.

Nielsen CU, Amstrup J, Steffansen B, et al. 2001. Epidermal growth factor inhibits glycylsarcosine transport and hPepT1 expression in a human intestinal cell line. Am J Physiol Gastrointest Liver Physiol, 281 (1): G191-G199.

Noshiro R, Anzai N, Sakata T, et al. 2006. The PDZ domain protein PDZK1 interacts with human peptide transporter PEPT2 and enhances its transport activity. Kidney Int, 70 (2): 275-282.

Nozawa T, Toyobuku H, Kobayashi D, et al. 2003. Enhanced intestinal absorption of drugs by activation of peptide transporter PEPT1 using proton-releasing polymer. J Pharm Sci, 92 (11): 2208-2216.

Ocheltree SM, Shen H, Hu Y, et al. 2005. Role and relevance of peptide transporter 2 (PEPT2) in the kidney and choroid plexus: in vivo studies with glycylsarcosine in wild-type and PEPT2 knockout mice. J Pharmacol Exp Ther, 315 (1): 240-247.

Ogihara T, Kano T, Wagatsuma T, et al. 2009. Oseltamivir (tamiflu) is a substrate of peptide transporter 1. Drug Metab Dispos, 37 (8): 1676-1681.

Okamura M, Terada T, Katsura T, et al. 2003. Inhibitory effect of zinc on PEPT1- mediated transport of glycylsarcosine and beta- lactam antibiotics in human intestinal cell line Caco- 2. Pharm Res, 20 (9): 1389-1393.

Okamura M, Terada T, Katsura T, et al. 2008. Inhibitory effect of zinc on the absorption of beta-lactam antibiotic ceftibuten via the peptide transporters in rats. Drug Metab Pharmacokinet, 23 (6): 464-468.

Omkvist DH, Brodin B, Nielsen CU. 2010. Ibuprofen is a non- competitive inhibitor of the peptide transporter hPEPT1 (SLC15A1): possible interactions between hPEPT1 substrates and ibuprofen. Br J Pharmacol, 161 (8): 1793-1805.

Pan X, Terada T, Okuda M, et al. 2003. Altered diurnal rhythm of intestinal peptide transporter by fasting and its effects on the pharmacokinetics of ceftibuten. J Pharmacol Exp Ther , 307 (2): 626-632.

Pan X, Terada T, Okuda M, et al. 2004. The diurnal rhythm of the intestinal transporters SGLT1 and PEPT1 is regulated by the feeding conditions in rats. J Nutr, 134 (9): 2211-2215.

Pedretti A, De Luca L, Marconi C, et al. 2011. Fragmental modeling of hPepT2 and analysis of its binding features by docking studies and pharmacophore mapping. Bioorg Med Chem, 19 (15): 4544-4551.

Pieri M, Gan C, Bailey P, et al. 2009. The transmembrane tyrosines Y56, Y91 and Y167 play important roles in determining the affinity and transport rate of the rabbit proton-coupled peptide transporter PepT1. Int J Biochem Cell Biol, 41 (11): 2204-2213.

Pinsonneault J, Nielsen CU, Sadee W. 2004. Genetic variants of the human H^+/dipeptide transporter PEPT2: analysis of haplotype functions. J Pharmacol Exp Ther, 311 (3): 1088-1096.

Prados AP, Ambros L, Montoya L, et al. 2007. Chronopharmacological study of cephalexin in dogs. Chronobiol Int, 24 (1): 161-170.

Qandeel HG, Alonso F, Hernandez DJ, et al. 2009. Role of vagal innervation in diurnal rhythm of intestinal peptide transporter 1 (PEPT1) . J Gastrointest Surg, 13 (11): 1976-1985.

Ronnestad I, Gavaia PJ, Viegas CS, et al. 2007. Oligopeptide transporter PepT1 in Atlantic cod (Gadus morhua L.): cloning, tissue expression and comparative aspects. J Exp Biol, 210 (Pt 22): 3883-3896.

Rubio-Aliaga I, Boll M, Daniel H. 2000. Cloning and characterization of the gene encoding the mouse peptide transporter PEPT2. Biochem Biophys Res Commun, 276 (2): 734-741.

Saito H, Terada T, Okuda M, et al. 1996. Molecular cloning and tissue distribution of rat peptide transporter PEPT2. Biochim Biophys Acta, 1280 (2): 173-177.

Satoh J, Tsujikawa T, Fujiyama Y, et al. 2003. Nutritional benefits of enteral alanyl-glutamine supplementation on rat small intestinal damage induced by cyclophosphamide. J Gastroenterol Hepatol, 18 (6): 719-725.

Shimakura J, Terada T, Katsura T, et al. 2005. Characterization of the human peptide transporter PEPT1 promoter: Sp1 functions as a basal transcriptional regulator of human PEPT1. Am J Physiol Gastrointest Liver Physiol, 289 (3): G471-G477.

Shimakura J, Terada T, Shimada Y, et al. 2006. The transcription factor Cdx2 regulates the intestine-specific expression of human peptide transporter 1 through functional interaction with Sp1. Biochem Pharmacol, 71 (11): 1581-1588.

Shiraga T, Miyamoto K, Tanaka H, et al. 1999. Cellular and molecular mechanisms of dietary regulation on rat intestinal H^+/peptide transporter PepT1. Gastroenterology, 116 (2): 354-362.

Shu HJ, Takeda H, Shinzawa H, et al. 2002. Effect of lipopolysaccharide on peptide transporter 1 expression in rat small intestine and its attenuation by dexamethasone. Digestion, 65 (1): 21-29.

Sobin C, Parisi N, Schaub T, et al. 2011. δ-aminolevulinic acid dehydratase single nucleotide polymorphism 2 and peptide transporter 2*2 haplotype may differentially mediate lead exposure in male children. Arch Environ Contam Toxicol, 61 (3): 521-529.

Sondergaard HB, Bravo SA, Nielsen CU, et al. 2008. Cloning of the pig PEPT2 (pPEPT2) and characterization of the effects of epidermal growth factor (EGF) on pPEPT2-mediated peptide uptake in the renal porcine cell line LLC-PK1. Eur J Pharm Sci, 33 (4-5): 332-342.

Sugiura T, Kato Y, Wakayama T, et al. 2008. PDZK1 regulates two intestinal solute carriers (Slc15a1 and Slc22a5) in mice. Drug Metab Dispos, 36 (6): 1181-1188.

Takahashi K, Masuda S, Nakamura N, et al. 2001. Upregulation of H (+)-peptide cotransporter PEPT2 in rat remnant kidney. Am J Physiol Renal Physiol, 281 (6): F1109-F1116.

Tamai I, Nakanishi T, Nakahara H, et al. 1998. Improvement of L-dopa absorption by dipeptidyl derivation, utilizing peptide transporter PepT1. J Pharm Sci, 87 (12): 1542-1546.

Tanaka H, Miyamoto KI, Morita K, et al. 1998. Regulation of the PepT1 peptide transporter in the rat small intestine in response to 5-fluorouracil-induced injury. Gastroenterology, 114 (4): 714-723.

Terada T, Irie M, Okuda M, et al. 2004. Genetic variant Arg57His in human H^+/peptide cotransporter 2 causes a complete loss of transport function. Biochem Biophys Res Commun, 316 (2): 416-420.

Terada T, Saito H, Mukai M, et al. 1997. Recognition of beta-lactam antibiotics by rat peptide transporters, PEPT1 and PEPT2, in LLC-PK1 cells. Am J Physiol, 273 (5 Pt 2): F706-F711.

Terada T, Sawada K, Ito T, et al. 2000. Functional expression of novel peptide transporter in renal basolateral membranes. Am J Physiol Renal Physiol, 279 (5): F851-F857.

Thamotharan M, Bawani SZ, Zhou X, et al. 1999. Hormonal regulation of oligopeptide transporter pept-1 in a human intestinal cell line. Am J Physio, 276 (4 Pt 1): C821-C826.

Tramonti G, Xie P, Wallner EI, et al. 2006. Expression and functional characteristics of tubular transporters: P-glycoprotein, PEPT1, and PEPT2 in renal mass reduction and diabetes. Am J Physiol Renal Physiol, 291 (5): F972-F980.

Tsuda M, Terada T, Irie M, et al. 2006. Transport characteristics of a novel peptide transporter 1 substrate, antihypotensive drug midodrine, and its amino acid derivatives. J Pharmacol Exp Ther, 318 (1): 455-460.

Vavricka SR, Musch MW, Fujiya M, et al. 2006. Tumor necrosis factor- alpha and interferon- gamma increase PepT1 expression and activity in the human colon carcinoma cell line Caco-2/bbe and in mouse intestine. Pflugers Arch, 452 (1): 71-80.

Verri T, Kottra G, Romano A, et al. 2003. Molecular and functional characterisation of the zebrafish (Danio rerio) PEPT1-type peptide transporter. Febs Lett, 549 (1-3): 115-122.

Wang CL, Fan YB, Lu HH, et al. 2010. Evidence of D-phenylglycine as delivering tool for improving L-dopa absorption. J Biomed Sci, 17: 71.

Wang S, Webb KJ, Akers MR. 1996. Peptide-bound methionine can be a source of methionine for the synthesis of secreted proteins by mammary tissue explants from lactating mice. J Nutr, 126 (6): 1662-1672.

Watanabe K, Jinriki T, Sato J. 2006. Effects of progesterone and norethisterone on cephalexin transport and peptide transporter PEPT1 expression in human intestinal cell line Caco-2. Biol Pharm Bull, 29 (1): 90-95.

Wenzel U, Kuntz S, Diestel S, et al. 2002. PEPT1- mediated cefixime uptake into human intestinal epithelial cells is increased by Ca^{2+} channel blockers. Antimicrob Agents Chemother, 46 (5): 1375-1380.

Wuensch T, Ullrich S, Schulz S, et al. 2014. Colonic expression of the peptide transporter PEPT1 is downregulated during intestinal inflammation and is not required for NOD2- dependent immune activation. Inflamm Bowel Dis, 20 (4): 671-684.

Xu S, Wang D, Zhang P, et al. 2015. Oral administration of Lactococcus lactis- expressed recombinant porcine epidermal growth factor stimulates the development and promotes the health of small intestines in early- weaned piglets. J Appl Microbiol , 119 (1): 225-235.

Yang B, Smith DE. 2013. Significance of peptide transporter 1 in the intestinal permeability of valacyclovir in wild-type and PepT1 knockout mice. Drug Metab Dispos, 41 (3): 608-614.

Zhang EY, Fu DJ, Pak YA, et al. 2004. Genetic polymorphisms in human proton- dependent dipeptide transporter PEPT1: implications for the functional role of Pro586. J Pharmacol Exp Ther, 310 (2): 437-445.

Zhang J, Wang C, Liu Q, et al. 2010. Pharmacokinetic interaction between JBP485 and cephalexin in rats. Drug Metab Dispos, 38 (6): 930-938.

Zhang Q, Liu Q, Wu J, et al. 2009. PEPT1 involved in the uptake and transepithelial transport of cefditoren in vivo and in vitro. Eur J Pharmacol , 612 (1-3): 9-14.

Zhao D, Lu K. 2015. Substrates of the human oligopeptide transporter hPEPT2. Biosci Trends, 9 (4): 207-213.

Zucchelli M, Torkvist L, Bresso F, et al. 2009. PepT1 oligopeptide transporter (SLC15A1) gene polymorphism in inflammatory bowel disease. Inflamm Bowel Dis, 15 (10): 1562-1569.

第九节 神经递质转运体

神经递质是神经元突触部位传递神经信息的化学物质，常见的神经递质有：乙酰胆碱（acetyl choline，Ach），三磷腺苷（adenosine triphosphate，ATP），氨基酸类递质如L-谷氨酸（L-glutamate）、L-天冬氨酸（L-aspartic acid）、γ-氨基丁酸（γ-aminobutyric acid，GABA）、甘氨酸（glycine）及胺类递质如5-羟色胺（5-hydroxytryptamine，5-HT）、组胺、去甲肾上腺素（norepinephrine，NE）、多巴胺（dopamine，DA）等。这些不同递质间的协调作用，精密调节着突触间隙神经递质的浓度和作用时间，对维持中枢神经系统的正常功能有着重要意义。神经递质转运体表达于神经细胞膜的表面，对神经信息的传递起着重要的作用。这些转运体可高选择性地与突触间的神经递质结合，将递质运回细胞内，从而终止递质在细胞间的传递作用，进而参与突触间信息的调控（图 3-14）。神经递质转运体大致包括两大类：可溶性物质载体 1 家族（SLC1）和可溶性物质载体 6 家族（SLC6），其中 SLC1 家族中的谷氨酸转运体及 SLC6 家族中的多巴胺转运体、5-羟色胺转运体、去甲肾上腺素转运体、甘氨酸转运体和 γ-氨基丁酸转运体为主要参与神经递质传递的转运体。神经递质转运体可调节递质在突触内的浓度与分布，因而在决定突触活性方面扮演重要角色，也是许多神经类药物的作用位点。

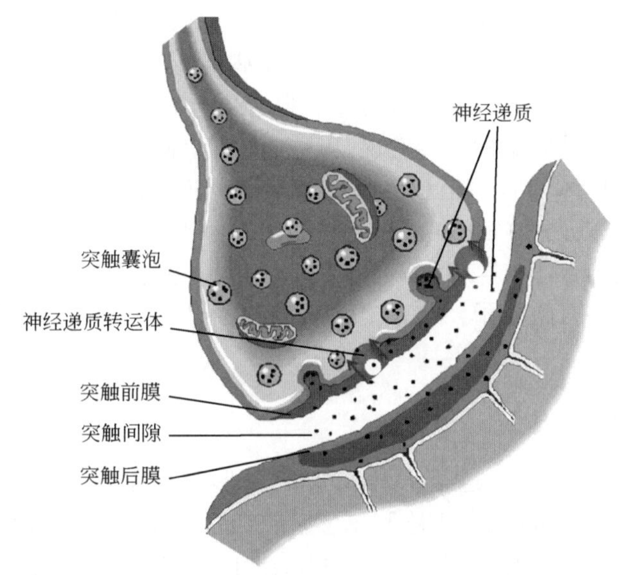

图 3-14 神经突触结构示意图

一、谷氨酸转运体

谷氨酸是神经系统中一种重要的兴奋性神经递质，在神经系统中广泛分布并潜在影响中枢神经系统的多条神经通路。高浓度的谷氨酸不仅可使神经系统兴奋性增高，其对受体的持续作用可造成神经细胞的损伤，从而引发多种疾病。由于细胞外不存在谷氨酸代谢酶，谷氨酸清除的主要途径之一是由高亲和力谷氨酸转运体（glutamate transporter）摄取谷氨酸，因此神经细胞再摄取是谷氨酸在神经系统灭活的唯一途径。谷氨酸转运体是主要存在于神经细胞和神经胶质细胞质膜上的一类蛋白质，可主动转移细胞外的谷氨酸以维持其细胞外较低浓度，从而避免神经系统过度兴奋，对谷氨酸能神经传递和神经细胞的保护具有十分重要的意义。

（一）克隆与结构

谷氨酸转运体于 1992 年首次被克隆，目前已在多种哺乳动物中克隆出各种亚型。目前发现的谷氨酸转运体都是糖蛋白，有 50%～60% 的氨基酸序列同源性。广义的谷氨酸转运体包括囊泡型谷氨酸转运体（vesicular glutamate transporters，VGLUTs）和质膜型谷氨酸转运体（excitatory amino acid transporters，EAATs）。囊泡型谷氨酸转运体，又称低亲和力谷氨酸转运体，可将胞内谷氨酸摄入分泌囊泡中进行隔离和储存。质膜型谷氨酸转运体，即狭义的谷氨酸转运体，也称高亲和力谷氨酸转运体，主要负责将突触间隙的谷氨酸再摄取以终止其突触传递效应。目前，已经发现的 EAATs 有 5 种亚型：谷氨酸天门冬氨酸转运体（glutamate aspartate transporter，GLAST）/EAATl、谷氨酸转运体 1（glutamate transporter 1，GLT-1）/EAAT2、兴奋性氨基酸转运体-1（excitatory amino acid carrier 1，EAACl）/EAAT3、EAAT4 和 EAAT5。鉴于现有研究多集中于质膜型谷氨酸转运体，对囊泡型谷氨酸转运体的研究报道较少，本部分内容将重点介绍质膜型谷氨酸转运体，即狭义的谷氨酸转运体。

谷氨酸转运体的结构具有非常相似的疏水模式，有 6～10 个跨膜区且氨基端和羧基端都在胞内，氨基端部分有 6 个跨膜 α-螺旋，羧基端是由疏水性高度保守序列组成的类似于离子通道的孔环样结构。谷氨酸转运体的胞内结构中存在多个磷酸化作用位点，而胞外有多个糖基化位点。晶体结构解析发现，谷氨酸转运体是由 3 个单体组成的一个碗状三聚体，而其中的每个单体都有一个独立的底物转运通道。EAATs 的三聚体结构既有同源三聚体也有异源三聚体，5 种 EAATs 中只有 EAAT3 和 EAAT4 可以共同组成异源三聚体。谷氨酸转运体主要利用 Na^+-K^+-ATP 酶形成的 Na^+ 和 K^+ 电化学浓度梯度来完成对谷氨酸的转运，即每转运一个谷氨酸分子，伴有 3 个 Na^+ 和 1 个 H^+ 同向转入细胞内，1 个 K^+ 和 1 个 OH^- 转出细胞外。

（二）组织分布

研究表明，GLT-1 主要表达于大鼠脑部的星形胶质细胞，在神经元上也有表达；GLAST 主要表达于 Bergmann 胶质细胞和星形胶质细胞，在脑室区的室管膜细胞上也有少量表达。EAAT3 主要分布在中枢神经系统海马结构中的锥状细胞层、齿状回、小脑的颗粒层和大脑的皮质层，此外，在小肠、肾脏、心脏和肝脏中也有一定表达。EAAT4 在动物中主要表达于 GABA 能神经细胞和小脑蒲肯野细胞，Northern 印记杂交法发现 EAAT4 还表达于小脑和胎盘，而在脑干、皮质和海马区表达水平较低。EAAT5 主要分布于视网膜，在中枢神经系统神经元和胶质细胞上也有表达（表 3-32）。

表 3-32　谷氨酸转运体在神经系统中的分布

转运体	种属	分布
GLT-1	大鼠	星形胶质细胞、神经元
GLAST	大鼠/牛	Bergmann 胶质细胞、星形胶质细胞
EAAT1	人/小鼠	神经胶质细胞
EAAT2	人	大脑及脊髓的星形胶质细胞
EAAT3	人	海马、齿状回、小脑和大脑皮质
EAAT4	人	GABA 能神经细胞、小脑、胎盘、脑干、皮质、海马
EAAT5	人/小鼠	视网膜、神经元及胶质细胞
EAAC1	兔	大脑白质、海马及谷氨酸能神经元的树突及胞体

（三）底物、诱导剂和抑制剂

研究认为，高亲和力谷氨酸转运体的底物有 L-谷氨酸和门冬氨酸，而低亲和力谷氨酸转运体的底物仅为 L-谷氨酸。目前，已发现多种药物对谷氨酸转运体具有激动或抑制作用。实验研究发现，β 内酰胺类抗生素头孢曲松可激活 GLT-1 的启动子，从而提高 GLT-1 的转录，并使转录因子 NF-κB 的活性增强。临床治疗肌萎缩侧索硬化来的药物利鲁唑为谷氨酸释放抑制剂，其可以通过改变谷氨酸转运体的构象来提高 GLT-1、GLAST、EAACl 的活性，因此具有神经保护作用。研究证实，体外培养脊髓突触小体中加入利鲁唑，谷氨酸再摄取增加 67%；动物腹腔注射利鲁唑后脊髓突触小体中谷氨酸再摄取增加了 49%。应用脑局部缺血模型的实验研究发现，胞二磷胆碱可通过增加细胞膜上 GLT-1 的表达和诱导 GLT-1 向膜移位而实现转运体重新分布，进而提高谷氨酸的再摄取并降低胞外谷氨酸水平。D-天门冬氨酸受体非竞争性拮抗剂苯环己哌啶可提高皮质神经元和星形胶质细胞中 GLT-1 的表达，但并不影响 VGLUT-1 的表达；全身麻醉诱导药依托咪酯可抑制谷氨酸转运体活性，且该抑制作用具有时间和浓度依赖性，对谷氨酸再摄取的最大抑制率可达 50%；抗精神病药氯氮平可以降低动物前额皮质中 GLT-1 的表达，从而提高胞外谷氨酸水平。

此外，国外学者发现，芳香醚、联苯化合物、天冬氨酸、二氨基丙酸等衍生物对 GLT-1 的活性具有抑制作用，如天冬酰胺类衍生物 WAY-211686、WAY-212922、WAY-213394 和 WAY-21361 均可竞争性抑制 GLT-1。某些生物大分子药物，如凝血酶、内皮素、蛋白激酶 B 等也对谷氨酸转运体表达及功能具有调节作用，例如，内皮素可抑制间脑、中脑、小脑和脊髓星形胶质细胞中 GLT-1 和 GLAST 的表达；凝血酶可以提高 GLT-1 的活性，而蛋白激酶 B 可通过提高 GLT-1 转录而增加其蛋白表达，结果均可以使谷氨酸再摄取增加。

目前发现谷氨酸转运体的抑制剂和诱导剂有很多（表 3-33），鉴于谷氨酸转运体的功能紊乱与多种神经精神类疾病密切相关，因此这些谷氨酸转运体的抑制剂和诱导剂对于神经精神类疾病病因学及治疗学方面的研究具有重要意义。

表 3-33　谷氨酸转运体的底物、诱导剂和抑制剂

转运体	底物	诱导剂	抑制剂
GLAST/EAAT1	L-谷氨酸、门冬氨酸	利鲁唑	天冬氨酸、内皮素
GLT-1/EAAT2	L-谷氨酸、门冬氨酸	头孢曲松、利鲁唑、胞二磷胆碱、苯环己哌啶、凝血酶、蛋白激酶 B	天冬氨酸、依托咪酯、氯氮平、内皮素、芳香醚、联苯化合物、二氨基丙酸、二氢卡因酸盐
EAAC1/EAAT3	L-谷氨酸、门冬氨酸	利鲁唑	天冬氨酸
EAAT4	L-谷氨酸、门冬氨酸		天冬氨酸
EAAT5	L-谷氨酸、门冬氨酸		天冬氨酸
VGLUT-1	L-谷氨酸		天冬氨酸
VGLUT-2	L-谷氨酸		天冬氨酸

（四）功能

谷氨酸转运体的摄取功能主要表现为对突触间隙中谷氨酸的再摄取。研究发现，神经末梢释放至突触间隙的谷氨酸主要由位于神经末梢和神经胶质细胞膜上高亲和力的谷氨酸转运体再摄取以终止其突触传递效应；谷氨酸被神经胶质细胞摄入神经细胞后经谷氨酰胺合成酶转化为谷氨酰胺或经丙氨酸转氨酶作用生成 α-酮戊二酸。由于突触间隙内谷氨酸的清除主要通过再摄取方式，因此谷氨酸转运体的功能直接影响突触间隙内谷氨酸的清除，进而影响兴奋性突触传递功能。另外，谷氨酸能神经元末梢突触囊泡膜上也表达有谷氨酸转运体，主要参与谷氨酸的摄取，其与细胞膜上的谷氨酸转运体不同，只摄取 L-谷氨酸且不依赖 Na^+的存在，对谷氨酸具有较低的亲和力。由此可见，谷氨酸转运体在维持胞外谷氨酸低浓度、保护神经元不受谷氨酸兴奋毒性影响方面发挥着主要作用。例如，研究显示脑缺血时氧化应激可引起谷氨酸转运体表达下调，使突触间隙谷氨酸清除障碍，大量积聚的谷氨酸通过激动谷氨酸受体使 Na^+和 Ca^{2+}内流增加、能量消耗及自由基形成，从而对神经元造成不可逆的损伤。

目前，谷氨酸转运体各个亚型的功能尚未完全阐明，普遍认为，GLT-1、EAAC1 和 EAAT4 可能主要参与正常突触传递过程中谷氨酸的快速再摄取以维持正常的突触传递功能；GLAST 可能在病理状态（如脑缺血、缺氧等）下激活并参与细胞外液谷氨酸的摄取，加速对堆积于细胞外液谷氨酸的清除以阻止神经细胞的进一步损伤。近期研究发现，EAAT4 可能参与调节 GABA 的释放，推测 EAAT4 通过摄取谷氨酸减少谷氨酸在突触外的弥散和对 AMPA 受体的激活，进而增加 GABA 的释放。

谷氨酸转运体的功能异常可能与多种疾病的发生发展密切相关，如神经退行性疾病、药物成瘾、癫痫、急性脑梗死、精神疾病、脑室周围白质软化等。研究发现，脑内 EAAT2 和 EAAT4 表达减少可能与抑郁症发生有关，而 EAAT3 的功能异常可能与癫痫发作、精神分裂症、阿尔茨海默病等神经退行性疾病的发生有关。此外，临床发现肌萎缩侧索硬化患者大脑皮质和脊髓运动神经元中存在明显的 GLT-1 表达下降，模型动物也表现有 GLT-1 和 GLAST 蛋白表达水平降低和谷氨酸摄取显著下降，说明谷氨酸转运体 GLT-1 和 GLAST 的表达异常可能与肌萎缩侧索硬化的发病有关。

（五）基因多态性

谷氨酸转运体基因 *SLC1A1* 可编码初级神经元谷氨酸转运体 EAAT3。虽然 EAAT3 只负责转运大约 10% 的谷氨酸，但相关动物实验发现 EAAT3 对于神经元的活性和功能至关重要。其中 *SLC1A1* 是强迫症研究中第一个取得基因组关联的基因，Hanna 等首次在强迫症患者家系染色体中发现了一个包含 *SLC1A1* 的基因组片段，从而使强迫症研究者对这个基因组片段产生了极大的兴趣。此后，Wendland 等在 *SLC1A1* 基因片段上发现了一组包含 3 个连续 SNPs 的单体型，该单体型在强迫症患者中的出现频率明显高于一般人群，且 SNP（rs301430）突变可使 SLC1A1 的 mRNA 表达降低 50%。基于此，该研究者提出了一个假设，即 SLC1A1 某一位点的遗传突变可能导致谷氨酸转运体的表达减少，并由此提高强迫症的患病风险。

（六）调控及影响因素

高亲和力谷氨酸转运体的摄取功能受多种因素的影响，例如，正常跨膜 Na^+、K^+浓度梯度对维持高亲和力谷氨酸转运体的摄取功能具有重要作用，除去细胞内 K^+或增加细胞外 K^+的浓度均可抑制神经胶质细胞对谷氨酸的摄取。转化生长因子 α 对鼠视网膜 Muller 细胞谷氨酸转运体 GLAST 具有调控作用，通过上调 GLAST 的 mRNA 和蛋白质表达增加视网膜 Muller 细胞中 GLAST 的摄取活性。某些炎症因子，如肿瘤坏死因子 α 和内皮素可下调 GLT1 的 mRNA 转录及蛋白表达水平；而环磷酸腺苷、表皮生长因子、转移生长因子 α 和垂体腺苷酸环化酶激活肽则可上调 GLT1 的 mRNA 转录及蛋白表达水平。

内分泌激素对谷氨酸转运体也存在调控作用，国外学者 Pawlak 等利用星形胶质细胞体外培养的研究发现，雌激素可在 mRNA 水平和蛋白水平同时增加 GLAST 和 GLT-1 的表达，而应用雌激素受体拮抗剂则可以降低雌激素对 GLAST 和 GLT-1 的调控；在甲状腺激素预处理的星形胶质细胞中，GLAST 及 GLT-1 的 mRNA 和蛋白水平显著提高。此外，动物实验结果显示 β 内酰胺类抗生素，如头孢曲松钠可通过 NF-κB 介导的转录启动子激活上调 EAAT2 的表达并具有神经保护作用；韩国学者 Chu 等研究发现头孢曲松钠可上调 GLT-1 的 mRNA 和蛋白表达水平，从而缩小大鼠局灶性脑缺血梗死灶范围的 39%。目前，关于年龄、性别及疾病状态等是否对谷氨酸转运体表达和（或）功能存在影响尚未见报道，可见生理变化或病理状态对谷氨酸转运体的影响值得深入研究。

二、5-羟色胺转运体

5-羟色胺（5-HT）是一种分布广泛的神经信号传导分子。人体中约 95% 的 5-HT 存在于消化道，约 2% 存在于中枢神经系统，其余少量的 5-HT 存在于血浆和血小板中。5-HT 对机体的多种功能具有关键性调节作用，如情感、动机、认知、摄食、睡眠和伤害性感受等。5-HT 发挥生理作用后需要依赖细胞内的代谢酶进行灭活，以免产生中毒反应及 5-HT 受体的脱敏。5-HT 由作用部位转运进入细胞的过程主要依靠 5-HT 转运体（5-HT transporter）来完成，可见 5-HT 转运体在 5-HT 的神经信号传导过程中起着关键作用。

（一）克隆与结构

5-HT 转运体是由 630 个氨基酸残基组成的蛋白质，氨基酸残基数目在不同种属及不同细胞的克隆中略有差异。人类 5-HT 转运体的编码基因 *SLC6A4* 位于 17q11.2，长 37.8 kb，由 14 个外显子组成。许多实验已经证明如果 *SLC6A4* 发生变异，则其表达、功能和调节都将发生改变，这些改变与 5-HT 转运体在大脑中结合位点的密度、情绪刺激的脑成像反应、人格特质及涉及中枢神经系统、心脏、肺和其他系统的多种疾病有关。5-HT 转运体的 N 末端及 C 末端均位于胞内，靠近 N 末端处有 cAMP 依赖性蛋白激酶结合位点；在第三与第四跨膜区之间有一个位于细胞外的环状部分，为 N-连接的糖基化位点。5-HT 转运体属于 Na^+、Cl^-依赖性神经递质转运蛋白基因家族，该家族成员间具有较高的氨基酸序列同源性，多巴胺转运体及去甲肾上腺素转运体和 5-HT 转运体之间的同源性分别为 69% 和 80%。

（二）组织分布

5-HT 转运体的 mRNAs 分布情况与 5-HT 能神经细胞是一致的，即主要位于 5-HT 神经细胞处。除神经细胞外，5-HT 转运体也分布于多种类型的非神经细胞，如肺血管内皮细胞、肠黏膜细胞、心肌细胞、脉络丛上皮细胞等。应用 RT-PCR 技术已经在牛的胎盘、脑干、骨髓、肾、肺、心、肾上腺、肝、甲状旁腺、甲状腺、胰腺和小肠中检测到 5-HT 转运体 mRNA 的表达，说明 5-HT 转运体在多种组织和器官中都有分布。此外，应用 RT-PCR、免疫组化和免疫印迹技术发现，5-HT 转运体在哺乳动物的生殖道中有广泛表达。已知 5-HT 转运体在清除腺体内神经内分泌细胞分泌的 5-HT 过程中起重要作用，在生殖道中是否还有其他功能尚待进一步研究。

（三）底物和抑制剂

5-HT 是目前发现的 5-HT 转运体的生物学底物。此外，已经发现化合物 DASB 可选择性地与 5-HT 转运体结合，该化合物结合放射性元素后可应用于正电子放射断层造影术的神经成像。选择性 5-HT 再摄取抑制剂，如氟西汀、帕罗西汀、舍曲林、氟伏沙明、西酞普兰等都是 5-HT 转运体的抑制剂，也是临床应用于抗抑郁症疗效确切的药物。研究发现，可卡因及苯异丙胺对 5-HT 转运体均具有一定的抑制作用，已经初步确定可卡因拮抗作用的区域是一个胞外域（148 ～ 152 个氨基酸）。5-HT 转运体的底物和抑制剂见表 3-34。

表 3-34　5-HT 转运体的底物和抑制剂

转运体	底物	选择性抑制剂	非选择性抑制剂
5-HT 转运体	5-HT、DASB	阿莫沙平、西酞普兰、达泊西汀、艾司西酞普兰、法莫克西汀、氟西汀、氟伏沙明、伊福西汀、吲达品、帕奴拉明、帕罗西汀、吡喃达明、Omiloxetine、RTI-353、舍曲林、齐美利定	松叶菊酮碱、德芦西明、松叶菊碱、Methoxetamine、罗克吲哚

（四）功能

5-HT 发挥生理作用后必须灭活，以免产生中毒反应及 5-HT 受体的脱敏。代谢 5-HT 的单胺氧化酶位于细胞内，而 5-HT 在生理条件下具有高电荷及亲水性，不能穿过细胞膜。因此，5-HT 必须通过载体转运至细胞内才可以灭活，该过程主要依靠细胞膜上的 5-HT 转运体来完成。由此可见，5-HT 转运体的主要作用为再摄取突触间隙中的 5-HT，其在数量、时间上对 5-HT 的神经传递进行精细调控。

众所周知，5-HT 是一种调节情绪、认知、生物周期节律等心理活动的重要神经递质，在抑郁症的发病过程中起重要作用。在 5-HT 系统调控的基因中，5-HT 转运体基因受到特别关注，因为 5-HT 转运体多分布于中枢神经系统的突触前膜，参与突触间隙 5-HT 的再摄取，也是临床广泛应用的抗抑郁药的作用靶点。目前研究发现，5-HT 转运体在神经精神性疾病，如焦虑、抑郁、强迫症、恐惧症、精神分裂症，以及胃肠功能性疾病，如慢传输性便秘、肠易激综合征、功能性腹胀等的发病过程中发挥重要作用。

（五）基因多态性

5-HT 转运体基因存在 3 个多态性位点：①在第二内含子上有一可变数目的串联重复区，可形成 3 个等位基因，即 *S Tin2. 9*、*S Tin2. 10*、*S Tin2. 12*，由此形成 STin2. 12/12、STin2. 12/10、STin2. 12/9、STin2. 10/10 和 STin2. 9/9 共 5 种基因型；②由 5′启动子区 44 bp 的插入/缺失形成长型（L）和短型（S）两种等位基因，从而产生 L/L、L/S 和 S/S 3 种等位基因类型；③在基因的 3′端非编码区存在单碱基突变，引起 *Pst* Ⅰ限制性片段长度多态性。人类 5-HT 转运体基因的转录活动由该基因启动子的多态性调控，这种多态性的两种等位基因（S 型和 L 型）对转录活动的调控存在一定差别，多数研究认为 S 型等位基因限制 5-HT 转运体基因启动子的转录活性，可能导致 5-HT 转运体的低表达。

5-HT 转运体基因多态性与多种疾病具有相关性。例如，5-HT 转运体的 *SLC6A4* 基因的第二内含子区 *VNTR* 基因多态性及启动子区 44 bp 的插入/缺失多态性均可影响 5-HT 转运体基因的表达，且其变化与强迫症的发生有关；已证实强迫症与 5-HT 转运体 *LPR* 基因型 L/L 呈正关联，基因型为 L/L 的人群发展为强迫症的危险性可能是非 L/L 表型人群的 3. 57 倍。此外，研究发现 5-HT 转运体基因低表达的 S 等位基因或 SS 基因型可独立地提高抑郁症状或抑郁症发病率；一项基于欧洲人群和东亚人群的 Meta 分析结果显示，5-HT 转运体基因多态性与抑郁症之间存在显著关联。临床研究发现，5-HT 转运体基因启动子区的多态性可调节转运体的转录，慢传输型便秘患者 5-HT 转运体 S/S 型和 S 等位基因频率显著高于正常人；儿童功能性便秘患者 S/S 型和 S 型基因频率明显高于正常人，而内含子 2VNTRs 没有明显差异。由此可见，慢传输型便秘患者及功能性便秘患儿可能存在 5-HT 转运体基因转录效率低、5-HT 转运体 mRNA 稳定性差，以致过多 5-HT 残留于效应部位，使 5-HT 受体发生适应性下调或脱敏，从而参与便秘的发病。

（六）调控及影响因素

5-HT 转运体的表达和功能受多种因素的调节，目前发现钙离子、炎症因子、激素及年龄因素都可以影响 5-HT 转运体的功能。研究结果显示，钙离子的升高或内流增强可以促进 PKC 介导的 5-HT 转运体的磷酸化，从而显著抑制其转运活性。国外学者 Philibert 等研究发现 5-HT 转运体 mRNA 的转录水平与其上游的甲基化程度有关，可见 5-HT 转运体基因的甲基化是其功能调节的重要方式。5-HT 转运体的表达及功能同样会受到药物的影响，免疫电镜显示 5-HT 转运体抑制剂氟西汀连续给药 3 周可诱导大鼠海马神经细胞中 5-HT 转运体出现表达降低、受体内化及转运功能下降。国外学者应用 Caco2 细胞研究发现，炎症因子 IFN-γ 与 TNF-α 可降低 5-HT 转运体的表达及功能，该发现或可解释炎症性肠病患者 5-HT 转运体的功能缺陷。此外，研究发现随着年龄增长脑内 5-HT 转运体的表达及功能逐渐降低，而外源性雄激素可以特异性地提高中枢神经系统中 5-HT 转运体的表达，说明 5-HT 转运体在神经系统的表达也受到激素的调控，但其具体调控机制尚不明确。

三、多巴胺转运体

多巴胺是中枢神经系统的儿茶酚胺类神经递质，在外周和中枢神经系统，多巴胺是去甲肾上腺素和肾上腺素的前体。体内的多巴胺主要负责大脑的情欲、感觉、传递兴奋及愉悦的信息，也与成瘾的产生有关。多巴胺释放进入突触间隙后，与突触后受体结合发挥其生理功能。多巴胺转运体（dopamine transporter）是位于中枢多巴胺能神经元突触前膜的一种膜蛋白，其主要功能是摄取突触间隙的多巴胺以终止神经细胞间的信息传递。

（一）克隆与结构

多巴胺转运体是一种跨膜蛋白，分子质量为 70 kDa，约含有 620 个氨基酸，具有 12 个跨膜功能区。每个功能区由 20 ～ 24 个疏水基团构成，这些基团分别由 5 个细胞内氨基酸链和 6 个细胞外氨基酸链将这些功能区连接起来构成完整的结构。多巴胺转运体与去甲肾上腺素转运体和 γ-氨基丁酸转运体在氨基酸序列结构上的一致性高达 60%，且在物种进化过程中具有高度保守性。人类多巴胺转运体与大鼠的同源性为 92%，与牛的同源性为 84%。多巴胺转运体是 Na^+/Cl^- 依赖性转运蛋白，使 Na^+ 由高浓度跨过细胞膜进入细胞，将多巴胺转运进入胞质囊泡的同时同向转运 2 个 Na^+ 和 1 个 Cl^- 进入胞质内。多巴胺转运体介导的多巴胺再摄取的驱动力是由 Na^+-K^+-ATP 酶产生的跨细胞膜的离子浓度梯度。

编码多巴胺转运体的基因是溶质载体家族 6 的 3 号基因，即 *SLC6A3*，该基因定位于 5p15.3，全长 59639 bp，有 15 个外显子、14 个内含子。外显子经过剪接后组成 mRNA 序列，mRNA 产物长度为 3952 bp，编码区长度为 1863 bp，编码 620 个氨基酸。多巴胺转运体基因共有 1493 个 SNP 位点，5′ 端调控区有 40 个 SNP 位点，3′ 端调控区有 12 个 SNP 位点，编码区有 67 个 SNP 位点。目前，多巴胺转运体基因变异被证实与抑郁症、精神分裂症、双向情感障碍、创伤后应激障碍、可卡因滥用等精神神经活动异常有关。

（二）组织分布

多巴胺转运体在大脑区域主要分布于多巴胺能神经通路，包括黑质纹状体、中脑边缘和中脑皮质通路。电镜研究表明，多巴胺转运体合成并表达于多巴胺能神经元胞体、树突及轴突，装配于高尔基体，然后被运输到树突膜、轴突膜及内质网上发挥生理作用。通过放射性抗体标记研究中脑皮质通路的黑质致密区和腹侧被盖区发现，多巴胺转运体在神经元树突和胞体中的含量非常丰富，正常人的基底节和丘脑中多巴胺转运体分布最多，其次为额中回，但小脑、黑质及红核中并未见到多巴胺转运体的分布。多巴胺转运体的 mRNA 水平存在很大差异，中脑黑质和腹侧被盖区多巴胺转运体 mRNA 表达水平最高，而在多巴胺能神经末梢，如纹状体、大脑皮质等处几乎没有表达。

（三）底物和抑制剂

多巴胺转运体的内源性底物是多巴胺，已发现的多巴胺转运体的化合物配基有 LBT-999 和 RTI-470。目前发现的多巴胺转运体抑制剂有多种，包括多巴胺转运体的选择性抑制剂，如莫达非尼、伐诺司林、安福萘酸等，以及对其他神经递质转运体有一定抑制作用的非选择性抑制剂，如氯胺酮、美地沙明、可卡因、安非它明等。目前研究认为，可卡因对多巴胺转运体的抑制作用与其改变多巴胺转运体的构象有关，即可卡因与多巴胺转运体结合，可改变细胞内环中 Cys342 的亲和力，使多巴胺转运体发生重要的构象改变，从而导致多巴胺的运输状态发生改变。目前已知的多巴胺转运体的底物和抑制剂见表 3-35。

表 3-35　多巴胺转运体的底物和抑制剂

转运体	底物	选择性抑制剂	非选择性抑制剂
多巴胺转运体	多巴胺、LBT-999、RTI-470	O-587、莫达非尼、伐诺司林、安福萘酸、BTCP、DBL-583、O-620、芴醇、GBR-12935、RTI-229、GYKI-52895、RTI-55	3-MeO-PCP、氯胺酮、4-MeO-PCP、美地沙明、可卡因、安非它明

（四）功能

多巴胺转运体的主要功能是再摄取位于神经突触间隙的神经递质多巴胺，将其泵入神经细胞胞质的囊泡中储存，以便以后释放。多巴胺除在前额皮质通过去甲肾上腺素转运体摄取外，通过多巴胺转运体的再摄取是其从突触间隙中清除的主要机制。多巴胺转运体通过摄取多巴胺来维持多巴胺循环并减少对多巴胺的合成需求，进而保持多巴胺在神经细胞中的稳态。另外，研究发现多巴胺转运体也能转运去甲肾上腺素。多巴胺转运体通过再摄取突触间隙的多巴胺影响多巴胺受体激活的程度、时间和范围，调节多巴胺在突触间隙的浓度，进而中止多巴胺递质在神经突触细胞之间的传递。可见多巴胺转运体是调节和维持神经递质多巴胺最重要的因子。

临床研究发现一些孤独症儿童脑脊液和尿液中的多巴胺主要代谢产物高香草酸升高，提示孤独症与多巴胺系统功能密切相关。多巴胺转运体的重摄取功能直接影响突触间隙中多巴胺浓度，因此多巴胺转运体与孤独症的相关性备受关注。应用单光子发射型计算机体层扫描技术研究孤独症儿童脑内多巴胺转运体分布情况，结果显示孤独症儿童多巴胺转运体半定量值明显高于正常儿童，提示孤独症儿童可能存在脑内多巴胺能神经元活动亢进。此外，通过对可卡因成瘾者的尸检研究发现，其脑内纹状体多巴胺转运体结合位点明显增加，提示多巴胺转运体或可作为可卡因成瘾的一种状态指标应用于临床诊断。

（五）基因多态性

目前研究认为，多巴胺转运体的功能异常与帕金森病、孤独症、精神分裂症、抑郁症等疾病的发生有一定相关性。多巴胺转运体基因在 3′端有一个数目可变的串联重复序列（rs28363170），研究证实该序列的差异会影响多巴胺转运体的表达水平，与多巴胺转运体功能密切相关。国外学者对高加索人群的相关分析发现，帕金森病患者中多巴胺转运体 520 bp 等位基因频率有显著升高，国内学者在亚洲人群中也发现了此现象，提示帕金森病发病可能与多巴胺转运体的基因多态性有关。此外，研究发现多巴胺转运体基因外显子 cDNA 3′末端非翻译区可变串联重复序列中 9/10 重复等位基因可能导致多巴胺转运体结合能力增高，从而减少突触间隙多巴胺水平，该基因多态性可能参与了抑郁症的发病。

（六）调控及影响因素

目前发现核受体、蛋白激酶、年龄及某些药物都可以影响多巴胺转运体的表达及功能。国外学者的研究发现，核受体 Nurr1 可以通过与启动子区域的结合而上调多巴胺转运体的基因表达，说明多巴胺转运体的表达也受到核受体的调控。体内多巴胺转运体的功能主要受蛋白激酶的调节，如蛋白激酶 A、蛋白激酶 C 及丝裂原激活的蛋白激酶等，这些激酶通过特定的信号途径调节多巴胺转运体的转运速率或者通过转运体在胞膜的内陷而降低转运功能。应用配基放射自显影技术发现，老年人或老年动物多巴胺转运体配基标记信号显著减弱，应用原位杂交技术检测老年人脑标本显示其黑质多巴胺转运体 mRNA 降低。老年大鼠脑内多巴胺转运体蛋白含量的减少提示黑质纹状体多巴胺能神经元信号转导功能的改变，这可能与老年人运动迟缓及认知功能减退有关。

此外，某些药物可能参与多巴胺转运体的表达和（或）功能调节。例如，长期服用氯氮平的精神分裂症患者，其外周血淋巴细胞多巴胺转运体的基因表达水平明显上调；长期应用左旋多巴和多巴胺可以使细胞中多巴胺转运体数量明显减少。临床研究发现长期服用可卡因可上调纹状体中多巴胺转运体的表达和功能，但其具体机制目前尚不清楚。苯丙胺对多巴胺转运体的作用与可卡因相反，一次性给予苯丙胺或用苯丙胺体外孵育纹状体突触体均可剂量依赖性地下调多巴胺转运体的功能，但停药 24 h 后多巴胺转运体的功能均可恢复正常。

锰作为一种常见的亲神经性重金属，对多巴胺转运体的表达也存在调节作用。例如，研究显示氯化锰处理小鼠可出现脑黑质内多巴胺转运体蛋白表达下降，说明锰可下调多巴胺转运体的重摄取功能，从而导致多巴胺神经元信息传递异常。此外，尼古丁成瘾的神经生物学研究发现，大鼠给予尼古丁 7 d 后脑内尾壳核和黑质中多巴胺转运体的表达分别增加了 75. 68% 和 17. 14%，尼古丁对多巴胺转运体表达的调节作用可能是尼古丁成瘾的神经生物学机制之一。因此，有学者提出，选择性多巴胺转运体抑制剂在精神兴奋剂依赖的替代治疗中具有一定的前景，并有望用于精神分裂症和抑郁症的治疗。

四、去甲肾上腺素转运体

去甲肾上腺素（norepinephrine，NE）是肾上腺素去掉 *N*-甲基后形成的物质，作为神经递质其主要由交感节后神经元和脑内肾上腺素能神经末梢合成并分泌，作为激素其主要由肾上腺髓质合成和分泌。去甲肾上腺素调节觉醒、意识、情感、食欲、性欲、生殖、犒赏等人体的多种精神活动，作用非常广泛。去甲肾上腺素转运体（norepinephrine transporter，NET）位于肾上腺素能神经突触前膜，其功能是将神经元释放的 NE 再摄取于突触前膜中，对调控突触间隙中 NE 浓度、终止神经冲动信号、维持受体对神经递质的敏感性极为重要（图 3-15）。

（一）克隆与结构

人类 NET 基因（SLC6A2）位于染色体 16q12. 2 上，长度为 45 kb，有 14 个大小为 60 ～400 bp 的外显子，内含子大小为 0. 2 ～ 13. 2 kb。Kitayama 等应用 RT-PCR 技术和可变剪切技术，以 COS-7 细胞为载体克隆 NET 基因亚型，发现 NET 基因上 13 号外显子对 NET 的表达及功能是至关重要的，而 NET 基因 5′上游 9. 0 kb 和一个位于 5′非翻译区的内含子对 NET 的转录非常关键。亲水性分析显示 NET 含有 α-螺旋构成的 12 个疏水区域，这些疏水区在细胞内和细胞外交替排列，在第三和第四疏水区之间有一个较大的细胞外环，C-端和 N-端都在细胞内。NET 属于 Na^+、Cl^-依赖性神经递质转运蛋白基因家族，其转运依赖于胞外 Na^+和 Cl^-共同参与，也受胞内 K^+浓度的调节。在将 NE 转运进入细胞的同时伴随有 Na^+和 Cl^-的内流，其比例为 1 ∶ 1 ∶ 1。NET 转运的直接动力来源于细胞膜外

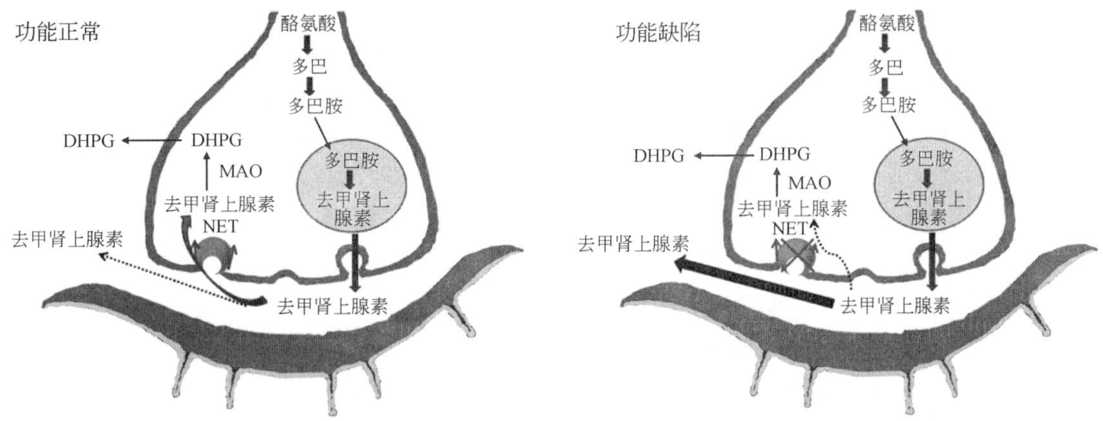

图3-15　去甲肾上腺素转运体功能改变对去甲肾上腺素重吸收及降解的影响

MAO：单胺氧化酶；NET：去甲肾上腺素转运体；DHPG：3，4-二羟苯基乙二醇

高内低的 Na^+浓度梯度和 Na^+/K^+-ATP 酶。目前研究认为 NET 和多巴胺转运体及 5-HT 转运体之间的同源性分别为 80% 和 69%，而且 NET 和多巴胺转运体二者均可以转运 NE 和多巴胺，因而对于调节突触间隙 2013lz 中单胺类神经递质的浓度和信号传递至关重要。

（二）组织分布

NET mRNA 主要存在于交感神经元胞体中，通常与 NE 生物合成酶的存在部位一致。NET 在神经元胞体中翻译合成后再通过轴浆运输到神经末梢。中枢神经系统 NET 主要分布于大脑皮质和海马交感神经胞体、轴突、树突及末梢；在外周神经系统主要分布于受交感神经支配组织的节后神经，心脏交感神经中的 NET mRNA 在其神经节中的表达最为丰富。

（三）底物和抑制剂

可卡因、安非他命及三环类抗抑郁药是单胺类转运蛋白的重要拮抗剂，其有双重作用，既可以与转运蛋白结合抑制其再摄取功能，又可以促进突触囊泡释放，从而使突触间隙中递质水平增加，以提高突触的传导活性。可卡因和安非他命是单胺类转运蛋白非特异性拮抗剂，而地昔帕明、尼索西汀和莱博西汀为 NET 特异性拮抗剂。目前已知的去甲肾上腺素转运体的底物和抑制剂见表 3-36。

表 3-36　去甲肾上腺素转运体的底物和抑制剂

转运体	底物	选择性抑制剂	非选择性抑制剂
去甲肾上腺素转运体	去甲肾上腺素、多巴胺	地昔帕明、尼索西汀、莱博西汀、托莫西汀、去甲替林、阿莫沙平、马普替林、(R) -Thionisoxetine	可卡因、安非他命、文拉法辛、茚达曲林、度洛西汀、丁氨苯丙酮、氯苯咪吲哚

（四）功能

NET 位于肾上腺素能神经突触前膜，为 Na^+、Cl^- 依赖性的单胺类转运蛋白，其功能是将神经元释放的 NE 再摄取于突触前膜中，对调控突触间隙中 NE 浓度、终止神经冲动信号、维持受体对神经递质的敏感性极为重要。研究发现，交感神经释放的 NE 80%～90% 经 NET 重新摄取进入细胞内，只有小部分进入血液循环，可见 NET 的表达和功能对控制交感神经释放 NE 浓度、终止 NE 的作用均具有重要意义。NET 不仅可以转运 NE，还可以转运多巴胺，甚至对多巴胺的亲和力高于多巴胺转运体。目前认为 NET 与精神-神经系统疾病，如抑郁症和阿尔茨海默病，以及心血管疾病，如心肌缺血、高血压、心肌病等的发病有关。

（五）基因多态性

研究显示，位于 NET 基因第 9 外显子的 rs5569 多态性位点与 NET 转运能力存在重要关联性。一项注意缺陷多动障碍（ADHD）的全基因组关联研究结果显示，NET 基因可能是注意缺陷多动障碍发病的易感基因之一；Biederman 等的研究发现 NET 与女性患者注意缺陷多动障碍关联更强，提示 NET 具有性别差异。基于韩国人的药物基因组学研究表明 NET 基因 rs5569 位点多态与盐酸哌甲酯的药物反应有关，提示该位点与注意缺陷多动障碍的临床药物疗效存在一定关联。此外，一项基于重度抑郁症的临床研究发现，NET 基因携带 rs5569 位点 TT 基因型患者睡眠障碍检测分值明显高于携带 CC 和 CT 基因型患者，提示 rs5569 位点 TT 基因型可能是重度抑郁症患者睡眠障碍的危险因素。

（六）调控及影响因素

NET 的表达和功能受到多种因素的影响和调控，目前发现蛋白激酶介导的磷酸化、组织局部 NE 的浓度、激素及某些药物均可能影响 NET 的活性。NET 有多个蛋白激酶 C（PKC）磷酸化位点，PKC 激活 NET 磷酸化可以造成 NET 的内陷，这是 NET 调节的重要机制之一。例如，转染 NET 的细胞中加入 PKC 激活剂后，NET 摄取功能下降，其原因是由于 NET 内陷，即 NET 由胞膜转移到胞质，使得膜表面的 NET 减少。组织局部 NE 的浓度也对 NET 的表达和功能产生影响，例如，应用利血平耗竭神经组织中的 NE 后，神经突触中 NET 结合位点减少 50%～80%，用单胺氧化酶抑制剂抑制 NE 灭活进而提高组织局部 NE 浓度后，NET 结合位点可增加 30%。研究发现，长期使用胰岛素可致 NET 再摄取功能下降，提示胰岛素或胰岛素受体激活可能抑制或减少 NET 基因表达。另外，研究显示血管紧张素Ⅱ通过血管紧张素Ⅰ型受体可以提高 NET 的 mRNA 表达，其原因可能与有丝分裂激活蛋白激酶信号转导途径有关，因为有丝分裂激活蛋白激酶可激活胞核内多种 NET 转录因子和启动子上的活性位点，增加 NET 的 mRNA 表达。

药物对 NET 的调节作用日益受到关注，已经证实安非他明和地昔帕明均可下调 NET 密度，影响 NET 的转运能力，如应用安非他明处理转染 NET 的细胞后发现，NET 与其放射性配体结合的能力和结合速率分别下降 46% 和 57%，而 NET 的 mRNA 表达水平无明显变化。安非他明和地昔帕明降低 NET 转运效能的机制目前尚不明确，推测可能与药物增加 NET 降解或者激活 PKC 途径引起 NET 内陷有关。动物实验研究发现，血管紧张素转化酶抑制剂给药后可提高右心衰和高血压模型动物心脏组织中 NET 再摄取能力及其分布的密度，推测其机制可能与血管紧张素转化酶抑制剂直接激活 NET 有关。

五、γ-氨基丁酸转运体

γ-氨基丁酸（γ-aminobutyric acid，GABA）是哺乳动物中枢神经系统中主要的抑制性神经递质，由 GABA 能神经元合成，神经受刺激后神经递质经突触前膜释放入突触间隙并与突触后膜的受体结合，产生抑制性作用。位于神经元和胶质细胞上的 γ-氨基丁酸转运体（γ-aminobutyric acid transporter，GAT）能够快速摄取突触间隙和细胞外液的 GABA，以终止其突触传递过程。因此，GAT 是调节 GABA 能抑制性神经活动的重要糖蛋白。

（一）克隆与结构

GAT 是一种由 600 个氨基酸组成的糖蛋白，存在于 GABA 能神经元的突触上。GAT 具有 12 个跨膜区，N 端和 C 端位于胞内，在第三和第四跨膜区之间有 1 个胞外大环，含有糖基化位点。根据 GAT 动力学特征和分布位置的不同，GAT 可以分为质膜转运体和囊泡转运体（VGAT）两大类，质膜转运体包括 GAT-1、GAT-2、GAT-3 和 BGT-1（对应于小鼠的 mGAT-1、mGAT-3、mGAT-4 和 mGAT-2）4 种不同的转运体亚型。GAT 属于 Na^+ 和 Cl^- 离子依赖性的神经递质转运蛋白，GAT-1 在转运时严格依赖 Na^+，部分依赖 Cl^-，每转运 1 个 GABA 分子会有 2 个 Na^+ 和 1 个 Cl^- 发生共转移；而 BGT-1 在转运 1 分子 GABA 时却需 3 个 Na^+ 和 1～2 个 Cl^- 协同转运。此外，不同亚型 GAT 的药理学特性也不尽相同，如 GAT1 仅对 GABA 具有高亲和力，GAT2 和 GAT3 对 GABA 和 β-丙氨酸都具有高亲和力，而 BGT-1 对 GABA 和甜菜碱有高亲和力。

（二）组织分布

GAT-1 和 GAT-3 仅在脑内表达。GAT-1 蛋白和 mRNA 最为丰富，广泛分布于各个脑区，在端脑、间脑、中脑、脊索等的不同区域均有 GAT-1 mRNA，其分布与 GABA 能神经元的分布密切相关。GAT-1 约占总转运体数的 80%，承担着 85% 的转运任务。GAT-3 蛋白和 mRNA 主要在丘脑、下丘脑、杏仁核、脑桥、脑干和深部小脑核等处表达，神经胶质细胞上 GAT-3 的含量最高。原位杂交研究显示 GAT-1 mRNA 存在于中间神经元，GAT-1 和 GAT-3 的 mRNA 共存于胶质细胞。GAT-2 和 BGT-1 除了在中枢神经系统表达外，在外周脏器，如肝、肾等也有表达。小鼠和大鼠的 GAT-2 仅在脑脊膜和室管膜细胞处有表达，BGT-1 在小鼠和人脑广泛分布，但在大鼠和犬的脑内却未能检测到。目前已知的 γ-氨基丁酸转运体（GAT）在神经系统中的分布见表 3-37。

表 3-37　γ-氨基丁酸转运体（GAT）在神经系统中的分布

转运体	种属	分布
GAT-1	人（小鼠 mGAT-1）	大脑皮质、海马、嗅球、丘脑、小脑、纹状体、视网膜等
GAT-2	人（小鼠 mGAT-3）	软脑膜、脉络丛、室管膜、视网膜、小脑，成年脑基本不表达
GAT-3	人（小鼠 mGAT-4）	视网膜、脑干、嗅球、下丘脑
BGT-1	人（小鼠 mGAT-2）	广泛分布，并且在各个脑区中表达丰度相近
VGAT	人、大鼠	海马和皮质等多个脑区，表达丰度相近

（三）底物和抑制剂

GAT 的表达与功能受到胞外 GABA 浓度的反馈调节以维持突触间隙神经递质的稳定，研究证实胞外 GABA 可诱导 GAT 转运功能的慢性增加，且存在剂量–效应关系和时间–效应关系，提示 GABA 可能是 GAT 内源性诱导剂。目前发现的 GAT 的抑制剂有许多种（表 3-38），尤其是 GAT-1 特异性抑制剂。对人类 GAT-1 抑制作用最强的是烟酸和 R-哌啶甲酸的亲脂性衍生物，如 NNC-711（IC_{50} = 0.04 μM）和噻加宾（IC_{50} = 0.07 μM），这些抑制剂按照其对人类 GAT-1 的抑制作用强度排列如下：NNC-711 > 噻加宾 > SKF89976-A > CI-966。NNC05-2090 可选择性抑制 GAT-2；(S)-SNAP-5114 可选择性抑制 GAT-3；GAT-4 和 VGAT 的选择性抑制剂目前尚未见报道。

表 3-38　GAT 的底物和抑制剂

转运体	底物	抑制剂
GAT1	GABA	噻加宾、SKF 89976-A、CI-966、NNC-711、EF1500、(R)-EF1502、(S)-EF1502、LU32176B
GAT2	GABA、β-丙氨酸	NNC052090
GAT3	GABA、β-丙氨酸	(S)-SNAP-5114
BGT1	GABA、甜菜碱	NNC052090、(R)-EF1502、(S)-EF1502、LU32176B

（四）功能

GABA 是哺乳动物中枢神经系统主要的抑制性神经递质，位于神经元和神经胶质细胞上的 GAT 能够快速摄取突触间隙和细胞外液的 GABA，从而及时终止 GABA 的突触传递过程。表达于神经元附近胶质细胞上的 GAT 具有终止抑制性突触信号传递、调节 GABA 能突触的功能；远离神经元胶质细胞上的 GAT 具有清除扩散出来 GABA 的功能。GAT-2 主要表达于软脑膜，可能具有调节脑脊液中 GABA 浓度的作用。BGT-1 在脑区的分布与 GABA 能神经无关，很可能参与清除从突触区域扩散出来的递质。研究发现，GAT 既可以终止抑制性信号的突触传递，还可能影响神经元和胶质细胞的兴奋性，因为 GAT 具有底物非依赖的 Li^+ 和 K^+ 离子诱导电流，该电流可被底物和转运抑制剂阻断。可见 GAT 是调节 GABA 能抑制性神经活动的重要糖蛋白，研究显示多种中枢神经系统疾病，如癫痫、精神分裂症、疼痛等与 GAT 异常有密切关系。

（五）基因多态性

GAT-1 蛋白主要由 *SLC6A1* 基因进行编码。研究显示，抗癫痫药物噻加宾常见的副作用，如镇静和肌肉抽动均可能源于对 GAT-1 的非特异性抑制。一项基于苗族人、泰国人、美国人、非洲人和欧洲人的不同种族人群 GAT 基因检测研究发现，非洲人和美国人中 GAT-1 基因多态性最高，而苗族人具有低水平的杂合单核苷酸多态性。此外，临床研究发现，GAT 基因多态性与抗癫痫药物临床耐药相关，如 GAT 基因中 T 等位基因 rs2272400 的多态性位点可能使临床抗癫痫药物的耐药性增加 1.5 倍，并可能增加抗癫痫药物的不良反应。

（六）调控及影响因素

GAT 功能受到蛋白磷酸化与去磷酸化的调节，研究发现蛋白激酶 C 激动剂可使卵母细胞中大鼠脑 GAT-1 的摄取功能增加 2 ～ 3.5 倍；蛋白激酶 C 抑制剂可以使 GAT-1 的摄取功能减少 80%；蛋白磷酸酶特异抑制剂可以提高 GAT-1 的摄取速度，如环孢素 A 可以使其摄取量增加 4 倍，而甲基软海绵酸可以使转运速率增加 2.5 倍。研究证实脑源性神经营养因子介导的酪氨酸磷酸化可引起 GAT-1 数量增加，而蛋白激酶 C 活化可导致质膜上的 GAT-1 数量减少。酪氨酸激酶对 GAT 也具有调节作用，研究发现酪氨酸激酶 2 可以上调 BGT-1 的表达及功能，而酪氨酸激酶 2 的抑制剂可以减少 BGT-1 的表达，提示酪氨酸激酶 2 是 BGT-1 的调节因素之一。

此外，研究发现乙醇可提高中枢神经系统 GAT 活性，从而增加 GABA 的重摄取。小鼠急性腹腔注射乙醇，其脑中 GAT 活性升高并导致 GABA 重摄取显著增加，进一步的研究证实，乙醇对脑内 GAT 活性的影响具有一定区域性，如乙醇依赖大鼠海马和下丘脑部位 GAT1 和 GAT3 表达水平增加明显，而大脑皮质中的表达无明显变化。某些药物对 GAT 表达也具有调节作用，如巴喷丁孵育海马组织可以使 GAT 表达增加，而抗癫痫药物丙戊酸和唑尼沙胺可以使脑组织中 GAT 表达减少。

六、展望

虽然目前对神经递质转运体亚型的发现及特异性抑制剂的开发取得了一定进展，但神经递质转运体的功能研究及其与疾病发生的关系研究仍有待深入。另外，基于神经递质转运体晶体结构开展的药物作用靶点的预测研究也刚刚起步，相信随着该研究的深入，神经递质转运体有望成为神经精神疾病治疗的新靶点。

（秦红岩　武新安）

参 考 文 献

冯冬梅，露春，梁颂游，等 . 2010. 5- 羟色胺转运体基因多态性与强迫症的相关性研究 . 中国现代医生，48（2）：9-11.

侯翔宇，李勇，王维林 . 2013. 功能性便秘儿童 5- 羟色胺转运体基因多态性研究 . 中国实用儿科杂志，28（1）：26-28.

胡佳华，费俭，郭礼和 . 2003. γ- 氨基丁酸（GABA）转运蛋白的结构、功能和调控 . 细胞生物学杂志，25（3）：129-133.

金亦涛，刘国卿，唐治华 . 2004. γ- 氨基丁酸转运体研究进展 . 国外医学生理病理科学与临床分册，1（24）：8-10.

李成敏，颜慧，宫泽辉 . 2009. 谷氨酸转运体亚型谷氨酸转运体 1 与其调控药物的研究进展 . 中国药理学通报，25（10）：1264-1268.

刘旭东，李锦毅，史晶，等 . 2005. 去甲肾上腺素转运蛋白的研究进展 . 武警医学，16（4）：294-296.

吴光晓，苏瑞斌，李锦 . 2010. 多巴胺转运体在精神兴奋剂依赖中的作用 . 中国药理学通报，26（2）：141-143.

杨如，杨雄里 . 2000. 高亲和力谷氨酸转运体 . 生理科学进展，31（4）：293-298.

仪丹，侯丛佳，文学方，等. 2014. 去甲肾上腺素转运体的研究进展. 现代生物医学进展，14：2794-2797.

喻妍，赵靖平，杨栋，等. 2012. 去甲肾上腺素转运体基因多态性与中国南方汉族人群重性抑郁症的关联研究. 中国临床心理学杂志，20（1）：29-31.

张卫平，滨江. 2011. 五羟色胺与慢性便秘. 世界华人消化杂志，19（24）：2551-2554.

Adnot S，Houssaini A，Abid S，et al. 2013. Serotonin transporter and serotonin receptors. Handbook of Experimental Pharmacology，218：365-380.

Balcar VJ. 2002. Molecular pharmacology of the Na^+-dependent transport of acidic amino acids in the mammalian central nervous system. Biol Pharm Bull，25（3）：291-301.

Biederman J，Kim JW，Doyle AE，et al. 2008. Sexually dimorphic effects of four genes（COMT，SLC6A2，MAOA，SLC6A4）in genetic associations of ADHD：a preliminary study. American Journal of Medical Genetics Part B，Neuropsychiatric Genetics，147B（8）：1511-1518.

Bonde C，Noraberg J，Noer H，et al. 2005. Ionotropic glutamate receptors and glutamate transporters are involved in necrotic neuronal cell death induced by oxygen-glucose deprivation of hippocampal slice cultures. Neuroscience，136（3）：779-794.

Borden LA. 1996. GABA transporter heterogeneity：pharmacology and cellular localization. Neurochemistry International，29（4）：335-356.

Butler SG，Meegan MJ. 2008. Recent developments in the design of anti- depressive therapies：targeting the serotonin transporter. Curr Med Chem，15（17）：1737-1761.

Carroll FI，Howard JL，Howell LL，et al. 2006. Development of the dopamine transporter selective RTI-336 as a pharmacotherapy for cocaine abuse. The AAPS Journal，8（1）：E196-E203.

Chu K，Lee ST，Sinn DI，et al. 2007. Pharmacological induction of ischemic tolerance by glutamate transporter-1（EAAT2）upregulation. Stroke，38（1）：177-182.

Clarke H，Flint J，Attwood AS，et al. 2010. Association of the 5- HTTLPR genotype and unipolar depression：a meta-analysis. Psychological Medicine，40（11）：1767-1778.

Descarries L，Riad M. 2012. Effects of the antidepressant fluoxetine on the subcellular localization of 5- HT1A receptors and SERT. Philosophical Transactions of the Royal Society of London Series B，Biological Sciences，367（1601）：2416-2425.

Foster JD，Cervinski MA，Gorentla BK，et al. 2006. Regulation of the dopamine transporter by phosphorylation. Handbook of Experimental Pharmacology，（175）：197-214.

Gegelashvili G，Schousboe A. 1997. High affinity glutamate transporters：regulation of expression and activity. Mol Pharmacol，52（1）：6-15.

Grewer C，Gameiro A，Rauen T. 2014. SLC1 glutamate transporters. Pflugers Arch ，466（1）：3-24.

Grewer C，Rauen T. 2005. Electrogenic glutamate transporters in the CNS：molecular mechanism，pre- steady-state kinetics，and their impact on synaptic signaling. The Journal of Membrane Biology，203（1）：1-20.

Haddley K，Bubb VJ，Breen G，et al. 2012. Behavioural genetics of the serotonin transporter. Current Topics in Behavioral Neurosciences，12：503-535.

Hirunsatit R，Ilomaki R，Malison R，et al. 2007. Sequence variation and linkage disequilibrium in the GABA transporter-1 gene（SLC6A1）in five populations：implications for pharmacogenetic research. BMC Genetics，8：71.

Hu JH，Ma YH，Yang N，et al. 2004. Up-regulation of gamma-aminobutyric acid transporter I mediates ethanol sensitivity in mice. Neuroscience，123（4）：807-812.

Huang CC，Lu RB，Shih MC，et al. 2013. The dopamine transporter gene possibly affects personality traits in patients with early-onset major depressive disorder. Acta Neuropsychiatrica，25（4）：227-234.

Jiang J，Amara SG. 2011. New views of glutamate transporter structure and function：advances and challenges.

Neuropharmacology, 60 (1): 172-181.

Kahlig KM, Galli A. 2003. Regulation of dopamine transporter function and plasma membrane expression by dopamine, amphetamine, and cocaine. Eur J Pharmacol, 479 (1-3): 153-158.

Kanai Y, Hediger MA. 1992. Primary structure and functional characterization of a high- affinity glutamate transporter. Nature, 360: 467-471.

Kielbasa W, Tesfaye E, Luffer-Atlas D, et al. 2013. The effect of hepatic or renal impairment on the pharmacokinetics of edivoxetine, a selective norepinephrine transporter reuptake inhibitor. European Journal of Clinical Pharmacology, 69 (12): 2011-2019.

Kim DU, Kim MK, Cho YW, et al. 2011. Association of a synonymous GAT3 polymorphism with antiepileptic drug pharmacoresistance. Journal of Human Genetics, 56 (9): 640-646.

Lasky-Su J, Neale BM, Franke B, et al. 2008. Genome-wide association scan of quantitative traits for attention deficit hyperactivity disorder identifies novel associations and confirms candidate gene associations. American Journal of Medical Genetics Part B, Neuropsychiatric Genetics, 147B (8): 1345-1354.

Lesch KP, Gutknecht L. 2005. Pharmacogenetics of the serotonin transporter. Prog Neuropsychopharmacol Biol Psychiatry, 29 (6): 1062-1073.

Makkonen I, Riikonen R, Kokki H, et al. 2008. Serotonin and dopamine transporter binding in children with autism determined by SPECT. Developmental Medicine and Child Neurology, 50 (8): 593-597.

Mandela P, Ordway GA. 2006. The norepinephrine transporter and its regulation. J Neurochem, 97 (2): 310-333.

Mash DC, Pablo J, Ouyang Q, et al. 2002. Dopamine transport function is elevated in cocaine users. J Neurochem, 81 (2): 292-300.

Mendes-de-Aguiar CB, Alchini R, Decker H, et al. 2008. Thyroid hormone increases astrocytic glutamate uptake and protects astrocytes and neurons against glutamate toxicity. Journal of Neuroscience Research, 86 (14): 3117-3125.

Nakagawa T, Kaneko S. 2013. SLC1 glutamate transporters and diseases: psychiatric diseases and pathological pain. Current Molecular Pharmacology, 6 (2): 66-73.

Pawlak J, Brito V, Kuppers E, et al. 2005. Regulation of glutamate transporter GLAST and GLT-1 expression in astrocytes by estrogen. Molecular Brain Research, 138 (1): 1-7.

Schousboe A, Madsen KK, White HS. 2011. GABA transport inhibitors and seizure protection: the past and future. Future Medicinal Chemistry, 3 (2): 183-187.

Serretti A, Calati R, Mandelli L, et al. 2006. Serotonin transporter gene variants and behavior: a comprehensive review. Current Drug Targets, 7 (12): 1659-1669.

Slotboom DJ, Konings WN, Lolkema JS. 1999. Structural features of the glutamate transporter family. Microbiology and Molecular Biology Reviews: MMBR, 63 (2): 293-307.

Soudijn W, van Wijngaarden I. 2000. The GABA transporter and its inhibitors. Curr Med Chem, 7 (10): 1063-1079.

Wendland JR, Moya PR, Timpano KR, et al. 2009. A haplotype containing quantitative trait loci for SLC1A1 gene expression and its association with obsessive- compulsive disorder. Archives of General Psychiatry, 66 (4): 408-416.

Zhou J. 2004. Norepinephrine transporter inhibitors and their therapeutic potential. Drugs of the Future, 29 (12): 1235-1244.

第十节　氨基酸转运体

近年来的众多研究发现，哺乳动物体内氨基酸的跨膜运输由多种氨基酸转运载体蛋白介导，而这些转运氨基酸的载体蛋白被称为氨基酸转运体。氨基酸转运体的表达或功能异常会导致严重的氨基酸吸收和（或）代谢障碍性疾病及其他相关性疾病。

氨基酸转运体广义上依据对 Na^+的依赖与否分为 Na^+依赖性和 Na^+非依赖性转运体，依其底物分为中性、酸性和碱性氨基酸转运体。Na^+依赖性转运体是利用细胞膜上 Na^+电化学势逆浓度梯度将胞外氨基酸底物转运进入胞内，因此，这些转运体具有强大的驱动力。“氨基酸转运系统”得名于其相应的第一个或重要底物的首字母，如系统 A（L-alanine）、N（L-asparagine）、L（L-leucine）和 ASC（L-alanine，L-serine，和 L-cysteine）。对氨基酸有广泛选择性的转运体以字母 B 命名，如 B^0，$B^{0,+}$，或 $b^{0,+}$。氨基酸转运体类型、编码基因、底物选择性及离子依赖性等概述见表 3-39。

表 3-39　氨基酸转运系统

转运系统	依赖的离子	底物	转运类型	转运蛋白	基因
X^-_{AG}	Na^+	阴离子氨基酸	S/A	EAAT1，GLAST	*SLC1A3*
				EAAT2，GLT1	*SLC1A2*
				EAAT3，EAAC1	*SLC1A1*
				EAAT4，EAAT5	*SLC1A6*
ASC	Na^+	中性氨基酸	A	ASCT1	*SLC1A4*
				ASCT2，ATB^0	*SLC1A5*
				rBAT	*SLC3A1*
				4F2hc	*SLC3A2*
神经递质	Na^+/Cl^-	神经递质	S	NET，NAT1，NET1	*SLC6A2*
BETA	Na^+/Cl^-	Osmolites	S	GAT1	*SLC6A1*
		氨基丁酸		GAT2，GAT3	*SLC6A13*
				GAT-B，GAT-4	*SLC6A11*
				BGT1	*SLC6A12*
				TauT	*SLC6A6*
creatine	Na^+/Cl^-	肌酸	S	CT1，CRTR	*SLC6A8*
Gly	Na^+/Cl^-	甘氨酸	S	GlyT2	*SLC6A5*
				GlyT1	*SLC6A9*
$B^{0,+}$，$ATB^{0,+}$	Na^+/Cl^-	中性/阳离子氨基酸	S	$ATB^{0,+}$	*SLC6A14*
B^0	Na^+	中性氨基酸		B^0AT2，v7-3，NTT7-3	*SLC6A15*
	Na^+/Cl^-		S	NTT5	*SLC6A16*
				NTT4，XT1	*SLC6A17*
				XT2，B^0AT3	*SLC6A18*
				B^0AT1，XT2s1	*SLC6A19*

续表

转运系统	依赖的离子	底物	转运类型	转运蛋白	基因
IMINO	Na^+/Cl^-	亚氨酸	S	PROT	*SLC6A7*
				SIT1，XT3s1，Xtrp3	*SLC6A20*
y+	无	阳离子氨基酸	U	CAT-1	*SLC7A1*
				CAT-2	*SLC7A2*
				CAT-3	*SLC7A3*
				CAT-4	*SLC7A4*
L	无	中性氨基酸	A	LAT1	*SLC7A5*
				LAT2	*SLC7A8*
y^+L	无	阳离子氨基酸	A	y^+LAT2	*SLC7A6*
	Na^+	中性氨基酸		y^+LAT1	*SLC7A7*
$b^{0,+}$	无	阳离子/中性氨基酸	A	$b^{0,+}AT$	*SLC7A9*
xc^-	无	阴离子氨基酸	A	xCT	*SLC7A11*
				AGT-1	*SLC7A13*
asc	无	中性氨基酸	A	Asc-1	*SLC7A10*
T	无	芳香族氨基酸	U	TAT1	*SLC16A10*
Glu	H^+	谷氨酸	Ves	VGLUT2	*SLC17A6*
			A	VGLUT1	*SLC17A7*
				VGLUT3	*SLC17A8*
GABA	H^+	氨基丁酸、甘氨酸	Ves A	VIAAT，VGAT	*SLC32A1*
IMINO	H^+	亚氨酸	S	PAT1，LYAAT1	*SLC36A1*
				PAT2，tamodorin 1	*SLC36A2*
				PAT3	*SLC36A3*
				PAT4，LYAAT2	*SLC36A4*
A	Na^+	中性氨基酸	S/A	SNAT1（ATA1 NAT2，SAT1）	*SLC38A1*
				SNAT2（ATA2，SAT2）	*SLC38A2*
				SNAT4（ATA3，NAT3，PAAT）	*SLC38A4*
N	Na^+/H^+	中性氨基酸		SNAT3（SN1）	*SLC38A3*
				SNAT5（SN2）	*SLC38A5*
				SNAT7	*SLC38A7*
L	无	中性氨基酸	U	LAT3	*SLC43A1*
				LAT4	*SLC43A2*
				EEG1	*SLC43A3*

注：Ves，膜泡运输；S，单向共转运；A，反向共转运；U，单独转运。

氨基酸的跨膜转运有多种机制：根据转运过程是否逆电化学势梯度，可分为主动转运和被动转运；根据氨基酸转运时是否有伴随物质，可分为单独转运［亦称为单向转运（uniporter）］和共转运；在共转运中，又根据两种被转运物质的转运方向，分为同向共转运（symporters）和反向共转运（antiporters），如图 3-16 所示。氨基酸的单向跨膜转运既包括原发性主动转运和继发性主动转运，也包括被动的易化扩散，而氨基酸的共转运主要发生在继发性主动转运中。相比单向转运，同向共转运和反向共转运可以是通过紧密耦合转运氨基酸来达到另一底物的有效能量浓度和电流梯度（驱动力）。例如，共转运体 B^0AT1 可以通过利用细胞膜 Na^+ 或 H^+ 电化学浓度来驱动重要的中性氨基酸的转运。

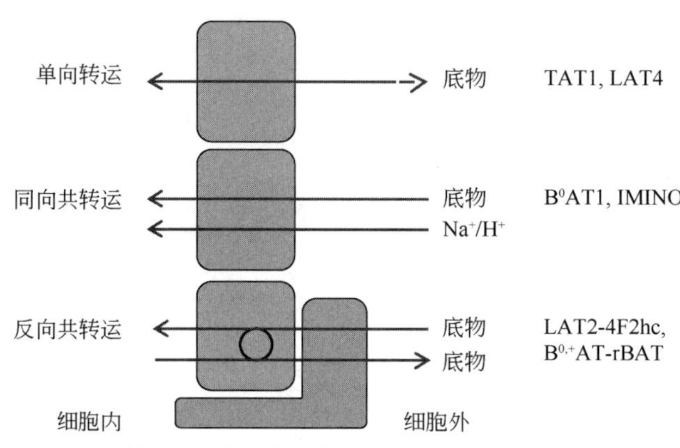

图 3-16 转运机制：单向转运、同向共转运和反向共转运

一、SLC7 和 SLC3 家族

氨基酸转运蛋白属于 SLC 家族，SLC7 为其中之一，包括两个亚组：阳离子氨基酸转运体（cationic amino acid transporter，CAT，*SLC7A1* ～ *4* 和 *SLC7A14*）和异二聚体转运体（heteromeric amino acid transporter，HAT）的轻链或催化亚基，即 L 型氨基酸转运体［L-type-amino acid transporters（LATs），*SLC7A5* ～ *13* 和 *SLC7A15*］。LATs 需与重链（糖蛋白）相连共表达于细胞膜才具活性，因此也称为糖蛋白相关氨基酸转运体。已鉴定的 HATs 的两个重链分别是 rBAT（*SLC3A1*）和 4F2hc/CD98（*SLC3A2*）。重链 rBAT 与轻链 $b^{0,+}AT$ 形成 $b^{0,+}$ 氨基酸转运体系统，而同源的重链 4F2hc 与 SLC7 家族的其他成员间有相互作用。SLC7 和 SLC3 家族成员蛋白通过一个二硫键共价连在一起形成异二聚体转运体。

（一）阳离子氨基酸转运体（y^+ 系统）

CAT-1（*SLC7A1*）首先被 Albritton 等从感染了小鼠白血病病毒的细胞株中分离鉴定，接着也在不同的哺乳动物中发现鉴定出了 CAT-2A、CAT-2B（*SLC7A2*）和 CAT-3（*SLC7A3*），而亲缘关系稍远的 CAT-4（*SLC7A4*）最后才被发现。

1. 克隆与结构 CAT 蛋白由 14 个跨膜区域（transmembrane，TM）和胞内的 N- 和 C- 末端组成，如图 3-17 所示。虽然 12-TM 或 13-TM 的替代模型已被提出，但一些实验数据仍支持 14-TM 模型。小鼠 CAT-1 的第 3 胞外环是亲嗜性小鼠白血病病毒的一个结合位点，已被证实定位于胞外，且这个外环的两个天冬酰胺残基是糖基化的。CAT-1 蛋白的第 3 胞外环在不同物种和小鼠个体之间的变异性较大。虽然这一外环变异性大，但其 N- 糖基化却较保守，除 *SLC7A14* 外，SLC7 家族其他 14-TM 的亚型在这一外环均有一个（hCAT-3 和 *SLC7A4*）或两个（hCAT-2A 和 hCAT-2B）N- 连接的糖基化位点。此外，在 hCAT-2A

或 hCAT-2B，*SLC7A4* 和 *SLC7A14* 的第 2 胞外环，以及 *SLC7A4* 的第 6 胞外环可能存在其他的糖基化位点，但目前仍未被实验所证实。

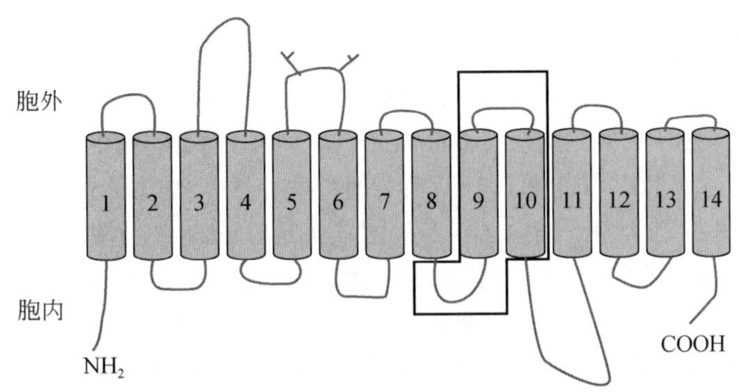

图 3-17　含有 14 个跨膜区域的 SLC7 家族成员

hCAT-1 模型：第 3 胞外环有确定的糖基化位点。用黑色方框标记区域为决定转运性质的区域

通过基因突变实验证实氨基酸残基对于 CAT 蛋白的转运功能是至关重要的。mCAT-107 位的谷氨酸突变为天冬氨酸会导致其丧失转运活性，而细胞膜定位和作为病毒受体的功能仍然保留，这提示定位于胞内的 107 位谷氨酸可能是底物转运的一部分。该残基在所有 14-TM SLC7 成员而非 HAT 轻链中高度保守。CAT-2A 和 CAT-2B 截然不同的转运性质提示两个蛋白结构中存在差异的 42 个氨基酸残基是其转运性质的决定因素，而表现出相似转运特性的 CAT-1、CAT-2B 和 CAT-3 在这一区域的氨基酸序列有高度一致性。

2. 组织分布与功能　CAT 在动物细胞中广泛表达并且具有高度的保守性。所有组织和细胞类型都至少表达一种 CAT 基因。其中 CAT-1 是最主要的 y^+ 氨基酸转运体，几乎在除肝脏和泪腺外的所有组织中均存在。肾脏、小肠、驻留型巨噬细胞、休眠的脾细胞及 T 细胞都表达 CAT-1。CAT-2A 在肝脏表达最多，也存在于骨骼肌、胰腺、心肌细胞、微血管上皮细胞和平滑肌细胞中。在大多数细胞中，只有经细菌脂多糖和炎性细胞因子处理后才能发现有 CAT-2B 的明显表达，例如，气道变应性炎症可诱导 CAT-2B 在肺表达。CAT-3 被认为在胚胎形成和胎儿发育中起重要作用。在鼠胚胎中，CAT-3 表达于源于中胚层的组织中，而在成年小鼠和大鼠中，CAT-3 特异地表达于大脑。人的 CAT-3 在胃和卵巢中弱表达，在大脑、子宫、乳腺和睾丸中呈中等程度表达，在胸腺中高表达，在健康的结膜、角膜和鼻泪管中无 CAT-3A 表达。*SLC7A4* mRNA 表达于睾丸和胎盘，而 *SLC7A14* 表达于中枢神经系统，在外周组织中无表达。

CAT，即 y^+ 系统介导的转运，可能是非上皮细胞的阳离子氨基酸的主要入口通路。相对应的定位于顶侧膜的转运系统 $b^{0,+}$、$B^{0,+}$（负责转运阳离子氨基酸和中性氨基酸的 Na^+-依赖型转运体）与基底侧膜的 y^+L 系统一起介导上皮细胞的阳性氨基酸转运，这对于有效吸收/重吸收是必要的。阳离子氨基酸参与多种蛋白质的合成和依赖这些氨基酸的酶反应，如由精氨酸参与合成的 NO、尿素、肌酸和胍丁胺，由鸟氨酸参与合成的多胺、脯氨酸和谷氨酰胺等。越来越多的证据表明，CAT 介导的转运在这些过程中发挥重要作用。

去除 CAT 亚型的小鼠是研究相应亚型在阳离子氨基酸供应中发挥何种作用的重要方法。小鼠缺失纯合子 CAT-1 基因是致命的，基因敲除小鼠与野生型小鼠相比，体形减小

25%，患有严重的贫血症，出生后第 1 天即死亡。与此相反，CAT-1 杂合子敲除的小鼠则未表现出明显异常。而 CAT-1 基因纯合子敲除小鼠出生之前相对正常发育，这可能与 CAT-3 在胚胎和胎儿发育过程中高表达有关。

敲除 CAT-2 基因影响剪接体的形成，导致巨噬细胞和星形胶质细胞内精氨酸耗竭，使诱导型 NOS 合成 NO 减少。研究发现，这些基因敲除的小鼠在没有明显致病原的情况下显示出炎性改变、肺内树状细胞（dendritic cell，DC）激活和肺泡内巨噬细胞减少。这表明在肺内的 CAT-2（B）可能通过在巨噬细胞内保证精氨酸供给诱导型 NOS，从而合成可抑制 DC 的 NO 来抑制炎症，而 CAT-2 基因缺失的小鼠 NO 合成减少可能会导致无法控制的 DC 激活。令人惊讶的是在肝脏内高表达的 CAT-2A 的缺失未对小鼠产生明显影响，提示 CAT-2A 的作用可能是从门静脉循环中排出剩余的阳离子氨基酸。

3. 底物 y^+氨基酸转运载体主要负责转运 L 型精氨酸、赖氨酸和鸟氨酸等碱性氨基酸，其中 CAT-1、CAT-2B 和 CAT-3 是高亲和力的碱性氨基酸转运体，具有显著的反向刺激效应；而 CAT-2A 是低亲和力的碱性氨基酸转运载体，对反向刺激相对不敏感。CAT 载体也可转运 D 型碱性氨基酸，但转运活性普遍较低，具有较强的特异性。

4. 调控及影响因素 CAT-1 和 CAT-2 分别得到 4.5 kb 和 8 kb 的较大转录产物，提示存在转录后调控。Hatzoglou 的团队发现在大鼠 C6 胶质瘤细胞中，禁食氨基酸不仅增加转录而且增加 mRNA 稳定性和 CAT-1 mRNA 的翻译。转录和翻译激活均需要真核起始因子 2α 的磷酸化。增加转录和 mRNA 稳定性分别需要 5′UTR 的氨基酸效应原件（AARE）和 3′UTR 的一个富有 AU 的原件（ARE）。禁食氨基酸情况下，rCAT-1 mRNA 的翻译从 5′UTR 的一个内部核糖体进入序列（IRES）开始。近期发现了 hCAT 在 Huh7 肝癌细胞中一个完全不同的翻译调控机制，Huh7 肝癌细胞表达肝脏特异的小 RNA，即 miR-122。hCAT-1 mRNA 的 3′UTR 包含 miR-122 的识别区域，在氨基酸禁食或细胞受到其他刺激下会释放 miR-122 介导抑制翻译，从而引起肝细胞 CAT-1 的下调。

在人细胞和非洲爪蟾蜍细胞中，蛋白激酶 C（PKC）的激活（最可能是 PKCα）会导致细胞表面 CAT-1 和 CAT-3 的表达下降。大多数细胞经细胞因子和脂多糖处理后，CAT-2B 的表达明显增加，而且经常和诱导型一氧化氮合成酶（iNOS）共同出现。

对于细胞脂质膜上的 y^+（CAT-1）转运体，有两大因素决定其转运活性，即反刺激和膜电位。细胞内阳离子氨基酸的浓度是放射性示踪元素吸收速率的一个决定性因素。细胞内阳离子氨基酸起始浓度低，当这些氨基酸的水平升高时（例如，通过蛋白质的分解）则有可能导致 CAT-1 所介导底物的摄取增加。CAT-1 底物的转运具有电压依赖性，超极化使流入加快和流出减慢。细胞膜超极化也许可以解释应用了缓激肽、腺苷、胰岛素或葡萄糖的患者及糖尿病患者内皮细胞中精氨酸流入增加。其他的 CAT 亚型较少依赖反刺激，在生理条件下依赖膜电位，可能会允许阳离子氨基酸高效流入去极化和底物耗竭的细胞中，这也许能解释 CAT-2B 对于激活的巨噬细胞中 iNOS 持续性底物的提供是必须的，因这些细胞具有低膜电位和高阳离子氨基酸的消耗。

Zharikov 等报道了在肺动脉内皮细胞中，与细胞骨架蛋白相互作用调节 CAT-1 活性但并不影响 CAT-1 的蛋白表达。血小板衍生生长因子（PDGF）、溶血卵磷脂（lysophosphatidylcholine，LPC）、凝血酶和转化生长因子（TGF-b）的短期治疗会出现血管平滑肌细胞 y^+（CAT）的下调。此外，LPC 的治疗还可使内皮细胞 y^+（CAT）下调及转运速率降低，其原因是否是由于 CAT-1 的表达减少、亚细胞定位改变、转运活性改变或底物亲和力的显降低所致仍有待阐明。

5. 基因多态性　14-TM SLC7 家族蛋白单核苷酸多态性（single nucleotide polymorphisms, SNP）较少，提示这些蛋白功能容易受蛋白序列的影响。美国生物技术信息中心（NCBI）数据库列出的人 CAT 各个亚型编码区 SNP 数量和改变的氨基酸残基数如表 3-40 所示。

表 3-40　人 CAT 各个亚型编码区 SNP 数量和改变的氨基酸残基数

hCAT 亚型	SNP 数量	改变的氨基酸残基数
hCAT-1	4	0
hCAT-2A 或 B	3	3
hCAT-3	3	2
SLC7A4	0	0
SLC7A14	4	1

（二）L 系统

1. 克隆与结构　在氨基酸转运体系统中，L 系统转运体在给细胞提供大分子中性氨基酸、支链或芳香族氨基酸，包括几个必需氨基酸方面发挥着重要作用。L 系统最早从艾氏腹水瘤细胞中鉴定出。1998 年，首次证实轻链需与 4F2hc 相互作用形成 L 系统，克隆得到的转运体命名为 LAT1。随后，1999 年，另一 cDNA 被鉴定，命名为 LAT2。人类 LAT1（REFSEQ transcript：NM 003486.5）与 LAT2（REFSEQ transcript-2 alternative transcripts：NM 012244.2 and NM 182728.1）氨基酸系列有 50% 同源性。2003 年，LAT3 从肝肿瘤衍生细胞系 FLC4 克隆得到。2005 年，LAT4 的 cDNA 表达于爪蟾蜍卵母细胞，LAT4 与 LAT3 有 57% 同源性。

人类 LAT1（*SLC7A5*）是一个由 507 个氨基酸组成的分子质量大约为 55 kDa 的膜蛋白，由 *SLC7A5* 基因编码，具有 12 个跨膜单元，其基因定位于人的 16 号染色体。LAT2（*SLC7A8*）有两种同工体，同工体 α 由 535 个氨基酸组成的分子质量大约为 58 kDa，同工体 β 由 413 个氨基酸组成的分子质量大约为 46 kDa。LAT1 和 LAT2 由 *SLC7* 编码，而 LAT3 和 LAT4 属于 SLC43 家族。LAT3 和 LAT4 不属于异二聚体转运体，不需要与 4F2hc 共表达来发挥转运活性。

重链 4F2hc（*SLC3A2*，也称为 CD98hc）属于 SLC3 家族，成熟的 N-糖基化 4F2hc 分子质量约为 85 kDa。SLC3 家族属于Ⅱ型膜 N-糖蛋白，N 端位于胞内，是一个单独的跨膜区域，C-端（50～60 kDa）体积大，位于胞外，如图 3-18 所示。参与形成二硫键的跨膜区域相距 4～5 个氨基酸。SLC3 成员的胞外区域与昆虫的麦芽糖酶和细菌的 α-糖苷酶的氨基酸序列和结构同源，4F2hc 具有与麦芽糖酶和 α-糖苷酶相同的特征性折叠，即区域 A 和 C，但无区域 B，尽管结构相似，但 4F2hc 缺乏葡萄糖苷酶活性必须的催化亚基。

异二聚体的轻链（～50 kDa）高度疏水，没有糖基化。细菌的氨基酸、多胺及金属阳离子有机物（APC）转运体家族包括 AdiC（精氨酸/胍丁胺反向转运体）、ApcT（质子耦合氨基酸转运体）和 GadC（谷氨酸/GABA 反向转运体）的原子结构是轻链的结构模型。这些转运体与细菌的亮氨酸转运体（LeuT）具有相同的蛋白折叠，至今已有报道有 5 个无明显同源性（氨基酸序列<10%）的转运体家族都具有这个折叠，被称为“5+5 反向对称折叠”。序列分析显示 5+5 反向跨膜区域对应 LeuT、HATs 轻链和 CATs 的前 10 个跨膜区域。在蛋白中心内部有两对对称关系的区域（TM1/TM6 区域和 TM3/TM8 区域），其由外部成轴对称的 TM2/TM7、TM4/TM9 和 TM5/TM10 包围。TM2/TM7 与 TM1 区域和 TM6 区域分别通过胞内环 1 和胞外环 4 连接。

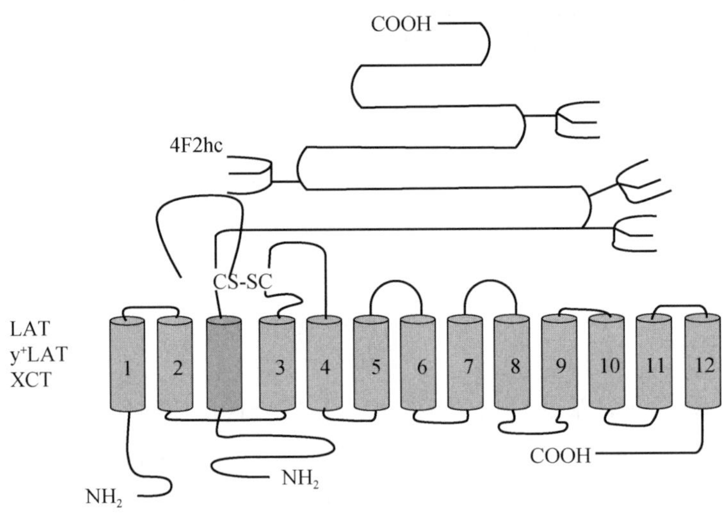

图 3-18　重链 4F2hc 与轻链形成的异二聚体示意图

内部对称区域，TM1/TM6 区域和 TM3/TM8 区域很大程度上决定了包含底物和离子结合位点的转运中心通路。TM1/TM6 和 TM2/TM7 可能围绕平行于细胞膜平面的轴转动，定位于蛋白的中心。这能解释这些转运体在转运循环中将底物的位置从膜的一侧改变到另一侧的构象改变。胞内环 1 和胞外环 4 在转运中起到关闭内部和外部门的作用。AdiC 与其底物 L-精氨酸结合位点与 LeuT 底物结合位点相似。尽管缺少直接的证据，但 LAT 的底物结合位点可能亦与 LeuT 底物结合位点相似，均涉及 TM1、TM3、TM6、TM8 氨基酸残基的相互作用。

2. 组织分布与功能　LAT1 和 LAT2 组织分布不同，且与种属有关。LAT1 广泛存在于哺乳动物肝脏、骨髓、空肠、脾脏、心脏和肌肉组织中。人类的 LAT1 在乳腺、小肠、肝脏、胰腺、骨髓、气管、肺脏、胎盘、睾丸及脑和心脏组织中均有表达，但是其表达水平根据组织部位及细胞类型的不同而不同，*SLC7A5* mRNA 表达量为大脑>脾脏>睾丸和结肠。LAT2 主要分布在肾脏、小肠和结肠，人类 *SLC7A8* mRNA 组织表达量为肾脏>胎盘>大脑>肝脏>脾脏、骨骼肌、心脏、小肠和肺，此外，其 mRNA 也表达于前列腺和睾丸、卵巢和胎儿肝脏。LAT2 定位于肾脏和小肠上皮细胞的基底侧。

LAT1 和 LAT2 是非 Na^+依赖性转运体，它们可以使氨基酸按 1∶1 的化学计量进行交换，即转运体可以同时将一个氨基酸转运至细胞外，再将另一个氨基酸分子转运至细胞内。LAT1 和 LAT2 的外向流出底物可以使 A 或 N 系统的共用单向转运体同时表达。LAT1 主要介导氨基酸通过内皮和上皮细胞屏障到生长细胞的转运。重链为 4F2 的异二聚体转运体通常定位在细胞基底侧膜，所以 LAT2 一般介导肾脏和肠道上皮细胞基底侧氨基酸的外排转运。特殊的 LAT1 定位于血脑屏障细胞的顶侧膜和基底侧膜、胎盘的刷状缘侧（母亲侧）。抗 LAT1 抗体免疫组化实验表明 LAT1 主要表达在中枢神经系统的微血管，参与左旋多巴穿过血脑屏障的转运，此外，LAT1 表达于内血-视网膜屏障，在保证大的中性氨基酸和神经递质转运中发挥重要作用。胎盘细胞膜上表达的 LAT1 负责提供甲状腺激素和氨基酸给胎儿和胎盘。通过 LAT1 转运中性支链氨基酸可激活 mTOR（mammalian target of rapamycin），从而导致 4F2hc/LAT1 在很多肿瘤细胞系过表达。LAT1 的过度表达对恶性肿瘤细胞的不断增殖起重要作用，其与肿瘤分期、肿瘤组织血管生成及肿瘤患者的预后密切相关。

4F2hc 相关转运体在肿瘤和激活的淋巴细胞中过表达提示 4F2hc 和这些转运体在细胞生长中发挥作用。4F2hc 依赖的 β 整合素信号通路可能是这一作用的基础，但是 4F2hc 怎样介导整合素信号通路尚不清楚，整合素通过 4F2hc 调控氨基酸转运体亦未有相关实验报道。

3. 底物和抑制剂 2-氨基二环（2，2）庚二羧酸［2-aminobicyclo-（2，2，1）-heptane-2-carboxylic acid，BCH］是 L 系统 LAT1 和 LAT2 的特异性抑制剂。LAT1 和 LAT2 转运活性对细胞外的 pH 具有不同的敏感性。LAT1 不受细胞外 pH 的影响，然而 LAT2 对氨基酸的摄取则需较中性 pH 更高的酸性。LAT1 对中性氨基酸具有高亲和力，可优先转运大鼠和人类的大型中性氨基酸如亮氨酸、异亮氨酸、苯丙氨酸、酪氨酸、色氨酸、甲硫氨酸和组氨酸，在大鼠和人中 K_m 分别为～10～20μM、～15～50μM。LAT2 比 LAT1 有较广的底物选择性，其可接受一些小氨基酸（如甘氨酸、丙氨酸、丝氨酸、苏氨酸、半胱氨酸、谷氨酰胺和天冬氨酸）。但是，LAT2 较 LAT1 亲和力低，其仅能转运大鼠和人类的 L-亮氨酸（K_m 分别为～30～300μM、～300μM）及 L-丙氨酸。此外，LAT1 和 LAT2 可能参与转运一些药物，如左旋多巴、美法仑、巴氯芬、甲基多巴、α-甲基酪氨酸、加巴喷丁和甲状腺激素。

LAT 抑制剂主要是与底物结构相似的化合物，可以竞争氨基酸结合位点。JPH203（也称为 KYT-0353）是一种酪氨酸类似物，可选择性地抑制 LAT1 转运活性。采用 JPH203（12.5 mg/kg）治疗 7 天可显著抑制裸鼠的肿瘤生长，而对鼠的正常细胞系无明显毒性。JPH203 与其他化疗药物特别是雷帕霉素联用，可以发挥更好的协同作用，降低癌细胞的存活率。JPH203 对 LAT3 或 LAT4 是否有抑制作用还未见报道。通过高通量筛选出两个单萜苷类化合物 ESK242 和 ESK246，它们对 LATs 有抑制作用。ESK242 可抑制 LAT1 和 LAT3 介导的亮氨酸摄取，而 ESK246 特异地抑制 LAT3。这些 LATs 抑制剂有望用于许多癌症的辅助治疗。

4. 调控及影响因素 LAT1 转运能力的调节不依赖于 Na^+ 或 Cl^-，其特异性抑制物为 BCH。一些抗肿瘤的药物亦可以抑制 LAT1 转运活性。在 Xenopus 卵细胞中研究发现，只有在 4F2hc 存在时 LAT1 才在细胞膜表面表达。因此，理论上来说，通过调节 4F2hc 或者 LAT-1 及转运底物均可以影响 LAT1 的转运能力，当 *Slc3a2* 基因（4F2）被敲除后则会致死胚胎。在鼠纤维细胞系中，L 系统转运体活性的提高确实需要 LAT1 和 4F2hc 两者的共同表达，但在肝实质细胞系中仅仅过量表达 LAT1 就可以显著提高其转运活性。

因为 LAT1/4F2hc 在一些人类肿瘤中的关键作用，对其调控的研究显得格外重要。最早的相关报道是在淋巴细胞中发现 LAT1/4F2hc 在激活的信号下表达增加。通过 5′ RACE (rapid amplification of cDNA ends) 分析检测发现，LAT1 的调控与转录活性相关而与 mRNA 的半衰期无关。近年来在人类的胰腺肿瘤细胞中研究发现，LAT1 启动子中存在与原癌基因 c-myc 结合的特定序列。通过 siRNA 沉默原癌基因可导致前列腺癌细胞中 LAT1 表达的下调，因中性氨基酸摄取受到损害，从而减少了肿瘤细胞增殖。LAT1 启动子中与 c-myc 的结合序列发生突变会丧失对 c-myc 表达的响应能力，然而对于 c-myc 调控的机制是复杂的，因为 LAT 还可通过表达微小 RNA 实施表观调控及对 mRNA 翻译效率进行调节。

有报道发现摄入必需氨基酸会引起 LAT1/4F2hc 表达短暂升高，这与激活 mTORC1 信号通路引起蛋白合成有关，是对可用氨基酸和（或）合成代谢刺激的适应性反应。视网膜由于一些病理状态如局部缺血引起葡萄糖缺乏，从而通过顺式激活 LAT1 启动子区域的一个 E-盒使得 LAT1 的表达上调。低水平胰岛素通过 mTORC1 介导的方式使骨骼肌细胞中 *SLC7A5*/LAT1 mRNA 增加。长期醛固酮治疗会引起 LAT1 的表达增加，而对 hLAT2 是否有类似的影响还有待研究。有报道显示在肾小球上皮细胞中可通过 mTORC1 调节 LAT2/4F2hc 的表达：在肾小球肾炎的病理状态下，mTORC1 被炎性细胞因子激活，促进 LAT2 到质膜迁移。双氢睾酮通过与 EGF 受体结合激活 ERK1/2 信号瀑布而引起表面 LAT2 的表达增加。

一些游离氨基酸也可以调节 LAT1 的转运活性。精氨酸可提高 LAT1 的转录活性，而对 4F2hc 影响不显著，谷氨酸则对 LAT1 无影响。但精氨酸却不是 LAT1 的底物，这表明氨基酸之间及其转运载体之间的相互作用比较复杂。

同向共转运体或单向转运体和反向共转运体的功能协同作用不仅能增加底物的转运，还可以达到单一的反向共转运体完成不了的氨基酸转运。中性氨基酸反向共转运体（强制反向共转运）LAT2-4F2hc（*SLC7A8–SLC3A2*）和芳香族单向转运体（促进扩散的转运体）TAT1（*SLC16A10*）之间的协同作用是最早被阐明的，这些转运体在近端小管细胞的基底侧膜上都有表达。爪蟾蜍卵细胞的表达系统显示 LAT2-4F2hc 可将细胞内氨基酸转运到胞外，另一个共表达的转运体提供一个可被 LAT2-4F2hc 摄取的氨基酸作为转运出细胞的氨基酸的交换。LAT2-4F2hc 摄取由 TAT1 输出的芳香族氨基酸作为输出中性氨基酸的交换，如图 3-19 所示。LAT2-4F2hc 与 TAT1 共表达时较单一表达可刺激 LAT2-4F2hc 底物但不是 TAT1 底物的转运输出，例如，L 谷氨酰胺、天冬酰胺、丝氨酸和丙氨酸的输出。然而，在共表达时 TAT1 底物浓度没有改变。这个实验恰好证实反向共转运体底物的净输出（谷氨酰胺的转运）可以由低亲和力的芳香族氨基酸 TAT1 提供的平行循环途径来调控。当然位于基底侧膜的 y^+LAT1-4F2hc 也可作为交换器高亲和力地重吸收由 TAT1 转运出的芳香族氨基酸，从而交换胞内中性氨基酸的输出。除非对 Tat1 敲除小鼠给予高蛋白饮食，否则氨基酸的重吸收仍可维持，由此可见，肾小管近端 TAT1 并不是唯一促进 LAT2-4F2hc 和 y^+LAT1-4F2hc 氨基酸重吸收的循环途径。另一个参与肾小管近端氨基酸循环的是 LAT4（*SLC43A2*）。LAT4 是一个必需氨基酸单向转运体，在爪蟾蜍卵母细胞的表达系统显示与 LAT2-4F2hc 起协同作用。氨基酸反向共转运体和另一个氨基酸转运体的协同作用也可以在 mTORC1 信号和细胞的生长环境下显现出来。在这种情况下，经反向转运体 LAT1-4F2hc（*SLC7A5- SLC3A2*）输入的 L-亮氨酸和激活的 mTORC1 显示依赖经

ASCT2（*SLC1A5*）转运的非必需氨基酸（特别是 L-谷氨酰胺）的输入。细胞内高浓度的 L-谷氨酰胺可以经 LAT1-4F2hc 流出，从而促使 L-亮氨酸交换以激活 mTORC1。mTOR 上游的氨基酸转运体相互作用使只有在细胞内非必需氨基酸高浓度时导致细胞生长和分化所需的必需氨基酸的输入。

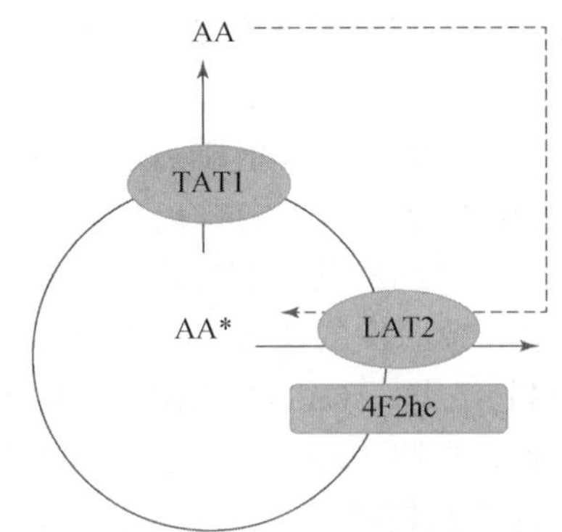

图 3-19　LAT2-4F2hc 和 TAT1 相互作用示意图

LAT2-4F2hc 摄取由 TAT1 输出的芳香族氨基酸作为输出中性氨基酸的交换

（三）Asc 系统

1. 克隆与结构　4F2hc/Asc-1（*SLC7A10*）和 Asc-2（*SLC 7A12*，重链未知）是 Asc 系统的两个亚型。从人脑中分离得到的 Asc-1 cDNA 克隆包含 1918 bp，编码 523 个氨基酸组成的蛋白，分子质量大约为 53 kDa，其基因定位于人染色体 19q12—q13.1，预测有 12 个跨膜区域，其氨基酸序列与小鼠 Asc-1 同源性达 91%。在跨膜域 2 和 3 之间的胞外环有一个保守的半胱氨酸残基，可能通过二硫键连接 4F2hc。残基 109 预计为酪氨酸激酶依赖的磷酸化作用位点，蛋白激酶 C 依赖的磷酸化位点预计在胞内的第 9、31 和 516 残基。

2. 组织分布与功能　*SLC7A10* mRNA 表达于人的肾脏、大脑、胎盘、心脏、骨骼肌、肺、肝脏和胰腺。而对小鼠的研究发现在大脑、肺、骨骼肌、心脏、肾脏、小肠和胎盘中表达，大脑和肾脏中表达最强。Asc-1 是一个神经元转运体，分布于整个神经系统。4F2hc/Asc-1 在神经系统中的主要生理作用很可能是控制与谷氨酸共同激活 *N*-甲基-D-天冬氨酸（*N*-methyl-*D*-aspartate，NMDA）受体的氨基酸（如 D-丝氨酸和甘氨酸）在突触的浓度。因此，小鼠 *SLC7A10* 缺失会引起颤动、共济失调、癫痫和早期产后死亡。这些都表明 *SLC7A10* 敲除小鼠的高兴奋性是由于 NMDA 受体的过度激活，推测是细胞外 D-丝氨酸升高所致。

3. 底物和抑制剂　Asc 系统以 Na^+非依赖性方式高亲和力转运小中性氨基酸如 L-丝氨酸、L-丙氨酸、L-半胱氨酸、L-甘氨酸和 L-苏氨酸。Asc 系统转运可被不同的丙氨酸类似物如 2-氨基异丁酸强烈抑制。然而，α-(甲氨基) 异丁酸对转运无明显影响。Asc 系统对 D 型异构体亦有高亲和力，如 D-丝氨酸和 D-丙氨酸。D-丝氨酸作为谷氨酸 NMDA 受体激活所必须物质在中枢神经系统发挥重要作用。此外，L-丝氨酸和 L-甘氨酸可能作为小脑浦肯野细胞的营养因子发挥重要作用。

（四）y^+LAT 系统

1. 克隆与结构　y^+LAT 至今发现有两个亚型，即 y^+LAT-1 和 y^+LAT-2。y^+LAT-1 是由

511 个氨基酸组成的蛋白质，分子质量约为 56 kDa，其基因 *SLC7A7* 定位于染色体 14q11.2；y^+LAT-2 由 515 个氨基酸组成，其基因 *SLC7A6* 定位于染色体 16q22.1。y^+LAT-1 和 y^+LAT-2 氨基酸序列同源性为 75%。两个亚型均与 4F2hc 相互作用形成异二聚体转运体（见图 3-18）。y^+LAT-1 预测有 12 个跨膜区域，C 端与 N 端均位于细胞内。推测 N 端有两个酪蛋白激酶Ⅱ磷酸化位点、跨膜区域Ⅱ和Ⅲ之间有 1 个蛋白激酶 C 磷酸化位点。

2. 组织分布与功能　y^+LAT-1 表达于小肠、肾脏、胎盘、肺、脾脏和循环的单核细胞和巨噬细胞。y^+LAT-1 位于小肠上皮细胞和肾脏近端小管的基底侧膜。与 LAT-2 和 $b^{0,+}$AT 相似，y^+LAT-1 在肾脏近端小管分布呈轴向梯度减少。4F2hc/y^+LAT-1 在小肠和肾脏的高表达及其对阳离子氨基酸的外排功能使其在小肠和肾脏重吸收阳离子氨基酸时发挥重要作用。y^+LAT-1 的基因突变会导致原发的遗传性氨基酸尿症、赖氨酸尿性蛋白耐受不良（lysinuric protein intolerance，LPI）。与 y^+LAT-1 相比，y^+LAT-2 组织分布较广，其表达于大脑、心脏、睾丸、肾脏、小肠和腮腺。在大脑中，y^+LAT-2 表达于神经元和星形胶质细胞。在胚胎的大脑中 y^+LAT-2 的表达较强，在成人大脑中表达下降。y^+LAT-2 作为精氨酸/谷氨酰胺交换器，可能在神经元摄取谷氨酰胺作为合成谷氨酸前体中发挥作用。

3. 底物　y^+LAT-1 遵循强制交换转运机制，外排细胞内阳离子氨基酸（不依赖 Na^+）作为摄入中性氨基酸（依赖 Na^+）的交换。y^+LAT-1 可能会优先介导精氨酸的外排。Na^+ 有助于增加中性氨基酸与转运体的亲和力但不改变转运最大速度。当细胞外缺乏 Na^+ 时，H^+ 会替代 Na^+ 驱动转运，也会增加中性氨基酸与转运体的亲和力。y^+LAT-2 转运机制与 y^+LAT-1 相似，在底物选择上除阳离子氨基酸外，亦倾向于转运大分子的、拥有庞大支链的中性氨基酸。

（五）xc^- 系统

1. 克隆与结构　4F2hc/xCT（*SLC7A11*）属于 xc^- 系统。1999 年由 Sato 等利用腹膜巨噬细胞 cDNA 库，通过马来酸二乙酯（diethylmaleate，DEM）和细菌脂多糖诱导，在卵母细胞克隆表达得到一个新型异二聚体转运体，其由重链 4F2 和轻链 xCT 组成，轻链 xCT 是由 502 个氨基酸组成的蛋白质。xCT 显示与其他 HATs 有明显的同源性，预测有 12 个跨膜区域，N 端和 C 端位于细胞内，xCT 与 4F2hc 通过二硫键连接，如图 3-18 所示。

从 W126Va4 细胞、人视网膜色素上皮细胞系 ARPE-192 的 cDNA 库克隆人 xCT 分别得到 1885 bp 和 6568 bp 的转录产物，这些转录产物都具有一个 231 bp 的 5′UTR 和 1506 bp 的 ORF，包括终止子，但是有不同的 3′UTRs。由上述两个细胞系克隆得到的人 xCT 与小鼠 xCT 氨基酸序列的同源性分别为 89% 和 96%。人参考 xCT cDNA（NM_ 014331.3）长 9648 bp，包含一个 280 bp 5′UTR 和 7862 bp 3′UTR。不同的 xCT mRNA 转录体显示组织特异性分布，12 kb 转录体在大脑和脑膜中较多，而 2.5 kb 和 3.5 kb 转录体主要分布于巨噬细胞中。

2. 组织分布与功能　xCT 主要表达于大脑、巨噬细胞和一些体外培养的细胞系，是 Na^+ 非依赖性的转运体。xCT 为胱氨酸/谷氨酸交换器，即按化学计量学 1∶1 将胞外阴离子氨基酸胱氨酸转运至胞内，将胞内的谷氨酸转运至胞外。在正常生理条件下，胞内高浓度的谷氨酸和胞内胱氨酸迅速成为半胱氨酸是交换转运的驱动力。

在体外 xc^- 系统最明显的功能就是运送胱氨酸，胱氨酸在胞内由硫氧还蛋白还原酶 1

（TRR1）或谷胱甘肽催化降解为半胱氨酸，用于合成谷胱甘肽（glutathione，GSH）。体外抑制 xc^-活性会导致细胞内 GSH 耗竭，细胞不能抵御各种氧化损伤而死亡，这一效应被称为谷氨酸氧化毒性。然而，在 $xCT^{-/-}$小鼠血浆中 GSH 水平降低了 50%之多，而纹状体或海马的 GSH 水平没有明显变化，提示 xc^-缺陷时体内有保持 GSH 胞内水平的补偿机制。

xc^-系统还参与调节细胞外胱氨酸/半胱氨酸氧化还原对。胱氨酸由 xc^-系统转运至胞内提供合成 GSH 的半胱氨酸，GSH 转运出细胞后通过半胱氨酸和胱氨酸互换来调节胞外半胱氨酸水平。此外，胞内胱氨酸降解为半胱氨酸后可直接由 ASC 转运体转运至胞外，不需要 GSH 合成的中间过程。$xCT^{-/-}$小鼠血液中半胱氨酸/胱氨酸氧化还原对更多的是呈现氧化状态。在人血液中，较多的氧化状态与心血管疾病的危险因素有关，半胱氨酸/胱氨酸氧化还原可通过促炎信号通路在控制心血管疾病中发挥重要作用。

作为胱氨酸/谷氨酸交换器，xc^-系统影响胞外谷氨酸浓度。在海马切片中，生理范围的胱氨酸增加胞外谷氨酸浓度。一些体内实验也证实 xc^-系统抑制剂减少纹状体和海马突触外谷氨酸浓度。$xCT^{-/-}$小鼠胞外谷氨酸浓度减少也证实了 xc^-系统在调节谷氨酸浓度的作用。在大脑一些区域，包括海马、伏隔核、纹状体中，胞外非突触来源的谷氨酸浓度依赖于 xc^-系统活性。给予抑制剂或敲除 xCT 影响大脑兴奋性并且引起行为异常。xc^-系统对最佳空间工作记忆是必需的，其失活可减少边缘叶癫痫发作的易感性。4F2hc/xCT 在长期摄入可卡因患者中下调，导致胞外氨基酸水平下降，对于伏隔核和前额叶皮质突触外Ⅱ组代谢型谷氨酸受体的刺激减弱。通过 *N*-乙酰半胱氨酸激活转运体可恢复谷氨酸浓度，从而缓解可卡因成瘾。

除了转运功能外，xCT 还是卡波济肉瘤相关疱疹病毒（KSHV、人疱疹病毒 8）受体。KSHV 通过依赖小 RNA miR-K12-11 抑制抗氧化反应元件的阴性调节因子 BACH1 诱导 xCT 的表达，从而促进病毒感染和感染细胞在肿瘤微环境的生存。

3. 底物和抑制剂　已知的 xc^-系统底物除了胱氨酸和谷氨酸外，还有 L-α-氨基乙二酸、β-巯基乳酸–半胱氨酸二硫化物、L-同型磺基丙氨酸、L-同型半胱亚磺酸、L-α-氨基庚二酸和 L-丝氨酸-O-硫酸盐。L-α-氨基乙二酸是赖氨酸代谢产物，存在于大脑中。β-巯基乳酸–半胱氨酸二硫化物则发现在健康人的尿液中。L-α-氨基庚二酸和 L-丝氨酸-O-硫酸盐为人工合成的谷氨酸类似物。它们既为底物，亦为胱氨酸摄取的竞争性抑制剂。其他的 xc^-系统抑制剂包括循环的谷氨酸类似物：ibotenate、使君子氨酸、（RS）-4-bromo-homoibotenate、（S）-4-羧基-3-对羟基苯基甘氨酸。

非甾体类抗炎药对 xc^-系统也有抑制作用。Gout 等发现柳氮磺吡啶，一种治疗类风湿性关节炎等慢性炎症的药物，是潜在的 xc^-系统抑制剂。此外通过 xc^-系统转运谷氨酸也对阴离子转运体抑制剂 4，4′-二异硫氰基芪-2，2′-二磺酸（DIDS）、二钠 4-乙酰氨基-4′-异硫氰酸芪-2，2′-二磺酸（SITS）、4，4′-二硝基二苯乙烯-2，2′-二磺酸（DNDS）有一定敏感性。

4. 调控及影响因素

（1）xc^-系统的转录调控：xc^-系统代表了易受诱导的氨基酸转运体系统，其在体外不仅易受氧气和各种亲电试剂的诱导，而且在一些细胞中，其也易受细菌 LPS 和炎性细胞因子肿瘤坏死因子（TNFα）的强烈诱导。实验证明在各种细胞中，包括 NIH3T3 成纤维细胞、HEK293 细胞、小鼠海马 HT22 细胞和星形胶质细胞，相较于重链 4F2hc，xCT 表达

的转录调控对 xc^-系统活性更能起到决定作用。在视网膜色素上皮细胞系 ARPE-19 经 NO 供体 3-亚硝基-*N*-乙酰青霉胺处理和叔丁基对苯二酚处理 HT22 细胞可诱导 xCT 表达，但对 4F2hc 无明显调节作用。

亲电子试剂、重金属和活性氧（reactive oxygen species，ROS）激活核因子 NF-E2 相关因子 2（Nrf2），Nrf2 与位于 xCT 启动子部位的亲电子反应元件（EpRE）结合激活转录。对小鼠腹腔巨噬细胞采用氧化损害包括暴露于葡萄糖氧化酶（产生 H_2O_2）、超氧化物产生器百草枯、重金属镉诱导 xc^-系统活性，在 Nrf2 存在时诱导效果明显，而在 $Nrf2^{-/-}$小鼠的巨噬细胞中无诱导效应。此外，在多种细胞类型中，包括 HT22 细胞、皮质和脊髓的星形胶质细胞、干细胞衍生的运动神经元，神经保护抗生素头孢曲松可通过增加 Nrf2 水平诱导 xCT 表达和 xc^-系统活性，但这一保护作用在 Nrf2 缺乏的纤维母细胞中大幅下降，可见头孢曲松介导的 xCT 上调依赖于 Nrf2。

禁食氨基酸，包括胱氨酸和其他氨基酸，激活 GCN2（general control non-derepressible-2），使 eIF2α 磷酸化，可导致转录活化因子 ATF4（activating transcription factor 4）上调。ATF4 通过与 xCT 启动子中的氨基酸反应元件（AARE）结合激活转录。限制氨基酸时 4F2hc 也会被诱导，在 ATF4 缺陷细胞中其表达被抑制，但其调控的分子机制有待进一步研究。

炎性刺激包括 LPS 和 TNFα 在细胞中可强烈诱导 xc^-系统，LPS 与 Toll 样受体结合后激活多种信号通路，包括激活 NF-κB。此外，白细胞介素-1b（IL-1b）、成纤维细胞生长因子（FGF2）及红细胞生成素（EPO）通过与相应受体结合，激活未知或部分已知的信号通路，从而增加 xCT 转录。转录后调控亦影响 xCT mRNA 水平，microRNA-26b 亦作为下调 xCT 转录体表达的直接靶点。

（2）底物对 xc^-系统活性的调节：因胞外谷氨酸是胱氨酸经 xc^-系统摄取的竞争性抑制剂，而胞内谷氨酸驱动胱氨酸摄取，所以影响胞内和胞外谷氨酸浓度的因素可有效、间接地调节胱氨酸经 xc^-系统摄取。在成纤维细胞中，谷氨酰胺经 ASC 系统摄取并转化为谷氨酸，从而激活胱氨酸经 xc^-系统转运。谷氨酸经 EAATs（excitatory amino acid transporters，EAATs）摄取反刺激 xc^-系统，此外谷氨酰胺和天冬氨酸可通过谷氨酰胺酶和天冬氨酸转氨酶转化为谷氨酸，刺激细胞 xc^-系统摄取胱氨酸，从而增加 GSH 的合成，而且经 xc^-系统释放的谷氨酸部分可被 EAATs 再摄取。

xc^-系统只转运阴离子状态的胱氨酸，在生理 pH 条件下，胱氨酸主要为中性（cystine Ⅰ）和阴离子（cystine Ⅱ）形式，在碱性 pH 条件下，预计胱氨酸以两个负电荷（cystine Ⅲ）存在，pH 下降会降低 cystine Ⅱ浓度，减少 cystine Ⅱ摄取，而谷氨酸在酸性 pH 范围不受影响。xc^-系统受 pH 影响可能与病理生理状态相关，包括一些危重症和糖尿病患者存在酸中毒和氧化应激。但也有体外实验表明，xc^-系统可耐受细胞外近 20 mM 乳酸，这一矛盾现象的原因尚不清楚。

（六）$b^{0,+}AT$ 系统

1. 克隆与结构 $b^{0,+}AT$ 是由 487 个氨基酸组成的膜蛋白，由 *SLC7A9* 基因编码，分子质量大约为 54 kDa，其基因定位于人的 19 号染色体，预测有 12 个跨膜区域，氨基酸 C 端残基位于细胞内，是高度疏水和非糖基化的。$b^{0,+}AT$ 已经被证明以共价键和 rBAT 相连，

组成异二聚体氨基酸转运载体（HAT）发挥功能（图 3-20），$b^{0,+}$AT 是催化亚基，rBAT 是运输亚基。

rBAT（*SLC3A1*，也称为 D2 或 NBAT），成熟的 N 糖基化 rBAT 分子质量约为 94 kDa。其二级和三级结构根据与同源蛋白 4F2hc（<30%）和原核生物 α-淀粉酶（32%）的相似性推测得出。rBAT 的胞外域可能包括 3 个区域，区域 A 和 C，这与 4F2hc 一致，还有区域 B（a $\alpha_2\beta_3$环），一些淀粉酶的特征区域，但 rBAT 的胞外域是否具有 α-淀粉酶活性还不清楚，仍需进一步研究。

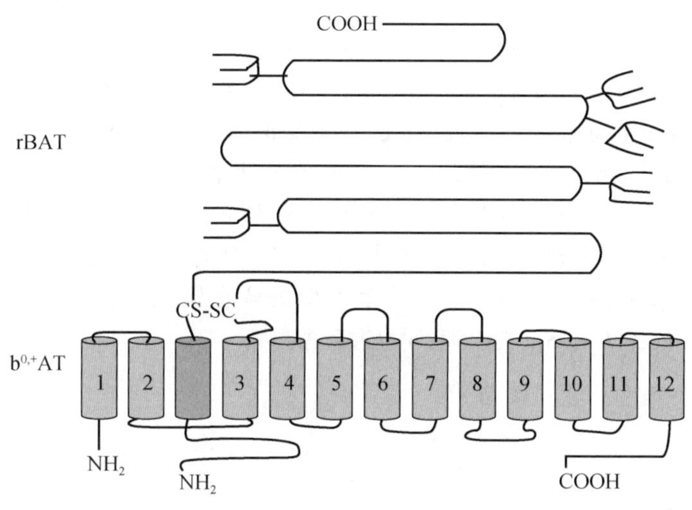

图 3-20 重链 rBAT 与轻链形成的异二聚体示意图

2. 分布与功能 人类 *SLC7A9* mRNA 表达于肾脏、肝脏、小肠和胎盘。在小肠和肾脏，$b^{0,+}$AT 系统位于刷状缘侧膜，介导来自小肠和肾小管腔的双元碱基氨基酸和胱氨酸与细胞内中性氨基酸的交换。决定通过 $b^{0,+}$AT 系统底物交换方向的驱动力是细胞内高的中性氨基酸浓度、跨膜电位（内负外正）和细胞内胱氨酸减少成为半胱氨酸。$b^{0,+}$AT 系统任何亚基的突变均可导致胱氨酸尿症。

3. 底物 异二聚体氨基酸转运载体 $b^{0,+}$AT 对中性氨基酸和阳离子氨基酸有广泛的底物特异性。在细胞外侧，rBAT/$b^{0,+}$AT 对阳离子氨基酸和胱氨酸亲和力高（K_m 约为 100 μM 在血浆的生理学范围），而细胞内侧，对中性氨基酸的亲和力在 mmol 级（如 L-亮氨酸 K_m 约为 2. 5 mM）。

4. 调控及影响因素 在不同发育阶段，氨基酸转运载体的表达也不同。Wang 等对藏猪仔哺乳阶段肠道 $b^{0,+}$AT mRNA 表达的变化进行研究发现，十二指肠表达丰度显著高于其他几个肠段；随着仔猪从 1 日龄至 35 日龄，空肠前段 mRNA 表达量增高，十二指肠和空肠后段均先降低后增加，而肾脏的表达模式与十二指肠相反。

SLC7 和 SLC3 家族成员蛋白通过一个二硫键共价连在一起。相互作用对转运体复合物在细胞膜脂质层上的靶向作用是非常必要的。当缺乏异源的 $b^{0,+}$AT 过表达时，rBAT 对内切糖苷酶 H 和被依赖 ER-甘露糖苷酶途径降解非常敏感。然而，当 rBAT 和 $b^{0,+}$AT 在很多蛋白质复合物上共表达时，$b^{0,+}$-rBAT 复合物将会被 $b^{0,+}$上的传输信号所识别。一旦 $b^{0,+}$-rBAT 复合物形成，它将会从内质网上转运出来，并糖基化到达细胞膜脂质层上成为一个有活性的复合物。如果 $b^{0,+}$AT C 端的信号被删除或突变，那么 $b^{0,+}$-rBAT 复合物依然会形成，只是没有活性。

5. 基因多态性　已有报道来自于 23 个国家（主要为欧洲）的胱氨酸尿症患者中共有 579 个 *SLC3A1* 突变等位基因，在这些患者中，引起该疾病的最常见的 *SLC3A1* 突变体是 Met467Thr（26%）、Thr216Met（12%）、p. Glu298_ Asp539dup（5%）和 Arg270X（4%），这些突变在某一人群的比例比在总人群中高，例如，rBAT Arg270X 突变在德系犹太人患者中占 73%。

通过对 18 个国家的患者研究发现 *SLC7A9* 的突变等位基因已有 436 个。在这些患者中，引起该疾病的最常见的 *SLC7A9* 突变体是 Gly105Arg（21%）、Pro482Leu（13%）、c. 614dupa（7%）、Arg333Trp（6%）和 Val170Met（4%）。Pro482Leu 是日本患者的特异突变位点（除了有一个意大利患者外），这一突变覆盖了 88% 的 *SLC7A9* 突变的日本患者和 76% 能被解释的日本胱氨酸尿症患者；在西班牙患者中，*SLC7A9* c. 614dupa 是最常见的突变（29%）；Val170Met 突变是利比亚地区以色列犹太人的独有位点（94%）。可见日本和以色列犹太人胱氨酸尿症突变位点较其他已知人群的变异性小。大部分但不是所有引起胱氨酸尿症的等位基因已被鉴定，在 4 个大型的调查研究中，约 13% 的等位基因未被鉴定，可能包含 *SLC3A1* 和 *SLC7A9* 基因的未考察区。

二、SLC6 家族

（一）B^0AT1 系统

1. 克隆与结构　B^0AT1（*SLC6A19*）于 2004 年由 Broer 等从小鼠 cDNA 库中鉴定和克隆。小鼠 B^0AT1 基因定位于染色体 13，人类同线基因染色体 5p15，由 12 个外显子组成。已报道的两个转录产物中只有一个（5174 bp）编码蛋白质。大鼠与人类的氨基酸序列同源性为 87%。

B^0AT1 结构显示类似于 LeuT 折叠。影响底物亲和力的主要有：带电荷的氨基和羧基、α-C 的 L 构型、支链的净电荷、大小和疏水性。B^0AT1 主要转运不带电荷的氨基酸，可能结构中存在与其相互作用的疏水口袋。近年来从黑腹果蝇中得到多巴胺转运体结晶，B^0AT1 氨基酸排列与多巴胺转运体一致性（33%）比 LeuT（18%）高，有望得到更精确的 B^0AT1 结构模型。人类和大鼠的 B^0AT1 结构模型重叠显示两者一致性达 87%。

2. 组织分布与功能　B^0AT1 定位于近端小管与小肠上皮细胞刷状缘侧膜，为 Na^+ 依赖型转运体，介导谷氨酰胺和其他中性氨基酸在小肠的吸收和肾脏的重吸收是其主要功能。此外，在皮肤、胰腺、前列腺、胃和肝脏 B^0AT1 也有少量表达。

3. 底物和抑制剂　B^0AT1 主要底物为谷氨酰胺、亮氨酸、半胱氨酸、缬氨酸、异亮氨酸、蛋氨酸、苯丙氨酸、丙氨酸、丝氨酸和天冬酰胺。苏氨酸、甘氨酸、脯氨酸、组氨酸、酪氨酸、色氨酸和 BCH 与 B^0AT1 亦有一定的亲和力。

4. 调控及影响因素　羧肽酶 Collectrin 和 ACE2 是影响 B^0AT1 肾脏重吸收和小肠吸收功能的关键因素。Collectrin 是分子质量为 27 kDa 的 Ⅰ 型膜蛋白，也称为 TMEM27。Collectrin 缺乏的小鼠表现为氨基酸尿症，进一步实验表明爪蟾蜍卵母细胞中 B^0AT1 与 Collectrin 共表达使得 B^0AT1 转运活性增加 5～10 倍。B^0AT1 可能需要与 Collectrin 形成异二聚体才能在细胞膜定位和表达。Collectrin 只在肾脏表达，在小肠紧张素转化酶抑制剂（angiotensin-converting enzyme 2，ACE2）是 B^0 AT1 的合作蛋白。B^0 AT1 在肾脏和小肠与不同蛋白相互作用可以解释单纯的肾脏或小肠型哈特奈扑病（Hartnup disorder）。

已有报道 K^+对 B^0 AT1 活性的影响，由于细胞内 K^+水平依赖于 ATP 浓度，因此核苷酸可能直接调节 B^0 AT1 转运活性，ATP 浓度升高引起 K^+增加，会减弱 B^0 AT1 转运活性，而低浓度 ATP 会促进转运。

5. 基因多态性 迄今为止已确认 *SLC6A19* 基因缺失、错义、无义和剪接位点的突变等 22 种突变均可导致哈特奈扑病，具体见表 3-41。

表 3-41 哈特奈扑病相关基因突变

突变 DNA	突变蛋白	频率
错义突变		
169C>T	R57C	n. r.
196G>A	G66R	<0. 001
205G>A	A69T	n. r.
277G>A	G93R	<0. 001
517G>A	D173N	0. 004～0. 007
532C>T	R178X	<0. 001
719G>A	R240Q	<0. 001
725T>C	L242P	n. r.
794C>T	P265L	n. r.
850G>A	G284R	<0. 001
982C>T	R328C	<0. 001
1213G>A	E405K	<0. 001
1501G>A	E501K	n. r.
1550A>G	D517G	<0. 001
1735C>T	P579L	n. r.
无义突变		
682-683AC>TA	T228X	n. r.
718C>T	R240X	<0. 001
缺失		
340delC	L114fsX114	n. r.
c884_ 885delTG	V295fsX351	n. r.
剪接位点		
IVS8+2G	异常剪接体	<0. 01
IVS11+1A	异常剪接体	n. r.

（二）$B^{0,+}$系统（*SLC6A14*）

1. 克隆与结构 1999 年 h$ATB^{0,+}$ cDNA 从人的乳腺分离得到，编码 642 个氨基酸蛋白，具有 12 个跨膜区域、7 个潜在的糖基化位点和 2 个 PKC 磷酸化作用位点。h$ATB^{0,+}$位于 X 染色体，包含 14 个外显子。

2. 组织分布与功能 RNA 斑点杂交分析显示 hATB$^{0,+}$高表达于肺和气管，其作用可能是将 NaCl 和氨基酸从气道表面液体移除。hATB$^{0,+}$mRNA 在唾液腺也有高表达，在子宫、前列腺、胃、乳腺和脑下垂体也有少量表达。ATB$^{0,+}$可能在肿瘤细胞中上调以满足精氨酸需求，这提示其为治疗肿瘤的靶点。其选择性阻断剂 methyl-DL-tryptophan（α-MT）或 BCH 可能成为药物设计的重要骨架。

3. 底物 ATB$^{0,+}$具有广泛的底物选择性，转运中性和阳离子氨基酸、肉毒碱及其衍生物。其转运依赖于 Na^+和 Cl^-跨膜梯度。

三、SLC1 家族

（一）ASCT2 系统

1. 克隆与结构 ASCT2（*SLC1A5*）属于 SLC1 家族，SLC1 家族包括 5 个谷氨酰胺高亲和力转运体（*SLC1A1*、*SLC1A2*、*SLC1A3*、*SLC1A6* 和 *SLC1A7*）和 2 个中性氨基酸转运体（*SLC1A4* 和 *SLC1A5*）。人类的 5 个谷氨酰胺高亲和力转运体氨基酸序列互相有 44%～55% 的一致性，而 2 个中性氨基酸转运体有 57% 的一致性。人类的 *SLC1A5* 基因由 Kekuda 等从人的胎盘分离得到，定位于染色体 19q13. 3。在基因库 *SLC1A5* 存在 3 个转录产物，只有对第一个转录产物（NM_ 005628）的功能和动力学特点进行了研究，其由 2873 个核苷酸、8 个外显子组成，编码 541 个氨基酸。

2. 组织分布与功能 ASCT2 表达于肾脏、肠道、大脑、肺、骨骼肌、胎盘和胰腺。人类 ASCT2 在不同组织的生理作用研究较多。大脑中 ASCT2 参与谷氨酰胺–谷氨酸循环，介导谷氨酰胺从星形胶质细胞排出以弥补释放到突触间隙的谷氨酸；在胎盘有相似的循环发生，ASCT2 介导谷氨酰胺进入胎儿的肝脏，从而合成谷氨酸用于胎儿的新陈代谢。人类 ASCT2 有一个重要的作用被提出，即其作为一些逆转录病毒的载体感染人细胞，以便达到共进化。其中人类内源性逆转录病毒蛋白与 ASCT-1 或 ASCT-2 受体结合可能会减少氨基酸摄入，从而引起病理改变如多发性硬化症和精神疾病。

3. 底物 ASCT2 遵循严格的 Na^+依赖的强制反向共转运机制转运中性氨基酸，Na^+不能被 Li^+取代。除谷氨酰胺、丙氨酸、丝氨酸和半胱氨酸外，苏氨酸、亮氨酸、缬氨酸、天冬酰胺、蛋氨酸、异亮氨酸、色氨酸、组氨酸和苯丙氨酸均是 ASCT2 的底物。谷氨酸、赖氨酸、精氨酸、MeAIB、α-甲氨基异丁酸和 BCH 则不能被转运。

4. 调控及影响因素 谷氨酰胺本身可以调节 ASCT2 在肝癌细胞的表达。实验显示，谷氨酰胺可以通过 FXR/RXR 二聚体显著诱导启动子活性，这个转录因子复合物结合到 ASCT2 基因位于启动子的 IR-1 区域而诱导启动子活性。之后不久，研究又发现通过 EGF 信号通路可以激活 ASCT2 转运谷氨酰胺，但需要 PKC 和蛋白激酶 MEK（酪氨酸/苏氨酸激酶）的激活。氨基酸摄取也受胰岛素和胰岛素样生长因子（insulin-like growth factor，IGF）调节，依赖于激活 3-磷酸肌醇激酶（phosphoinositide 3-kinase，PZ3K）和下游的血清/糖皮质激素调节激酶（serum/glucocorticoid regulated kinase，SGK）和 PKB。这与已报道的转运体运输是 PI3K 依赖的现象和转运体在细胞膜的稳定性是由于 RhoGTP 酶是一致的。Fuchs 等研究发现 ASCT2 与 mTOR 信号通路之间存在联系，将肝癌细胞中的 ASCT2

基因沉默会降低 mTOR 活性，导致细胞凋亡，而雷帕霉素会减少 ASCT2 的表达，这显示转运体与 mTOR 之间存在相互影响。Ducroc 等报道瘦素（leptin）会引起小肠 ASCT2 表达下调。肿瘤抑制因子 pRb 通过转录因子 E2F-3 调控 ASCT2 和其他蛋白的表达，pRb 的降解导致 E2F-3 的持续激活，从而引起 ASCT2 的表达上调。

四、SLC38 家族

1. 克隆与结构　SLC38 家族属于氨基酸、多胺及金属阳离子有机物（APC）家族，介导中性氨基酸的净摄取。该家族包含 11 个转运体成员，其中 6 个已被广泛确认，最早分为系统 A 和 N，后来分类为 SNATs/SATs 和 SNs。其他 5 个成员相关特性鉴定仍处于早期阶段。SNAT1、2 和 4（*SLC38A1*、2 和 4）即系统 A 最早于 1965 年分离出，2000 年被鉴定，编码基因位于染色体 12。SNAT1 和 SNAT2 分别由 486 和 505 个氨基酸组成。系统 N 包括 SNAT3、5 和 7（*SLC38A3*、5 和 7）。SNAT3 基因于 1999 年被鉴定，基因定位于染色体 3p21. 31，编码 530 个氨基酸。2001 年 SNAT5 基因被克隆，定位于染色体 Xp11. 23，编码 471 个氨基酸。SNAT7 基因定位于染色体 16q21，编码 461 个氨基酸。SLC38 家族其他 5 个成员仍为孤儿蛋白。*SLC38A6*（SNAT6）基因位于染色体 14q23. 1，*SLC38A8*（SNAT8）基因位于染色体 16q23. 3。*SLC38A9*、*SLC38A10* 和 *SLC38A11* 基因分别位于染色体 5q11. 1、17q25. 3 和 2q24. 3。

SLC38 家族蛋白的结构亦类似于 LeuT，即 5+5 反向重复折叠。跨膜区域 3 ～ 5 和 8 ～ 10 形成刚性支架，而 1、2 和 6、7 簇成一束在转运时产生必要的构象改变。跨膜区域 1 和 6 在中心被中断以暴露与底物和离子结合的氢键。基于 LeuT 折叠，预测 SNAT 蛋白有 1 个胞内 N 端、11 个跨膜区域和 1 个胞外 C 端。但近年来报道的 SNAT4 同源结构模型中，N 端和 C 端均位于胞外，3 个胞外环包含 2 个 *N*-糖基化位点（N260 和 N264），连接 C249 和 C321 的二硫键对 SNAT4 功能至关重要。SNAT7 拓扑结构类似于 SNAT4，但预测无 *N*-糖基化位点。不同于 SLC1 和 SLC6 转运体，因与细菌同源晶体 AdiC 和 ApcT 的氨基酸序列相似性较低，人类和大鼠 SNAT7 的同源结构模型保真性较其他蛋白低。人 SNAT7 有磷酸化作用位点、1 个 PKC 结合位点（T174）和 1 个 PKA 结合位点（T179）。

2. 组织分布与功能　SNATs 分布广泛，每个成员都有其分布特点。SNAT1、SNAT2 和 SNAT7 分布广泛，SNAT3 分布于肝脏、骨骼肌、肾脏和胰腺，SNAT5 分布于胃、大脑、肝脏、肺、小肠、脾脏、结肠和肾脏。SNATs 大部分定位于上皮细胞的基底侧膜。SNAT1 可能存在于 GABA 能神经元的细胞器中。在神经系统中 SNAT1 和 SNAT2 表达于 GABA 能神经元和谷氨酸能神经元，而 SNAT3 和 SNAT5 表达于星形胶质细胞。在胰腺 SNAT2 定位于 α-细胞膜，而 SNAT3 定位于 β-细胞膜。在肾脏 SNAT3 位于近端小管 S3 段的基底侧膜，SNAT5 则可能位于肠道的刷状缘侧膜。SNAT6 主要表达于大脑和肝脏。SNAT8 与 SNAT7 分布相似。

SNATs 在不同组织发挥不同的生理作用。在神经组织，系统 A 成员蛋白摄取由系统 N 释放的谷氨酰胺，参与神经细胞的谷氨酰胺/谷氨酸循环。在星型胶质细胞突触释放的谷氨酸由 EAAT1 或 EAAT2 摄取，在谷氨酰胺酶作用下生成谷氨酰胺。在胰腺 SNATs 发挥协同作用，当血浆中谷氨酰胺浓度低时，SNAT3 释放谷氨酰胺，SNAT2 将其能运至 α-细胞，谷氨酰胺代谢增加，从而刺激胰高血糖素分泌。而谷氨酰胺浓度高时，SNAT3 则富集谷氨酰胺，然后转化为谷氨酸，为 TCA 循环提供中间产物，产生 ATP 抑制 K 通道引起去极化。可以介导谷氨酰胺摄取和外排的 SNAT3 认为是反映细胞营养状态的感应器。在肾脏 SNAT3 致力于从循环系统吸收谷氨酰胺，参与调节机体的酸碱平衡，被吸收的谷氨酰胺转化成谷氨酸和 α-酮戊二酸，从而释放氨气，氨气与 H^+形成铵，随尿液排出；剩余的 α-酮戊二酸作为糖异生前体转化成葡萄糖，产生两分子 HCO_3^-，其与一分子 H^+结合形成碳酸，以 CO_2形式呼出。在正常 pH 下，肾脏从循环中摄取较少的谷氨酰胺，但在慢性酸中毒时净摄取量达 30%，通过呼吸和代谢途径排出质子，以缓解代谢性酸中毒。在肝脏 SNAT1、SNAT2、SNAT3 和 SNAT5 净摄取氨基酸，特别是丙氨酸和谷氨酰胺，调节糖异生作用，介导肝脏和肌肉之间的谷氨酰胺/丙氨酸循环。在小肠谷氨酰胺经 B^0AT1 从管腔摄取，系统 A 转运体可能主要负责将其转运至血液。位于胎盘的 SLC38 家族在为发育的胎儿提供中性氨基酸方面发挥着重要作用。在微绒毛膜发现有高水平的 Na^+依赖的转运体 A 系统活性，使得胎儿循环中的氨基酸浓度高于母亲血液中的浓度。

3. 底物 SNAT1 和 SNAT2 有较广的底物选择性，除优先转运谷氨酰胺外，亦转运蛋氨酸、脯氨酸、丝氨酸、天冬氨酸、甘氨酸和组氨酸，而 SNAT4 不是谷氨酰胺转运体。SNAT3 转运谷氨酰胺、组氨酸和天冬酰胺，SNAT5 除了上述 3 个底物外，还转运一些小分子氨基酸如甘氨酸、丝氨酸和半胱氨酸。SNAT7 作为 N 系统成员，具有类似于系统 A 的底物特点，亦有广泛的底物选择性，可转运精氨酸。

已知的 SLC38 家族成员为 Na^+依赖的转运体，由 Na^+电化学梯度驱动转运。A 系统成员（SNAT1、SNAT2）按化学计量学 1∶1 转运 Na^+和谷氨酰胺，因此每次转运产生 1 个净正电荷。而 N 系统成员同向转运 Na^+同时反向转运 H^+，结果为电中性转运。SNAT3 和 SNAT5，不包括 SNAT7，具有可耐受 Li^+替代 Na^+驱动转运的特点。

4. 调控及影响因素

（1）SNATs 表达的调控：较早之前发现氨基酸剥夺可增加 A 系统（如 SNAT2，*SLC38A2*）活性，与对天冬酰胺合成酶活性影响相似。天冬酰胺合成酶基因的启动子区域有一个氨基酸反应元件（AARE），但在 *SLC38A2* 基因的启动子中无 AARE。AARE 位于内含子 1 区，并与 CAAT 区和大概 50 个富嘌呤的核苷酸相连，AARE 和 CAAT 在对氨基酸反应中发挥增强子的作用。随着氨基酸耗竭，GCN2 激酶被激活，使翻译起始因子 eIF2α 磷酸化，导致总蛋白合成减少。但 eIF2α 磷酸化会选择性地增加一些 mRNAs 的翻译，其中包括转录活化因子 4（ATF4）的 mRNA。所以，细胞对氨基酸的反应一部分机制是通过增加 ATF4 靶基因的转录，而靶基因包含 AAREs。CCAAT 增强子结合蛋白（C/EBP）和 ATF4 分别与 AARE 和 CAAT 区结合，从而启动翻译，但不是帽子-依赖的翻译起始。氨基酸剥夺对 *SLC38A2* 的调节与内质网（ER）应激有关，内质网应激时非折叠蛋白在内质网聚集，从而激活“双链 RNA 激活蛋白激酶样内质网激酶（double- stranded RNA-activated protein kinase-like endoplasmic reticulum kinase，PERK）”，导致 eIF2α 磷酸化，相应地诱导 ER 应激在 β-细胞系会增加 SNAT2 的转录，但 SNAT2 活性未见上调，而且 ER 应激引起的 SNAT2 转录增加不会出现在所有细胞系中。

高张性对 SNAT2 的调节涉及转录水平的改变，由 MAPK 信号通路（ERK 和 JNK）、张力反应元件结合蛋白 TonEBP 介导。刺激 T 淋巴细胞可通过 MAPK 信号通路引起 *SLC38A2* 表达上调。T 淋巴细胞被刺激后细胞会变大，可能需要 SNAT2 积聚 Na^+和氨基酸。

SLC38A2 近端启动子也包含调节元件，在肝脏中胰高血糖素上调 SNAT2，转运氨基酸作为糖异生前体，这涉及位于 *SLC38A2* 近端启动子的 cAMP 响应元件（CRE）。在 *SLC38A1* 基因中也有 cAMP 响应元件，毛喉素激活 PKA 导致 CRE 结合蛋白的磷酸化，从而激活 *SLC38A1* 启动子。

胎儿的生长与胎盘的系统 A 活性有关。循环中的白介素 6（IL-6）和肿瘤坏死因子 α（TNF-α）在妊娠合并肥胖、糖尿病、胎儿过度生长的患者中上升。一个可能的机制是 IL-6 诱导 STAT3 磷酸化，结果导致其转录因子向细胞核迁移。在培养的滋养层细胞中观察到 IL-6 诱导 SNAT2 mRNA 和蛋白表达，并引起 STAT3 磷酸化。TNF-α 亦会诱导 SNAT2 mRNA 和蛋白表达，但不会引起 STAT3 磷酸化。然而，这一反应在胎儿的 T-淋巴细胞中未发现，提示其有细胞特异性。

在慢性代谢性酸中毒时肾皮质的 SNAT3 mRNA 上调了 100 倍，基底侧膜 SNAT3 蛋白也随之增加，这一上调机制尚不明确，但是在 SNAT3 mRNA 3′ UTR 有一个 pH-反应元件，可能参与 SNAT3 mRNA 的上调。

（2）SNATs 活性的调节：SLC38 家族成员均具有明显的 pH 依赖性，碱性 pH 可增加其活性。在生理 pH 范围也会有明显的改变，其原因不明。SNAT3 在代谢性酸中毒时会上调，从而抵消 pH 影响的转运体活性。肿瘤细胞的 pH 也会轻度上升，以便更快地转运谷氨酰胺。

许多转运体驻留在细胞膜下的囊泡中，可通过改变其迁移调节活性。一个适当的刺激可诱导蛋白向前迁移，从而增加转运活性，而有些刺激可能使蛋白从细胞表面撤回。SNAT2 在转录激活前已有快速的蛋白迁移。

在人的滋养层细胞沉默 mTORC1 和 mTORC2 基因使 SNAT2 从细胞表面到细胞中分布，提示激活 mTOR 信号通路对于 SNAT2 保持在细胞表面是必要的。在 3T3-L1 脂肪细胞中，胰岛素刺激后观察到 SNAT2 从反面高尔基体网络到细胞膜的微小改变。在非洲爪蟾卵母细胞和转染细胞系，激活 PKC 可下调 SNAT3 的表面表达。

五、小结

氨基酸转运体在机体细胞营养、代谢和神经调节等生理过程中起着重要作用，氨基酸转运体功能异常与很多疾病如氨基酸尿症、病毒感染和肿瘤等相关，有关 LAT1 抑制剂 JPH203 的报道使以氨基酸转运体为治疗靶点成为可能。虽然越来越多的氨基酸转运体被鉴定，对其功能也有广泛报道，但氨基酸转运体的晶体结构仍未解决，其调控机制也没有被完全阐明，生理学功能和致病机制亦需进一步探讨。今后对氨基酸转运体从细胞和分子水平进行深入研究，对于揭示氨基酸的转运过程、转运调控机制、氨基酸营养代谢障碍疾病、药物设计等将具有重要意义。

（李波霞　武新安）

参考文献

顾莞婷，褚武英，印遇龙．2009. 碱性氨基酸转运载体的研究进展．安徽农业科学，37（35）：17333-17335.

何庆华，孔祥峰，吴永宁 . 2007. 氨基酸转运载体研究进展 . 氨基酸与生物资源，29（2）：42-45.

Angelika BE，Karin K，Sonja K，et al. 2004. Molecular cloning of mouse amino acid transport system B^0，a neutral amino acid transporter related to Hartnup disorder. Journal of Biological Chemistry，279（23）：24467-24476.

Babu E，Kanai Y，Chairoungdua A，et al. 2003. Identification of a novel system L amino acid transporter structurally distinct from heterodimeric amino acid transporters. The Journal of Biological Chemistry，278（44）：43838-43845.

Bhutia YD，Babu E，Prasad PD，et al. 2014. The amino acid transporter SLC6A14 in cancer and its potential use in chemotherapy. Asian Journal of Pharmaceutical Sciences，9（6）：293-303.

Bodoy S，Martin L，Zorzano A，et al. 2005. Identification of LAT4，a novel amino acid transporter with system L activity. The Journal of Biological Chemistry，280（12）：12002-12011.

Bröer S. 2009. The role of the neutral amino acid transporter B^0 AT1（SLC6A19）in Hartnup disorder and protein nutrition. International Union of Biochemistry & Molecular Biology Life，61（6）：591-599.

Bröer S. 2014. The SLC38 family of sodium- amino acid co- transporters. Pflügers Archiv European Journal of Physiology，466（1）：155-172.

Chillarón J，Fontllitjós M，Fort J，et al. 2010. Pathophysiology and treatment of cystinuria. Nature Reviews Nephrology，6（7）：424-434.

Closs E，Boissel J，A，Rotmann A. 2006. Structure and function of cationic amino acid transporters（CATs）. Journal of Membrane Biology，213（2）：67-77.

Del Amo EM，Urtti A，Yliperttula M. 2008. Pharmacokinetic role of L- type amino acid transporters LAT1 and LAT2. European Journal of Pharmaceutical Sciences，35（3）：161-174.

Fotiadis D，Kanai Y，Palacín M. 2013. The SLC3 and SLC7 families of amino acid transporters. Molecular Aspects of Medicine，34（2-3）：139-158.

Franca R，Veljkovic E，Walter S，et al. 2005. Heterodimeric amino acid transporter glycoprotein domains determining functional subunit association. The Biochemical Journal，388（Pt 2）：435-443.

Kanai Y，Segawa H，Miyamoto K，et al. 1998. Expression cloning and characterization of a transporter for large neutral amino acids activated by the heavy chain of 4F2 antigen（CD98）. The Journal of Biological Chemistry，273（37）：23629-23632.

Lewerenz J. 2012. The Cystine/glutamate antiporter system xc- in health and disease：from molecular mechanisms to novel therapeutic opportunities. Antioxidants & Redox Signaling，18（5）：522-555.

Makrides V，Camargo SM，Verrey F. 2014. Transport of amino acids in the kidney. Comprehensive Physiology，4（1）：367-403.

Mariotta L，Ramadan T，Singer D，et al. 2012. T-type amino acid transporter TAT1（Slc16a10）is essential for extracellular aromatic amino acid homeostasis control. Journal of Physiology，590（Pt24）：6413-6424.

Mastroberardino L，Spindler B，Pfeiffer R，et al. 1998. Amino- acid transport by heterodimers of 4F2hc/CD98 and members of a permease family. Nature，395（6699）：288-291.

Nakauchi J，Matsuo H，Kim DK，et al. 2000. Cloning and characterization of a human brain Na^+- independent transporter for small neutral amino acids that transports d- serine with high affinity. Neuroscience Letters，287（3）：231-235.

Nicklin P. 2009. Bidirectional transport of amino acids regulates mTOR and autophagy. Cell，136（3）：521-534.

Oxender DL，Christensen HN. 1963. Evidence for two types of mediation of neutral and amino- acid transport in ehrlich cells. Nature，197：765-767.

Pineda M，Fernandez E，Torrents D，et al. 1999. Identification of a membrane protein，LAT- 2，that Coexpresses with 4F2 heavy chain, an L-type amino acid transport activity with broad specificity for small and large zwitterionic amino acids. The Journal of Biological Chemistry, 274 (28): 19738-19744.

Pochini L, Scalise M, Galluccio M, et al. 2014. Membrane transporters for the special amino acid glutamine: structure/function relationships and relevance to human health. Frontiers in Chemistry, 2: 61.

Ramadan T, Camargo SMR, Herzog B, et al. 2007. Recycling of aromatic amino acids via TAT1 allows efflux of neutral amino acids via LAT2-4F2hc exchanger. Pflügers Archiv - European Journal of Physiology, 454 (3): 507-516.

Saravakos P, Kokkinou V, Giannatos E. 2014. Cystinuria: current diagnosis and management. Urology, 83 (4): 693-699.

Sato H, Tamba M, Kuriyamamatsumura K, et al. 2000. Molecular cloning and expression of human xCT, the light chain of amino acid transport system xc. Antioxidants & Redox Signaling, 2 (4): 665-671.

Torrents D, Estévez R, Pineda M, et al. 1998. Identification and characterization of a membrane protein (y^+ L amino acid transporter-1) that associates with 4F2hc to encode the amino acid transport activity y^+ L. Journal of Biological Chemistry, 273 (49): 32437-32445.

Verrey F, Closs EI, Wagner CA, et al. 2004. CATs and HATs: the SLC7 family of amino acid transporters. Pflugers Archiv: European Journal of Physiology, 447 (5): 532-542.

Wagner CA, Lang F, Bröer S. 2001. Function and structure of heterodimeric amino acid transporters. Am J Physiol Cell Physiol 281: C1077-1093. Ajp Cell Physiology, 281 (4): C1077.

Wang Q, Holst J. 2015. L-type amino acid transport and cancer: targeting the mTORC1 pathway to inhibit neoplasia. American Journal of Cancer Research, 5 (4): 1281-1294.

Yanagida O, Kanai Y, Chairoungdua A, et al. 2001. Human L-type amino acid transporter 1 (LAT1): characterization of function and expression in tumor cell lines. Biochim Biophys Acta, 1514 (2): 291-302.

第十一节 葡萄糖转运体

葡萄糖是多数生命体的主要能源物质，也是许多生物分子合成的前体，维持细胞信号的传递，是正常生命活动的关键物质基础。葡萄糖作为多数生物体内合成及分解代谢的底物，主要发挥3种重要功能：①在高等生物体内，作为信号分子通过调控基因的转录、酶活性、激素分泌和神经元而维持机体内葡萄糖和能量的平衡；②调控相关转录因子的活性，从而调控糖酵解和脂类代谢基因的表达，其中糖酵解过程产生的乙酰辅酶A可诱导组蛋白的修饰而调控表观遗传基因的表达；③作为胰岛β细胞分泌胰岛素的关键调控子，且大脑中的葡萄糖可激活或抑制葡萄糖敏感性神经元细胞，从而在中枢水平控制机体进食、能量消耗和葡萄糖平衡。然而，葡萄糖要发挥其生物学调控功能，首先需被摄取进入细胞，而作为水溶性的小分子物质，葡萄糖在体内的跨膜运输主要通过相关转运体介导。

葡萄糖转运体是位于细胞膜上，主要介导葡萄糖、果糖等己糖及其他一些内源性物质（如肌醇和尿酸等）跨膜转运的膜蛋白，在体内分布广泛。葡萄糖转运体属于SLC家族，目前发现的人体内葡萄糖转运体主要有3类，分别是：促进葡萄糖转运体（facilitative glucose transporters, GLUTs）即常称的葡萄糖转运体、Na^+依赖性葡萄糖协同转运体（sodium-dependent glucose symporters, SGLTs）和新型糖转运体（sugars will eventually be exported transporters, SWEETs），其分属于*SLC2*、*SLC5*和*SLC50*基因家族。

一、促进葡萄糖转运体（GLUTs）

（一）GLUTs 的克隆与结构

GLUTs 由 *SLC2* 基因编码，属于体内普遍存在的第二大转运蛋白超家族——主要协助转运蛋白超家族（MFS 超家族，major facilitator superfamily）的成员。GLUTs 包括 GLUT1-12、GLUT14 和 HMIT（肌醇：H^+ 协同转运体，也称为 GLUT13，myoinositol：H^+ symporter）共 14 个成员。首先被发现的是由 Mueckler 等于 1985 年在人红细胞膜上克隆获得的 GLUT1，随后其他 GLUTs 相继被发现，而目前研究较多且较为清楚是 GLUT1～5。GLUTs 蛋白的二级结构普遍由约 500 个氨基酸残基组成，具有 12 个由 α 螺旋构成的跨膜区域、1 个 N-连接糖基化位点，其氨基端（N-端）和羧基端（C-端）均位于细胞膜的胞质侧。根据氨基酸序列的相似性可将 GLUTs 分为 3 类：Class Ⅰ（GLUT1～4、14）、Class Ⅱ（GLUT5、7、9 和 11）和 Class Ⅲ（GLUT6、8、10、12 和 HMIT）。Class Ⅲ 的结构与 Class Ⅰ 和 Class Ⅱ 的区别主要在于 N-连接糖基化位点不同，Class Ⅰ 和 Class Ⅱ 的 N-连接糖基化位点在第一个膜外跨膜环上，而 Class Ⅲ 的则在第 5 个膜外跨膜环上（图 3-21），其与 GLUTs 的功能相关。蛋白晶体结构的解析是阐明其功能机制及潜在药物作用靶点的基础，有助于相关疾病的治疗和新药的开发。然而，由于跨膜蛋白的结构存在动态变化且难以分离、纯化及结晶，因此对于其高级结构的研究非常具有挑战性。目前对人类 GLUTs 蛋白晶体结构研究较为清晰的仅有 GLUT1 和 GLUT3，而对于其他 GLUTs 蛋白高级结构的解析仍然是微乎其微。尽管早在 1985 年 Mueckler 等就分离获得了人类 GLUT1，然而其确切的晶体结构直到 2014 年才由我国清华大学彦宁教授课题组首次解析。彦宁教授课题组首先明确了 GLUT1 的晶体结构，还发现由 492 个氨基酸残基组成的 GLUT1 蛋白与其配体结合后，其高级结构呈膜内开放膜外闭合状态，进而阐释了其结构与功能的关系，并揭示了与疾病相关的氨基酸位点，为基于 GLUT1 的相关疾病的治疗奠定了基础。此外，由于 GLUTs 家族成员蛋白一级结构的类似性，GLUT1 蛋白高级晶体结构的确定为其他 GLUTs 结构的阐明提供了宝贵的参考依据。

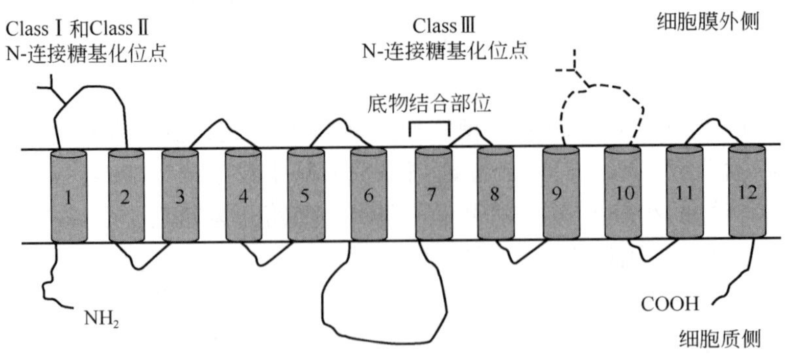

图 3-21　GLUTs 蛋白二级结构

（二）GLUTs 的转运机制

除 HMIT 外，GLUT1～12、GLUT14 主要通过促进扩散的方式介导葡萄糖由高浓度向低浓度顺浓度梯度跨膜转运。其中对 GLUT1 转运机制的研究更为清晰，为此，本节主要以 GLUT1 为代表简要介绍 GLUTs 的转运机制如下。

早期用人红细胞进行葡萄糖转运实验研究时，出现了两个非常有意义的现象：①底物与 GLUT1 膜外结合位点的亲和力高于膜内底物结合位点，即存在不对称转运现象；②转运形式为顺浓度差的质子非依赖性单向转运，且底物在转运部位存在较高浓度差时，转运速率增大。由此推测，GLUT1 转运形式是以促进扩散为主的单向转运，即其介导底物的跨膜转运是由高浓度向低浓度顺浓度梯度，且不依赖于离子的单向跨膜转运。随着彦宁课题组对人类 GLUT1 晶体结构的确定，GLUT1 的具体转运机制得到了进一步明确。他们的研究表明，GLUT1 介导其底物（葡萄糖）的跨膜转运依赖于蛋白构象的转换，具体机制如图 3-22 所示，即：在转运起始时，GLUT1 通过膜内由 4 个短的 α 螺旋组成的蛋白结构域——细胞内螺旋束（intracellular helical bundle，ICH）的连接作用，呈膜外开放状态；当葡萄糖进入蛋白口袋后，其与 C 端底物结合部位通过 H 键结合，并通过 H 健作用力拉近与 N 端的距离，从而诱导膜外结构逐渐向闭合状态转变；当膜外作用力大于膜内 ICH 的作用力时，GLUT1 呈膜内开放状态，而由于此时膜内底物浓度较低，底物发生解离进入细胞；随后，GLUT1 重新回到膜外开放状态以备继续完成下一轮次的转运工作，如此往复循环完成底物的跨膜转运。

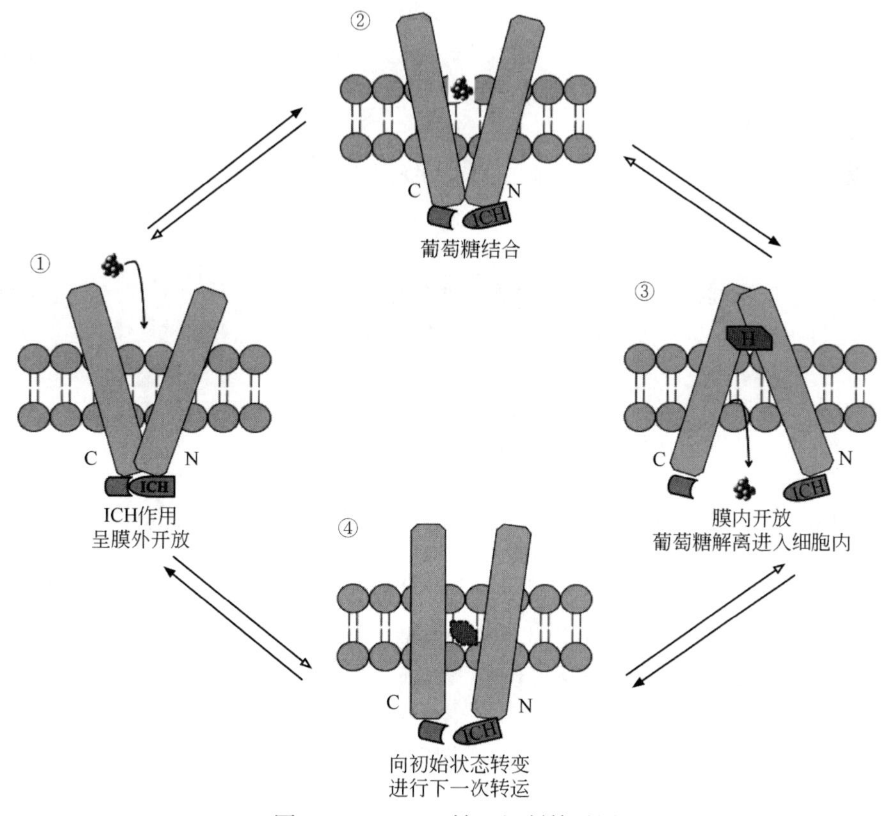

图 3-22　GLUT1 转运机制简示图

（三）GLUTs 的组织分布与功能

GLUTs 在生物体内分布广泛，主要介导葡萄糖、果糖等维持生命活动的生物分子的跨膜转运。在人体内，GLUTs 在心脏、肝脏、脾脏、肺、肾脏、脑、红细胞、星状细胞、脂细胞、血脑屏障、胎盘屏障、肌细胞、睾丸、前列腺等组织脏器均有分布（表 3-42），然而不同 GLUTs 在体内的分布和功能存在差异，具体介绍如下。

表 3-42　人类 GLUTs 的体内分布与底物

基因名	蛋白名	转运机制	分布	主要底物	相关疾病	人类基因位点
SLC2A1	GLUT1	促进扩散	红细胞、星状细胞、脂细胞、血脑屏障、血组织屏障、胎儿组织、心肌细胞	葡萄糖、半乳糖、甘露糖、葡萄糖胺	发作性运动诱发性肌张力障碍、张力失常、GLUT1 缺乏综合征	1p35—p31. 3
SLC2A2	GLUT2	促进扩散	肝脏、胰岛、肠、肾脏、脑	葡萄糖、半乳糖、果糖、甘露糖、葡萄糖胺	Fanconi- Bickel 综合征、2 型糖尿病	3q26. 1—q26. 2
SLC2A3	GLUT3	促进扩散	脑神经元细胞、睾丸	葡萄糖、半乳糖、甘露糖、木糖	—	12p13. 3
SLC2A4	GLUT4	促进扩散	脂肪组织、骨骼肌、心肌、小肠、肾脏	葡萄糖、葡萄糖胺	2 型糖尿病	17p13
SLC2A5	GLUT5	促进扩散	小肠、肾脏	果糖	—	1p36. 2
SLC2A6	GLUT6	促进扩散	脑、脾脏、白细胞	葡萄糖	—	9q34
SLC2A7	GLUT7	促进扩散	小肠、结肠、睾丸、前列腺	葡萄糖、果糖	—	1p36. 2
SLC2A8	GLUT8	促进扩散	睾丸、脑、肾上腺、肝脏、脾脏、脂肪组织、肺	葡萄糖、果糖、半乳糖	—	9q33. 3
SLC2A9	GLUT9	促进扩散	肾脏、肝脏、小肠、胎盘、肺和白细胞	尿酸盐、葡萄糖、果糖	肾脏高尿酸症	4p16—p15. 3
SLC2A10	GLUT10	促进扩散	心脏、肺、脑、肝脏、骨骼肌、胰腺、胎盘、肾脏	葡萄糖、半乳糖	动脉曲折综合征	20q13. 1
SLC2A11	GLUT11	促进扩散	心脏、肌肉组织	葡萄糖、果糖	—	22q11. 2
SLC2A12	GLUT12	促进扩散	心脏、前列腺、骨骼肌、胎盘	葡萄糖	—	6q23. 2
SLC2A13	HMIT /GLUT13	H^+/肌醇协同转运	脑、脂肪组织	肌醇	—	12q12
SLC2A14	GLUT14	孤儿受体	睾丸	—	—	12p13. 31

1. GLUT1 的分布与功能　GLUT1 是体内分布最为广泛的 GLUTs，其在红细胞、星状细胞、脂细胞、血脑屏障、胎盘屏障、心肌细胞及脑、胰腺、肝脏、肌肉等血组织屏障上均有分布（见表 3-41），主要介导葡萄糖由基底侧膜向细胞中的摄取。GLUT1 的主要功能是维持血糖的平衡及为能量消耗较高的脑等器官提供所需的葡萄糖。研究表明，GLUT1 在红细胞膜表面分布水平最高，占红细胞膜蛋白总量的 10%～20%，在保证快速维持血液与红细胞中葡萄糖的平衡并保持血液中葡萄糖浓度在 5 mM 左右的同时，增加血液对葡萄糖的运输能力，以确保向体内组织器官供应生理活动所需的葡萄糖。除红细胞外，人体内 20%～40% 的 GLUT1 分别分布在心肌细胞、血脑屏障、星状细胞、脂细胞和胎盘屏障等细胞的膜上，介导这些组织对葡萄糖的摄取，从而维持正常生命活动。其中脑的生理活动完全依赖于葡萄糖代谢提供能量，虽然人类脑组织仅占体重的 2%，但却需消耗人体内 25% 的葡萄糖，且血脑屏障、星状细胞上分布的 GLUT1 对于维持脑的正常运行是十分重要的。研究表明，GLUT1 丧失活性的突变或基因缺陷会导致大脑葡萄糖供应异常，引发一些脑系疾病，包括婴幼儿大脑发育的异常、小头畸形和（或）智力发育迟缓的 De Vivo 综合征、早发失神性癫痫、阵发性锻炼运动障碍和家族特发性全身癫痫等。快速上调 GLUT1 的活性可能可以抵抗动脉阻塞导致的心肌梗死性中风。合胞体胎盘滋养层细胞膜上分布的 GLUT1 介导胎儿对葡萄糖摄取，为胎儿正常生长发育提供必需的葡萄糖。例如，Das 等研究表明，小鼠子宫动脉结扎造成 Glut1 下降 50%，导致子宫内胚胎发育受限；Jones 等研究发现，给予孕期小鼠高能饲料，诱导胎盘 Glut1 表达升高，导致孕晚期鼠胎发育过大。除正常组织细胞外，癌细胞膜上亦存在 GLUT1 的表达且表达量较正常细胞显著升高。大量研究表明，由于癌细胞增殖较正常细胞快，其通过上调细胞膜上 GLUT1 的表达来满足细胞过度增殖时对葡萄糖的需求。基于癌细胞和 GLUT1 的功能特征，有人提出，通过对细胞膜上 GLUT1 表达量的测定可以对癌症进行早期诊断；干扰癌细胞膜上 GLUT1 的表达可能可以通过“饿死”癌细胞而达到治疗肿瘤的目的。因此，现对于 GLUT1 特异性抑制剂的研发有望成为治疗癌症的新型药物。

2. GLUT2 的分布与功能　GLUT2 高表达于胰岛 β 细胞、小肠和肾脏上皮细胞及肝细胞的基底侧膜，而这些组织细胞中葡萄糖的代谢速率主要受葡萄糖磷酸化过程的限制，因此 GLUT2 膜表达量的改变并不会显著影响这些细胞葡萄糖的代谢，除非其表达量的下降限制了己糖激酶的活性，而这种情况常发生于糖尿病条件下的胰岛 β 细胞中，可见 GLUT2 在这些组织器官细胞中的功能主要与维持细胞内外葡萄糖的快速平衡有关。此外，与 GLUT1、GLUT3 和 GLUT4 相比，GLUT2 有其特殊的功能，是唯一能在进食/禁食不同条件下介导葡萄糖双向跨膜转运的 GLUTs。GLUT2 在神经元、星状细胞及脑室膜等中枢神经系统组织的细胞膜上亦有表达，且在不同组织细胞有其特定的生理功能（表 3-43）。

表 3-43　不同组织 GLUT2 的功能及敲除后的影响

组织/细胞	GLUT2 功能	敲除后影响
小肠	介导葡萄糖由小肠上皮细胞向血液中的吸收	对肠道葡萄糖的吸收无显著影响
胰岛 β 细胞（小鼠）	GSIS 过程的限速步骤	抑制 GSIS

续表

组织/细胞	GLUT2 功能	敲除后影响
肝门静脉	作为葡萄糖敏感子感应门静脉的葡萄糖	抑制促进肌肉和脂肪组织对葡萄糖摄取的信号转导
肝脏	调节肝脏葡萄糖的摄取和输出；调节葡萄糖敏感基因的表达	抑制葡萄糖摄取，对葡萄糖输出无影响，损伤胆固醇合成基因的表达
脑	控制食欲；控制胰高血糖素分泌；调节体温	延长禁食后进食的耐受时间；在低血糖和高血糖的条件下丧失调节胰高血糖素分泌的能力；体温调节受损，禁食诱导麻痹
神经系统	控制自主神经活动和饮食偏好	葡萄糖促进副交感神经，抑制交感神经活动的功能受损；减少胰岛 β 细胞数量；由于降低 GSIS 而引发迟发型的葡萄糖不耐受；偏好含糖量高的饮食

肝脏作为葡萄糖代谢和储存的重要脏器，在维持体内葡萄糖平衡方面扮演非常重要的角色。进食后，葡萄糖由血液向肝细胞中转运并以肝糖原的形式储存；在饥饿等体内葡萄糖缺乏的情况下，肝糖原分解为葡萄糖而提供能量。研究显示，GLUT2/Glut2 是人类和啮齿类肝细胞基底侧膜表达量最高并且是最主要的介导肝脏摄取葡萄糖的 GLUTs，其介导葡萄糖由血液向肝细胞的单向摄取。

小肠是葡萄糖吸收的重要部位，正常情况下，小肠部位的 GLUT2 分布于小肠上皮细胞基底侧膜，介导小肠上皮细胞中葡萄糖向血液中的摄取。例如，Tobin 等研究发现，胰岛素可使小鼠小肠上皮细胞刷状缘膜侧表达的 Glut2 内陷而丧失功能，以减少进食后葡萄糖的肠吸收；反之，如果出现胰岛素抵抗，胰岛素致使刷状缘膜侧 Glut2 内陷的过程受损，从而增加肠道葡萄糖的吸收。然而有趣的是，当肠腔中葡萄糖浓度过高时，GLUT2 会出现由小肠上皮细胞基底侧膜向刷状缘膜侧转置的特殊现象，以满足将进食后肠腔中高浓度的葡萄糖向小肠上皮细胞中的摄取。

肾脏中的 GLUT2 主要分布于肾脏近曲小管上皮细胞基底侧膜，介导葡萄糖重吸收入血。早在 1997 年 Guillam 等就研究发现，敲除小鼠 *Slc2a2* 基因抑制 Glut2 的表达，会引起严重的糖尿，说明 Glut2 对于尿液中葡萄糖的重吸收是至关重要的。

胰岛 β 细胞可通过葡萄糖促进胰岛素分泌（glucose-stimulated insulin secretion，GSIS）过程来调控血糖，其中 GLUT2 尤其是啮齿类动物的 Glut2 介导的胰岛 β 细胞对葡萄糖的摄取是 GSIS 过程的限速步骤。GLUT2 促进 GSIS 而降低血糖的过程主要包括：①胰岛 β 细胞膜上的 GLUT2 介导葡萄糖摄入并激活 GSIS，从而促进胰岛素的分泌；②胰岛素入血后作用于肝细胞，上调肝细胞基底侧膜 GLUT2 的表达，增加葡萄糖向肝细胞的转运并以肝糖原形式储存，从而降低血糖；③胰岛素作用于肌肉细胞，激活信号通路，促使细胞内膜上 GLUT4 向肌肉细胞膜上运输，从而增加肌肉对血液中葡萄糖的摄取并以肌糖原形式储存，进一步降低血糖。研究表明，GLUT2 尤其是啮齿类动物体内 Glut2 的表达缺陷会导致 GSIS 过程受损，最终导致体内葡萄糖紊乱，引发相关疾病。例如，Glut2 编码基因 *Slc2a2* 基因敲除的小鼠，造成胰岛 β 细胞对葡萄糖的摄取受损，GSIS 被抑制，胰岛素分泌不足，最终导致新生小鼠在断奶期死亡；糖尿病大鼠和小鼠 GSIS 缺陷与胰岛 β 细胞膜上 Glut2 的表达减少密切相关。然而，由于人类胰岛 β 细胞膜上除 GLUT2 外，尚有 GLUT1 和 GLUT3 的分布，因此 GLUT2 的缺陷并不会引起人类 GSIS 过程的严重受损。此外，GLUT2 可以调控高血糖和低血糖条件下胰高血糖素的分泌，然而分泌胰高血糖素的胰岛 α 细胞中并无 GLUT2 的表达，经过研究发现，肝门静脉处存在的葡萄糖敏感细胞上的 GLUT2 作为葡萄糖依赖性的葡萄糖敏感子可被经小肠吸收的葡萄糖激活，从而调控胰高血糖素的分泌。

除上述组织外，GLUT2 在神经元、星状细胞、小丘脑、脑干、第三脑室下部、脑室膜细胞等中枢神经系统的组织细胞上均有表达，其与机体血糖平衡的控制及食欲有关。其中，分布于大脑、下丘脑及脑干的 GLUT2，其主要功能与维持能量平衡有关，如 Marty 等研究发现，脑中分布的 GLUT2 介导葡萄糖糖摄取，并以葡萄糖敏感的方式控制食欲、机体能量消耗、体温调节、胰岛细胞质量和功能及反向调节交感和副交感神经的活动等；此外，脑中 GLUT2 表达和功能的个体差异会引起饮食习惯的差异，例如，GLUT2 编码基因的错意突变会引起个体偏好含糖较高的食物。

总之，GLUT2 在体内分布广泛，不同组织细胞上分布的 GLUT2 介导葡萄糖的摄取后，协同起来从多个环节调控胰岛素和胰高血糖素的分泌，从而在整体上维持机体葡萄糖平衡。具体为：进食后，葡萄糖首先经小肠 GLUT2 介导吸收入血，再经特定组织细胞上表达的 GLUT2 摄取，其中：①肝门静脉处的葡萄糖敏感细胞上分布的 GLUT2 激活葡萄糖敏感子，从而诱导神经信号促进第一相胰岛素的分泌并调控肌肉对葡萄糖的摄取；②肝脏通过 GLUT2 摄取葡萄糖后调控胰岛素的分泌并将葡萄糖转化为肝糖原；③脑 GLUT2 介导葡萄糖摄取后，通过交感和副交感神经调控胰岛素和胰高血糖素的分泌以调控血糖；④胰岛 β 细胞膜上的 GLUT2 通过激动 GISS 过程促进胰岛素的分泌。不同组织中 GLUT2 的基因敲除会引起不同程度的病变，详见表 3-42。

3. GLUT3 的分布与功能 GLUT3 最早是从胎儿的骨骼肌细胞系中克隆得到的，后来发现 GLUT3 主要高表达于神经元尤其是人脑神经元，是除 GLUT1 外介导脑对葡萄糖摄取、为脑生理活动提供必需葡萄糖的另一主要葡萄糖转运体，因此亦将其称为“神经元葡萄糖转运体”。在 GLUT1-4 4 个成员中，GLUT3 对葡萄糖具有最高的亲和力和周转率，这可能与为葡萄糖浓度较低的脑组织中的神经元供应充足的葡萄糖有关。除此之外，GLUT3 在脑、睾丸、白细胞、精子和植入前胚胎细胞及淋巴细胞、单核细胞、巨噬细胞和血小板等血液细胞上均有表达，且早期通过 Northern blotting 发现，其在肾脏、结肠及胎盘细胞中亦有表达。其中：①大鼠的精子细胞上高表达的 Glut3 为精子的运动和成熟提供所需的葡萄糖；②胚胎细胞 GLUT3 的表达在胚胎发育过程的不同时期其表达量各不相同，在囊胚期其主要表达于滋养外胚层细胞膜上，而胚胎着床后其主要表达于外胚层细胞膜上，其与 GLUT1 共同提供胎儿发育所需的葡萄糖，在胚胎的正常发育中起非常关键的作用。研究表明，在糖尿病小鼠母体的胚胎着床前期，Glut3 表达下降，导致细胞的非正常凋亡而阻滞胚胎的发育；相反，诱导小鼠 Glut3 的表达，使胚胎细胞中葡萄糖的暴露量增加，可缩短胚胎向囊胚期发育的进程；③淋巴细胞、单核细胞、巨噬细胞和血小板等免疫血液细胞中的 GLUT3 一般储存于胞内囊泡中，当葡萄糖水平升高时，GLUT3 经囊泡运输至胞膜上完成葡萄糖向胞内的摄取，这可能与免疫及炎症细胞活性和功能相关。除以上正常组织外，研究发现，在多数实体瘤的细胞膜上除 GLUT1 高表达外，GLUT3 亦出现了高表达现象，以为肿瘤细胞增殖时的瓦博格效应提供所需的葡萄糖；而体内和体外研究均发现，GLUT1 和 GLUT3 的抑制剂可通过降低肿瘤组织对葡萄糖的摄取而抑制瓦博格效应，最终抑制肿瘤细胞的生长。此外，GLUT3 的表达存在种属特异性，例如，在鼠类精子的鞭毛细胞上 Glut3 高表达，但在牛的精子上却无表达，而人类白细胞上表达有丰富的 GLUT3。

4. GLUT4 的分布与功能 GLUT4 与 GLUT1 近 65% 的基因序列相似，具有基因同源性。GLUT4 最初是在大鼠脂细胞中克隆获得的，后研究发现其在脂细胞、骨骼肌和心肌细胞高表达，在小肠、肾脏和神经元细胞中均有一定表达（见表 3-41）。

GLUT4 是一种胰岛素敏感性的葡萄糖转运体，其由细胞内囊泡向细胞膜上运输的过程需胰岛素信号的调控，具体为：在体内胰岛素水平较低的情况下，GLUT4 主要滞留在内质网、高尔基体、囊泡等细胞内膜；进食后，血糖升高伴随体循环中胰岛素水平升高，此时 GLUT4 由细胞内膜向细胞质膜运输，以满足血液中葡萄糖向组织尤其是骨骼肌细胞中的摄取，从而维持血糖平衡。分布在脂肪、肌肉和肝组织中的 GLUT4 在调控机体血糖平衡方面发挥着尤其重要的作用，GLUT4 细胞内传输调控的紊乱与肥胖及 2 型糖尿病相关。例如，Kahn 研究表明，GLUT4 由细胞内膜向细胞质膜运输的缺陷会引起周围组织的胰岛素抵抗，当伴随胰岛 β 细胞分泌胰岛素障碍和肝脏胰岛素抵抗时，将发展为 2 型糖尿病。GLUT4 在神经元细胞尤其在大鼠前脑的胆碱神经元上亦有表达，推测其主要功能是快速增加神经元对葡萄糖的摄取以满足其生命活动对能量的需求。

5. GLUT9 的分布与功能 由 *SLC2A9* 编码的 GLUT9 多肽链存在两种剪接多态性，一种是具 540 个氨基酸的 GLUT9a，另一种是具 512 个氨基酸的 GLUT9b。在人和大鼠体内 GLUT9b 主要在肝脏和肾脏表达，而 GLUT9a 分布广泛，肝脏、肾脏、小肠、白细胞和软骨细胞中均有表达（见表 3-41）。GLUT9a 与 GLUT9b 由于氨基末端的不同造成两者膜定位的差异，其中 GLUT9a 主要定位于基底侧膜，而 GLUT9b 主要定位于顶侧膜。研究发现，GLUT9/Glut9 在肾脏的分布具种属差异，其中人主要分布在肾脏的近曲小管上皮细胞，而小鼠主要分布在肾脏远曲小管上皮细胞的基底侧膜和顶侧膜。GLUT9 除了介导葡萄糖和果糖的转运外，对尿酸亦具有较高的亲和力（$K_m \approx 0.6$ mM），且其对尿酸的转运不受葡萄糖和果糖竞争性的抑制。

GLUT9 主要介导尿酸的体内平衡，与痛风息息相关，一些研究表明血清中超过 3.5% 的尿酸受 GLUT9 影响，GLUT9 的基因缺陷或功能异常会导致肾脏损伤、高尿酸血症或痛风等代谢综合征。例如，Glut9 的失活突变会导致达尔玛西亚狗尿酸排泄增加，伴随肾脏尿酸结晶，最终导致肾脏病变；小鼠 *Slc2a9* 的失活突变会导致中度的高尿酸血症和尿酸肾脏排泄的显著增加，最终引起早期的肾脏病变、肾结石梗阻、肾小管间质炎症等。此外，现研究表明 GLUT9 的突变可能亦与高血压的发病相关。

6. 其他 GLUTs 的分布与功能 GLUT5 是唯一对果糖具高亲和力的 GLUTs 蛋白，其主要表达于小肠上皮细胞的刷状缘膜侧，介导饮食中果糖自小肠的吸收。虽然 GLUT5 在肾脏、脂肪组织、骨骼肌、脑、睾丸、肌肉及某些物种的精子中均有表达，然而由于血液及尿液中果糖的浓度低（<<0.1 mM），且远小于 GLUT5 对果糖的 K_m 值（>10 mM），其在肠道外组织的生理学功能尚不明确，推测 GLUT5 可能介导除果糖外的其他物质的转运。有研究发现，2 型糖尿病患者骨骼肌和小肠中 GLUT5 的表达量显著上调，但具体原因尚不明确。

GLUT8 的 mRNA 高表达于睾丸，低表达于小脑、肾上腺、肝脏、脾脏、灰色脂肪组织及肺中（见表 3-41），其中在脑组织中，GLUT8 主要分布在海马、齿状脑回、杏仁核、原代嗅觉皮质细胞、下丘脑核等，现有研究表明 GLUT8 在心脏细胞中亦有表达，对于维持心房的生理功能具有一定的意义。之前研究表明，GLUT8 仅表达于细胞内膜，而随后研究发现，心脏细胞内 GLUT8 与 GLUT4 一样可被胰岛素调控向细胞质膜上装载。因此，*Glut8* 基因敲除的小鼠仅表现心脏 P 波较小的延长、小鼠精子活动能力的减弱等较轻微的症状。

HMIT/GLUT13 是由 *SLC2A13* 编码的 H^+/肌醇协同转运体，HMIT 主要在脑中表达，其中在海马体、下丘脑、小脑和脑干高表达，HMIT 在白色和棕色脂肪组织及肾脏中有较低的表达。脑神经元细胞内囊泡中的 HMIT 可被诱导向细胞质膜运输，完成对肌醇的摄取。

其他 GLUTs，包括 GLUT6、GLUT7、GLUT10、GLUT11、GLUT12 和 GLUT14 在体内亦有分布，虽然它们对葡萄糖、果糖、半乳糖等具一定的转运能力，但其具体生理功能尚不明确，有待进一步研究。

（四）GLUTs 的底物和抑制剂

GLUTs 介导的底物有交叉且具有一定的特异性。除葡萄糖外，主要还包括果糖、半乳糖等己糖、肌醇等多元醇、尿酸、葡萄糖胺及抗坏血酸等（见表 3-41）。有研究表明，GLUT1 与葡萄糖的亲和力最高（$K_m = 1 \sim 2$ mM），GLUT2 对葡萄糖的亲和力低（$K_m = 17$ mM），但对葡萄糖胺亲和力高（$K_m = 0.8$ mM），而 GLUT5 主要介导果糖的肠吸收。HIMT 主要介导肌醇的摄取。由于 GLUTs 对果糖和半乳糖亦有转运能力，可竞争性地抑制 GLUTs 对葡萄糖的转运。GLUT1 的转运活性可被环孢素 B、福司柯林及根皮素抑制。GLUT8 对葡萄糖有较高的亲和力（$K_m = 2$ mM），果糖和半乳糖可竞争 GLUT8 对葡萄糖的转运，松胞菌素 B 是 GLUT8 的抑制剂。GLUT9 介导尿酸的转运，其可被促尿酸排泄药苯溴马隆及氯沙坦抑制。GLUT4 是 HIV 蛋白酶抑制剂的特异性作用靶点，HIV 蛋白酶抑制剂可直接与 GLUT4 结合并抑制肌肉和脂肪细胞中 GLUT4 的活性，从而导致急性周围组织胰岛素抵抗，引起 HIV 患者的代谢综合征并增加其 2 型糖尿病的患病几率。GLUT12 对葡萄糖的转运可被松胞菌素 B、果糖和半乳糖抑制。

（五）GLUTs 的基因多态性

GLUTs 编码基因的多态性导致的基因缺陷型的突变常引起相关综合征的发生和发展，人类 GLUTs 基因缺陷型综合征具体见表 3-44。其中，GLUT1 编码基因 *SLC2A1* 上一些位点的突变会导致常染色体显性遗传性疾病——GLUT1 缺陷综合征，其可造成表达在血脑屏障上 GLUT1 的数量减少或部分功能丧失，造成葡萄糖不能有效地通过血脑屏障，致使脑组织长期缺乏能量供给及脑发育出现障碍，使患者在婴幼儿时期就出现严重的癫痫症状，增加死亡率。此外，Cormier 等研究发现，GLUT1 基因内含子 9 上 10 个碱基对的缺失可造成脊髓脊膜膨出症，其中高加索人发病率较高；GLUT1 的启动子序列存在单核基因多态性（SNPs：Rs710218；A to T at -2841）与肾细胞癌发病相关；Du 等通过 Meta 分析发现，GLUT1 rs841853 的基因多态性可能增加亚洲人对 2 型糖尿病的敏感性；GLUT1 基因的限

制性内切酶 *XbaI* 基因多态性与非糖尿病性尿毒症患者的血管钙化进程相关，其中 xx 纯合子突变型的肾病患者血管钙化性疾病的发病风险显著升高，需进行早期干预。

表 3-44 人类 GLUTs 基因缺陷性疾病

基因名	综合征	主要症状	OMIM 编码
GLUT1（*SLC2A1*）	GLUT1 缺陷综合征	葡萄糖透过血脑屏障减少、小儿癫痫发作、发育迟缓、后天畸形	606777
GLUT2（*SLC2A2*）	Fanconi-Bickel 综合征	空腹时低血糖和酮尿、餐后高血糖、高胆固醇血症、脂肪变性、高脂血症、肝肾糖原蓄积导致的肝大、肾脏近曲小管功能障碍、矮小	227810
GLUT9（*SLC2A9*）	肾性低尿酸血症	低尿酸血症	612076
GLUT10（*SLC2A10*）	动脉迂曲综合征	大动脉（包括主动脉）延长和弯曲的结缔组织病、皮肤和关节异常（皮肤伸展过度、关节软化）、小颌畸形、脸部拉长	208050

GLUT2 基因中 rs5400 的单核苷酸多态性（SNPs）引起其编码氨基酸 Thr110Ile 的突变与 2 型糖尿病密切相关。此外，GLUT2 的基因多态性可增加第二大致先天性畸形的神经管缺陷性疾病脊髓脊膜突出病的发病风险。例如，在高血糖小鼠模型体内研究发现，Glut2 野生型小鼠是神经管缺陷性疾病的高危因素，而 Glut2 缺失型突变可抵抗神经管缺陷疾病在胚胎期的发展；Ruggiero 等通过研究 96 名脊髓脊膜突出患者的 GLUT2 基因多态性发现，此类患者 GLUT2 编码基因 *SCL2A1* 序列上存在 2 个位点的 SNPs（c. 2331c>t 和 c. 2182g>a）和（或）外显子 11 上 1 个位点碱基对的缺失性突变（c. 1446delT），且其还发现墨西哥裔美国人患者与其他患者相比，存在 2 个罕见 SNPs 位点（rs5402 和 rs5406）可显著抵抗脊髓脊膜突出造成的损伤。

GULT9 的编码基因 *SLC2C9* 的 SNPs 与痛风、高尿酸血症及阿尔兹海默病等疾病的发病相关，其中 Qingxi Meng 等采用 Meta 分析方法研究发现，在携带 GLUT9 的 SNPs rs16890979 和 rs7442295 的人群中，痛风的患病风险降低；全基因组关联研究 GWAS 研究表明，GLUT9 非编码区域的 SNPs 与高尿酸血症和通风的发病有关，然而具体机制尚不明确。

（六）调控及影响因素

GLUTs 的表达存在转录和转录后水平、翻译和翻译后水平的调控，主要包括 mRNA 的修饰、成熟和运输，多肽链的翻译、剪接及蛋白的折叠、修饰、运输和定位等过程。其中，转录水平 mRNA 的表达主要受相关顺反式作用元件的调控，具有时间和空间特异性，即不同发育阶段及不同组织器官 GLUTs 的表达不同。研究表明，GLUT1 mRNA 的表达受反式作用元件 SP1 和 SP3 的协同调控，SP1 与 *GLUT1* 基因上特定的 DNA 序列结合而增加 GLUT1 mRNA 的表达，与之相反，SP3 抑制其表达，因此 SP1 与 SP3 的比例最终决定 GLUT1 的 mRNA 及蛋白表达水平。Amann 等发现缺氧可以增加 GLUT1 在肝癌细胞膜上的表达，并证明是由于低氧诱导因子 HIF-1α 可与 GLUT1 启动子结合，增加 GLUT1 基因的转录。糖尿病条件下，GLUT2 的 mRNA 表达在胰岛 β 细胞中显著下降，但未观察到肝脏中有明显变化，是由于其调控转录因子肝脏核因子 1α（HNF-1α）的活性具有组织特异性。转录后水平的调控，包括蛋白的组装、修饰、定位及降解等。例如，半乳凝素 9 可以锚定 GLUT2 向细胞膜表面装配；胰岛素可以促进细胞内经核糖体组装完善并储存在囊泡中 GLUT4 的成熟蛋白向细胞膜上定位；糖皮质激素水平过高、*N*-乙酰葡萄糖胺转移酶表达的减少及小鼠高脂饮食可增加 GLUT2 蛋白的降解率；胰岛素可促进 GLUT4 和 GLUT8 由胞内囊泡向胞膜转置，有研究表明，糖尿病伴心脏病患者的房颤与其胰岛素抵抗引起的心脏细胞内 GLUT4 和 GLUT8 向细胞膜上的转置障碍有关，对其具体机制的研究可促进糖尿病伴随心血管疾病治疗药物的开发；GLUT1、GLUT2 和 GLUT4 存在不同氨基酸残基磷酸化的转录后蛋白修饰水平的调控，糖皮质激素诱导的蛋白激酶 SGK1 和蛋白激酶 A（PKA）参与其磷酸化调控；GLUT5 的基因调控具有昼夜节律性。

总之，GLUTs 在维持正常生理平衡，尤其是葡萄糖平衡方面扮演着非常重要的角色，目前发病率较高的疾病，包括糖尿病、高尿酸血症等代谢综合征，高血压、冠心病等心血管疾病，癫痫等中枢神经系统疾病及肿瘤的发生发展均与 GLUTs 的表达或功能缺陷存在一定关系。

二、Na^+依赖性葡萄糖协同转运体（SGLTs）

（一）SGLTs 的克隆与结构

Na^+依赖性葡萄糖协同转运体（sodium dependent glucose transporter，SGLTs）是由 *SLC5* 基因家族编码的葡萄糖转运体，属于氨基酸/聚胺/有机金属阳离子超家族［amino acid-polyamine：organocation superfamily（APC）］，目前人类 SGLTs 家族共有 6 个成员被鉴别（表 3-45），其底物包括葡萄糖和肌醇等。比较常见的 SGLTs 可分为 4 类：主要介导葡萄糖转运的 SGLT1 和 SGLT2，葡萄糖敏感子 SGLT3，分布广泛并主要介导肌醇和多种维生素转运的 SGLT4 和 SGLT6 以及介导甲状腺碘化物的转运体 SGLT5。SGLTs 蛋白的一级结构是由 580～718 个氨基酸残基组成的多肽链，其家族成员中>59% 的氨基酸序列现已明确，目前其蛋白结构及功能研究最为清楚的是 SGLT1，其蛋白的二级结构由 10～14 个跨膜结构组成，亲脂性的 N 端和 C 端均位于细胞膜的血浆侧（外侧），携带葡萄糖转运的结合部位位于 C 端（图 3-23）。

表 3-45　人类 SGLTs 的分布与底物

基因名	蛋白名	转运机制	分布	主要底物	相关疾病	人类基因位点
SLC5A1	SGLT1	Na^+（H^+）依赖性协同单向转运，尿素/水通道	小肠、气管、肾脏、心脏、脑、睾丸、前列腺	葡萄糖、半乳糖、水、尿素	葡萄糖-半乳糖吸收障碍综合征、家族性肾性糖尿症、甲状腺功能减退症	22q12.3

续表

基因名	蛋白名	转运机制	分布	主要底物	相关疾病	人类基因位点
SLC5A2	SGLT2	Na^+依赖性协同转运	肾脏、脑、肝脏、心肌、甲状腺、唾液腺	葡萄糖	家族性肾性糖尿症	16p11.2
SLC5A3	SMIT3	Na^+依赖性协同转运	脑、心脏、肾脏、肺	肌醇（葡萄糖）	Down 综合征	21q22.11
SLC5A4	SGLT3	葡萄糖门控 Na^+/H^+通道（葡萄糖敏感子）	小肠、胆碱能神经元、骨骼肌、肾脏、子宫、睾丸	Na^+（H^+）	—	22q12.3
SLC5A9	SGLT4	Na^+依赖性协同转运	肾脏、小肠、脑、肝脏、心脏、子宫、肺	甘露糖、果糖、葡萄糖	—	1q33
SLC5A10	SGLT5	Na^+依赖性协同转运	肾皮质	甘露糖、果糖、葡萄糖	—	17p11.2
SLC5A11	SGLT6/SMIT2	Na^+依赖性协同转运	甲状腺、脑、心脏、肌肉、脾脏、肝脏、肺	肌醇	—	16p12.1

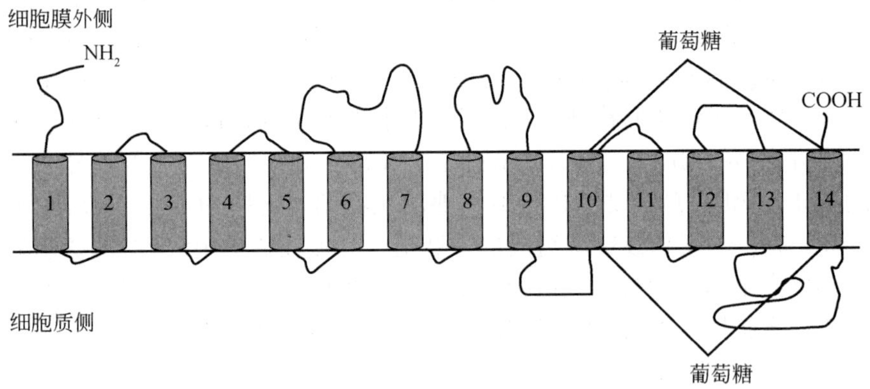

图 3-23 SGLT1 的二级结构

（二）SGLTs 的转运机制

除 SGLT3 是一种葡萄糖敏感子外，其他 SGLTs 的转运机制主要是 Na^+依赖性的主动协同逆浓度梯度同向转运（见表 3-44），即：SGLTs 利用 Na^+顺浓度梯度跨膜转运时释放的能量，将葡萄糖从低浓度向高浓度逆浓度梯度转运。由于其协同转运葡萄糖时进入细胞的 Na^+需依赖 Na^+/K^+-ATP 酶重新泵出细胞，以维持 Na^+的浓度差，因此 SGLTs 是一种间接依赖 Na^+/K^+-ATP 酶的继发性主动转运型转运体。SGLTs 家族成员对葡萄糖的转运能力及协同转运 Na^+和葡萄糖的比例存在差异。SGLT1 是一种高亲和力低容量的 SGLTs，其按

Na^+/葡萄糖为 2∶1 的比例协同转运葡萄糖；而 SGLT2 与 SGLT1 相反，是一种低亲和力高容量的 SGLTs，其按 Na^+/葡萄糖为 1∶1 的比例协同转运葡萄糖。以 SGLT1 为例，介绍 SGLTs 的转运机制（图 3-24），即：①生理条件下，细胞膜外 Na^+浓度是膜内 Na^+的近 15 倍，SGLT1 进行葡萄糖转运时依赖于细胞内外 Na^+的浓度差，首先膜外 2 分子的 Na^+与 SGLT1 结合；②Na^+改变 SGLT1 电荷分布，使蛋白变构呈膜外开放状态；③膜外的葡萄糖进入开放的蛋白口袋；④葡萄糖与蛋白结合部位结合后，诱导蛋白逐渐呈膜外闭合向膜内开放变构；⑤膜内呈开放状态，2 分子的 Na^+和 1 分子的葡萄糖释放入细胞质中；⑥SGLT1恢复初始状态进行下一次的转运，且进入细胞的 Na^+借助 Na^+/K^+-ATP 泵重新泵出细胞，以维持细胞膜两侧 Na^+的浓度差，由此可见 SGLTs 是一种间接依赖于 ATP 供能的继发性主动转运体。在正常体温 37℃时，SGLT1 可以完成约 1000 次/秒的转运。

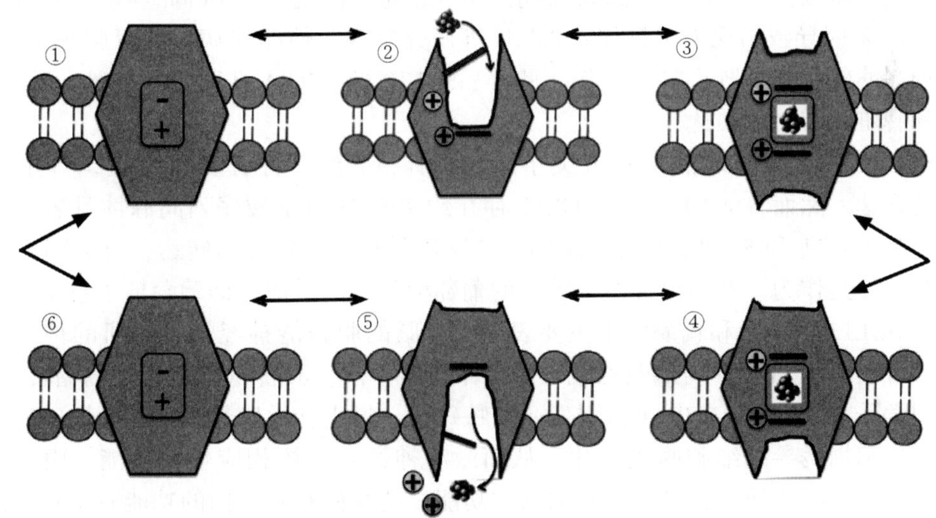

图 3-24 SGLT1 转运机制模拟简图

（三）SGLTs 的组织分布与功能

SGLTs 在体内分布广泛，在小肠、肝脏、肾脏、心脏、脑、腺体、生殖器官等均有分布，主要介导葡萄糖、果糖、甘露糖、半乳糖等的转运（见表 3-44），与 GLUTs 一同维持体内血糖平衡。

1. SGLT1 的分布与功能 SGLT1（*SLC5A1*）主要分布于小肠、心脏和肾脏，在腮腺、唾液腺和甲状腺等腺体及脑中亦有分布。分布于成熟小肠上皮细胞刷状缘膜侧的 SGLT1 主要介导食物中 D-葡萄糖及 D-半乳糖的肠的吸收。分布于肾脏近曲小管 S3 区的上皮细胞顶侧膜的 SGLT1 主要介导尿液中约 10% 葡萄糖的重吸收。人类 SGLT1 的基因缺陷导致葡萄糖–半乳糖吸收障碍综合征，是新生儿致死率较高的常染色体隐性遗传疾病，主要表现为新生儿严重的腹泻，又由于 SGLT1 介导尿液中葡萄糖的重吸收，这类患儿有时也会出现中度的糖尿。限制饮食中的乳糖、葡萄糖和半乳糖可使 SGLT1 缺陷引起的腹泻显著缓解，如再次在饮食中加入乳糖、葡萄糖等，腹泻会再次出现。研究发现，由于 SGLT1 的另一功能是介导肠道中水分的吸收，是 SGLT1 缺陷引起腹泻的主要原因。研究表明，由于渗透作用，SGLT1 完成一次葡萄糖转运约 264 分子的水分子同时被转运，人体每天经 SGLT1 介导自肠道吸收 1 mol 葡萄糖的同时约 4 L 水被吸收。

2. SGLT2 的分布与功能　SGLT2 最早被认为是一种氨基酸协同转运体，并被称作 Na^+依赖性中性氨基酸转运体 SAAT1，随后研究发现其主要是一种葡萄糖转运体。SGLT2 由 672 个氨基酸残基组成，虽与 SGLT1 具主要序列的同源性，却呈现不同的生理和生化特征。SGLT2 高表达于肾脏近曲小管 S1 区的刷状缘膜侧，90% 以上经肾小球滤过的葡萄糖（约 180 克/天）需经 SGLT2 重吸收，是介导尿液中葡萄糖重吸收的主要转运体。正常生理条件下，经肾小球滤过的葡萄糖约 90% 经 SGLT2 重吸收入肾脏细胞后，再由 GLUT2 介导吸收入血；其余约 10% 经 SGLT1 重吸收入肾脏，再由 GLUT1 介导入血，因此，虽然每天约 180 g 的葡萄糖经肾小球滤过，然而仅有约 500 mg 随尿液流失。人类 SGLT2 基因的缺陷会引起持续性的糖尿并导致每天超过 160 g 葡萄糖流失。Vallon 等研究发现，敲除小鼠 *Slc5a2* 基因导致出现大量糖尿；Bakris 等研究发现，使糖尿病大鼠肾脏 Sglt2 过表达会造成糖尿病肾小球和肾小管的损伤。此外，SGLT2 的 mRNA 在乳腺、肝脏、肺、小肠、骨骼肌和脾脏亦有少量表达。

3. SGLT3 的分布与功能　在人类小肠、脾脏、肝脏、肾脏和肌肉组织等中发现有 SGLT3 的表达。然而，SGLT3 虽与 SGLT1 存在约 70% 的氨基酸序列同源性且表达于细胞膜上，但与 SGLT1 和 SGLT2 不同，SGLT3 本身并不介导葡萄糖的转运，且无葡萄糖转运活性，其主要是作为一种肠道神经系统中的葡萄糖门控离子通道即葡萄糖敏感子来发挥功能。其中 SGLT3 在小肠和骨骼肌中主要表达于小肠的胆碱能神经及骨骼肌的神经肌肉接头处，且骨骼肌中 SGLT3 与烟碱乙酰胆碱受体共同存在。虽然 SGLT3 无葡萄糖转运能力，但电生理学研究表明，SGLT3 可以引发一种特殊的、根皮苷敏感性的 Na^+依赖型的膜去极化，介导葡萄糖诱导的细胞膜去极化，从而激活神经元发挥相应生理功能。由于 SGLT3 及其介导的葡萄糖激活细胞膜去极化的新颖功能，使我们对膜蛋白的功能有了新的认识。

4. 其他 SGLTs 的分布与功能　SGLT4（*SLC5A9*）作为甘露糖转运体主要分布于小肠、肾脏和肝脏，其对葡萄糖具有一定的转运能力，但亲和力远低于甘露糖。现在推测，SGLT4 主要维持甘露糖的体内平衡，SGLT4 的基因缺陷导致糖尿病患者血清甘露糖和 1，5-脱水葡萄糖醇水平的改变。

SGLT5（*SLC5A10*）是一种钠离子依赖性的糖转运体，主要表达于肾皮质细胞膜上，介导甘露糖和果糖的转运，对葡萄糖和半乳糖亦有一定的转运能力。研究表明，Sglt5（*Slc5a10*）基因缺陷模型小鼠常表现为尿中果糖排泄增加、肝细胞脂肪变性及血中胰岛素水平增加。

SGLT6（*SLC5A11*）亦称为肌醇：Na^+ 协同转运体 SMIT2（myoinositol：Na^+ symporter），在体内分布广泛，在甲状腺、脑、心脏、肌肉、脾脏、肝脏和肺中均有分布，主要介导肌醇而非葡萄糖的转运，发挥自身免疫调节作用。

人类 SGLTs 的分布见表 3-44。

（四）SGLTs 的底物、诱导剂和抑制剂

SGLTs 的底物主要是维持正常生命活动必不可少的一些生物分子，主要包括葡萄糖、甘露糖、果糖、半乳糖、尿素、生物素、肌醇等。其中，SGLT1 的底物主要是葡萄糖和半

乳糖，且其对葡萄糖的亲和力高但转运活性低，而 SGLT2 对葡萄糖的转运能力高于半乳糖，主要介导葡萄糖的转运。与 SGLT1 相反，SGLT2 对葡萄糖亲和力低但转运活性高。体内 SGLT1 和 SGLT2 对于血糖平衡的维持发挥着关键作用，其中 SGLT1 主要介导小肠中葡萄糖的吸收，而 SGLT2 主要介导 90% 以上尿液中葡萄糖的重吸收，且两者的活性均可被根皮素抑制。目前基于 SGLT1/SGLT2 抑制剂研发的药物，empagliflozin、dapagliflozin、pragliflozin 和 canagliflozin 等作为新型抗糖尿病药已进入临床Ⅲ期实验，可有效降低葡萄糖向血液中的吸收并具较少的副作用，在治疗糖尿病方面十分有潜力。此外，SGLT4 对葡萄糖的亲和力低于甘露糖，主要介导甘露糖的转运。SGLT5 对甘露糖和果糖的亲和力高于葡萄糖和半乳糖，而 SGLT6 主要介导肌醇的跨膜转运。

（五）SGLTs 的基因多态性

Wright 等研究表明，*SLC5A1*（编码 SGLT1）基因的错意突变、无义突变、移码突变、启动子突变均会引起常染色体隐性遗传病——糖吸收障碍综合征。Wright 等发现高加索人存在糖转运缺陷，其主要原因与 *SLC5A1* Asn51Ser、His615Gln 和 Ala411Thr 的基因多态性有关。SGLT2 的功能缺陷性突变会引起肾性糖尿及体循环中葡萄糖水平的降低，而遗传性疾病——家族性肾性葡糖尿症就与 *SLC5A2* 的突变相关。

（六）SGLTs 的调控及影响因素

SGLTs 与 GLUTs 相似，受转录水平和转录后水平两个水平的调控。由于调控机制复杂，有关其调控机制的研究尚不明确。Vieja 等研究发现，促甲状腺激素通过激活 cGMP 通路增加 *SLC5A5* 基因及其调控蛋白 NIS 在甲状腺的表达，而 Yu 等发现小鼠乳腺 NIS 的表达受 IGF-1 和 TGF-β1 的调控。Wood 等研究发现，断奶后山羊小肠刷状缘膜侧的 SGLT1 的活性下降了 200 倍，并说明其主要归因于转录后水平的调控。SGLT1 和 SGLT2 与 GLUT1、GLUT2 和 GLUT4 一样，其不同氨基酸残基磷酸化修饰受糖皮质激素诱导的蛋白激酶 SGK1、PKA 和 PKC 调控，且 PKA 和 PKC 可以在转录后水平通过调控 SGLTs 向血浆侧膜的快速插入和定位而调控 SGLTs 的转运活性。此外，胰岛素在 SGLTs 的调控方面亦扮演非常重要的角色。

（七）SGLTs 与疾病

SGLTs 在体内分布广泛，是体内维持正常生理功能必不可少的转运体，其缺陷及异常导致严重的疾病。例如，SGLT1 缺陷导致葡萄糖-半乳糖吸收障碍综合征，是新生儿致死率较高的常染色体隐性遗传疾病，限制饮食中的乳糖、葡萄糖和半乳糖可有效治疗该疾病。而 *SLC5A5* 基因突变导致先天性的碘缺乏，亦是一种隐性遗传病，目前所见病例均来自于日本和巴西。此外，家族性肾性糖尿病是一种良性的常染色体隐性遗传疾病，表现为尿糖但血糖、糖耐量及胰岛素水平正常，研究表明其与 SGLT2 的基因突变高度相关。

三、新型糖转运蛋白

新型糖转运蛋白（SWEETs）是新发现的一类葡萄糖转运体，是最先借助荧光生物传感器在植物中发现的，后来发现在其他生命体中亦有 SWEETs 基因的存在。其中，微生物和植物中的 SWEETs 主要介导己糖和蔗糖的转运，在动物体内主要介导葡萄糖的转运，但对葡萄糖的亲和力较低（K_m ≈9 mM）。真核生物 SWEETs 的蛋白二级结构具 7 个跨膜区域，第 4 个跨膜结构将 SWEETs 分离形成 3 组 α 螺旋束的跨膜结构域，而原核生物中的 SWEETs 与真核生物不同，其蛋白二级结构仅由约 100 个氨基酸残基组成，仅具 3 个跨膜结构并组成 1 个 α 螺旋束的跨膜结构域（图 3-25），因此将其命名为 SemiSWEETs。根据现有研究，预测 SWEETs 和 SemiSWEETs 多肽链的 N 端位于细胞膜血浆侧，C 端位于胞质侧。

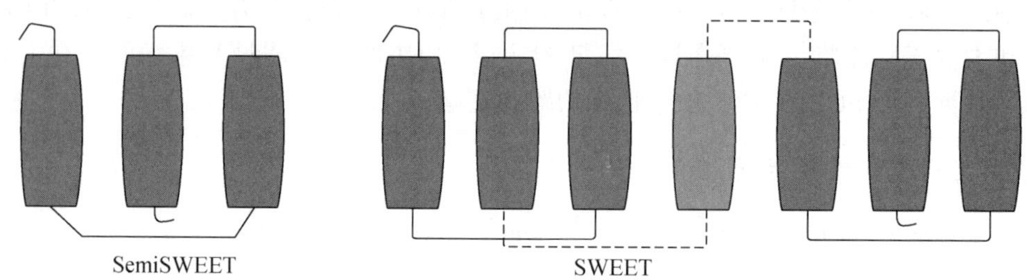

图 3-25 SemiSWEETs 和 SWEETs 蛋白二级结构图

目前对于 SWEETs 的研究仅表明，其对单糖和二糖具有一定的转运功能，可以介导其底物的细胞摄取和外排，并推测其转运机制可能与 GLUT1 相似，是一种非离子依赖性的单向转运体，通过蛋白的变构介导其底物由高浓度向低浓度的跨膜转运。然而，SWEETs 与葡萄糖的亲和力较低，其对葡萄糖的有效转运可能依赖于较高的蛋白翻转率。由于 SWEETs 广泛分布于植物细胞中，因此目前有关植物 SWEETs 的功能研究较多，其主要介导植物细胞中碳水化合物的转运；动物体内 SWEETs 的研究仅处于初级阶段，而对于原核生物 SemiSWEETs 的功能尚不明确，Frommer 等研究推测细菌可能主要通过 SemiSWEETs 从宿主中摄取其所需的葡萄糖。

四、小结

葡萄糖转运体对于机体正常生命活动的维持扮演着关键的角色，在过去的几十年间，研究者们在葡萄糖转运体的鉴别、活性、结构功能关系及其与疾病的关系和治疗等方面做了大量的工作，为我们认识葡萄糖转运体及相关疾病奠定了坚实的基础。然而，对于葡萄糖转运体仍存在有待进一步研究的问题，包括：未知葡萄糖转运体的鉴定、晶体结构、转运机制、调控机制及生理功能的阐明和确认，以及其与疾病和药物研发的关系等。随着科学技术的进步及各学科的交叉融合，相信今后会对葡萄糖转运体有更深入的了解，并有望将其应用于相关疾病的治疗及药物研发。

（张　帆　武新安）

参考文献

Amann T，Kirovski G，Bosserhoff AK，et al. 2011. Analysis of a promoter polymorphism of the GLUT1 gene in patients with hepatocellular carcinoma. Mol Membr Biol，28（3）：182-186.

Augustin R. 2010. The protein family of glucose transport facilitators：It's not only about glucose after all. IUBMB Life，62（5）：315-333.

Bakris GL, Fonseca VA, Sharma K, et al. 2009. Renal sodium-glucose transport: role in diabetes mellitus and potential clinical implications. Kidney Int, 75 (12): 1272-1277.

Bardin T, Richette P. 2011. The epidemiology and genetic of gout. Presse Med, 40 (9 Pt 1): 830-835.

Bhartia M, Tahrani AA, Barnett AH. 2011. SGLT-2 inhibitors in development for type 2 diabetes treatment. Rev Diabet Stud, 8 (3): 348-354.

Bianchi L, Diez-Sampedro A. 2010. A single amino acid change converts the sugar sensor SGLT3 into a sugar transporter. PLoS One, 5 (4): e10241.

Calado J, Santer R, Rueff J. 2011. Effect of kidney disease on glucose handling (including genetic defects). Kidney Int Suppl, 79: 7-13.

Carruthers A, DeZutter J, Ganguly A, et al. 2009. Will the original glucose transporter isoform please stand up! Am J Physiol Endocrinol Metab, 297 (4): 836-848.

Chen LQ, Cheung LS, Feng L, et al. 2015. Transport of sugars. Annual Review of Biochemistry, 84: 865-894.

Chen LQ, Qu XQ, Hou BH, et al. 2012. Sucrose efflux mediated by SWEET proteins as a key step for phloem transport. Science, 335 (6065): 207-211.

Cloherty EK, Levine KB, Carruthers A. 2001. The red blood cell glucose transporter presents multiple, nucleotide-sensitive sugar exit sites. Biochemistry, 40 (51): 15549-15561.

Cormier CM, Au KS, Northrup H. 2011. A 10 bp deletion polymorphism and 2 new variations in the GLUT1 gene associated with meningomyelocele. Reprod Sci, 18 (5): 463-468.

Das UG, Sadiq HF, Soares MJ, et al. 1998. Time-dependent physiological regulation of rodent and ovine placental glucose transporter (GLUT-1) protein. Am J Physiol, 274 (2 Pt 2): R339-R347.

De La Vieja A, Dohan O, Levy O, et al. 2000. Molecular analysis of the sodium/iodide symporter: impact on thyroid and extrathyroid pathophysiology. Physiol Rev, 80 (3): 1083-1105.

DeBosch BJ, Kluth O, Fujiwara H, et al. 2014. Early-onset metabolic syndrome in mice lacking the intestinal uric acid transporter SLC2A9. Nat Commun, 5: 4642.

Deng D, Xu C, Sun P, et al. 2014. Crystal structure of the human glucose transporter GLUT1. Nature, 510 (7503): 121-125.

Diez-Sampedro A, Hirayama BA, Osswald C, et al. 2003. A glucose sensor hiding in a family of transporters. Proceedings of the National Academy of Sciences of the United States of America, 100 (20): 11753-11758.

Du B, Liu S, Cui C, et al. 2013. Association between glucose transporter 1 rs841853 polymorphism and type 2 diabetes mellitus risk may be population specific (1rs8418532). J Diabetes, 5 (3): 291-299.

Farese RV, Sajan MP, Yang H, et al. 2007. Muscle-specific knockout of PKC-lambda impairs glucose transport and induces metabolic and diabetic syndromes. J Clin Invest, 117 (8): 2289-2301.

Feng L, Frommer WB. 2015. Structure and function of SemiSWEET and SWEET sugar transporters. Trends in Bio-Chemical Sciences, 40 (8): 480-486.

Gorga FR, Lienhard GE. 1982. Changes in the intrinsic fluorescence of the human erythrocyte monosaccharide transporter upon ligand binding. Biochemistry, 21: 1905-1908.

Ghezzi C, Gorraitz E, Hirayama BA, et al. 2014. Fingerprints of hSGLT5 sugar and cation selectivity. American Journal of Physiology Cell Physiology, 306 (9): 864-870.

Guillam MT, Hummler E, Schaerer E, et al. 1997. Early diabetes and abnormal postnatal pancreatic islet development in mice lacking Glut-2. Nat Genet, 17 (3): 327-330.

Hwang DY, Ismail-Beigi F. 2006. Control of Glut1 promoter activity under basal conditions and in response to hyperosmolarity: role of Sp1. Am J Physiol Cell Physiol, 290 (2): C337-C344.

Jiang L, David ES, Espina N, et al. 2001. GLUT-5 expression in neonatal rats: crypt-villus location and age-dependent regulation. Am J Physiol Gastrointest Liver Physiol, 281 (3): 666-674.

Jones HN, Woollett LA, Barbour N, et al. 2009. High-fat diet before and during pregnancy causes marked up-regulation of placental nutrient transport and fetal overgrowth in C57/BL6 mice. FASEB J, 23 (1): 271-278.

Kanwal A, Banerjee SK. 2013. SGLT inhibitors: a novel target for diabetes. Pharm Pat Anal, 2 (1): 77-91.

Karim S, Adams DH, Lalor PF. 2012. Hepatic expression and cellular distribution of the glucose transporter family. World J Gastroenterol, 18 (46): 6771-6781.

Kayano T, Fukumoto H, Eddy RL, et al. 1988. Evidence for a family of human glucose transporter-like proteins. Sequence and gene localization of a protein expressed in fetal skeletal muscle and other tissues. J Biol Chem, 263 (30): 15245-15248.

Kellett GL, Brot-Laroche E, Mace OJ, et al. 2008. Sugar absorption in the intestine: the role of GLUT2. Annu Rev Nutr, 28: 35-54.

Krzeslak A, Wojcik-Krowiranda K, Forma E, et al. 2012. Expression of GLUT1 and GLUT3 glucose transporters in endometrial and breast cancers. Pathol Oncol Res, 18 (3): 721-728.

Lacombe VA. 2014. Expression and regulation of facilitative glucose transporters in equine insulin-sensitive tissue: from physiology to pathology. ISRN Vet Sci, 1-15.

Liu Y, Cao Y, Zhang W, et al. 2012. A small-molecule inhibitor of glucose transporter 1 downregulates glycolysis, induces cell-cycle arrest, and inhibits cancer cell growth in vitro and in vivo. Molecular Cancer Therapeutics, 11 (8): 1672-1682.

Macheda ML, Rogers S, Best JD. 2005. Molecular and cellular regulation of glucose transporter (GLUT) proteins in cancer. J Cell Physiol, 202 (3): 654-662.

Maria Z, Campolo AR, Lacombe VA. 2015. Diabetes alters the expression and translocation of the insulin-sensitive glucose transporters 4 and 8 in the atria. PloS One, 10 (12): e0146033.

Marty N, Dallaporta M, Thorens B. 2007. Brain glucose sensing, counterregulation, and energy homeostasis. Physiology (Bethesda), 22: 241-251.

Meng Q, Yue J, Shang M, et al. 2015. Correlation of GLUT9 polymorphisms with gout risk. Medicine (Baltimore), 94 (44): 1742.

Mueckler M, Caruso C, Baldwin SA, et al. 1985. Sequence and structure of a human glucose transporter. Science, 229 (4717): 941-945.

Mueckler M, Thorens B. 2013. The SLC2 (GLUT) family of membrane transporters. Molecular Aspects of Medicine, 34 (2-3): 121-138.

Murata H, Hruz PW, Mueckler M. 2000. The mechanism of insulin resistance caused by HIV protease inhibitor therapy. J Biol Chem, 275 (27): 20251-20254.

Nomura S, Sakamaki S, Hongu M, et al. 2010. Discovery of canagliflozin, a novel C-glucoside with thiophene ring, as sodium-dependent glucose cotransporter 2 inhibitor for the treatment of type 2 diabetes mellitus. J Med Chem, 53 (17): 6355-6360.

Parsa A, Brown E, Weir MR, et al. 2012. Genotype-based changes in serum uric acid affect blood pressure. Kidney Int, 81 (5): 502-507.

Pellerin L. 2008. Brain energetics (thought needs food). Curr Opin Clin Nutr Metab Care, 11 (6): 701-705.

Prie D. 2014. Familial renal glycosuria and modifications of glucose renal excretion. Diabetes Metab, 40: 12-16.

Reed-Tsur MD, De la Vieja A, Ginter CS, et al. 2008. Molecular characterization of V59E NIS, a Na+/I-symporter mutant that causes congenital I- transport defect. Endocrinology, 149 (6): 3077-3084.

Rizzo M, Obradovic M, Labudovic-Borovic M, et al. 2014. Uric acid metabolism in pre-hypertension and the metabolic syndrome. Curr Vasc Pharmacol, 12 (4): 572-585.

Rufino M, Hernandez D, Barrios Y, et al. 2008. The GLUT-1 XbaI gene polymorphism is associated with vascular calcifications in nondiabetic uremic patients. Nephron Clinical Practice, 108 (3): 182-187.

Ruggiero JE, Northrup H, Au KS. 2015. Association of facilitated glucose transporter 2 gene variants with the myelomeningocele phenotype. Birth Defects Research Part A, Clinical and Molecular Teratology, 103 (6): 479-487.

Sabino-Silva R, Mori RC, David-Silva A, et al. 2010. The Na (+) /glucose cotransporters: from genes to therapy. Braz J Med Biol Res, 43 (11): 1019-1026.

Santer R, Calado J. 2010. Familial renal glucosuria and SGLT2: from a mendelian trait to a therapeutic target. Clinical Journal of the American Society of Nephrology: CJASN, 5 (1): 133-141.

Scheepers A, Joost HG, Schurmann A. 2004. The glucose transporter families SGLT and GLUT: molecular basis of normal and aberrant function. JPEN J Parenter Enteral Nutr, 28 (5): 364-371.

Simpson IA, Dwyer D, Malide D, et al. 2008. The facilitative glucose transporter GLUT3: 20 years of distinction. Am J Physiol Endocrinol Metab, 295 (2): 242-253.

Stuart CA, Howell ME, Yin D. 2007. Overexpression of GLUT5 in diabetic muscle is reversed by pioglitazone. Diabetes Care, 30 (4): 925-931.

Szablewski L. 2013. Expression of glucose transporters in cancers. Biochim Biophys Acta, 1835 (2): 164-169.

Thorens B, Mueckler M. 2010. Glucose transporters in the 21st Century. American Journal of Physiology - Endocrinology and Metabolism, 298 (2): 141-145.

Thorens B. 2015. GLUT2, glucose sensing and glucose homeostasis. Diabetologia, 58 (2): 221-232.

Tobin V, Le Gall M, Fioramonti X, et al. 2008. Insulin internalizes GLUT2 in the enterocytes of healthy but not insulin-resistant mice. Diabetes, 57 (3): 555-562.

Uldry M, Ibberson M, Hosokawa M, et al. 2002. GLUT2 is a high affinity glucosamine transporter. FEBS Letters, 524 (1-3): 199-203.

Vallon V, Platt KA, Cunard R, et al. 2011. SGLT2 mediates glucose reabsorption in the early proximal tubule. J Am Soc Nephrol, 22 (1): 104-112.

Vyas AK, Koster JC, Tzekov A, et al. 2010. Effects of the HIV protease inhibitor ritonavir on GLUT4 knock-out mice. J Biol Chem, 285 (47): 36395-36400.

Wood IS, Dyer J, Hofmann RR, et al. 2000. Expression of the Na+/glucose co-transporter (SGLT1) in the intestine of domestic and wild ruminants. Pflugers Arch, 441 (1): 155-162.

Wright EM, Hirayama BA, Loo DF. 2007. Active sugar transport in health and disease. J Intern Med, 261 (1): 32-43.

Wright EM, Loo DD, Hirayama BA. 2011. Biology of human sodium glucose transporters. Physiological reviews, 91 (2): 733-794.

Wright EM. 2013. Glucose transport families SLC5 and SLC50. Molecular Aspects of Medicine, 34 (2-3): 183-196.

Wyman A, Pinto AB, Sheridan R, et al. 2008. One-cell zygote transfer from diabetic to nondiabetic mouse results in congenital malformations and growth retardation in offspring. Endocrinology, 149 (2): 466-469.

Yu S, Zhao T, Guo M, et al. 2008. Hypoxic preconditioning up-regulates glucose transport activity and glucose transporter (GLUT1 and GLUT3) gene expression after acute anoxic exposure in the cultured rat hippocampal neurons and astrocytes. Brain Res, 1211: 22-29.

Yu X, Shen H, Liu L, et al. 2012. Changes of sodium iodide symporter regulated by IGF-I and TGF-beta1 in mammary gland cells from lactating mice at different iodine levels. Biol Trace Elem Res, 146 (1): 73-78.

Zhao FQ, Keating AF. 2007. Functional properties and genomics of glucose transporters. Curr Genomics, 8 (2): 113-128.

第十二节　乳腺癌耐药蛋白

肿瘤耐药已成为临床治疗肿瘤失败的主要原因之一。近年来研究发现，ATP-结合盒转运体超家族成员可利用 ATP 水解提供的能量将药物从细胞内泵出，导致细胞内药物浓度降低，进而影响化疗药物的疗效。其中，乳腺癌耐药蛋白（breast cancer resistance protein，BCRP/*ABCG2*）是介导肿瘤细胞耐药的重要蛋白之一，其在肿瘤细胞多药耐药中扮有重要角色。除抗癌药物外，BCRP 还介导其他药物的外排，如抗病毒药、他汀类降脂药、抗生素、钙通道阻滞剂等。此外，BCRP 还介导细胞内源性物质的转运及毒性物质的外排。因此，BCRP 不仅在药物的体内过程中扮有重要角色，在细胞内外环境稳态中也具有至关重要的作用。本节就 BCRP/*ABCG2* 的结构、生理功能、在多药耐药中的作用等内容介绍如下。

一、克隆与结构

BCRP 是 1998 年由 Doyle 等从阿霉素抗药性的乳腺癌细胞株（MCF-7/AdrVp）中首次克隆发现的 ATP 依赖性药物外排转运体。蛋白数据库分析发现，其基因是 ABC 转运体超家族中 G 亚家族的第二个成员，所以也将其称为 *ABCG2*。人 BCRP 基因位于染色体 4q22，全长 66 kb，由 16 个外显子和 15 个内含子组成，外显子为 60～532 bp 不等，1 号外显子含有大部分 5′非翻译区，2 号外显子上伴有翻译起始点，第 3 个外显子上有 Walker A 位点，翻译终止点在 16 号外显子，转录起始点上游的 312 bp 序列为启动子。

序列分析发现 BCRP 是含有 655 个氨基酸的跨膜蛋白，小鼠与人类的氨基酸序列有 81% 的同源性，其包括 1 个核酸结合区和 6 个跨膜区，这与经典的 ABC 转运体明显不同，大部分的功能性 ABC 转运体包括 2 个核酸结合区和 12 个跨膜区，基于此，BCRP 也被称为不完整转运分子或半转运体（half transporter）。BCRP 是第一个被发现位于细胞膜上的 ABC 半转运体。早期研究认为 BCRP 单体以二硫键连接形成同源二聚体，发挥药物外排作用（图 3-26）。而近年来研究指出，ABCG2 可能通过 TM5-loop-TM6 的相互作用以同型寡聚物的形式存在。此外，BCRP 在结构上与其他亚族的转运体存在明显差异，其 ATP 结合结构域位于 N 端，而跨膜结构域位于 C 端，其第 482 位精氨酸对其转运功能至关重要，采用定点变异使编码序列改变后，BCRP 的转运功能丧失。

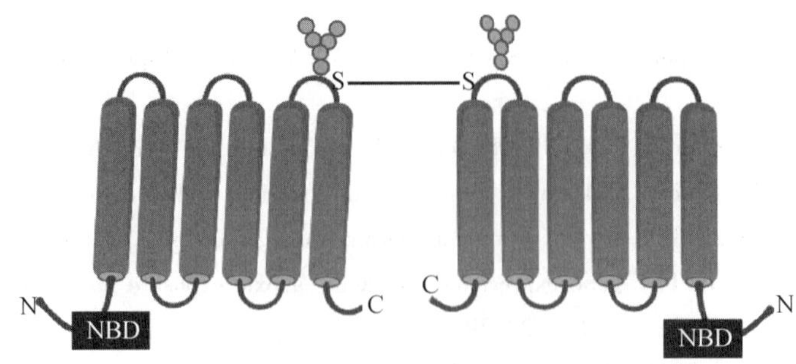

图 3-26　BCRP 单体以二硫键连接形成同源二聚体

二、组织分布

BCRP 在体内主要分布于具有分泌和排泄功能的组织，如胎盘合体滋养层、乳腺小叶、小肠和结肠上皮细胞、肝脏微管膜及血管内皮细胞等。Gutmann 等考察了 BCRP mRNA 在人体肠道中的表达，结果表明，BCRP 的 mRNA 在十二指肠的表达最多，而其在回肠末端、升结肠、横结肠、降结肠及乙状结肠的表达分别为十二指肠表达量的 97.3%、75.8%、66.6%、62.8% 和 50.1%，Caco-2 细胞中 BCRP 的 mRNA 表达量与十二指肠相当。此外，研究发现 BCRP 还表达于干细胞。Bcrp mRNA 在大鼠、小鼠体内主要表达于肝脏、肾脏、十二指肠、空肠、回肠、脑及性腺，其中在小鼠肾脏的表达量最高（表 3-46）。

表 3-46　乳腺癌耐药蛋白的组织分布

转运体	种属	分布
BCRP/*ABCG2*	人	小肠上皮细胞、结肠上皮细胞、胆管、胎盘合胞体滋养层、静脉内皮细胞、毛细血管、乳腺小叶、乳腺输乳管、干细胞
Bcrp/*ABCG2*	大鼠	肾脏、十二指肠、空肠、回肠、脑、肝脏、性腺
Bcrp/*ABCG2*	小鼠	肾脏、十二指肠、空肠、回肠、脑、肝脏、性腺

三、功能

ABCG2 作为一种外排转运体，可防止机体细胞受到有毒物质的侵害。例如，表达于胎盘的 BCRP/Bcrp 可有效降低毒性物质对胎儿的影响，表达于脑部的 BCRP/Bcrp 也可防止毒性物质的侵害。然而，BCRP 通过水解 ATP 供能将细胞内的物质泵出的过程也可降低细胞内药物浓度，从而导致细胞耐药。分布于肝肾组织的 BCRP/Bcrp 对于药物的肝肾排泄具有重要意义。另外，Zhou 等研究发现，*ABCG2* 基因敲除小鼠的骨髓细胞侧群（side population）表型完全消失，由此证明 *ABCG2* 是参与骨髓细胞侧群表型形成的重要因素。此外，BCRP 不但可抵抗外源性毒素的侵害，并且可将促进细胞分化的关键物质排出细胞，使祖细胞可以维持未分化状态。BCRP 与血红素等卟啉作用并阻止原卟啉聚集，可维持细胞在低氧条件下的稳定性。可见，BCRP 不但参与物质或药物的外排及耐药，还参与干细胞生理功能的维持、卟啉和亚铁血素代谢、叶酸稳态维持和激素分泌等生理过程。

四、底物和抑制剂

BCRP 作为一种高效的外排泵对许多药物和外源性物质具有外排作用，发挥对组织器官的保护和解毒作用，如米托蒽醌、甲氨蝶呤、拓扑替康、舒尼替尼等，除化疗药物外，BCRP 还介导呋喃妥英、哌唑嗪、格列本脲。此外，BCRP 还介导少量内源性物质的跨膜转运（表 3-47）。为提高抗肿瘤药物的化疗疗效，开发抑制癌细胞过度表达 BCRP 的药物已成为药学家们关注的热点。目前发现的 BCRP 的抑制剂大致分为两类：①非特异性抑制剂，即既能抑制 ABCG2 又能抑制其他耐药蛋白的化合物，如依克立达（elacridar，GF120918）既是 ABCB1 的抑制剂，又是 ABCG2 的抑制剂；②特异性抑制剂，如烟曲霉素 C（fumitremorgin C，FTC）是首个被发现能有效特异抑制 ABCG2 的抑制剂。

表 3-47 乳腺癌耐药蛋白的底物和诱导剂

底物		抑制剂
内源性底物	胆固醇、雌二醇等固醇类及其类固醇硫酸盐、血红素、卟啉、核黄素、某些叶酸和抗叶酸剂	雌二醇等固醇类及其类固醇硫酸盐、脱氢表雄酮硫酸盐、牛磺酸、牛磺酸硫酸盐
外源性底物	夫拉平度、米托蒽醌、伊立替康、SN-38、拓扑替康、9-氨基喜树碱、甲氨蝶呤、雷替曲塞、伊马替尼、易瑞沙、阿西替尼、拉帕替尼碱、卡奈替尼、依托泊苷、替尼泊苷、雌激素酮-3-硫酸、叶酸、原卟啉 IX、脱镁叶绿甲酯酸 A、罗苏伐他汀、普伐他汀、西立伐他汀、匹伐他汀、诺氟沙星、氧氟沙星、奥美沙坦、达努塞替、夫拉平度、西咪替丁	FTC 及其类似物、新生霉素、elacridar、tariquidar、尼洛替尼、伊马替尼、易瑞沙、他莫西芬、苹果酸舒尼替尼、埃罗替尼、新生霉素、利血平、格列本脲、环孢素 A、他克莫司、西罗莫司、泮托拉唑、橙皮素、金雀异黄酮、雌酮

五、基因多态性

人类 *ABCG2* 基因的序列存在有 80 余种基因突变。截至目前，研究者在人体内发现了 26 种非同义突变、5 种同义突变（c. 114T>C，c. 369C>T，c. 474C>T，c. 1098G>A，c. 1425A>G）、3 种无义突变（Q126X，E334X，R575X）和 1 种移码突变（c. 1515delC）。BCRP/*ABCG2* 的基因多态性可能影响其编码蛋白的表达和功能，其中研究较多的是非同义突变的基因型 c. *ABCG2* 421C>A（p. 141Q>K，rs2231142），这一突变导致第 141 位的氨基酸由甘氨酸转为赖氨酸。421C>A SNP 在亚洲人群中非常普遍，其等位基因频率为 27%～35%，但在撒哈拉以南的非洲人和美国黑人中的基因频率< 5%，而白种人的基因频率约为 10%。研究表明，421C>A SNP 对喜树碱的衍生物（diflomotecan）的药动学具有显著影响。静脉注射 diflomotecan 后，其在 A421 等位基因杂合子突变中的血药浓度显著高于纯合子的野生型个体。有人对中国人群中 *ABCG2*421C>A 多态性对瑞舒伐他汀药动学的影响进行了研究，选取 14 名 *SLCO1B1* 521TT 和 *CYP2C9* *1/ *1 野生型的健康志愿者，其中 7 名为 421CC 野生型，另 7 名为 *ABCG2*421C>A 等位基因突变型（5 名为 421CA，2 名为 421AA），分别单剂量口服瑞舒伐他汀 20 mg，结果两组的瑞舒伐他汀药动学参数有明显差异，突变组的 C_{max}、$AUC_{0\sim72h}$、$AUC_{0\sim\infty}$ 均高于野生型组，而其 T_{max} 和 $t_{1/2}$ 无明显差异，由此可见，*ABCG2*421C>A 基因多态性在瑞舒伐他汀药动学差异中发挥了重要作用。

六、调控及影响因素

BCRP 基因启动子区无 TATA 盒，含 CAAT 盒、AP1 位点、AP2 位点及 CpG 岛下游的多个 Sp-1 位点，这些基因位点在 BCRP 转录中可能具有调控作用。现有研究已发现，*ABCG2* 启动子的两顺式作用元件、雌激素反应作用元件（estrogen response element，ERE）和低氧反应元件（hypoxia response element，HRE），以及 *ABCG2* 基因反应元件上游因子过氧化物酶增殖激活受体（peroxisome proliferator activated receptor，PPAR）在调控 BCRP 表达方面发挥重要作用。Krishnamurthy 等研究发现，在低氧状态下，缺氧诱导因子（hypoxia-inducible factor 1α，HIF1α/ARNT）与 HRE 形成的异二聚体激活 BCRP 的转录，以降低低氧状态下原卟啉在细胞或组织中的蓄积。Ee 等研究发现，雌激素可增加雌激素受体 α（estrogen receptor alpha，ERα）阳性细胞中 BCRP mRNA 的表达，并且指出雌激素与雌激素受体形成的复合物与 BCRP 启动子区的 ERE 结合，参与 BCRP 转录水平的调控。此外，BCRP 启动子区（-187 ～-173 bp）也存在孕激素反应元件（progesterone response element，PRE）。研究发现，在抑制内源性 P4 的情况下，外源性生理浓度的 P4 可有效激活人胎盘绒毛膜癌细胞系 Bewo 中 BCRP 启动子活性，并且该激活作用依赖于孕激素受体（progesterone receptor，PR），然而，在不抑制内源性 P4 的情况下，只有高浓度外源性 P4 才能诱导 BeWo 细胞和原代滋养层细胞中 BCRP 的表达，并且该效应不能被 PR 拮抗剂 RU-486 所抑制，研究者推测上述结果可能与高浓度内源性 P4 导致 PR 处于饱和状态有关。细胞系 BeWo 中存在 PRA 和 PRB 两种亚型，虽然 PRA 可抑制 PRB 的表达，但仅 PRB 和 P4 与激活 BCRP 启动子活性有关。然而，Wu 等采用免疫组化技术考察了 BCRP、孕激素受体（progesterone receptor，PR）、ERα、雄激素受体（androgen receptor，AR）和 Her-295 在乳腺癌组织中的表达，结果表明，PR 的表达与 BCRP 的表达呈负相关。用孕酮和 17β-雌二醇干预 BCRP mRNA 转染的细胞后发现，孕激素对 PR 阳性的人乳腺癌细胞的 BCRP 有负调控作用。可见，雌、孕激素对 BCRP 的调控作用仍存在争议，其准确的调控机制有待进一步研究。

BCRP 在妊娠中期小鼠的胎盘、肾脏和肝脏的表达较妊娠早期和末期显著增加，提示妊娠对 BCRP 介导药物在胎儿及母体体内过程均有影响，尤其是妊娠中期。人体胎盘上的 BCRP 在妊娠早期［（28±1）周］的表达量是妊娠末期［（39±2）周］的两倍。为此，Wang 等考察了妊娠期相关激素雌三醇（estriol，E3）、睾酮（testosterone）、人胎盘催乳激素（human placental lactogen，hPL）、人催乳激素（human prolactin，hPRL）和人体绒毛膜促性腺激素（human chorionic gonadotropin，hCG）对人胎盘 BeWo 细胞株中 BCRP 表达的影响，结果表明，E3、hPL 和 hPRL 均可上调胎盘 BCRP 的表达。

另外，氧化还原信号转录因子 Nrf2 可与 BCRP 的抗氧化反应元件相互作用，减少 BCRP 的转录和表达。在外源性人表皮生长因子受体 2（human epidermal growth factor receptor 2，HER-2）过表达 MCF-7 细胞中，BCRP 表达量显著增加，且该细胞对依托泊苷、5-氟尿嘧啶、顺铂及紫杉醇等的敏感性降低，但其可被 PI3K 抑制剂 LY294002、I κB 磷酸化抑制剂 Bay11-7082 和显性负突变 I κBα 所消除，提示 HER-2 可能通过 PI3K/AKT/NF-κB 信号通路激活 BCRP 的转录。另外，张志强等研究发现，瓦塔拉尼（5 μmol/L）可有效、特异地逆转 BCRP 高表达的肿瘤细胞株 HEK293/ABCG2 对米托蒽醌、阿霉素和托泊替康的耐药，其机制可能与该药下调耐药肿瘤细胞中 BCRP 基因和蛋白的表达有关。

除上述转录前调控机制外，转录后调控机制也影响 BCRP 的表达。Sugiyama 等研究发现，过表达的转录后调节因子 Derlin-1 可抑制野生型 BCRP 从内质网向高尔基体及血管侧膜转运，而且 Derlin-1 诱导缺乏 N-端糖基化 BCRP（N596Q）优先经历泛素介导的内质网退化（endoplasmic reticulum associated degradation，ERAD），从而也抑制了不成熟 BCRP 在细胞膜的表达（图 3-27）。

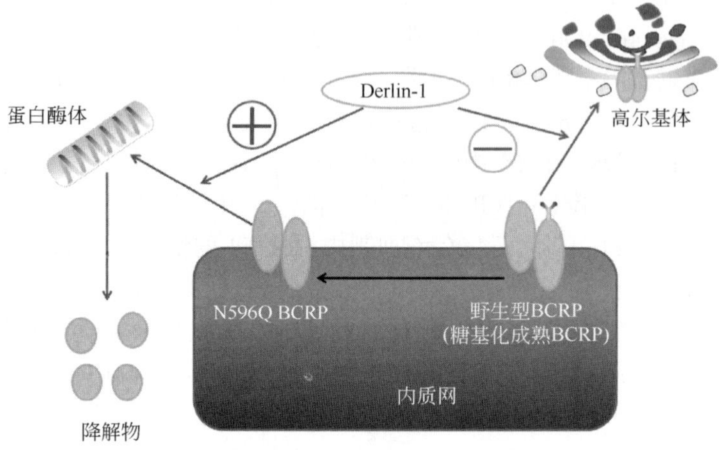

图 3-27　转录后调节因子 Derlin-1 对 BCRP 表达的影响

七、展望

BCRP 在维持机体生理功能方面具有重要的作用，同时也与药物代谢动力学及肿瘤多药耐药密切相关，因此，探究 ABCG2 的结构、生理功能、转运机制及调控机制，不仅有助于更好地预测其底物药物在体内的动态过程，也有助于逆转肿瘤多药耐药的现象，从而提高化疗药物的疗效。

（周　燕　武新安）

参考文献

张志强，魏寅祥，赵青，等. 2014. 瓦他拉尼对乳腺癌耐药蛋白介导的肿瘤多药耐药的逆转研究中国药理学通报，30（6）：774-782.

Bailey-Dell KJ，Hassel B，Doyle LA，et al. 2001. Promoter characterization and genomic organization of the human breast cancer resistance protein（ATP-binding cassette transporter G2）gene. Biochimica Biophysica Acta，1520（3）：234-241.

Cui XY，Skretting G，Jing Y，et al. 2013. Hypoxia influences stem cell-like properties in multidrug resistant K562 leukemic cells. Blood Cells Molecules & Diseases，51（3）：177-184.

de Jong FA，Marsh S，Mathijssen RH，et al. 2004. ABCG2 pharmacogenetics：ethnic differences in allele frequency and assessment of influence on irinotecan disposition. Clinical Cancer Research，10（17）：5889-5894.

Doyle L，Ross DD. 2003. Multidrug resistance mediated by the breast cancer resistance protein BCRP（ABCG2）. Oncogene，22（47）：7340-7358.

Doyle LA，Yang W，Abruzzo LV，et al. 1998. A multidrug resistance transporter from human MCF-7 breast cancer cells. Proceedings of the National Academy of Sciences of the United States of America，95（26）：15665-15670.

Ee PL，Kamalakaran S，Tonetti D，et al. 2004. Identification of a novel estrogen response element in the breast cancer resistance protein（ABCG2）gene. Cancer Research，64（4）：1247-1251.

Evseenko DA, Paxton JW, Keelan JA. 2007. Independent regulation of apical and basolateral drug transporter expression and function in placental trophoblasts by cytokines, steroids, and growth factors. Drug Metabolism and Disposition, 35 (4): 595-601.

Gutmann H, Hruz P, Zimmermann C, et al. 2005. Distribution of breast cancer resistance protein (BCRP/ABCG2) mRNA expression along the human GI tract. Biochemical Pharmacology, 70 (5): 695-699.

Imai Y, Nakane M, Kage K, et al. 2002. C421A polymorphism in the human breast cancer resistance protein gene is associated with low expression of Q141K protein and low-level drug resistance. Molecular Cancer Therapeutics, 1 (8): 611-616.

Jani M, Ambrus C, Magnan R, et al. 2014. Structure and function of BCRP, a broad specificity transporter of xenobiotics and endobiotics. Archives of Toxicology, 88 (6): 1205-1248.

Maliepaard M, Scheffer GL, Faneyte IF, et al. 2001. Subcellular localization and distribution of the breast cancer resistance protein transporter in normal human tissues. Cancer Research, 61 (8): 3458-3464.

Nakanishi T, Ross DD. 2012. Breast cancer resistance protein (BCRP/ABCG2): its role in multidrug resistance and regulation of its gene expression. Chinese Journal of Cancer, 31 (2): 73-99.

Natarajan K, Xie Y, Baer MR, et al. 2012. Role of breast cancer resistance protein (BCRP/ABCG2) in cancer drug resistance. Biochemical Pharmacology, 83 (8): 1084-1103.

Ni Z, Bikadi Z, Rosenberg MF, et al. 2010. Structure and function of the human breast cancer resistance protein (BCRP/ABCG2). Current Drug Metabolism, 11 (7): 603-617.

Singh A, Wu H, Zhang P, et al. 2010. Expression of ABCG2 (BCRP) is regulated by Nrf2 in cancer cells that confers side population and chemoresistance phenotype. Molecular Cancer Therapeutics, 9 (8): 2365-2376.

Sparreboom A, Gelderblom H, Marsh S, et al. 2004. Diflomotecan pharmacokinetics in relation to ABCG2 421C>A genotype. Clinical Pharmacology and Therapeutics, 76 (1): 38-44.

Staud F, Pavek P. 2005. Breast cancer resistance protein (BCRP/ABCG2). The International Journal of Biochemistry & Cell Biology, 37 (4): 720-725.

Sugiyama T, Shuto T, Suzuki S, et al. 2011. Posttranslational negative regulation of glycosylated and non-glycosylated BCRP expression by Derlin-1. Biochemical and Biophysical Research Communications, 404 (3): 853-858.

Tanaka Y, Slitt AL, Leazer TM, et al. 2005. Tissue distribution and hormonal regulation of the breast cancer resistance protein (Bcrp/Abcg2) in rats and mice. Biochemical and Biophysical Research Communications, 326 (1): 181-187.

Wang H, Lee EW, Zhou L, et al. 2008. Progesterone receptor (PR) isoforms PRA and PRB differentially regulate expression of the breast cancer resistance protein in human placental choriocarcinoma BeWo cells. Molecular Pharmacology, 73 (3): 845-854.

Wang H, Unadkat JD, Mao Q. 2008. Hormonal regulation of BCRP expression in human placental BeWo cells. Pharmaceutical Research, 25 (2): 444-452.

Wu X, Zhang X, Sun L, et al. 2013. Progesterone negatively regulates BCRP in progesterone receptor-positive human breast cancer cells. Cellular Physiology & Biochemistry, 32 (2): 344-354.

Wu X, Zhang X, Zhang H, et al. 2012. Progesterone receptor downregulates breast cancer resistance protein expression via binding to the progesterone response element in breast cancer. Cancer Science, 103 (5): 959-967.

Zhang W, Ding W, Chen Y, et al. 2011. Up-regulation of breast cancer resistance protein plays a role in HER2-mediated chemoresistance through PI3K/Akt and nuclear factor-κB signaling pathways in MCF7 breast cancer cells. Acta Biochim Biophys Sin, 43 (8): 647-653.

Zhang W, Yu BN, He YJ, et al. 2006. Role of BCRP 421C>A polymorphism on rosuvastatin pharmacokinetics in healthy Chinese males. Clinica Chimica Acta, 373 (1-2): 99-103.

Zhou S, Zong Y, Ney PA, et al. 2005. Increased expression of the Abcg2 transporter during erythroid maturation plays a role in decreasing cellular protoporphyrin IX levels. Blood, 105 (6): 2571-2576.

第四章　药物转运体在药动学中的作用

药物转运体是一类表达于细胞膜上介导内源性和外源性物质进出细胞的蛋白质，其在维持细胞稳态和组织特异功能中起到重要作用。药物转运体在药物处置的重要器官中均有表达，如小肠、肝脏、肾脏及屏障器官，介导药物在体内的吸收、分布、代谢和排泄过程，在药动学、药效学和药物毒性中扮演着重要角色，本章主要介绍药物转运体在药动学中的作用。

第一节　小肠和肝脏转运体对药动学的影响

小肠和肝脏是决定药物口服给药后其吸收入血浓度高低的器官，它们在负责为机体摄取多种营养物质的同时，又承担着阻止包括药物在内的其他异物侵入机体的防御功能。小肠和肝脏之所以具备这样的能力，与分布在这些器官中的转运体及代谢酶密不可分。作为机体第一道防线的消化道和肝脏，其转运体与代谢酶均具有较高的活性，从而发挥着使机体免受外界侵扰的防御功能。通常情况下，就各内外源性物质在小肠的吸收而言，大多数水溶性物质仅靠单纯扩散并不能有效透过细胞膜，它们往往需借助分布于细胞膜的转运体介导才能被吸收；尽管脂溶性物质通过单纯扩散即可进入小肠上皮细胞，但其一部分又可被相关转运体从上皮细胞内外排至肠腔；此外，进入小肠上皮细胞的脂溶性物质也有一部分被细胞内代谢酶代谢转化后被转运体外排至肠腔，这些现象都彰显了小肠的吸收屏障及解毒功能。即使小肠的防御功能未能将一些异物完全屏蔽，它们也将被小肠吸收入血后经门静脉进入肝脏，在肝代谢或排入胆汁清除。肝脏对异物的处置过程与小肠相同，都是其转运体和代谢酶高效协同运作的结果（图 4-1）。因此，为了提高药物口服给药的生物利用度，如何克服肝脏和小肠强大的生理屏障作用至关重要。本节重点讨论肝脏和小肠的相关转运体。

在小肠和肝脏上存在许多与药动学密切相关的转运体，可将它们分为摄取型转运体和外排型转运体。外排型转运体作为吸收屏障阻碍药物的小肠吸收或将已吸收入血的药物从肝细胞内外排至胆汁中。摄取型转运体正好相反，能够促进小肠的药物吸收及肝脏的药物摄取。因此，只有尽可能地回避外排型转运体或充分利用摄取型转运体，才能调控药物的吸收和组织分布。现将小肠转运体对药物的吸收及肝胆系统转运体对药物的处置分别介绍如下。

一、小肠

小肠中常见药物转运体的分布和转运方向见图 4-1，其典型底物见表 1-2。胃中也同样表达着药物转运体，如 MRP1、MRP2、MRP3、MRP6、P-gp 和 BCRP，但尚未见其对药物吸收有影响的相关报道。

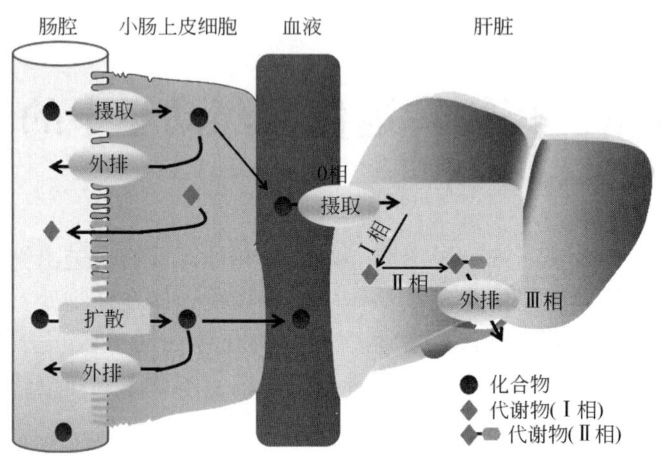

图 4-1　小肠和肝脏协同解毒过程

（一）利用摄取型转运体促进药物的吸收

1. 葡萄糖转运体　小肠具有许多功能，摄取营养物质就是其中之一。水溶性营养物质糖、氨基酸、维生素、胆汁酸等都是由分布于小肠上皮细胞顶侧膜及基底侧膜的转运体高效率地选择性摄入。小肠上分布的葡萄糖转运体主要有 SGLTs 和 GLUTs，如 SGLT1/3/4/6、GLUT1/2/3/5，其中 SGLT1 和 GLUT2 是最主要的葡萄糖转运体，葡萄糖先由刷状缘膜的 SGLT1 摄入上皮细胞，再由基底侧膜的 GLUT2 介导其进入血液，实现了葡糖糖从肠腔到血液的摄取。胆汁酸则由 ASBT 从肠腔摄入上皮细胞，再由 OST α/β介导其透过基底侧膜，最终进入血液。鉴于营养物质可被转运体高效率的摄取，学者们尝试通过结构改造使药物被这些已糖及胆汁酸转运体识别而促进肠道对其的吸收。有人对喹啉采用不同结构的已糖修饰，并考察其由 SGLT1 介导的膜透过性后发现，与甘露醇和半乳糖相比，葡萄糖修饰的喹啉透过性更好。可见已糖结构不同对葡萄糖转运体的亲和力不同，利用这些特点进行前体药物设计，将母体药物修饰成葡萄糖类似物是促进药物吸收的一种策略。例如，将槲皮素修饰成槲皮素 4′-β-葡萄糖苷或槲皮素-3-葡萄糖苷，使之成为 SGLT1 的底物即可促进槲皮素的口服吸收。

2. 寡肽转运体　寡肽转运体是以上皮细胞刷状缘膜 Na^+/H^+交换转运蛋白产生的质子梯度差为驱动力来介导二肽、三肽的转运。目前研究较多的是 PEPT1，其可以转运、吸收许多含肽键的药物，如 β-内酰胺抗生素、血管紧张素转化酶抑制剂和氨基酸类的前体药物等。许多学者利用 PEPT1 的这一特点进行相关药物的结构设计，在药物分子中连接二肽分子或氨基酸残基，使之成为 PEPT1 底物而提高其吸收率。提高药物生物利用度的主要策略有：其一，对于自身具有寡肽结构的药物而言，尽管具有寡肽结构的药物不可能都被 PEPT1 摄取，但有被其介导的可能。具有寡肽结构但其吸收较差时，可通过提高 PEPT1 的活性而改善吸收率。PEPT1 的摄取具有 pH 依赖性，有趣的是底物最适的 pH 也不同。具有寡肽结构的药物如其摄入率较低，可能与其吸收部位的 pH 不在最佳环境有关。因此，如能将药物在消化道吸收部位的 pH 调整到 PEPT1 最适宜的范围内，可大大提高其生物利用度。有研究显示，将酸性聚合物与头孢克肟同时给药，可使消化道处于酸性状态，从而使 PEPT1 底物头孢克肟的生物利用度从 30% 提高到 60% 以上。其二，像万乃洛韦和米多君这样的前体药物可被 PEPT1 识别，即将活性药物与氨基酸结合形成寡肽是目前提高生物利用度的又一策略。例如，左旋多巴与氨基酸结合可将其跨膜转运途径由氨基酸转运体变为寡肽转运体介导。其三，对于没有氨基酸及寡肽结构的活性药物，通过在其结构中寡肽衍生化使其变成 PEPT1 的底物。吸收极差的胃黏膜保护剂瑞巴匹特为活性成分，在其结构中引入氨基酸或寡肽后可提高 PEPT1 的识别性，从而显著改善其吸收率。

3. 有机阴离子转运多肽　除 PEPT1 外，在小肠黏膜较广泛分布的 OATPs 对于药物的吸收也有一定贡献。葡萄柚汁等食源性物质所致的药物吸收发生改变的例子不少。这些影响可能是对小肠代谢酶的抑制或诱导，以及对肠道外排转运体 P-gp 的抑制或诱导。抗过敏药物非索非那定几乎不在体内代谢，但临床研究发现，健康受试者用果汁（葡萄汁、橘子汁、苹果汁）服用 120 mg 非索非那定，可导致其 AUC 降低 3～4 倍，C_{max} 也降低 2 倍左右。有文献报道葡萄汁和橘子汁对 P-gp 有抑制作用，因此，这一现象无法用上述机制加以解释，只能用摄入型转运体进行说明。也就是说，果汁中的某些成分阻碍了摄入型转运体的功能，进而降低了非索非那定的吸收。Dresser 等研究发现，小于 5% 浓度的葡萄汁、橘子汁和苹果汁能够显著抑制 OATPs 介导的非索非那定的肠细胞摄取。与此一致，口服 5～10 mg/kg 氟伐他汀（OATP 底物）使得非索非那定（10 mg/kg，p. o.）的 AUC 和 C_{max} 分别降低 47%～53% 和 28%～60%，因此，可推测介导非索非那定摄取的转运体就是 OATPs。因而，如何充分利用消化道 OATPs 对药物的摄取功能来提高其生物利用度也是未来所面临的课题。

4. 单羧酸转运体　单羧酸转运体（MCTs）参与了肠道中酸性物质的吸收，如短链脂肪酸，以及乳酸、烟酸、苯甲酸、水杨酸、青霉素等一元羧酸类药物，丙戊酸和丙酮酸是 MCTs 的典型底物。MCTs 族包括 MCT1～10，其中 MCT1 具有广泛的底物专属性，在许多药物的吸收中扮演重要角色，可作为提高单羧酸药物生物利用度的靶点。

5. 氨基酸转运体和质子耦合氨基酸转运系统　小肠中表达有多种氨基酸转运体，如转运蛋白系统 B、L、IMINO、A、y^+ 等，许多氨基酸类似物如加巴喷丁、L-多巴、巴氯芬等都通过氨基酸转运系统摄入。目前众多学者致力于利用这些转运体提高类氨基酸药物生物利用度的研究，Majumdar 等将 L/D 型的天冬氨酸与阿昔洛韦结合形成酯类前体药物，使其通过转运体系统来提高阿昔洛韦的小肠摄入。也有研究报道口服 5-羟基-L-色氨酸（5-HTP）可以减少镇痛药物加波沙朵的吸收，这与 5-HTP 抑制了质子耦合氨基酸转运系统（proton-amino co-transporter system，PAT）有关，因此，应该避免某些食物补充剂与加波沙朵同时使用。

（二）外排型转运体对药物吸收的影响

小肠上的外排转运体主要有 P-gp、MRP2 和 BCRP，它们都是作为肿瘤多药耐药因子被发现的 ABC 家族转运体，均表达于小肠上皮细胞刷状缘膜，负责将细胞内的物质排入肠腔，发挥着肠道屏障功能。P-gp 介导的底物具有多样性，可将单纯扩散进入细胞或经转运体介导进入细胞的众多化合物外排入肠腔，而 MRP2 能将Ⅱ相代谢物等水溶性高的化合物从体内分泌到小肠管腔内。有关 BCRP 的报道较少，但其作用可能与 P-gp 类似。

尽管 P-gp 的底物非常广泛，往往认为其主要介导脂溶性化合物的外排，从而导致其吸收低下，但这与实际情况并不相符，有很多 P-gp 的底物其生物利用度比较高。为此，在评价 P-gp 对吸收的影响时必须予以注意，下列情况可能是造成药物既是 P-gp 的底物但其吸收并不降低的原因：①吸收部位与 P-gp 的表达量：P-gp 的表达从小肠近端到远端逐渐增加，如药物能在十二指肠和空肠很快被吸收则可能不易受 P-gp 的影响。②P-gp 的亲和性、给药剂量及药物的溶解度：当药物在肠腔中的浓度大于其对 P-gp 的 K_m 值时，可使 P-gp 处于饱和状态，P-gp 的外排作用就很难显现，因此可根据药物的溶解度及给药剂量推测其在小肠中的浓度并调控药物浓度与 K_m 值之间的比值，从而左右 P-gp 的屏障作用。③药物的渗透性：渗透性好的药物不受吸收过程的限制，P-gp 对其的影响微乎其微。

二、肝脏

药物口服给药吸收后经门静脉进入肝脏，在肝脏代谢或外排进入胆汁，这一过程对机体而言就是解毒。通常将药物从门静脉血进入肝脏的这一过程称为解毒的第一阶段，而将药物转运体介导药物从血液摄入肝细胞的过程称为 0 相代谢（Phase 0）；若药物进入肝细胞被细胞色素 P450 酶代谢则称为Ⅰ相代谢（Phase Ⅰ）；药物或代谢物在谷胱甘肽转移酶、葡萄糖醛酸结合酶等的作用下转化为各种结合物称为Ⅱ相代谢（Phase Ⅱ）；Ⅱ相代谢物经由转运体介导排入胆汁的过程称为Ⅲ相代谢（Phase Ⅲ）。以下主要结合肝脏相关转运体介绍 0 相代谢和Ⅲ相代谢。

（一）肝摄取的转运体

肝实质细胞的基底侧膜表达有多种转运体，如图 1-1 所示。有机阴离子转运体（OATPs 和 OATs）、有机阳离子转运体（OCTs）和 ABC 家族转运体（MRPs、BCRP 和 P-gp）均与药物的输送相关，其中 OATPs、OATs 及 OCTs 都是非常重要的药物肝摄取转运体。特别是 OATPs 为药物肝摄入中最重要的转运体，其底物非常广泛。OATP 家族转运体具有多个亚型，目前已经发现在肝脏基底侧膜有 OATP1B1、OATP1B3、OATP2B1 等，大鼠肝脏有 Oatp1b2、Oatp1a4、Oatp1b2 等。OATPs 对底物的选择有一定的专属性，其基因多态性及种属差异对药物的肝脏处置有重要的影响。

彰显 OATP 重要性的现象之一就是其基因多态性对药动学的显著影响。有关 OATP1B1 的遗传多态性已被阐明，主要有 OATP1B1*1b、*5、*15 三种类型。普伐他汀的肝脏摄取由 OATP1B1 介导，携带 OATP1B1*15 的患者，其体内普伐他汀的血药浓度可显著上升。这主要是由于 OATP1B1*15 的活性较低，不能有效地输送普伐他汀进入肝细胞，导致其分布容积减少，进而使其血药浓度增加。尽管最初在人的肝脏中发现了 OATP1A2，但其并不存在于肝实质细胞，而是分布于胆管上皮细胞，因而对药物的肝摄取不会有直接贡献。因此，目前普遍认为参与药物肝摄取的转运体主要是 OATP1B1、OATP1B3 和 OATP2B1 三种。

OATPs 的分子类别较多，人与大鼠的有关各分子的氨基酸序列同源性见表 4-1，两者之间即便是同源性高的分子其氨基酸序列也并非一一对应，即物种间 OATP 分子的对应关系尚不明确，因此，如何将在大鼠体内从分子水平所获得的数据应用于人是未来必须面对的课题，确定大鼠与人之间功能关联的对应 OATPs 分子就显得尤为重要。阐明这种对应分子关系的典型案例就是涉及奈夫西林的研究。奈夫西林在大鼠和人胆汁中浓度都很高，这种高胆汁排泄就意味着高的肝脏摄取，不论是大鼠还是人其肝摄取都由 OATPs 负责，但从各分子的贡献大小来看，大鼠主要是由 Oatp1a4 承担，而人除主要与 OATP1B3 有关外，OATP1B1 也有一定的贡献。尽管从奈夫西林的研究中确定了大鼠与人之间对应的 OATP 分子，但对奈夫西林之外的化合物能否适应尚不清楚，或许因化合物不同而不同。寻找与药物肝内动态直接相关的 OATP 分子，对于今后在大鼠研究获得的药物间相互作用及对转运体影响的结果外推应用于人是十分必要的，这方面的研究有待进一步加强。

表 4-1　人与大鼠 OATPs 的同源性

	人 OATP						大鼠 OATP						
	1A2	2B1	1B1	3A1	4A1	1B3	1	2	3	4	9	11	12
OATP1A2	100	34	44	36	32	42	67	73	72	42	34	36	34
OATP2B1		100	35	36	34	35	35	33	34	35	77	35	34
OATP1B1			100	37	31	80	44	46	46	64	36	38	35
OATP3A1				100	36	38	36	37	38	35	37	97	35
OATP4A1					100	34	35	35	34	31	32	37	76
OATP1B3						100	46	45	46	66	33	36	35
Oatp1							100	77	80	43	34	36	35
Oatp2								100	82	44	33	37	33
Oatp3									100	44	33	38	34
Oatp4										100	33	36	33
Oatp9											100	37	34
Oatp11												100	36
Oatp12													100

（二）涉及胆汁排泄的肝脏转运体对药物排泄的影响

药物从肝细胞向胆汁排泄的过程就是药物的Ⅲ相代谢，此过程涉及数个转运体。无论是药物还是其代谢产物，ABC 家族中的 P-gp、MRP2、BCRP 及 SLC 家族中的 MATE1 都承担着它们的胆汁外排作用。肝脏上的 ABC 家族转运体与其他脏器上发现的一样，负责将药物或异物外排出细胞，从而起到防御屏障的作用。MATE1 主要负责有机阳离子从肝细胞向胆汁分泌。药物的胆汁排泄就是从其肝细胞摄取的 0 相代谢开始，到其被肝细胞排入胆汁的Ⅲ相代谢结束的一个跨细胞膜转运过程。胆汁排泄大都涉及亲水性高的药物，如果其胞内摄入的转运体不能同时确定，其外排过程就不能很好的再现。因此，为了阐明药物的胆汁排泄机制，往往将 Phase 0 和 Phase Ⅲ结合起来一起研究。

三、小结

小肠上皮细胞及肝细胞上的相关转运体对药物体内过程的影响是十分明确的，尽管目前还不能定量小肠转运体对药物吸收的贡献有多大，但它们确实参与了药物的体内输送。

如何充分利用对药物转运体的相关认识，避免药物间相互作用及药物食物间的相互作用而导致的药动学改变，以及如何促进药物吸收或调控药物的组织分布都是未来研究的课题。

（武新安　马彦荣）

参考文献

Dresser GK，Bailey DG，Leake BF，et al. 2002. Fruit juices inhibit organic anion transporting polypeptide-mediated drug uptake to decrease the oral availability of fexofenadine. Clinical Pharmacology and Therapeutics，71（1）：11-20.

Majumdar S，Hingorani T，Srirangam R，et al. 2009. Transcorneal permeation of L-and D-aspartate ester prodrugs of acyclovir：delineation of passive diffusion versus transporter involvement. Pharmaceutical Research，26（5）：1261-1269.

Nakakariya M，Shimada T，Irokawa M，et al. 2008. Identification and species similarity of OATP transporters responsible for hepatic uptake of beta-lactam antibiotics. Drug Metab Pharmacokinet，23（5）：347-355.

Nakakariya M，Shimada T，Irokawa M，et al. 2008. Predominant contribution of rat organic anion transporting polypeptide-2（Oatp2）to hepatic uptake of beta-lactam antibiotics. Pharmaceutical Research，25（3）：578-585.

Nishizato Y，Ieiri I，Suzuki H，et al. 2003. Polymorphisms of OATP-C（SLC21A6）and OAT3（SLC22A8）genes：consequences for pravastatin pharmacokinetics. Clinical Pharmacology and Therapeutics，73（6）：554-565.

Nozawa T，Minami H，Sugiura S，et al. 2005. Role of organic anion transporter OATP1B1（OATP-C）in hepatic uptake of irinotecan and its active metabolite，7-ethyl-10-hydroxycamptothecin：in vitro evidence and effect of single nucleotide polymorphisms. Drug Metabolism and Disposition，33（3）：434-439.

Nozawa T，Toyobuku H，Kobayashi D，et al. 2003. Enhanced intestinal absorption of drugs by activation of peptide transporter PEPT1 using proton-releasing polymer. Journal of Pharmaceutical Sciences，92（11）：2208-2216.

Qiang F，Lee BJ，Lee W，et al. 2009. Pharmacokinetic drug interaction between fexofenadine and fluvastatin mediated by organic anion-transporting polypeptides in rats. European Journal of Pharmaceutical Sciences，37（3-4）：413-417.

Tamai I，Nakanishi T，Nakahara H，et al. 1998. Improvement of L-dopa absorption by dipeptidyl derivation，utilizing peptide transporter PepT1. Journal of Pharmaceutical Sciences，87（12）：1542-1546.

Tsuji A，Tamai I. 1996. Carrier-mediated intestinal transport of drugs. Pharmaceutical Research，13（7）：963-977.

第二节　血脑屏障及肾小管分泌中药物转运体的作用

血脑屏障上除了表达有从血管管腔侧严格限制异物侵入脑内的 P-gp 和 BCRP 外，脑室内也存在着有机阴离子转运体（OATP1A4 和 OAT3），它们可从脑实质侧促进异物的外排。肾脏除有依据化合物电荷形成的排泄系统之外，还有由肾小管摄取（OAT1、OAT3 和 OCT2）和排泄（MRP2/4 和 MATE1/2-K）两过程构成的排泄系统。无论在哪个组织都发现了许多对底物有效选择的转运体，由其构建了稳定的异物排泄系统。与药物体内动态（肝肾等异物排泄器官、药物吸收器官的消化道及各种组织屏障）关系密切的药物转运体其底物结构多样、广泛。不论是肝细胞、肾小管上皮细胞、上消化道上皮细胞，还是脑毛细血管内皮细胞，它们都为极性细胞。药物的吸收和排泄都由这些极性细胞经细胞转运完成，而存在于极性细胞的基底侧膜或顶侧膜的药物转运体维持着特定方向的经细胞转运，这种特定方向性的转运称为矢向性转运，其在药物的吸收与排泄过程中发挥着极其重要的作用。化合物的性质不同，形成这种矢向性转运的机制也不同。对于细胞膜渗透性高的中性或碱性化合物，存在顶侧膜的外排转运体就能形成矢向性转运。而对于细胞膜渗透性低的有机阴离子或亲水性的有机阳离子化合物，其细胞摄取过程成为限速部分，基底侧膜负责细胞摄入的转运体与顶侧膜负责外排的转运体一起构成了矢向性转运。

本节主要根据近年来利用基因敲除小鼠获取的相关信息介绍血脑屏障、脑脊液屏障和肾小管有关药物转运系统。

一、血脑屏障的异物排泄

血与脑室存在着血脑屏障及脑脊液屏障。血脑屏障由脑毛细血管内皮细胞构成，脑脊液屏障位于脑室中产生脑脊液的脉络丛中，与脑组织的其他部位不同，脉络丛内的毛细血管内皮细胞有较高的药物透过性，脑脊液屏障的结构基础就是脉络丛上皮细胞间隙的顶部有闭锁小带。不论是脑毛细血管内皮细胞，还是脉络丛上皮细胞，其细胞间形成了发达的细胞间紧密连接，从而大大限制了物质的透过。正因为如此，经过细胞转运的物质交换就成了主要途径，而内皮细胞上的转运体是构成这条主要途径的主力军。现已证明一些转运体在限制药物在脑组织的暴露和促进药物向血液中的排泄中发挥着积极作用。血脑屏障及脑脊液屏障对药物在血液中的暴露通常没有什么作用，但可显著影响药物在脑及脑脊液的浓度。此外，在血脑屏障上发现的药物外排作用的转运体系统与小肠、肝脏和肾脏的药物外排系统具有相似性。

（一）血脑屏障中 ABC 转运体的主动外排作用

血脑屏障对药物的外排功能是通过对 ABC 转运体中 P-gp 的研究得到验证的。P-gp 在脑内其特异性地表达于脑毛细血管内皮细胞的管腔侧膜，通常将脂溶性高的中性、碱性及部分酸性底物外排出细胞。特别是在 P-gp 基因敲除小鼠造模成功之后，至今已发现有很多 P-gp 底物在基因敲除小鼠的脑内浓度显著增加，这其中的典型例子就是伊维菌素和阿西马多林的中枢作用增强。P-gp 的几个底物已被做成 PET 的探针，特别是采用^{11}C 标记的洛哌丁胺在临床上对 P-gp 的功能进行了评价。Lee 等用猴子进行了研究，结果发现与单用洛哌丁胺组相比，合用 P-gp 抑制剂 PSC833 后脑内^{11}C 标记的洛哌丁胺浓度明显增大，提示其透过血脑屏障的能力大大增强。人体试验显示，当合用 P-gp 抑制剂环孢素 A 后，^{11}C标记的洛哌丁胺脑内浓度也显著升高，从而也证实了人血脑屏障上 P-gp 具有外排药物的功能。

Lee 等采用免疫染色法在血脑屏障上发现了与 P-gp 都同为 ABC 转运体的 BCRP，但最初采用 BCRP 基因敲除小鼠并未发现 BCRP 其相关底物硫酸脱氢表雄酮和米托蒽醌的脑内浓度增加。为此，进一步采用 BCRP 基因敲除小鼠进行在体实验研究，寻找可在小鼠脑内浓度增加的化合物，结果发现了以植物雌激素为首的数个化合物。有趣的是，体外实验表明 BCRP 对这些化合物中的任意一种都具有几乎相同的转运活性，但当进行体内试验时，

BCRP 对它们的转运活性各不相同，体内外间的差异明显可见。这可能与血脑屏障上 BCRP 对这些化合物外排的贡献各异有关，进一步的研究发现对于这些药物而言，其在血脑屏障上的外排作用不仅依赖 BCRP，或许 P-gp 对其外排的贡献更大。

在 P-gp 和 BCRP 双基因敲除的模型小鼠中，伊马替尼脑药浓度与血药浓度的比值显著增加。有趣的是，尽管 P-gp 和 BCRP 单基因敲除小鼠其脑药浓度与血药浓度比值有所增加，但在双基因缺失的小鼠其比值增加更为明显，由此可见：①P-gp 和 BCRP 两者都与伊马替尼的屏障外排有关；②与单纯扩散相比，由 P-gp 和 BCRP 所支配的主动外排所占的比例更大。P-gp 与 BCRP 的底物具有很大的重叠性，在药物的脑内外排过程中，P-gp 和 BCRP 常常存在相互作用，即抑制 P-gp 后，其底物的脑内浓度并未发生明显的改变，原因为 P-gp 被抑制后 BCRP 发挥主要作用。Bauer 等研究发现，当 P-gp 被抑制后，BCRP 基因型为 c.421CA 的受试者脑内［^{11}C］tariquidar（P-gp 和 BCRP 底物）浓度显著增加，而基因型为 c.421CC 的脑内浓度未发生明显改变。这种转运体间的相互作用在其他组织的一些药物处置过程中也较为常见，如大鼠肾脏 Oct1 和 Oct2 相互作用，Oct2 基因敲除后，二甲双胍肾排泄并未发生显著改变，其原因可能是 Oct2 基因敲除后 Oct1 介导其排泄。除 P-gp 和 BCRP 外，血脑屏障上还发现了 ABC 转运体 MRP1 和 MRP4，特别是已确认了 MRP4 在脑毛细血管内皮细胞管腔侧膜的分布，然而其在血脑屏障上对药物外排的功能尚未证实，期待今后进一步解析。谷胱甘肽结合物是 MRP1 的良好底物，近年来开发出了脑内 PET 探针谷胱甘肽结合物^{11}C-7m6cp，给药之后其将在脑内大部分以谷胱甘肽结合物形式存在，因此可作为包括人在内的血脑屏障 MRP1 功能解析的重要工具，有望今后加以广泛应用。

（二）血脑屏障 SLC 转运体的外排作用

在血脑屏障上除了 ABC 转运体外，也发现有 SLC 型转运体。不论是血脑屏障还是脑脊液屏障，它们都与肝肾组织一样均有可促进异物排泄的 Oatp1a4 和 Oat3。除地高辛等强心苷类外，两亲性的有机阴离子也是 Oatp1a4 的底物，Oat3 的底物有一部分与 Oatp1a4 重叠，除两亲性的有机阴离子外，在肾脏排泄的亲水性阴离子也为其底物。对脑皮质内直接注入微量药物后，采用解析药物从脑内外排过程的 BEI 实验方法，探讨抑制剂对有机阴离子化合物外排的影响，其结果显示作为 Oatp1a4 和 Oat3 共同底物的类固醇结合物及阴离子药物匹伐他定，在其外排过程中 Oatp1a4 的贡献要大。到目前为止，体内试验结果显示 Oatp1a4 主要介导两亲性有机阴离子的外排，而 Oat3 主要介导亲水性有机阴离子的外排。这些 SLC 转运体在脑室侧细胞膜的摄取过程中发挥着重要作用。为了最终将异物排入血液中，管腔侧膜的外排转运体是必要的，但管腔侧膜参与外排的转运体尚不明确。

（三）脑脊液屏障的异物排泄

与血脑屏障不同，构成脑脊液屏障的脉络丝上皮细胞上未发现 P-gp 和 BCRP 的存在，但发现了 MRP1 和 MRP4 的存在，因此认为 MRP1 和 MRP4 在异物排泄方面发挥着主导作用。在 P-gp/MRP1 双基因敲除的小鼠脑脊液中依托泊苷的浓度，以及在 MRP4 基因敲除小鼠脑脊液中拓扑替康的浓度都显著增加。在脉络丛上皮细胞的刷状缘膜侧分布有 Oatp1a5 和 Oat3，它们各自负责两亲性有机阴离子和亲水性有机阴离子在脉络丛上皮细胞的胞内摄入，同时分布于脉络丛上皮细胞的寡肽转运体 PEPT2 主要负责头孢羟氨苄的胞内摄取。

二、肾近曲小管的药物输送

药物的肾脏排泄主要由肾小球的滤过、肾小管的分泌和重吸收 3 部分决定。其中转运体在肾小管的分泌中具有重要的作用。近曲小管的分泌机制因化合物的电荷不同而有较大的区别。

（一）有机阴离子化合物的排泄系统

在肾脏上皮细胞的摄取过程中，主要由 OAT1 和 OAT3 两个有机阴离子转运体发挥着重要作用。虽然 OAT1 与 OAT3 的底物重叠，但对 OAT1 而言，除氨基马尿酸及低分子的有机阴离子化合物外，两亲性有机阴离子也为其底物。肾脏组织切片对摄取功能解析的结果显示，OAT1 对亲水性低分子质量的有机阴离子化合物贡献较大，而 OAT3 主要负责有庞大结构、脂溶性高的有机阴离子化合物，这一结果在基因敲除小鼠的实验中得到了印证。Oat1 基因敲除后，氨基马尿酸和呋塞米的肾小管分泌显著减少，进一步的代谢组学研究发现，许多内源性有机阴离子类化合物的肾排泄降低，导致其在体内蓄积，特别是 Oat1 的底物呋塞米，其药效的靶点在肾小管管腔侧，当其尿排泄减少时，其利尿作用相应的减弱。对 Oat3 基因敲除小鼠的研究显示，除呋塞米和利钠素外，环丙沙星、盘尼西林及甲氨蝶呤的肾脏排泄也显著降低。

然而涉及从肾脏上皮细胞内将药物排入肾小管腔的有关转运体的信息较为缺乏。与解析摄取过程相比，细胞内抑制剂的导入是必要的，但与摄取过程可用抑制剂完全抑制的例子较多相比，没有仅选择性抑制排泄过程的技术手段，基因敲除小鼠的体内实验就成了有效的解析方法。根据药动学的特点，药物的摄取过程和排泄过程在涉及药物转运体的情况下，摄取过程的转运能力可通过血药浓度随时间的变化而表现出来，但对细胞内的药物外排而言，除非管腔侧的排泄能力急剧低下，否则血药浓度不会随时间发生改变，而组织浓度变化更能反映转运体的外排能力。Kusuhara 等以一定速度给小鼠静脉注射药物，当血药浓度达到一定浓度时进行解析涉及药物从肾脏上皮细胞外排的转运体，它们的表达缺失或功能下降都会使药物在肾脏蓄积。Mrp4 表达于肾脏管腔侧的刷状缘膜，采用 Mrp4 基因敲除小鼠进行体内研究发现，利尿药氢氯噻嗪和呋塞米、抗病毒药阿德福韦酯和替诺福韦及抗生素头孢唑林和头孢唑肟的肾脏浓度明显增高，可见 Mrp4 担负着这些药物的肾脏管腔侧的外排作用。尽管 Mrp4 基因敲除小鼠肾脏管腔侧的外排能力下降，但这些药物在肾小管的分泌依然存在，说明还有其他的转运体参与这些药物的肾脏外排。

（二）有机阳离子化合物的外排系统

对人而言，有机阳离子的胞内摄取仅由肾脏的 OCT2 承担，而小鼠、大鼠及啮类动物则由 Oct1 和 Oct2 两个转运体负责。历来都是采用刷状缘膜的矢向性对细胞内到管腔侧的外排过程进行解析，结果显示其都是与 H^+ 交换的继发性主动转运。涉及的主要转运体有 MATE1 和 MATE2（人类仅为 MATE2-K）。有报道显示 Octn2 对其典型底物有机阳离子化合物 TEA 的肾排泄能力低下，提示决定 TEA 外排能力大小的转运体并非 Octn2。但近年来确认的有机阳离子转运体 MATE1 和 MATE2-K 具有各种各样的底物，它们作为肾脏上皮细胞外排的转运体将备受瞩目，期待今后在体内对其功能进行深入的解析。

（三）药物的重吸收转运体

经肾小球滤过及肾小管分泌排泄进入原尿中的药物部分又从肾小管腔重吸收返回血液中，在这个重吸收过程中也有药物转运体参与的案例报道。例如，雌二醇 17β-葡萄糖醛酸苷在肾脏的消除存在性别差异，雌鼠的肾脏清除率要高，这与其肾刷状缘膜侧上的 Oatp1a1 的性别差异有关，雄性大鼠其表达高于雌性大鼠，而 Oatp1a1 负责雌二醇 17β-葡萄糖醛酸苷的重吸收。此外，Pept2 分布于肾小管刷状缘膜侧，当 Pept2 基因敲除后，其底物头孢羟氨苄的肾脏清除率与野生型小鼠相比增加 3 倍。进一步的研究发现，随着野生型小鼠肾小管重吸收的饱和，剂量依赖性的肾脏清除率增大，而 Pept2 基因敲除小鼠的肾脏清除反而低下，基于这种情况，该研究者认为决定头孢羟氨苄肾脏清除的要因是重吸收作用。尽管 OCTN1/2 几乎不介导药物的肾小管重吸收，但其在 L-肉碱的重吸收及维持机体肉碱平衡过程中起着重要作用。

三、小结

本节就血脑屏障、脑脊液屏障及肾小管分泌相关的药物转运体群进行了介绍。在大多数情况，这些器官对异物的排泄不限于单纯的某一个转运体，而是由底物重叠的多个转运体构成的一个稳定系统发挥排泄作用，正如从 P-gp/BCRP 双基因敲除小鼠实验中所见到的那样，机体配置了底物重叠的数个转运体，即使当某一个转运体的功能低下时，为了使这一影响最小化，它们发挥着保险阀的作用，从而形成一个更加稳定的排泄系统。尽管多个转运体之间如何协同发挥作用的机制尚不清楚，但随着相关技术和检测手段的发展，其有望得到进一步的阐释。

（武新安　马彦荣）

参考文献

Asaba H，Hosoya K，Takanaga H，et al. 2000. Blood-brain barrier is involved in the efflux transport of a neuroactive steroid，dehydroepiandrosterone sulfate，via organic anion transporting polypeptide 2. Journal of Neurochemistry，75（5）：1907-1916.

Bauer M，Romermann K，Karch R，et al. 2016. Pilot PET study to assess the functional interplay between ABCB1 and ABCG2 at the human blood-brain barrier. Clinical Pharmacology and Therapeutics，100（2）：131-141.

Belinsky MG，Guo P，Lee K，et al. 2007. Multidrug resistance protein 4 protects bone marrow，thymus，spleen，and intestine from nucleotide analogue-induced damage. Cancer Research，67（1）：262-268.

Ci L，Kusuhara H，Adachi M，et al. 2007. Involvement of MRP4（ABCC4）in the luminal efflux of ceftizoxime and cefazolin in the kidney. Molecular Pharmacology，71（6）：1591-1597.

Enokizono J，Kusuhara H，Ose A，et al. 2008. Quantitative investigation of the role of breast cancer resistance protein（Bcrp/Abcg2）in limiting brain and testis penetration of xenobiotic compounds. Drug Metabolism and Disposition，36（6）：995-1002.

Enokizono J，Kusuhara H，Sugiyama Y. 2007. Effect of breast cancer resistance protein（Bcrp/Abcg2）on the disposition of phytoestrogens. Molecular Pharmacology, 72 (4): 967-975.

Eraly SA, Vallon V, Vaughn DA, et al. 2006. Decreased renal organic anion secretion and plasma accumulation of endogenous organic anions in OAT1 knock-out mice. The Journal of Biological Chemistry, 281 (8): 5072-5083.

Hasegawa M, Kusuhara H, Adachi M, et al. 2007. Multidrug resistance-associated protein 4 is involved in the urinary excretion of hydrochlorothiazide and furosemide. Journal of the American Society of Nephrology, 18 (1): 37-45.

Imaoka T, Kusuhara H, Adachi M, et al. 2007. Functional involvement of multidrug resistance-associated protein 4 (MRP4/ABCC4) in the renal elimination of the antiviral drugs adefovir and tenofovir. Molecular Pharmacology, 71 (2): 619-627.

Jonker JW, Wagenaar E, van Deemter L, et al. 1999. Role of blood-brain barrier P-glycoprotein in limiting brain accumulation and sedative side-effects of asimadoline, a peripherally acting analgaesic drug. British Journal of Pharmacology, 127 (1): 43-50.

Kikuchi R, Kusuhara H, Abe T, et al. 2004. Involvement of multiple transporters in the efflux of 3-hydroxy-3-methylglutaryl-CoA reductase inhibitors across the blood-brain barrier. The Journal of Pharmacology and Experimental Therapeutics, 311 (3): 1147-1153.

Lee YJ, Kusuhara H, Jonker JW, et al. 2005. Investigation of efflux transport of dehydroepiandrosterone sulfate and mitoxantrone at the mouse blood-brain barrier: a minor role of breast cancer resistance protein. The Journal of Pharmacology and Experimental Therapeutics, 312 (1): 44-52.

Lee YJ, Maeda J, Kusuhara H, et al. 2006. In vivo evaluation of P-glycoprotein function at the blood-brain barrier in nonhuman primates using [^{11}C] verapamil. The Journal of Pharmacology and Experimental Therapeutics, 316 (2): 647-653.

Leggas M, Adachi M, Scheffer GL, et al. 2004. Mrp4 confers resistance to topotecan and protects the brain from chemotherapy. Molecular and Cellular Biology, 24 (17): 7612-7621.

Ohtsuki S, Kikkawa T, Mori S, et al. 2004. Mouse reduced in osteosclerosis transporter functions as an organic anion transporter 3 and is localized at abluminal membrane of blood-brain barrier. The Journal of Pharmacology and Experimental Therapeutics, 309 (3): 1273-1281.

Okamura T, Kikuchi T, Fukushi K, et al. 2007. A novel noninvasive method for assessing glutathione-conjugate efflux systems in the brain. Bioorganic & Medicinal Chemistry, 15 (9): 3127-3133.

Oostendorp RL, Buckle T, Beijnen JH, et al. 2009. The effect of P-gp (Mdr1a/1b), BCRP (Bcrp1) and P-gp/BCRP inhibitors on the in vivo absorption, distribution, metabolism and excretion of imatinib. Investigational New Drugs, 27 (1): 31-40.

Sasongko L, Link JM, Muzi M, et al. 2005. Imaging P-glycoprotein transport activity at the human blood-brain barrier with positron emission tomography. Clinical Pharmacology and Therapeutics, 77 (6): 503-514.

Shen H, Keep RF, Hu Y, et al. 2005. PEPT2 (Slc15a2) -mediated unidirectional transport of cefadroxil from cerebrospinal fluid into choroid plexus. The Journal of Pharmacology and Experimental Therapeutics, 315 (3): 1101-1108.

Shen H, Ocheltree SM, Hu Y, et al. 2007. Impact of genetic knockout of PEPT2 on cefadroxil pharmacokinetics, renal tubular reabsorption, and brain penetration in mice. Drug Metabolism and Disposition, 35 (7): 1209-1216.

Vallon V, Rieg T, Ahn SY, et al. 2008. Overlapping in vitro and in vivo specificities of the organic anion transporters OAT1 and OAT3 for loop and thiazide diuretics. American Journal of Physiology Renal Physiology, 294 (4): F867-873.

Vanwert AL, Bailey RM, Sweet DH. 2007. Organic anion transporter 3 (Oat3/Slc22a8) knockout mice exhibit altered clearance and distribution of penicillin G. American Journal of Physiology Renal Physiology, 293 (4): F1332-F1341.

Vanwert AL, Srimaroeng C, Sweet DH. 2008. Organic anion transporter 3 (oat3/slc22a8) interacts with carboxyfluoroquinolones, and deletion increases systemic exposure to ciprofloxacin. Molecular Pharmacology, 74 (1): 122-131.

VanWert AL, Sweet DH. 2008. Impaired clearance of methotrexate in organic anion transporter 3 (Slc22a8) knockout mice: a gender specific impact of reduced folates. Pharmaceutical Research, 25 (2): 453-462.

Wijnholds J, deLange EC, Scheffer GL, et al. 2000. Multidrug resistance protein 1 protects the choroid plexus epithelium and contributes to the blood- cerebrospinal fluid barrier. The Journal of Clinical Investigation, 105 (3): 279-285.

第三节 转运体介导的药物相互作用

近年来，药物转运体作为决定药物体内动态过程的一个重要因素越来越受到人们的重视，其所介导的药物相互作用及对临床治疗造成的直接影响已屡有报道。掌握由其所介导的药物相互作用机制对确保临床安全有效的药物治疗极为重要。

转运体参与药物体内处置的多个过程，主要涉及药物的吸收、分布和排泄。尽管药物转运体不直接参与药物的代谢，但参与肝细胞摄取和胆汁排泄过程，间接影响药物的代谢速率。此外，药物在肝细胞中的代谢产物只有顺利地外排出细胞才能确保其代谢的正常进行，否则可引起细胞毒性。为此，有学者提出了 0 相代谢（药物的细胞摄入）和Ⅲ相代谢（药物及其代谢物的细胞外排）的概念，可见药物转运体也参与了药物的代谢过程。当两药或多药合用时，某一药物改变转运体的表达和（或）功能，将影响该转运体其底物药物体内的处置过程，产生药动学方面的相互作用。此外，药物影响转运体表达和（或）功能时也可能导致内源性物质的输送障碍，进而引发毒性的情况也应予以关注。FDA 也多次强调，不仅是代谢产生的药物相互作用，转运体所介导的药物相互作用对临床安全用药也很重要。此外，FDA 的相关指导文件中也提及了转运体所介导的药物相互作用在新药审批中的重要性，本节主要介绍以药物转运体为机制的药物相互作用。

一、肠道转运体

吸收是指给药（除静脉给药外）后药物由外周进入体循环的过程，其中口服药物的肠道吸收是最主要的吸收途径。在肠道上皮细胞表达有众多介导药物吸收的相关转运体，如 OATPs、PEPT、P-gp、BCRP 等，其在一些药物的小肠吸收过程中起着重要作用。

（一）肠道摄取型转运体介导的药物相互作用

PEPT1 是一种 H^+ 依赖性、低亲和性和高容量的寡肽转运体，主要表达于小肠上皮细胞刷状缘膜侧，介导二肽、三肽及拟肽类物质如血管紧张素转化酶抑制剂、β-内酰胺类抗生素、伐昔洛韦、乌苯美司等的摄取。

钙通道阻滞剂能选择性地阻滞 Ca^{2+} 经电压依赖性钙通道流入细胞内，降低细胞内 Ca^{2+} 浓度，增加 pH 调控的 Na^+/H^+ 交换体 3（Na^+/H^+ exchanger，NHE-3）活性，继而增强

PEPT1 的转运能力。硝苯地平可以通过激活 PEPT1 增加多种 β-内酰胺类抗生素如头孢氨苄、氨苄西林等的生物利用度。

金属 Zn^{2+}可浓度依赖性地抑制 PEPT1 对甘氨酰肌氨酸（glycylsarcosine，Gly-Sar）的摄取，Zn^{2+}作用于 Caco-2 细胞后，其对 PEPT1 的抑制作用依赖于 H^{+}浓度梯度，并以竞争性抑制的方式下调 Gly-Sar 经 PEPTl 的转运，这可能是 Zn^{2+}与 PEPTl 的 H^{+}结合位点组氨酸残基发生相互作用，影响了 PEPTl 与 H^{+}的协同转运。此外，与 Zn^{2+}相似，Cu^{2+}和 Fe^{2+}也能够抑制 PEPT1 介导的细胞摄取。

β-内酰胺类抗生素因具有高效低毒的优点而被临床广泛使用，因具有与肽类相似的化学结构而被 PEPT1 识别。Zhang 等研究发现，大鼠同时灌胃给予头孢氨苄和 JBP485 后，头孢氨苄的 AUC 和 C_{max}显著降低，而两者以相同剂量静脉给药后，头孢氨苄的血药浓度几乎不发生变化。体外研究表明，JBP485 能够抑制 PEPT1 介导的头孢氨苄摄取。

OATPs 是另一类重要的摄取型转运蛋白，介导众多药物的吸收，其底物广泛，如 HMG-CoA 还原酶抑制剂、抗生素、抗癌药和强心苷类等。在这些药物的小肠吸收过程中，OATP1A2 和 OATP2B1 起着重要的作用。

一些水果汁和绿茶能够抑制肠道 OATPs 对底物的摄取，降低其生物利用度，产生食物-药物相互作用。在体外，葡萄柚汁、橙汁、苹果汁等水果汁能够抑制 OATP1A2 介导的非索非那定摄取。在健康受试者体内，柚苷能够使非索非那定的 AUC 降低 25%，葡萄柚汁或橙汁使其降低 40%～70%。Misaka 等研究发现，绿茶饮料能够抑制 OATP1A2，使其底物纳多洛尔的 C_{max}和 AUC 分别降低 85.3% 和 85.0%。

OATP2B1 表达于肠道上皮细胞刷状缘膜侧，主要介导有机阴离子药物的摄取，其底物范围分布广泛，如 3-硫酸雌酮、3-硫酸脱氢异雄酮、阿利吉仑、他汀类等。Tapaninen 在人体研究发现，橙汁和苹果汁能够抑制 OATP2B1 介导的阿利吉仑肠道摄取，使其血药浓度显著降低。体外研究发现，5% 的葡萄柚汁能够使 OATP2B1 探针底物 3-硫酸雌酮的摄取降低 80%。然而，在健康受试者体内，葡萄柚汁并未影响 OATP2B1 的底物格列苯脲的药动学行为。

（二）肠道外排型转运体介导的药物相互作用

P-gp 是目前研究最为深入的外排型药物转运体，主要表达于肠上皮细胞刷状缘膜。P-gp 和 CYP3A4 在药物的处置方面常常发生协同作用，且二者底物具有很大的重叠性，如奎尼丁、尼卡地平、利多卡因、环丙沙星、胺碘酮、长春碱等。当这些底物经肠道吸收进入体循环之前，此时肠道中的 P-gp 和 CYP3A4 则扮演着双重屏障的角色。一方面吸收进入肠细胞药物部分被 CYP3A4 代谢而失活，一部分又被 P-gp 外排至肠腔；另一方面，由于 P-gp 的外排作用使 CYP3A4 与药物的结合处于未饱和状态而保持其代谢活性，这样会造成药物被肠细胞反复吸收与外排的多次往复循环，大大提高了药物在肠道的代谢率，使其体内吸收显著减少。如第一个上市用于治疗 HIV 病毒感染的药物沙奎那韦，口服生物利用度低，很难维持稳定的血药浓度水平，可能与沙奎那韦同为 P-gp 和 CYP3A4 的共同底物，以及在吸收时受到肠细胞 P-gp 和 CYP3A4 双重屏障阻碍有关。

利福平是从利福霉素 B 得到的一种半合成抗生素，临床应用于结核杆菌感染的治疗。1984 年，Gault 等观察发现了一个有趣的临床案例，两例患者口服利福平一段时间后，必须给予更高剂量地高辛才能使其血药浓度维持在治疗窗内。此现象多年后在对 P-gp 的研究中得到了合理的解释，1999 年 Greiner 等在一项对 8 名健康志愿受试者的研究中发现，连续口服 600 mg 利福平 10 天后，再口服给予 1 mg 地高辛，地高辛的 C_{max} 和 $AUC_{0\sim114h}$ 分别较未服用利福平组降低了 52% 和 30%；而经利福平诱导 10 天后静脉给予 1 mg 地高辛者其体内地高辛的 $AUC_{0\sim114h}$ 仅降低了 15%。表明口服利福平主要诱导肠道 P-gp 的表达，降低地高辛的口服生物利用度，而对其静脉给药的影响可以忽略。此外，Reitman 等研究了利福平给药不同时间后对地高辛药动学的影响，结果显示，受试者连续口服给予 600 mg 利福平 28 天，在末次给予利福平 1 h 后口服给予 0.5 mg 地高辛后，地高辛的 AUC 和 C_{max} 增加接近 50%，然而，在末次给予利福平 1 周后口服给予 0.5 mg 地高辛，地高辛的 AUC 和 C_{max} 却降低约 30%。这些结果表明利福平与地高辛同时给药后利福平可能存在急性抑制效应抑制了其对 P-gp 的诱导效应。体外研究显示，利福平不仅是 P-gp 的诱导剂，也是其抑制剂。利福平对 P-gp 的 IC_{50} 为 169 μM，而口服给予利福平 600 mg 后肠道浓度远远高于 IC_{50}。可见，利福平不仅可以通过诱导 P-gp 的表达降低地高辛的生物利用度，在高的肠道局部浓度时又可抑制 P-gp 的活性而增加其生物利用度。

圣约翰草具有疏肝解郁的功效，临床上被用于治疗轻度抑郁症。研究显示，圣约翰草对 P-gp 也有诱导作用。Johne 等研究发现，患者同时口服圣约翰草及地高辛 10 天，可导致患者体内地高辛 AUC 和 C_{max} 分别下降 25% 和 26%。随后 Durr 等研究发现，在用圣约翰草诱导 14 天后，人体肠道 P-gp 的表达明显升高。Ruschitzka 报道了两例圣约翰草与环孢素 A 间发生药物相互作用的案例，两例患者在接受心脏移植后采用环孢素 A 进行常规免疫抑制治疗，在此期间未发生排异反应，但他们使用圣约翰草（300 mg，每天 3 次）治疗 3 周后，环孢素 A 的血药浓度降低至治疗窗以下，并出现排异反应。环孢素 A 是 P-gp 的底物，在体内经 CYP3A4 代谢，长期联合给予圣约翰草可能诱导 P-pg 表达，降低环孢素 A 的生物利用度。此外，圣约翰草也能够诱导 CYP3A4 的表达，其对环孢素 A 的血药浓度降低也可能有一定的贡献。

抑制 P-gp 是产生药物相互作用的另一重要机制，如临床典型的奎尼丁-地高辛相互作用。同时给予 P-gp 抑制剂奎尼丁后，地高辛的血药浓度增加 2～3 倍，并伴有不良反应的发生。为了阐明奎尼丁–地高辛相互作用的机制，Taipalensuu 等采用 Caco-2 细胞进行了研究，结果发现奎尼丁能够抑制 P-gp 介导的地高辛转运。另外，在动物实验中发现，腹腔注射奎尼丁 30 min 后静脉给予地高辛，地高辛血药浓度增加 73%，然而，在 *Abcb1a* 基因敲除的小鼠体内，地高辛的血药浓度仅增加了 19.5%。Drescher 等在离体空肠灌流中发现，当奎尼丁肠腔浓度为 103.6 μM 时可明显抑制地高辛分泌使其进入游离的空肠段。这些结果表明，奎尼丁能够抑制 P-gp 介导地高辛向肠腔的分泌。此外，Igel 等研究发现，奎尼丁能够促进地高辛的肠道吸收，增加地高辛的血药浓度。由此可见，奎尼丁能够抑制 P-gp 活性，增加其底物地高辛的口服生物利用度或减少其肠道分泌。

BCRP 在肠道主要表达于肠上皮细胞刷状缘膜，其中在空肠的表达高于 P-gp 和 MRP2。

BCRP 具有广泛的底物，其中部分与 P-gp 重叠，如米托蒽醌、托泊替康、SN-38、伊马替尼、西咪替丁、哌唑嗪、罗丹明 123 等，但不能识别紫杉醇、秋水仙碱、维拉帕米和长春碱。

在癌症患者体内，口服联合给予 BCRP 和 P-gp 的抑制剂 GF-120918 后，抗肿瘤药物托泊替康的生物利用度从 40% 增加到 97%，而托泊替康对 BCRP 的亲和性高于 P-gp，因此，增加的口服生物利用度可能是由于抑制 BCRP 外排所致。与此相似，在 Mdr1a/1b 基因敲除的小鼠体内，GF-120918 能够使托泊替康的生物利用度增加超过 6 倍。Ko-143 是一种特异性的 BCRP 抑制剂，在小鼠体内能够显著增加托泊替康的血药浓度。BNP-1350 是一种新的喜树碱衍生物，在小鼠体内生物利用度高达 67%。van Hattum 等研究发现，BNP-1350 不是 BCRP 的底物，在 BCRP 高表达的 2780K32 细胞中，GF-120918 并未影响 BNP-1350 的吸收。上述结果表明，通过抑制 BCRP 介导的外排可改善其底物药物的口服吸收。

除抗癌药物外，BCRP 也影响不同结构化合物的口服吸收。抗生素呋喃妥因能被啮齿类 Bcrp 和人类 BCRP 有效转运。Bcrp 基因敲除小鼠体内呋喃妥因的 AUC 是野生型小鼠的 4 倍，这可能是由于 Bcrp 基因敲除后增加了呋喃妥因的肠道吸收和减少了胆汁外排所造成的。PhIP 为食品致癌物，存在于各种含蛋白质的食品中。van Herwaarden 研究发现，Bcrp 可以限制 PhIP 的吸收，与野生型小鼠相比，Bcrp 基因敲除小鼠中 PhIP 的 AUC 增加了 2.9 倍。脱镁叶绿酸盐 A 是一种膳食叶绿素的分解产物，主要来源于植物源性的食品或食品补充剂。Bcrp 能够有效限制脱镁叶绿酸盐 A 的摄取。在体外，脱镁叶绿酸盐 A 在 Bcrp 过表达的 T-6400 细胞累积量降低了 18 倍。Bcrp 基因敲除的小鼠对脱镁叶绿酸盐 A 的毒性更为敏感，可导致严重的皮肤光毒性反应。

二、肝脏转运体

肝脏在药物的体内处置过程中具有重要的作用，其不仅是药物代谢的主要场所，还控制着部分药物或其代谢物的胆汁排泄过程。肝脏 SLC 家族和 ABC 家族分别介导物质从血液进入肝细胞（0 相代谢）以及从细胞内外排到胆汁或返回血液的过程（Ⅲ相代谢）。药物经血液进入肝脏后，经Ⅰ相和（或）Ⅱ相代谢酶转化为多种氧化或结合型代谢产物，以原形或其代谢物通过胆汁分泌或返流入血。

（一）肝脏摄取型转运体介导的药物相互作用

肝脏分布有众多与内源性和外源性物质转运相关的转运体，其中血管侧分布的摄取型转运体主要介导底物从血液摄取至肝细胞。在众多摄取型肝脏转运体中，OATPs 和 OCT1 在药物的 0 相代谢过程中起到重要的作用。

OATPs 家族主要表达于肝脏血管侧膜，介导底物从血液向肝细胞摄取，其活性或表达的改变将影响药物在血浆的暴露水平。OATPs 底物覆盖范围广泛，如胆汁酸、前列腺素、结合型类固醇、地高辛、甲氨蝶呤、瑞格列奈、他汀类药物等，其中 OATP1B1、OATP1B3 和 OATP2B1 在药物处置和药物相互作用过程中担负着尤为重要的作用。

他汀类药物为 HMG-CoA 的还原酶抑制剂，临床广泛应用于治疗高胆固醇血症，其最严重的不良反应为横纹肌溶解。他汀类药物为肝脏 OATPs 的底物，其中辛伐他汀、阿托伐他汀、氟伐他汀、西立伐他汀经Ⅰ相代谢酶（CYP3A4、CYP2C8、CYP2C9 等）代谢，而普伐他汀不被代谢。OATPs 摄取过程是他汀类药物肝脏清除的限速步骤，当 OATPs 介导的摄取过程被抑制后，可引起肝细胞内药物浓度降低，而血浆暴露水平增加，这不仅降低了他汀类药物的疗效，还增加了横纹肌损伤的风险。备受关注的拜斯停（西立伐他汀）事件导致多人死亡，在美国有 31 例死亡报告，其中有 12 例是西立伐他汀和吉非贝齐联合使用引起的，因此，2001 年西立伐他汀被撤市。西立伐他汀主要经 OATP1B1 摄取进入肝细胞，再经Ⅰ相代谢酶（CYP2C8 和 CYP3A4）和Ⅱ相代谢酶（葡萄糖醛酸转移酶）代谢，而吉非贝齐或其代谢物能够抑制 OATP1B1 和 CYP2C8，二者合用后西立伐他汀的肝脏摄取和代谢显著降低，使其血浆暴露水平大大增加，进而诱发横纹肌溶解反应（图 4-2）。此外，对临床 10 名健康受试者的研究发现，口服吉非贝齐（600 mg，每天 2 次）3 天后，单剂量口服给予普伐他汀 40 mg，普伐他汀 AUC 增加了 102%，C_{max}增高了 81%。另外一项临床研究发现，口服吉非贝齐（600 mg，每天 2 次）7 天后，口服给予 80 mg 瑞舒伐他汀，瑞舒伐他汀 AUC 增加了 88%，C_{max}增高了 121%。提示临床吉非贝齐和他汀类药物合用时可能增加了他汀类药物的血浆暴露水平，继而增加横纹肌损伤的风险。因此，临床应尽量避免他汀类药物与其合用。

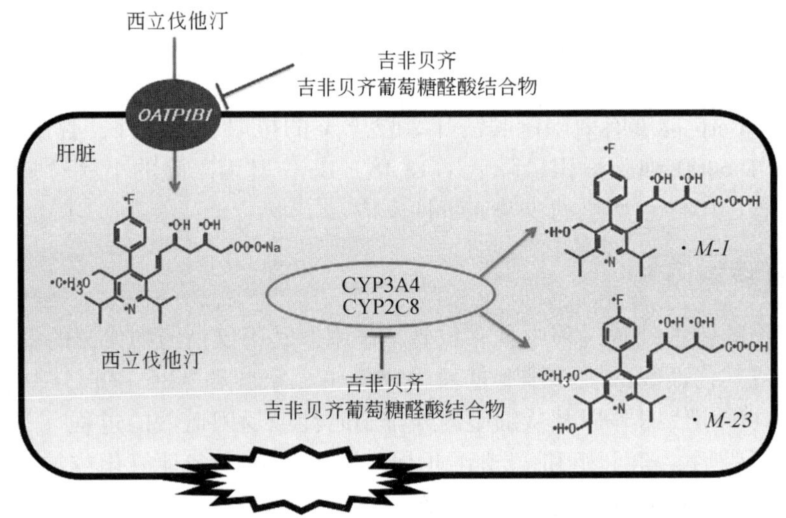

图 4-2　吉非贝齐与西立伐他汀药物相互作用示意图

Maeda 等临床研究发现，口服联合给予 OATP1B1 的抑制剂利福平后，阿托伐他汀的 AUC 显著增加，而静脉联合给予 CYP3A4 的抑制剂伊曲康唑后，阿托伐他汀的 AUC 未发生明显的改变。这些结果表明，尽管阿托伐他汀经 CYP3A4 代谢，但 OATP1B1B 介导的肝脏摄取是阿托伐他汀肝脏清除的决定步骤。此外，利福平和伊曲康唑对普伐他汀的影响与对阿托伐他汀是相似的。他汀类药物除了经肝脏 OATPs 摄取外，还可能经 MPR2、BCRP 和 P-gp 等介导外排。因此，这些外排型转运体的底物、抑制剂和诱导剂也能与他汀类药物发生药物相互作用。

环孢素 A 是一种免疫抑制剂，临床广泛应用于器官移植或自身免疫性疾病。环孢素 A 是 OATP1B1 的经典抑制剂，对 OATP1B1 的 IC_{50}为 0.2 μM，当环孢素 A 的浓度为 1 μM 时能够完全抑制 OATP1B1 的活性。此外，环孢素 A 对 CYP3A4 的 IC_{50}超过 0.3μM，其浓度为 3 μM 时，对 CYP3A4 的代谢几乎没有影响。环孢素 A 的体内达峰浓度为 1.1 ~ 1.3 μM，该浓度远远高于 OATP1B1 的 IC_{50}，而低于 CYP3A4 的 IC_{50}。因此，环孢素 A 与他汀类的相互作用可能是环孢素 A 抑制 OATP1B1 所致。同时，环孢素 A 也能够抑制 OATP2B1、OATP1B3、P-gp 和 MRP2。临床研究显示，环孢素 A 可使 OATP1B1 底物药物阿托伐他汀、西立伐他汀、氟伐他汀、普伐他汀、瑞舒伐他汀和瑞格列奈的 AUC 分别增加 8.69、3.78、3.55、9.93、7.08 和 2.44 倍。这些药物的 AUC 增加可能不完全与环孢素 A 对 OATP1B1 介导的肝脏摄取有关，还可能与抑制肝脏和肠道代谢酶及肠道 P-gp 有关。

大环内酯类抗生素罗红霉素、克拉霉素和红霉素在体内可抑制 OATP1B1 和 OATP1B3 介导的普伐他汀和磺溴酞的摄取。另外，HIV-蛋白酶抑制剂茚地那韦、利托那韦和沙奎那韦也能够抑制 OATP1B1 的活性。

与 OATP1B1 相似，OATP1B3 也主要表达于肝细胞血管膜侧，其不同之处在于 OATP1B3 在肝小叶呈弥漫性表达。此外，OATP1B3 在小肠、部分肿瘤组织也有表达。OATP1B3 的底物与 OATP1B1 具有重叠性，介导着临床众多的治疗药物，其中地高辛、多西他赛和紫杉醇在肝脏转运过程中仅由 OATP1B3 所介导。OATP1B1 抑制剂环孢素 A 也能够抑制 OATP1B3。因此，环孢素 A 与其底物药物联合用药时也可能产生药物相互作用。

OCT1 是表达于肝细胞的重要有机阳离子转运体，介导众多阳离子药物的肝脏摄取过程。二甲双胍是治疗 2 型糖尿病的一线药物，口服给药后，主要经 OCT1 摄取进入肝脏而发挥其药理效应。体外研究表明，质子泵抑制剂奥美拉唑、泮托拉唑、兰索拉唑、雷贝拉唑等能够抑制二甲双胍的细胞摄取。瑞格列奈和罗格列酮也能够抑制 OCT1 介导的底物 MPP^+和二甲双胍的摄取。此外，HIV 逆转录酶抑制剂利托那韦、奈非那韦、沙奎那韦、茚地那韦、拉米夫定和扎西他滨均可显著抑制 OCT1 对底物 MPP^+的转运，其中利托那韦和奈非那韦对 OCT1 的 IC_{50}与其 C_{max}相接近。

（二）肝脏外排型转运体介导的药物相互作用

肝胆排泄是药物在肝脏清除的重要途径，大部分药物进入肝细胞后，经肝脏Ⅰ相和Ⅱ相代谢，药物或其代谢物，尤其是水溶性代谢物，经肝细胞毛细胆管侧的转运体介导外排至胆汁。胆管侧分布的转运体主要以外排型转运体为主，其中 P-gp、BCRP 和 MPRs 在药物的胆汁排泄中起着重要作用。

MRP2 主要参与肝脏药物的Ⅱ相代谢物及内源性物质的胆汁排泄，如谷胱甘肽、葡糖醛酸结合物、硫酸结合物、胆红素等。MRP2 可被多种药物抑制而影响其底物的胆汁排泄。伊立替康是 DNA 拓扑异构酶Ⅰ抑制剂，在体内经羧酸酯酶代谢成活性产物 SN-38，SN-38 经Ⅱ相代谢酶葡萄糖醛酸转移酶转化成无活性代谢物 SN-38G。SN-38 和 SN-38G 经 MRP2 介导排入胆汁。Mrp2 的抑制剂丙磺舒能够显著降低伊立替康、SN-38 和 SN-38G 的胆汁排泄，进而使 SN-38 肠道暴露量下降，改善 SN-38 所致的肠毒性。此外，丙磺舒也能够抑制大鼠体内 Mrp2 介导的倍罗替康、替诺福韦和替诺福韦酯的胆汁排泄。

MRP3 表达于肝细胞血窦侧，介导底物从肝细胞外排进入血液循环。吗啡是阿片受体激动剂，在人体内经 UDP-葡萄糖醛酸转移酶 2B7 转化为吗啡-3-葡萄糖醛酸（morphine-3-glucuronide，M3G）和吗啡-6-葡萄糖醛酸（morphine-6-glucuronide，M6G），而在小鼠体内仅生成 M3G。Zelcer 等研究发现，M3G 主要由 MPR3 介导转运，在 Mrp3 基因敲除小鼠体内，血浆中 M3G 的浓度较野生型降低了 50 倍，而肝脏和胆汁中 M3G 的水平显著增加。

P-gp 主要表达于肝脏胆小管管腔的上皮细胞，负责多种药物及外源性物质由肝细胞向胆汁的排泄过程。早前人体研究发现，同时给予奎尼丁或维拉帕米能够减少地高辛的胆汁排泄。随着人们对转运体的深入研究，发现奎尼丁和维拉帕米均为 P-gp 的抑制剂，同时给药后能够抑制胆管侧 P-gp，使其底物地高辛的胆汁排泄降低。Schinkel 等研究发现，与野生型小鼠相比，*Abcb1a/1b* 基因敲除小鼠体内地高辛的胆汁排泄显著降低。此外，在动物体内，P-gp 的抑制剂伊曲康唑、环孢素 A、奎尼丁等均能够抑制地高辛的胆汁排泄。

BCRP 分布于肝脏胆管侧膜，介导底物从肝细胞向胆汁排泄的过程。黄酮类化合物白杨素可显著抑制 Bcrp 底物呋喃妥因的外排，导致呋喃妥因的胆汁累积排泄量在 120 min 内下降 75%，血药浓度显著增加。在三明治培养的大鼠肝细胞中，Bcrp 基因敲除后，呋喃妥因的胆汁排泄显著降低，肝细胞蓄积显著增加。此外，他汀类药物和其代谢物在胆汁排泄过程中主要由 MRP2、P-gp 和 BCRP 介导。尽管早前研究认为普伐他汀的胆汁排泄是由 MRP2 介导的，但 Hirano 等研究发现，在 Mrp2 基因敲除的大鼠体内，普伐他汀的血药浓度和胆汁排泄未发生明显改变；然而，在 Bcrp 基因敲除的大鼠体内，普伐他汀的胆汁排泄量却显著降低。

三、肾脏转运体

肾脏是机体重要的排泄器官之一，介导临床绝大部分药物或其代谢物的排泄。药物肾排泄过程包括肾小球滤过、肾小管分泌和重吸收。在肾小管上皮细胞中，表达有众多摄取型和外排型转运体，这些转运体在药物的肾小管分泌和重吸收过程中扮演重要角色。

（一）肾脏摄取型转运体介导的药物相互作用

在肾小管上皮细胞的基底侧膜，表达有众多介导内源性和外源性物质的转运体，其中 OCT2 和 OATs 分别在有机阳离子和有机阴离子药物的肾脏排泄过程中起着重要作用。

在啮齿类，尽管 Oct1 和 Oct2 在肾脏均有表达，但 Sugiyama 等研究发现，在 Oct1 基因敲除的小鼠肾脏二甲双胍浓度并未发现显著改变，表明在有机阳离子化合物的肾排泄过程中，Oct1 的作用是可以忽略的。在人类，肾脏仅表达 OCT2，其主要介导众多有机阳离子化合物如肌酐、二甲双胍、西咪替丁、奎宁、顺铂等从血液向细胞摄取。

顺铂、卡铂、奥沙利铂和奈达铂是临床常用的铂类抗肿瘤药物，在体内主要经肾脏排泄。在这些药物中，仅有顺铂具有明显的肾毒性。Zhang 等研究发现，OCT2 能够显著增加顺铂和奥沙利铂的细胞蓄积，而对卡铂和奈达铂无影响。尽管奥沙利铂也经 OCT2 介导摄取，但其并没有明显的肾毒性。进一步研究发现，MATE2-K 对奥沙利铂有较高的亲和性，摄取进入肾脏细胞的奥沙利铂能被 MATE2-K 外排进入尿液，而 MATEs 对顺铂的亲和性较低，是导致顺铂在肾脏蓄积而产生肾毒性的主要原因（图 4-3）。Franke 等研究发现，与野生型小鼠相比，Oct1/Oct2 基因敲除的小鼠体内顺铂的肾排泄显著减少。此外，同时给予 Oct2 抑制剂西咪替丁也可显著降低顺铂诱导的肾毒性。

OAT1 和 OAT3 主要表达于肾小管上皮细胞的基底侧膜，介导底物如甲氨蝶呤、阿昔洛韦、丙磺舒、β-内酰胺类抗生素、NSAIDs 等从血液向细胞摄取。

甲氨蝶呤为抗叶酸类抗肿瘤药，在体内主要以原型经肾脏排泄，其中约 80% 经肾小管分泌，临床联合给予 OATs 抑制剂丙磺舒或 NSAIDs 可显著降低其肾排泄。Tracy 等研究

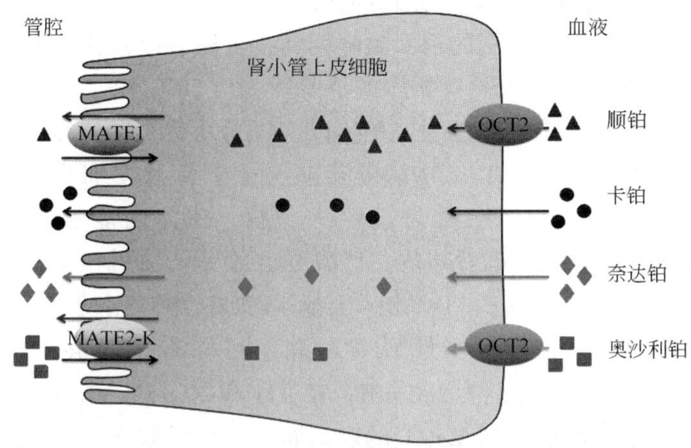

图 4-3 有机阳离子转运体介导的铂类转运

发现，水杨酸和布洛芬可使甲氨蝶呤的肾清除率分别降低 28% 和 40%。另外，高剂量的甲氨蝶呤与酮洛芬联合给药后，导致血浆中甲氨蝶呤水平显著增加，产生严重肾毒性甚至死亡的报道。因此，临床上不推荐 NSAIDs 与高剂量甲氨蝶呤联合使用。

β-内酰胺类抗生素可造成急性肾小管损伤或近端小管坏死，其在肾小管摄取过程中主要由 OATs 介导，丙磺舒、西司他汀和倍他米隆与 β-内酰胺类抗生素联合用药后，可显著降低 β-内酰胺类抗生素的肾脏摄取，降低其肾毒性。此外，抗 HIV 药物如阿德福韦酯、西多福韦等也经肾脏 OATs 转运，丙磺舒也能降低这两种药物的肾毒性，表明肾脏 OATs 的活性在药物的肾小管蓄积和肾毒性中起着重要作用。

Maeda 等体外研究发现，阿德福韦酯和苄星青霉素分别为 OAT1 和 OAT3 的经典底物。在健康受试者体内，对氨基马尿酸和丙磺舒可显著抑制阿德福韦酯的肾排泄，增加其血药浓度；联合给予丙磺舒后，苄星青霉素的肾脏清除率显著降低，其血药浓度增加。Ye 等在大鼠体内研究发现，苄星青霉素也能抑制 Oat1 和 Oat3 介导的阿昔洛韦肾排泄，增加其血药浓度。

（二）肾脏外排型转运体介导的药物相互作用

在人类，MATE1 和 MATE2-K 主要表达于肾小管上皮细胞刷状缘膜，介导底物向尿液排泄。在啮齿类，肾脏仅表达 Mate1。MATE1 和 MATE2-K 的底物与 OCT2 的底物具有高度重叠性。早期研究认为，西咪替丁能够抑制二甲双胍和普鲁卡因胺的肾排泄是由于西咪替丁竞争性抑制 OCT2 所致。后来随着人们对肾脏外排转运体 MATEs 的发现，才对这些药物相互作用的机制有了更为准确的认识。尽管西咪替丁能够抑制 OCT2，但其 K_i 远远高于 MATE1 和 MATE2-K。西咪替丁对 OCT2 的 K_i 为 95～724 μM，而对 MATE1 和 MATE2-K 的 K_i 分别为 1.1 μM 和 7.3 μM。Kirch 等研究发现，口服给予西咪替丁（400 mg，每天 3 次）7 天后，其稳态游离药物的浓度为 0.7 μM，C_{max} 为 9 μM。这些结果表明，在临床用药剂量下西咪替丁体内浓度能够抑制 MATE1 和 MATE2-K，而对 OCT2 的抑制作用很小。有趣的是，在 MDCK-OCT2-MATE1 双转染的细胞中，1 μM 的西咪替丁显著增加了二甲双胍的蓄积，而 1 μM 的西咪替丁却降低了二甲双胍的细胞蓄积，表明低剂量时西咪替丁能够抑制 MATE1，而高剂量时却抑制了 OCT2。

二甲双胍是目前临床唯一使用的双胍类降糖药，可显著改善胰岛素抵抗，预防糖尿病引起的大血管和微血管病变。二甲双胍体内清除率为（507±129）mL/min，静脉给药后几乎 100% 以原型排泄进入尿液，其中 80% 以上经肾小管分泌，仅有 20% 经肾小球滤过。在肾小管分泌过程中，OCT2 介导其摄取进入肾小管上皮细胞，随后经 MATE1 和 MATE2-K 外排进入尿液。乙胺嘧啶是抗疟疾药物，在体内能够特异性抑制 MATEs。Kusuhara 等研究发现，在健康受试者体内，口服联合给予乙胺嘧啶和二甲双胍（250 mg）后，二甲双胍的肾排泄降低 35%，AUC 和 C_{max} 显著增加。阿替洛尔是选择性 β_1 受体阻滞剂，临床主要用于治疗高血压。体外研究发现，阿替洛尔能够被 OCT2、MATE1 和 MATE2-K 转运，其亲和力 K_m 分别为 280 μM、32 μM 和 76 μM。笔者所在课题组在大鼠体内研究发现，阿替洛尔可通过抑制 Mate1 的表达而减少二甲双胍的肾排泄，增加其血药浓度。此外，Tsuda 等研究发现，在 Mate1 基因敲除的小鼠体内，二甲双胍肾排泄降低 82%，肾脏组织中其浓度显著增加。这些结果表明，OCT2-MATEs 介导的矢量转运在二甲双胍的肾小管分泌过程中扮演重要角色。

昂丹司琼主要用于预防或治疗化疗药物和放射治疗引起的恶心、呕吐。体外研究发现，昂丹司琼能够抑制 Mate1。在小鼠体内研究发现，联合给予昂丹司琼后，顺铂在肾脏组织的浓度显著增加，肌酐和尿素氮水平显著增加，肾毒性增加。Nakamura 等研究发现，与野生型小鼠相比，Mate1 基因敲除小鼠血浆和肾脏组织顺铂浓度显著增加，肌酐和尿素氮水平显著增加，生命周期显著缩短。此外，与单给顺铂相比，联合给予乙胺嘧啶后机体肌酐和尿素氮水平也显著增加。这些结果表明，与 OCT2 相似，MATE1 在顺铂诱导的肾毒性中起到至关重要的作用。

Minematsu 等评价了酪氨酸激酶抑制剂对 MATEs 的抑制作用，在临床治疗剂量下，伊马替尼和吉非替尼分别能够抑制 MATE1 和 MATE2-K。因此，这些酪氨酸激酶抑制剂也可能影响 MATE1 和 MATE2-K 底物的体内处置。

MRP2 和 MRP4 表达于肾小管上皮细胞刷状缘膜侧，介导底物从细胞向尿液转运，其底物主要包括 β-内酰胺类抗生素、抗病毒药物、甲氨蝶呤等。头孢霉素类抗生素能够被肾脏 MRP4 介导外排，但头孢噻啶不经 MRP4 转运，因此，头孢噻啶的肾小管外排相对较少而存在明显的肾毒性。

临床众多有机阴离子化合物在肾小管分泌过程中首先经 OAT1/OAT3 摄取，随后经 MRP2/MRP4 外排进入尿液。抑制 OAT1/OAT3 后，可降低底物的肾小管蓄积，降低肾小管毒性；抑制 MRP2/MRP4 后，可增加底物的肾小管蓄积，增加其肾小管毒性。因此，在临床联合用药过程中，应密切关注 OATs/MRPs 矢量转运过程产生的药物相互作用。替诺福韦是抗 HIV 药物，在体内主要经肾小球滤过和肾小管分泌，在肾小管分泌过程中，OAT1 和 OAT3 介导摄取，P-gp、MRP2 和 MPR4 介导外排。临床实践发现，在替诺福韦诱导的肾毒性案例中，约 70% 的患者存在同时服用低剂量的利托那韦的现象。Kiser 等研究发现，利托那韦和洛匹那韦可抑制 MRP4，使替诺福韦肾脏蓄积增加而导致严重的肾小管毒性。此外，阿扎那韦、阿扎那韦/利托那韦、达芦那韦/利托那韦和洛匹那韦/利托那韦也能使替诺福韦的血浆暴露水平增加 20%～37%。

四、屏障系统转运体

人体存在着一系列屏障系统，如血脑屏障、血胎盘屏障、血睾丸屏障等，这些屏障系统在抵御外源性和内源性毒物的侵袭中起着重要的作用。而在这些屏障系统中，存在众多摄取型和外排型的转运体，介导营养物质的摄取和毒物的外排。

（一）血脑屏障转运体介导的药物相互作用

血脑屏障上分布着多种转运体，如P-gp、MRPs、BCRP、OATPs等。血脑屏障上P-gp主要分布于大脑毛细血管内皮细胞，其功能一方面为抵抗内源性毒性物质或外源性药物进入中枢神经系统，对正常脑组织起到一定的保护作用；另一方面阻碍一些药物进入中枢而使其疗效较低。洛哌丁胺是P-gp的底物，通常情况下洛哌丁胺不产生中枢神经系统的不良反应。一项在健康受试者体内的研究发现，给予P-gp抑制剂奎尼丁1 h后再给予洛哌丁胺，可导致洛哌丁胺大量进入中枢系统，致使受试者出现呼吸抑制的不良反应。Schinkel等研究发现，Mdr1a基因敲除小鼠对依维菌素神经毒性的敏感性增加了100倍。此外，小鼠P-gp基因缺失也可显著增加洛哌丁胺、吗啡、多潘立酮和长春新碱的中枢敏感性。

（二）血胎盘屏障转运体介导的药物相互作用

胎盘是母胎间物质交换的重要场所，胎儿在经胎盘获得营养物质的同时，也会受到母体血液中药物、代谢物和其他毒性物质的影响。近年来研究发现，胎盘上表达有众多转运蛋白，如P-gp、MRPs、BCRP等，这些转运体特异性地清除内源性毒物或外源性物质。其中P-gp表达于胎盘合体滋养层的母体侧，直接与母体血液接触，保护胎儿不受外源物的侵害。奎尼丁或氯丙嗪与环孢素A联合给大鼠胎盘灌注时，可导致大鼠胎儿室内环孢素A浓度分别增加1.7倍和1.9倍，其原因可能是奎尼丁或氯丙嗪抑制了P-gp的功能，进而增加了环孢素A透过胎盘屏障的药物量。Smit等在小鼠体内研究发现，胎盘P-gp缺失可增加阿维菌素诱导的腭裂风险，也能使P-pg的底物地高辛和紫杉醇向小鼠胎儿体内的转运增加。可见P-gp在胎盘屏障保护胎儿免受外来毒物侵袭中的作用不可低估。

五、其他组织转运体介导的药物相互作用

药物转运体在体内广泛分布，不仅在药物处置的重要器官中有表达，在肺、心脏、脾脏等器官中也有表达。临床案例报道多奈哌齐与西洛他唑联合用药后可导致心脏毒性。Takeuchi在大鼠体内研究发现，西洛他唑能够抑制心脏Bcrp介导的多奈哌齐的外排，使得多奈哌齐在心脏的蓄积增加，导致心脏毒性。尽管目前对心脏、肺等组织中转运体介导的药物相互作用研究甚少，但在这些组织中转运体所介导的药物处置及毒性仍不容忽视。

六、展望

尽管药物代谢酶对研究药物的代谢过程至关重要，但我们有理由相信随着对药物转运体的深入研究，将使我们对药物的体内吸收、分布、代谢和排泄过程有更为全面的认识，也将为研究药物毒性和药物相互作用的机制及新药研发提供新的思路。

（马彦荣　朱　琳　武新安）

参考文献

Allen JD, van Loevezijn A, Lakhai JM, et al. 2002. Potent and specific inhibition of the breast cancer resistance protein multidrug transporter in vitro and in mouse intestine by a novel analogue of fumitremorgin C. Molecular Cancer Therapeutics, 1 (6): 417-425.

Angelin B, Arvidsson A, Dahlqvist R, et al. 1987. Quinidine reduces biliary clearance of digoxin in man. European Journal of Clinical Investigation, 17 (3): 262-265.

Bachmakov I, Glaeser H, Fromm MF, et al. 2008. Interaction of oral antidiabetic drugs with hepatic uptake transporters: focus on organic anion transporting polypeptides and organic cation transporter 1. Diabetes, 57 (6): 1463-1469.

Bailey DG, Dresser GK, Leake BF, et al. 2007. Naringin is a major and selective clinical inhibitor of organic anion-transporting polypeptide 1A2 (OATP1A2) in grapefruit juice. Clinical Pharmacology and Therapeutics, 81 (4): 495-502.

Berlioz F, Lepere-Prevot B, Julien S, et al. 2000. Chronic nifedipine dosing enhances cephalexin bioavailability and intestinal absorption in conscious rats. Drug Metabolism and Disposition, 28 (11): 1267-1269.

Chen C, Mireles RJ, Campbell SD, et al. 2005. Differential interaction of 3-hydroxy-3-methylglutaryl-coa reductase inhibitors with ABCB1, ABCC2, and OATP1B1. Drug Metabolism and Disposition, 33 (4): 537-546.

Ci L, Kusuhara H, Adachi M, et al. 2007. Involvement of MRP4 (ABCC4) in the luminal efflux of ceftizoxime and cefazolin in the kidney. Molecular Pharmacology, 71 (6): 1591-1597.

Corsini A, Bellosta S. 2008. Drug-drug interaction with statins. Expert Review of Clinical Pharmacology, 1 (1): 105-113.

Drescher S, Glaeser H, Murdter T, et al. 2003. P-glycoprotein-mediated intestinal and biliary digoxin transport in humans. Clinical Pharmacology and Therapeutics, 73 (3): 223-231.

Dresser GK, Bailey DG, Leake BF, et al. 2002. Fruit juices inhibit organic anion transporting polypeptide-mediated drug uptake to decrease the oral availability of fexofenadine. Clinical Pharmacology and Therapeutics, 71 (1): 11-20.

Dresser GK, Kim RB, Bailey DG. 2005. Effect of grapefruit juice volume on the reduction of fexofenadine bioavailability: possible role of organic anion transporting polypeptides. Clinical Pharmacology and Therapeutics, 77 (3): 170-177.

Durr D, Stieger B, Kullak-Ublick GA, et al. 2000. St John's Wort induces intestinal P-glycoprotein/MDR1 and intestinal and hepatic CYP3A4. Clinical Pharmacology and Therapeutics, 68 (6): 598-604.

Duverne C, Bouten A, Deslandes A, et al. 1992. Modification of cefixime bioavailability by nifedipine in humans: involvement of the dipeptide carrier system. Antimicrobial Agents and Chemotherapy, 36 (11): 2462-2467.

Ellis LC, Hawksworth GM, Weaver RJ. 2013. ATP-dependent transport of statins by human and rat MRP2/Mrp2. Toxicology and Applied Pharmacology, 269 (2): 187-194.

Elsby R, Hilgendorf C, Fenner K. 2012. Understanding the critical disposition pathways of statins to assess drug-drug interaction risk during drug development: it's not just about OATP1B1. Clinical Pharmacology and Therapeutics, 92 (5): 584-598.

Fardel O, Lecureur V, Loyer P, et al. 1995. Rifampicin enhances anti-cancer drug accumulation and activity in multidrug-resistant cells. Biochemical Pharmacology, 49 (9): 1255-1260.

Franke RM, Kosloske AM, Lancaster CS, et al. 2010. Influence of Oct1/Oct2-deficiency on cisplatin-induced changes in urinary N-acetyl-beta-D-glucosaminidase. Clinical Cancer Research, 16 (16): 4198-4206.

Fromm MF, Kim RB, Stein CM, et al. 1999. Inhibition of P-glycoprotein-mediated drug transport: A unifying mechanism to explain the interaction between digoxin and quinidine. Circulation, 99 (4): 552-557.

Furusawa S, Nakano S, Wu J, et al. 1997. Potentiation of pirarubicin activity in multidrug resistant cells by rifampicin. Biological & Pharmaceutical Bulletin, 20 (12): 1303-1306.

Gault H, Longerich L, Dawe M, et al. 1984. Digoxin-rifampin interaction. Clinical Pharmacology and Therapeutics, 35 (6): 750-754.

Greiner B, Eichelbaum M, Fritz P, et al. 1999. The role of intestinal P-glycoprotein in the interaction of digoxin and rifampin. The Journal of Clinical Investigation, 104 (2): 147-153.

Hedman A, Angelin B, Arvidsson A, et al. 1990. Interactions in the renal and biliary elimination of digoxin: stereoselective difference between quinine and quinidine. Clinical Pharmacology and Therapeutics, 47 (1): 20-26.

Hedman A, Angelin B, Arvidsson A, et al. 1991. Digoxin-verapamil interaction: reduction of biliary but not renal digoxin clearance in humans. Clinical Pharmacology and Therapeutics, 49 (3): 256-262.

Hedman M, Neuvonen PJ, Neuvonen M, et al. 2004. Pharmacokinetics and pharmacodynamics of pravastatin in pediatric and adolescent cardiac transplant recipients on a regimen of triple immunosuppression. Clinical Pharmacology and Therapeutics, 75 (1): 101-109.

Hermann M, Asberg A, Christensen H, et al. 2004. Substantially elevated levels of atorvastatin and metabolites in cyclosporine-treated renal transplant recipients. Clinical Pharmacology and Therapeutics, 76 (4): 388-391.

Hirano M, Maeda K, Matsushima S, et al. 2005. Involvement of BCRP (ABCG2) in the biliary excretion of pitavastatin. Molecular Pharmacology, 68 (3): 800-807.

Hirano M, Maeda K, Shitara Y, et al. 2006. Drug-drug interaction between pitavastatin and various drugs via OATP1B1. Drug Metabolism and Disposition, 34 (7): 1229-1236.

Horikawa M, Kato Y, Tyson CA, et al. 2002. The potential for an interaction between MRP2 (ABCC2) and various therapeutic agents: probenecid as a candidate inhibitor of the biliary excretion of irinotecan metabolites. Drug Metab Pharmacokinet, 17 (1): 23-33.

Hua WJ, Hua WX, Fang HJ. 2012. The role of OATP1B1 and BCRP in pharmacokinetics and DDI of novel statins. Cardiovascular Therapeutics, 30 (5): e234-241.

Igel S, Drescher S, Murdter T, et al. 2007. Increased absorption of digoxin from the human jejunum due to inhibition of intestinal transporter-mediated efflux. Clinical Pharmacokinetics, 46 (9): 777-785.

Imaoka T, Kusuhara H, Adachi M, et al. 2007. Functional involvement of multidrug resistance-associated protein 4 (MRP4/ABCC4) in the renal elimination of the antiviral drugs adefovir and tenofovir. Molecular Pharmacology, 71 (2): 619-627.

Ito S, Kusuhara H, Yokochi M, et al. 2012. Competitive inhibition of the luminal efflux by multidrug and toxin extrusions, but not basolateral uptake by organic cation transporter 2, is the likely mechanism underlying the pharmacokinetic drug-drug interactions caused by cimetidine in the kidney. The Journal of Pharmacology and Experimental Therapeutics, 340 (2): 393-403.

Johne A, Brockmoller J, Bauer S, et al. 1999. Pharmacokinetic interaction of digoxin with an herbal extract from St John's wort (Hypericum perforatum). Clinical Pharmacology and Therapeutics, 66 (4): 338-345.

Jonker JW, Buitelaar M, Wagenaar E, et al. 2002. The breast cancer resistance protein protects against a major chlorophyll-derived dietary phototoxin and protoporphyria. Proceedings of the National Academy of Sciences of the United States of America, 99 (24): 15649-15654.

Jonker JW, Smit JW, Brinkhuis RF, et al. 2000. Role of breast cancer resistance protein in the bioavailability and fetal penetration of topotecan. Journal of the National Cancer Institute, 92 (20): 1651-1656.

Jung N, Lehmann C, Rubbert A, et al. 2008. Relevance of the organic cation transporters 1 and 2 for antiretroviral drug therapy in human immunodeficiency virus infection. Drug Metabolism and Disposition, 36 (8): 1616-1623.

Kajosaari LI, Niemi M, Neuvonen M, et al. 2005. Cyclosporine markedly raises the plasma concentrations of repaglinide. Clinical Pharmacology and Therapeutics, 78 (4): 388-399.

Kirch W, Janisch HD, Ohnhaus EE, et al. 1989. Cisapride-cimetidine interaction: enhanced cisapride bioavailability and accelerated cimetidine absorption. Therapeutic Drug Monitoring, 11 (4): 411-414.

Kiser JJ, Carten ML, Aquilante CL, et al. 2008. The effect of lopinavir/ritonavir on the renal clearance of tenofovir in HIV-infected patients. Clinical Pharmacology and Therapeutics, 83 (2): 265-272.

Koren G, Klein J, Giesbrecht E, et al. 1988. Effects of quinidine on the renal tubular and biliary transport of digoxin: in vivo and in vitro studies in the dog. The Journal of Pharmacology and Experimental Therapeutics, 247 (3): 1193-1198.

Kullak-Ublick GA, Ismair MG, Stieger B, et al. 2001. Organic anion-transporting polypeptide B (OATP-B) and its functional comparison with three other OATPs of human liver. Gastroenterology, 120 (2): 525-533.

Kusuhara H, Ito S, Kumagai Y, et al. 2011. Effects of a MATE protein inhibitor, pyrimethamine, on the renal elimination of metformin at oral microdose and at therapeutic dose in healthy subjects. Clinical Pharmacology and Therapeutics, 89 (6): 837-844.

Kyrklund C, Backman JT, Neuvonen M, et al. 2003. Gemfibrozil increases plasma pravastatin concentrations and reduces pravastatin renal clearance. Clinical Pharmacology and Therapeutics, 73 (6): 538-544.

Leahey EB, Reiffel JA, Drusin RE, et al. 1978. Interaction between quinidine and digoxin. Jama, 240 (6): 533-534.

Li Q, Guo D, Dong Z, et al. 2013. Ondansetron can enhance cisplatin-induced nephrotoxicity via inhibition of multiple toxin and extrusion proteins (MATEs). Toxicology and Applied Pharmacology, 273 (1): 100-109.

Lilja JJ, Niemi M, Fredrikson H, et al. 2007. Effects of clarithromycin and grapefruit juice on the pharmacokinetics of glibenclamide. British Journal of Clinical Pharmacology, 63 (6): 732-740.

Ma YR, Huang J, Shao YY, et al. 2015. Inhibitory effect of atenolol on urinary excretion of metformin via down-regulating multidrug and toxin extrusion protein 1 (rMate1) expression in the kidney of rats. European Journal of Pharmaceutical Sciences, 68: 18-26.

Maeda K, Ikeda Y, Fujita T, et al. 2011. Identification of the rate-determining process in the hepatic clearance of atorvastatin in a clinical cassette microdosing study. Clinical Pharmacology and Therapeutics, 90 (4): 575-581.

Maeda K, Tian Y, Fujita T, et al. 2014. Inhibitory effects of p-aminohippurate and probenecid on the renal clearance of adefovir and benzylpenicillin as probe drugs for organic anion transporter (OAT) 1 and OAT3 in humans. European Journal of Pharmaceutical Sciences, 59: 94-103.

Mallants R, Van Oosterwyck K, Van Vaeck L, et al. 2005. Multidrug resistance-associated protein 2 (MRP2) affects hepatobiliary elimination but not the intestinal disposition of tenofovir disoproxil fumarate and its metabolites. Xenobiotica, 35 (10-11): 1055-1066.

Merino G, Jonker JW, Wagenaar E, et al. 2005. The breast cancer resistance protein (BCRP/ABCG2) affects pharmacokinetics, hepatobiliary excretion, and milk secretion of the antibiotic nitrofurantoin. Molecular Pharmacology, 67 (5): 1758-1764.

Miao Q, Liu Q, Wang C, et al. 2011. Inhibitory effect of zinc on the absorption of JBP485 via the gastrointestinal oligopeptide transporter (PEPT1) in rats. Drug Metab Pharmacokinet, 26 (5): 494-502.

Min DI, Lee M, Ku YM, et al. 2000. Gender-dependent racial difference in disposition of cyclosporine among healthy African American and white volunteers. Clinical Pharmacology and Therapeutics, 68 (5): 478-486.

Minematsu T, Giacomini KM. 2011. Interactions of tyrosine kinase inhibitors with organic cation transporters and multidrug and toxic compound extrusion proteins. Molecular Cancer Therapeutics, 10 (3): 531-539.

Misaka S, Yatabe J, Muller F, et al. 2014. Green tea ingestion greatly reduces plasma concentrations of nadolol in healthy subjects. Clinical Pharmacology and Therapeutics, 95 (4): 432-438.

Moore LB, Goodwin B, Jones SA, et al. 2000. St. John's wort induces hepatic drug metabolism through activation of the pregnane X receptor. Proceedings of the National Academy of Sciences of the United States of America, 97 (13): 7500-7502.

Moss DM, Liptrott NJ, Siccardi M, et al. 2015. Interactions of antiretroviral drugs with the SLC22A1 (OCT1) drug transporter. Frontiers in Pharmacology, 6: 78.

Muck W, Mai I, Fritsche L, et al. 1999. Increase in cerivastatin systemic exposure after single and multiple dosing in cyclosporine-treated kidney transplant recipients. Clinical Pharmacology and Therapeutics, 65 (3): 251-261.

Nakamura T, Yonezawa A, Hashimoto S, et al. 2010. Disruption of multidrug and toxin extrusion MATE1 potentiates cisplatin-induced nephrotoxicity. Biochemical Pharmacology, 80 (11): 1762-1767.

Namkoong EM, Kim IW, Kim DD, et al. 2007. Effect of probenecid on the biliary excretion of belotecan. Archives of Pharmacal Research, 30 (11): 1482-1488.

Neuvonen PJ, Niemi M, Backman JT. 2006. Drug interactions with lipid-lowering drugs: mechanisms and clinical relevance. Clinical Pharmacology and Therapeutics, 80 (6): 565-581.

Nies AT, Hofmann U, Resch C, et al. 2011. Proton pump inhibitors inhibit metformin uptake by organic cation transporters (OCTs). PloS One, 6 (7): e22163.

Nishihara K, Hibino J, Kotaki H, et al. 1999. Effect of itraconazole on the pharmacokinetics of digoxin in guinea pigs. Biopharmaceutics & Drug Disposition, 20 (3): 145-149.

Okamura M, Terada T, Katsura T, et al. 2008. Inhibitory effect of zinc on the absorption of beta-lactam antibiotic ceftibuten via the peptide transporters in rats. Drug Metab Pharmacokinet, 23 (6): 464-468.

Park JW, Siekmeier R, Lattke P, et al. 2001. Pharmacokinetics and pharmacodynamics of fluvastatin in heart transplant recipients taking cyclosporine A. Journal of Cardiovascular Pharmacology and Therapeutics, 6 (4): 351-361.

Pavek P, Fendrich Z, Staud F, et al. 2001. Influence of P-glycoprotein on the transplacental passage of cyclosporine. Journal of Pharmaceutical Sciences, 90 (10): 1583-1592.

Reitman ML, Chu X, Cai X, et al. 2011. Rifampin's acute inhibitory and chronic inductive drug interactions: experimental and model-based approaches to drug-drug interaction trial design. Clinical Pharmacology and Therapeutics, 89 (2): 234-242.

Ruschitzka F, Meier PJ, Turina M, et al. 2000. Acute heart transplant rejection due to Saint John's wort. Lancet, 355 (9203): 548-549.

Sadeque AJ, Wandel C, He H, et al. 2000. Increased drug delivery to the brain by P-glycoprotein inhibition. Clinical Pharmacology and Therapeutics, 68 (3): 231-237.

Satoh H, Yamashita F, Tsujimoto M, et al. 2005. Citrus juices inhibit the function of human organic anion-transporting polypeptide OATP-B. Drug Metabolism and Disposition, 33 (4): 518-523.

Schinkel AH, Mayer U, Wagenaar E, et al. 1997. Normal viability and altered pharmacokinetics in mice lacking mdr1-type (drug-transporting) P-glycoproteins. Proceedings of the National Academy of Sciences of the United

States of America, 94 (8): 4028-4033.

Schinkel AH, Smit JJ, van Tellingen O, et al. 1994. Disruption of the mouse mdr1a P-glycoprotein gene leads to a deficiency in the blood-brain barrier and to increased sensitivity to drugs. Cell, 77 (4): 491-502.

Schinkel AH, Wagenaar E, Mol CA, et al. 1996. P-glycoprotein in the blood-brain barrier of mice influences the brain penetration and pharmacological activity of many drugs. The Journal of Clinical Investigation, 97 (11): 2517-2124.

Schinkel AH. 1999. P-glycoprotein, a gatekeeper in the blood-brain barrier. Advanced Drug Delivery Reviews, 36 (2-3): 179-194.

Schneck DW, Birmingham BK, Zalikowski JA, et al. 2004. The effect of gemfibrozil on the pharmacokinetics of rosuvastatin. Clinical Pharmacology and Therapeutics, 75 (5): 455-463.

Schwarz UI, Hanso H, Oertel R, et al. 2007. Induction of intestinal P-glycoprotein by St John's wort reduces the oral bioavailability of talinolol. Clinical Pharmacology and Therapeutics, 81 (5): 669-678.

Shitara Y, Hirano M, Sato H, et al. 2004. Gemfibrozil and its glucuronide inhibit the organic anion transporting polypeptide 2 (OATP2/OATP1B1: SLC21A6) -mediated hepatic uptake and CYP2C8-mediated metabolism of cerivastatin: analysis of the mechanism of the clinically relevant drug-drug interaction between cerivastatin and gemfibrozil. The Journal of Pharmacology and Experimental Therapeutics, 311 (1): 228-236.

Shitara Y, Itoh T, Sato H, et al. 2003. Inhibition of transporter-mediated hepatic uptake as a mechanism for drug-drug interaction between cerivastatin and cyclosporin A. The Journal of Pharmacology and Experimental Therapeutics, 304 (2): 610-616.

Shitara Y, Maeda K, Ikejiri K, et al. 2013. Clinical significance of organic anion transporting polypeptides (OATPs) in drug disposition: their roles in hepatic clearance and intestinal absorption. Biopharmaceutics & Drug Disposition, 34 (1): 45-78.

Shitara Y. 2011. Clinical importance of OATP1B1 and OATP1B3 in drug-drug interactions. Drug Metab Pharmacokinet, 26 (3): 220-227.

Simonson SG, Raza A, Martin PD, et al. 2004. Rosuvastatin pharmacokinetics in heart transplant recipients administered an antirejection regimen including cyclosporine. Clinical Pharmacology and Therapeutics, 76 (2): 167-177.

Smit JW, Huisman MT, van Tellingen O, et al. 1999. Absence or pharmacological blocking of placental P-glycoprotein profoundly increases fetal drug exposure. The Journal of Clinical Investigation, 104 (10): 1441-1447.

Smith NF, Acharya MR, Desai N, et al. 2005. Identification of OATP1B3 as a high-affinity hepatocellular transporter of paclitaxel. Cancer Biology & Therapy, 4 (8): 815-818.

Smith NF, Marsh S, Scott-Horton TJ, et al. 2007. Variants in the SLCO1B3 gene: interethnic distribution and association with paclitaxel pharmacokinetics. Clinical Pharmacology and Therapeutics, 81 (1): 76-82.

Somogyi A, McLean A, Heinzow B. 1983. Cimetidine-procainamide pharmacokinetic interaction in man: evidence of competition for tubular secretion of basic drugs. European Journal of Clinical Pharmacology, 25 (3): 339-345.

Somogyi A, Stockley C, Keal J, et al. 1987. Reduction of metformin renal tubular secretion by cimetidine in man. British Journal of Clinical Pharmacology, 23 (5): 545-551.

Staffa JA, Chang J, Green L. 2002. Cerivastatin and reports of fatal rhabdomyolysis. The New England Journal of Medicine, 346 (7): 539-540.

Taipalensuu J, Tornblom H, Lindberg G, et al. 2001. Correlation of gene expression of ten drug efflux proteins of the ATP-binding cassette transporter family in normal human jejunum and in human intestinal epithelial Caco-2 cell monolayers. The Journal of Pharmacology and Experimental Therapeutics, 299 (1): 164-170.

Takeuchi R, Shinozaki K, Nakanishi T, et al. 2016. Local drug-drug interaction of donepezil with cilostazol at breast cancer resistance protein (ABCG2) increases drug accumulation in heart. Drug Metabolism and Disposition, 44 (1): 68-74.

Tanaka A, Koga S, Hiramatsu Y. 2009. Donepezil-induced adverse side effects of cardiac rhythm: 2 cases report of atrioventricular block and Torsade de Pointes. Intern Med, 48 (14): 1219-1223.

Tapaninen T, Neuvonen PJ, Niemi M. 2011. Orange and apple juice greatly reduce the plasma concentrations of the OATP2B1 substrate aliskiren. British Journal of Clinical Pharmacology, 71 (5): 718-726.

Thyss A, Milano G, Kubar J, et al. 1986. Clinical and pharmacokinetic evidence of a life-threatening interaction between methotrexate and ketoprofen. Lancet, 1 (8475): 256-258.

Tracy TS, Krohn K, Jones DR, et al. 1992. The effects of a salicylate, ibuprofen, and naproxen on the disposition of methotrexate in patients with rheumatoid arthritis. European Journal of Clinical Pharmacology, 42 (2): 121-125.

Tsuda M, Terada T, Mizuno T, et al. 2009. Targeted disruption of the multidrug and toxin extrusion 1 (mate1) gene in mice reduces renal secretion of metformin. Molecular Pharmacology, 75 (6): 1280-1286.

Tsuda M, Terada T, Ueba M, et al. 2009. Involvement of human multidrug and toxin extrusion 1 in the drug interaction between cimetidine and metformin in renal epithelial cells. The Journal of Pharmacology and Experimental Therapeutics, 329 (1): 185-191.

van Hattum AH, Schluper HM, Hausheer FH, et al. 2002. Novel camptothecin derivative BNP1350 in experimental human ovarian cancer: determination of efficacy and possible mechanisms of resistance. International Journal of Cancer, 100 (1): 22-29.

van Herwaarden AE, Jonker JW, Wagenaar E, et al. 2003. The breast cancer resistance protein (Bcrp1/Abcg2) restricts exposure to the dietary carcinogen 2-amino-1-methyl-6-phenylimidazo [4, 5-b] pyridine. Cancer Research, 63 (19): 6447-6452.

Wang DS, Jonker JW, Kato Y, et al. 2002. Involvement of organic cation transporter 1 in hepatic and intestinal distribution of metformin. The Journal of Pharmacology and Experimental Therapeutics, 302 (2): 510-515.

Wang X, Morris ME. 2007. Effects of the flavonoid chrysin on nitrofurantoin pharmacokinetics in rats: potential involvement of ABCG2. Drug Metabolism and Disposition, 35 (2): 268-274.

Wenzel U, Kuntz S, Diestel S, et al. 2002. PEPT1-mediated cefixime uptake into human intestinal epithelial cells is increased by Ca^{2+} channel blockers. Antimicrobial Agents and Chemotherapy, 46 (5): 1375-1380.

Westphal JF, Trouvin JH, Deslandes A, et al. 1990. Nifedipine enhances amoxicillin absorption kinetics and bioavailability in humans. The Journal of Pharmacology and Experimental Therapeutics, 255 (1): 312-317.

Ye J, Liu Q, Wang C, et al. 2013. Benzylpenicillin inhibits the renal excretion of acyclovir by OAT1 and OAT3. Pharmacological Reports, 65 (2): 505-512.

Yin J, Duan H, Shirasaka Y, et al. 2015. Atenolol renal secretion is mediated by human organic cation transporter 2 and multidrug and toxin extrusion proteins. Drug Metabolism and Disposition, 43 (12): 1872-1881.

Yue W, Abe K, Brouwer KL. 2009. Knocking down breast cancer resistance protein (Bcrp) by adenoviral vector-mediated RNA interference (RNAi) in sandwich-cultured rat hepatocytes: a novel tool to assess the contribution of Bcrp to drug biliary excretion. Molecular Pharmaceutics, 6 (1): 134-143.

Zelcer N, van de Wetering K, Hillebrand M, et al. 2005. Mice lacking multidrug resistance protein 3 show altered morphine pharmacokinetics and morphine-6-glucuronide antinociception. Proceedings of the National Academy of Sciences of the United States of America, 102 (20): 7274-7279.

Zhang J, Wang C, Liu Q, et al. 2010. Pharmacokinetic interaction between JBP485 and cephalexin in rats. Drug Metabolism and Disposition, 38 (6): 930-938.

Zhang S, Lovejoy KS, Shima JE, et al. 2006. Organic cation transporters are determinants of oxaliplatin cytotoxicity. Cancer Research, 66 (17): 8847-8857.

第四节　药物转运体的基因多态性对药动学和药效学的影响

分布于肝脏、肾脏及小肠的药物转运体决定着药物全身的暴露量——血药浓度水平，而分布于脑、精巢等屏障的药物转运体决定着这些重要组织器官的局部药物浓度。药物转运体无论对全身还是局部药物浓度的影响，最终都会影响靶标部位的浓度，进而成为导致其药效/副作用产生变化的要因。同时，近年来随着基因敲除动物实验的普及和临床人体研究的开展，不同转运体对药物体内动态影响的重要性被不断揭示，特别是由于基因多态性使转运体的活性和（或）表达发生改变，由此产生的药动、药效变化与转运体之间的关联而被人们广泛关注。

药物转运体对药动学的影响主要包括两个方面：一方面，与药物吸收相关的小肠及负责药物体内清除的肝肾等组织器官上分布着众多的转运体，当这些转运体的活性或表达发生变化时，作为其底物的药物全身血药浓度就会发生改变，最终使药物在全身组织中的暴露量发生变化，进而引起药效部位或毒副作用部位的药物浓度变化。另一方面，防止异物进入重要器官部位的各种屏障组织（血脑屏障、脑脊液屏障、血睾屏障和胎盘屏障）上也存在着众多的转运体，当这些转运体的活性或表达发生变化时，由于其屏障内组织自身容积远远小于全身药物的分布容积，因而其对全身血药浓度不会有明显影响，而仅显著影响屏障内药效/副作用部位的组织浓度，因此，其与药效或毒副作用的改变密切相关。特别是后一种情况，由于无法测得人体脏器中的组织药物浓度，所以无法预测其药效或副作用的改变。近来由于 PET（position emission tomography）及 SPECT（single photon emission computed tomography）的临床应用，可用其对人体脏器中的组织药物浓度进行非侵入性的实时定量监测，这对每个人来说进行监测是必要的，因为每个人的基因多态性是一个一生不变的信息，只要掌握了这个人重要的基因多态性资料，在其一生中针对这种基因型就可更加合理地设计给药方案。近年来，随着临床研究的深入，仅由转运体基因多态性决定药动、药效或副作用的案例报道越来越多，本节将予以概述。

一、摄取型转运体的基因多态性

（一）OATP1B1 的基因多态性

OATP1B1 有非常广泛的底物，就药物而言，主要涉及抗高血脂的 HMG-CoA 还原酶抑制剂（他汀类）、血管紧张素Ⅱ受体拮抗剂（沙坦类）、血管紧张素转化酶抑制剂（普利类）、抗结核药利福平、抗癌药甲氨蝶呤、SN-38（伊立替康的活性代谢物）等临床上广泛应用的药物。

已经发现了许多 OATP1B1 的基因突变体，其中最受关注的是频率较高的 A388G 和 T521C 两个等位基因，且其突变的频率因人种不同而异。A388G 在亚洲人和非裔美国人中的频率分别为64%和74%，而在高加索人中低于40%，T521C在亚洲人和高加索人中的频率分别为16%和14%，而非裔美国人仅为1%。

Nishizato等最先在临床上研究了OATP1B1基因多态性对普伐他汀人体药动学的影响。在此研究中，T521C和A388G高频率的连锁形成OATP*15单倍体。将携带*15等位基因和*1b等位基因的健康自愿受试者按杂合子和纯合子分组后，口服给予普伐他汀，考察其血药浓度的经时变化情况。结果*15等位基因携带者血药浓度明显升高，而其肾脏清除率并未发生改变，这可能与其肝脏的摄取功能降低，最终导致肝脏清除能力低下有关。在这之后有许多临床研究集中于T521C变异对OATP1B1底物药物药动学的影响，其中涉及最多的药物是降脂药他汀类药物及降血糖药瑞格列奈和纳格列奈等。学者们将T521C与其他基因突变位点组合成不同的单倍体并分组进行研究，只要携带T521C变异的受试者其血药浓度都有增高的趋势，且在所有的试验中未发现与此矛盾的现象。另外，体外转染了T521C变异或*15变异的OATP1B1细胞摄取试验结果显示，尽管不同的细胞系得出的结果有一定的差异，但都得出了其摄取功能与临床研究结果一致的结论。

Mwinyi等对A388G变异进行了研究，从携带*1a/*1a者与*1a/*1b者和*1b/*1b者的比较可知，*1b等位基因携带者其普伐他汀的肾外清除率显著升高。Sugiyama等将*1a携带者与*1b携带者相比较，通过交叉试验研究了OATP1B1基因*1a和*1b携带者对普伐他汀、缬沙坦及替莫普利药动学的影响，结果显示*1b携带者的普伐他汀、缬沙坦及替莫普利血浆药物浓度曲线下面积都有降低的趋势。体外实验结果：与野生型相比*1b突变体每单位表达量的摄取活性没有差异。在临床上所观察到的*1b携带者的功能增强，不得不考虑与野生型相比*1b突变体肝脏的表达量应该是增加的，但对应单倍型人体肝活检取样的结果是*1a与*1b之间的表达量未见差异，目前就其活性升高的机制仍不明确。

就药效而言，普伐他汀单次给药对胆固醇合成的影响以OATP1B1*17等位基因携带者为小，而瑞格列奈单次给药后降糖效果则以OATP1B1（G-11187A）携带者为大。普伐他汀的药效部位在肝脏，其肝脏摄取能力低下则其药效就弱，而瑞格列奈的作用靶器官是胰腺，其肝摄取能力低下可致全身药物暴露水平上升，进而可增加其药效。有关OATP1B1 G-11187A的表达调控目前尚不清楚，但G-11187A经常与*15连锁表达，而*15与T521C一样可观察到其药效有增大的趋势。实际上，OATP1B1的活性变化与T521C之间的关联不容否认。不过长期给予普伐他汀之后其疗效与OATP1B1基因型之间的关联尚未见到相关报道。

他汀类药物最严重的不良反应之一就是肌病，即横纹肌溶解症。药物的全身暴露量是这一不良反应的要因。因此，OATP1B1的基因多态性直接与该不良反应相关。Morimoto等的研究发现在他汀类药物引起不良反应的患者中，携带*15等位基因者占多数，提示OATP1B1基因多态性是一个危险因素。最近有人对辛伐他汀长期给药后发生肌病者与未发生肌病者进行了基因多态性分析。最终结果显示OATP1B1 T521C突变者与肌病发生的关联性最强，其中T/C和C/C携带者的肌病发生率分别是T/T携带者的4.5倍和16.9倍。其他他汀类药物也是OATP1B1的良好底物，其肝脏摄取主要依靠OATP1B1，因此，当考虑肌病的发生危险因素时，不得不关注OATP1B1的基因多态性。

此外，治疗窗狭窄的抗癌药物也有一部分是OATP1B1的底物。在抗癌治疗时，即使很小的血药浓度升高，也可能导致致死性的不良反应发生。这其中因基因多态性所致的药物体内动态变化不得不予以高度重视。伊立替康在体内经酯酶代谢转化为活性代谢产物SN-38而发挥抗癌作用。近期的研究显示，给予伊立替康后，T521C突变携带者血液中SN-38的浓度显著升高，且其严重的白细胞减少症的发病率也高，而A388G变异的纯合子基因携带者其严重的迟发性腹泻的发病量显著增高。前一种情况可能与OATP1B1的转运活性降低导致SN-38的全身暴露增加有关，而后一种情况是由于肝摄取的能力增大，使胆汁中排泄的SN-38的量增加，最终使肠道中SN-38的暴露也上升而致腹泻。

此外，OATP1B1还转运类固醇结合物、白三烯类、结合性胆红素及非结合性胆红素等内源性物质。近年来，有学者发现OATP1B1*15等位基因携带者其血液中的胆红素浓度显著升高，而且也证实了T521C突变携带者其血液中的硫酸雌醇及硫酸甲状腺素浓度明显升高。因此，通过测定这些内源性物质的血中浓度就可知OATP1B1的结构类型，而这种因内源性物质的转运能力变化所引起的不同生理现象需要探索。

（二）OATP1B3的基因多态性

OATP1B3与OATP1B1一起分布于肝脏的血管基底侧膜，并且其与OATP1B1蛋白质水平有80%的相同性，其底物也类似。非索非那定、替米沙坦主要由OATP1B3所摄取，因此，其与OATP1B1一样都为重要的肝脏摄取转运体。

OATP1B3的基因多态性中尤以突变频率高的T334G和G699A最受关注。但是采用突变体的细胞系进行实验后发现，不论是表达部位、转运能力都与野生型一样，对其底物紫杉醇、多西他赛、替米沙坦的体内药物动态也没有影响。然而，Miura等对人体肾移植患者的研究发现，这些患者的OATP1B3基因多态性是T334G与G699A完全连锁，携带T334G（G699A）的患者，当其服用吗替麦考酚后6～12h的AUC明显上升，显示突变后OATP1B3的摄取能力降低。但红霉素吸收实验结果表明，T344G突变体携带者可促进红霉素的肝摄取而加速其代谢。这些矛盾的临床试验结果需今后进一步探讨。另外，Kiyotani等最近发现，在日本人群中OATP1B3和MRP2各自的非翻译区域的单核苷酸多态性都有引起多西他赛的白细胞下降的风险。

另外，Kiyotani等的研究发现，在日本肝癌患者中OATP1B3和（或）MRP2基因突变者，其引发严重白细胞减少症的比例显著升高，其中OATP1B3或MRP2任意一个发生突变者，其严重白细胞减少症的发生率是野生型的3倍，而两者同时突变时，其发生率是野生型的5倍。

二、外排型转运体的基因多态性

（一）*ABCB1*的基因多态性

P-gp不论是在肝脏的胆管膜侧、肾脏与小肠的顶侧膜，还是在血脑屏障的血管膜侧等，其广泛分布于全身并都发挥同样的作用，即从生物体内向外排除药物，而负责其编码的基因*ABCB1*如果功能发生变化，势必影响P-gp的转运功能。为了阐明P-gp的作用机制，学者们采用*ABCB1*基因敲除小鼠研究发现：口服紫杉醇之后的血浆AUC显著上升；地高辛的胆汁排泄明显下降；尽管伊维菌素和环孢素A的血药浓度不变，但其脑内浓度显著升高。

ABCB1 的基因多态性是目前所有转运体中研究时间最长的，美国国家生物技术信息中心（National Center of Biotechnology Information，NCBI）的 dbSNP 数据库列出的 *ABCB1* 单核苷酸多态性已有 28714 个，这些多态性大部分都是在一些大规模的系统基因筛查研究中所发现的，如由中、美、英三国研究机构联合发起的千人基因组计划、美国国家心肺血液研究所资助的全基因组测序计划等。表 4-2 列出了最小等位基因频率（minor allele frequency，MAF）>0.01 的常见单核苷酸多态性，其中最受关注的是 Hoffmeyer 等报道的未引起氨基酸序列变化的位于 26 号外显子的 3435 C>T 突变，他们的研究发现具有该基因型的人群中，其十二指肠内 *ABCB1* 的蛋白表达量明显下降，致使口服地高辛之后，血浆中的 AUC 显著上升。就此等位基因突变频率而言，非裔美国人为 10%，而高加索人及亚洲人为 40%～50%，存在明显的人种差异。有学者根据这种差异在临床上开展了 *ABCB1* 底物药物体内动态的研究，结果为即使同样的药物，由于研究者不同，得到的结论也不相同。在 Hoffmeryer 得出 3435T 基因型个体 P-gp 蛋白表达水平显著下降的结论后，此观点也被很多学者随后的研究所证实。如一项对 73 例白种人的研究同样发现携带 3435TT 基因型的母体及胎儿其胎盘组织 P-gp 表达水平显著低于 3435CC 型携带者，而一项对 817 例急性髓性白血病患者的研究同样证实 3435T 型携带者蛋白表达水平低于 3435C 型携带者。尽管很多研究都支持 3435C>T *ABCB1* 功能有低下倾向这一观点，但未见到差异的研究报道依然较多，因此到目前为止尚未能得到一个统一的结论。此外，对 mRNA 表达水平的研究同样存在争议。如对两个频率最高的 SNP 3435C>T 及 2677G>T/A 的大多数报道并未发现其与肠道、心脏、肝脏及肾脏中的 mRNA 表达存在关联。然而，一项对 73 名中国健康志愿者的研究发现携带 2677T 及 3435T 等位基因型的个体肝脏组织中 mRNA 表达降低。与此研究结论相反，有日本学者在对 13 例十二指肠活检标本进行的一项研究却发现 3435TT 型携带者具有较高的 mRNA 表达水平。虽然不能确切地说明理由，但作为 *ABCB1* 功能差异尚未明确的原因，除原本 *ABCB1* 的表达量有 2 倍量的差异之外；底物药物不同，*ABCB1* 对其膜渗透性的影响各不相同，以及 PXR、VDR 等各种转录因子易受环境因素的诱导致使 *ABCB1* 出现基因多态性而引发的较小表达量的改变可能被掩盖。此外，至于 C3435T 突变体功能变化的机制，早先学者认为由于 1236C>T、2677G>T/A 及 3435C>T 三个突变表现出了极强的连锁不平衡，1236C>T 及 3435C>T 这两个同义 SNP 便很可能与错义 SNP 2677G>T/A 相连锁，从而引起蛋白功能的变化。此后又有研究发现，3435C>T 可通过降低 mRNA 稳定性或影响 P-gp 折叠及插入细胞膜的时机导致 P-gp 功能改变，从而引起 P-gp 底物特异性发生改变。

表 4-2　MAF>0.01 的常见单核苷酸多态性

cDNA 位点	氨基酸变异	人种				
		白种人	非裔美国人	亚洲人	墨西哥人	太平洋岛民
c. 61A>G	p. 21 N>D	0.080	0.025	0.017	0	0
c. 781A>G	p. 261 I>V	0	0.015	0	0	0
c. 1199G>A/T	p. 400 S>N/I	0.025	0.010	0	0	0
c. 1236C>T	p. 412 G=G	0.459	0.209	0.685	0.450	0.571
c. 2005C>T	p. 669 R>K	0	0.010	0	0	0

续表

cDNA 位点	氨基酸变异	人种				
		白种人	非裔美国人	亚洲人	墨西哥人	太平洋岛民
c. 2677G>T/A	p. 893 A>S/T	0. 464/0. 036	0. 100/0. 005	0. 450/0. 067	0. 400/0	0. 35/0. 357
c. 3241T>A	p. 1141 S>T	0	0. 111	0	0. 050	0
c. 3435C>T	p. 1145 I=I	0. 561	0. 202	0. 400	0. 500	0. 500
c. 3751G>A	p. 1251 V>I	0	0	0	0. 050	0

ABCB1 基因多态性与药效及毒性的关联性研究已经报道了很多，例如，抗艾滋病药物是 *ABCB1* 的良好底物，有关其药效与 *ABCB1* 基因多态性关联性的研究已有数个报道。Fellay 等的研究显示，携带 3435C>T 突变患者用抗艾滋病药物治疗 6 个月后，其 CD4$^+$细胞的恢复明显加快，表现出对抗艾滋病药物的应答性良好。这主要与 P-gp 的功能低下，使 HIV 感染细胞对抗艾滋病药物的细胞外排受限，使感染细胞中药物的暴露水平上升有关。实际上，3435C>T 突变携带者外周血中单核体的 *ABCB1* 的 mRNA 水平低下也支持了上述推判。但之后在临床研究中呈现上述相同结果的病例数与未呈现者几乎相当，因而尚无明确的结论。此外，也有人研究报道了携带 3435C>T 突变患者与其他药物药效与毒性的关联性，如此类患者使用阿托伐他汀，其疗效增强、出现耐药性癫痫的比例减少、移植者激素治疗的成功率上升，而环孢素肾毒性的发生率也上升。尽管有这样的案例报道，但其重现性在多个临床试验中未能获得证实，以后还需进一步验证。另外，与药物的体内动态无直接的关联，但 *ABCB1* 对底物的选择性非常高，对具有多种多样化学结构的物质能够识别并排出细胞，其对环境中存在的各种各样异物的外排解毒也发挥着重要作用。*ABCB1* 基因多态性与疾病发生率之间的相关性临床研究也越来越多，例如，溃疡性结肠炎的发病率与 3435C>T 突变者之间的关联性研究已有报道，但其关联性不明确的临床研究报道也较多。因此，今后有必要收集更多的信息资料。

（二）BCRP 的基因多态性

BCRP 广泛分布于肝脏、肾脏、小肠、脑等重要组织器官，其基因多态性中最受关注的是突变频率较高的 C421A，其在高加索人中的等位基因频率约为 10%，在亚洲人中的基因频率约为 35%，可见 *ABCG2* 的 SNP C421A 分布在不同人群中有显著的差异。截至目前，关于该突变基因的临床研究已有报道。Sparreboom 等研究发现，*ABCG2* 421C>A 可影响二氟替康（diflomotecan）的药动学，在 5 个等位基因杂合突变的病人中，其静脉注射给药后的血药浓度是 15 名野生型对照患者的 299%（$P=0.015$）。Zhang 等研究发现，*ABCG2* 的 SNP 421A 可导致 BCRP 表达下降，使普伐他汀的清除显著下降，并且携带 421A 等位基因的中国健康男性血液中罗素伐他汀的血药浓度比 *ABCG2* 野生型高约 80%。Yamasaki 等报道了 BCRP 和 *N*-乙酰基转移酶 2（NAT2）的基因多态性与炎症性肠疾病及柳氨磺吡啶（sulfasalazine，SASP）药物动态的关联性，柳氨磺吡啶既是 BCRP 的底物，又是 NAT2 的底物，其被肠内细菌分解为磺胺吡啶（sulfapyridine，SP）和 5-氨基水杨酸，磺胺吡啶在小肠被吸收后在肝脏经 NAT2 代谢为 *N*-乙酰基磺胺吡啶（*N*-acetylsulfapyridine，AcSP），该研究的结果显示，37 名健康志愿者口服常规剂量的 SASP

2000 mg，SASP 在C/C、C/A 和 A/A 型受试者中的 $AUC_{0\sim48\ h}$分别为（171±85） mg·h/ml、（330±194） mg·h/ml和（592±275） mg·h/ml，且各组间具有显著性差异。与之相反，SP 在 A/A 型受试者中的 $AUC_{0\sim48\ h}$却呈下降趋势。而且磺胺吡啶的代谢物与磺胺吡啶的 AUC 比值 AUC（AcSP）/AUC（SP）在 NAT2 快乙酰化者中的值显著高于中代谢和慢代谢者。为此，研究者指出 SASP 作为探针药物对小肠 BCRP 的功能进行表型检测有了一定的可能性。目前有关 BCRP 的基因多态性与药物疗效、毒副作用关联性的研究报道尚不多见，但也有人报道在 C421A 突变人群中，抗癌药吉非替尼的腹泻发生率高。

Kondo 等用重组腺病毒感染 HEK293 细胞考察了 SNP 对 BCRP 表达水平和转运活性的影响，研究发现，C421A 突变体与野生型相比表达量显著降低，但对多个底物的输送活性与野生型进行比较发现，C421A 突变体其单位表达量的输送活性并未发生变化。另一方面，根据基因多态性对胎盘 BCRP 的表达量进行分析发现，C421A 突变体的表达量低下进而导致其功能低下。也有报道指出，C421A 突变体在小肠并未引起其表达量的变化。此外，也有其他的报道指出 ATP 酶活性低下可能与 BCRP 功能低下有关。总之，有关 BCRP 功能低下的分子机制尚需进一步研究。

（三）MRP2 的基因多态性

MRP2 广泛分布于肝脏、肠、脑的顶侧膜，其底物极为广泛，主要负责有机阴离子、葡萄糖酸和谷胱甘肽结合物及非结合的各种阴离子化合物的胆汁排泄。起初，关于 MRP2 基因多态性的研究主要集中于胆红素转运功能缺陷造成高胆红素血症的 Dubin-Johnson 综合征，近来有关探讨 MRP2 基因多态性与药物体内动态、药效及毒副作用之间的关联性研究多有报道。现在报道的与临床现象相关的 MRP2 基因多态性多与 5′端上游的非翻译区有关。

C-24T 位点突变导致 *ABCC2* 的转录活性及表达量降低，其功能也随着下降。C-24T位点突变的肾移植患者服用麦可酚酸后其血药浓度升高，而在肾移植第一年其腹泻也较为严重。C-24T 位点突变可导致儿童急性淋巴细胞白血病患者服用甲氨蝶呤后其血浆浓度及毒性均增加，且女性患者甲氨蝶呤的血浆 AUC 约是男性的 2 倍。此外，3972T>C 携带者伊立替康及其代谢物的体内清除明显降低，腹泻的发生率也随之减少。进而在使用伊立替康治疗携带-24T 和 3972T 纯合子的非小细胞肺癌的患者群中，伊立替康的治疗效果良好，患者的无进展生存期（progression-freesurvival）明显延长，而在 *ABCC2* *2 单倍型突变的癌症患者中，伊立替康导致的迟发性腹泻明显减少，可能与该位点突变导致的伊立替康肝胆排泄减少有关。此外，*ABCC2* 的基因突变与药物性肝损伤密切相关。Choi 等报道韩国人服用中草药诱发的肝损伤，*ABCC2* g.-1774delG 位点突变其胆汁淤积型及混合型肝损伤的发生率较高，而 g.-1549G>A、g.-24C>T、c.334-49C>T 和 c.3972C>T 位点的突变其肝细胞损伤型肝炎的发病率较高，原因可能是 *ABCC2* 基因启动子区域这些基因位点的突变导致发生药物肝损伤的敏感性增加。Daly 等发现患者中携带 C-24T 者出现双氯芬酸代谢物诱发的肝毒性的发生率较高，其原因可能是 MRP2 的功能降低使活性代谢物的胆汁排泄减少而在肝脏蓄积发生肝毒性。此外，在 HIV-1 感染的患者中，*ABCC2* 基因 G1249A 突变与替诺福韦酯诱导的肾小管损伤密切相关。

三、小结

以上根据现有的研究发现论述了转运体基因多态性对体内药物动态、药效及毒副作用的影响，在目前状态下，除 OATP1B1 和 BCRP 的一部分变异外，从多个临床研究的结果来看，得出一个统一的结论为时尚早，期待今后有更多的临床研究进一步明确基因突变的重要性。尽管遗传药理学的概念已经提出了大约 50 年，但直至近年，基于临床基因多态性的信息积累使个体化治疗成为现实，如美国 FDA 在药品说明书中提出了对由于代谢转运能力的个体差异影响药物体内动态药效及副作用的相关代谢酶进行基因多态性析测，有理由相信在不久的将来对转运体基因多态性的析测也必将是其予以关注的一个重要部分。

此外，在新药研究的初期，根据体外研究对候选化合物与代谢酶、转运体的关联性等报道，以及基因多态性导致功能下降的比例，利用生理药动学模型能够准确预测其体内过程。在临床治疗中，根据患者的基因多态性就可给出一个更为科学的给药方案。

（武新安　马彦荣）

参考文献

Alvarez BV，Villa-Abrille MC. 2013. Mitochondrial NHE1：a newly identified target to prevent heart disease. Frontiers in Physiology，4：152.

Arauz- Pacheco C，Parrott MA，Raskin P. 2002. The treatment of hypertension in adult patients with diabetes. Diabetes Care，25（1）：134-147.

Bruhn O，Cascorbi I. 2014. Polymorphisms of the drug transporters ABCB1，ABCG2，ABCC2 and ABCC3 and their impact on drug bioavailability and clinical relevance. Expert Opinion on Drug Metabolism & Toxicology，10（10）：1337-1354.

Carr MC，Brunzell JD. 2004. Abdominal obesity and dyslipidemia in the metabolic syndrome：importance of type 2 diabetes and familial combined hyperlipidemia in coronary artery disease risk. The Journal of Clinical Endocrinology and Metabolism，89（6）：2601-2607.

Choi JH，Ahn BM，Yi J，et al. 2007. MRP2 haplotypes confer differential susceptibility to toxic liver injury. Pharmacogenetics and Genomics，17（6）：403-415.

Cusatis G，Gregorc V，Li J，et al. 2006. Pharmacogenetics of ABCG2 and adverse reactions to gefitinib. Journal of the National Cancer Institute，98（23）：1739-1742.

Daly AK，Aithal GP，Leathart JB，et al. 2007. Genetic susceptibility to diclofenac- induced hepatotoxicity：contribution of UGT2B7，CYP2C8，and ABCC2 genotypes. Gastroenterology，132（1）：272-281.

de Jong FA，Scott-Horton TJ，Kroetz DL，et al. 2007. Irinotecan-induced diarrhea：functional significance of the polymorphic ABCC2 transporter protein. Clinical Pharmacology and Therapeutics，81（1）：42-49.

De La Pena VA，Diz Dios P，Tojo Sierra R. 2007. Relationship between lactate dehydrogenase activity in saliva and oral health status. Archives of Oral Biology，52（10）：911-915.

Ennis IL，Escudero EM，Console GM，et al. 2003. Regression of isoproterenol- induced cardiac hypertrophy by Na^+/H^+ exchanger inhibition. Hypertension，41（6）：1324-1329.

Fellay J，Marzolini C，Meaden ER，et al. 2002. Response to antiretroviral treatment in HIV- 1- infected individuals with allelic variants of the multidrug resistance transporter 1：a pharmacogenetics study. Lancet，359（9300）：30-36.

Franceschi A，Tuccori M，Bocci G，et al. 2004. Drug therapeutic failures in emergency department patients. A university hospital experience. Pharmacological Research, 49 (1): 85-91.

Fujisawa G, Okada K, Muto S, et al. 2003. Na/H exchange isoform 1 is involved in mineralocorticoid/salt-induced cardiac injury. Hypertension, 41 (3): 493-498.

Graham GG, Punt J, Arora M, et al. 2011. Clinical pharmacokinetics of metformin. Clinical Pharmacokinetics, 50 (2): 81-98.

Haenisch S, Zimmermann U, Dazert E, et al. 2007. Influence of polymorphisms of ABCB1 and ABCC2 on mRNA and protein expression in normal and cancerous kidney cortex. The Pharmacogenomics Journal, 7 (1): 56-65.

Han JY, Lim HS, Park YH, et al. 2009. Integrated pharmacogenetic prediction of irinotecan pharmacokinetics and toxicity in patients with advanced non-small cell lung cancer. Lung Cancer, 63 (1): 115-120.

Han JY, Lim HS, Yoo YK, et al. 2007. Associations of ABCB1, ABCC2, and ABCG2 polymorphisms with irinotecan-pharmacokinetics and clinical outcome in patients with advanced non-small cell lung cancer. Cancer, 110 (1): 138-147.

Hanson RL, Imperatore G, Bennett PH, et al. 2002. Components of the "metabolic syndrome" and incidence of type 2 diabetes. Diabetes, 51 (10): 3120-3127.

Hitzl M, Schaeffeler E, Hocher B, et al. 2004. Variable expression of P-glycoprotein in the human placenta and its association with mutations of the multidrug resistance 1 gene (MDR1, ABCB1). Pharmacogenetics, 14 (5): 309-318.

Hoffmeyer S, Burk O, von Richter O, et al. 2000. Functional polymorphisms of the human multidrug-resistance gene: multiple sequence variations and correlation of one allele with P-glycoprotein expression and activity in vivo. Proceedings of the National Academy of Sciences of the United States of America, 97 (7): 3473-3478.

Johnell K, Klarin I. 2007. The relationship between number of drugs and potential drug-drug interactions in the elderly: a study of over 600, 000 elderly patients from the Swedish Prescribed Drug Register. Drug Safety, 30 (10): 911-918.

Khan WS, Jones RK, Nokes L, et al. 2007. The relationship of the angle of immobilisation of the knee to the force applied to the extensor mechanism when partially weight-bearing. A gait-analysis study in normal volunteers. The Journal of Bone and Joint Surgery British Volume, 89 (7): 911-914.

Kimchi-Sarfaty C, Oh JM, Kim IW, et al. 2007. A "silent" polymorphism in the MDR1 gene changes substrate specificity. Science, 315 (5811): 525-528.

Kobayashi D, Ieiri I, Hirota T, et al. 2005. Functional assessment of ABCG2 (BCRP) gene polymorphisms to protein expression in human placenta. Drug Metabolism and Disposition, 33 (1): 94-101.

Kondo C, Suzuki H, Itoda M, et al. 2004. Functional analysis of SNPs variants of BCRP/ABCG2. Pharmaceutical Research, 21 (10): 1895-1903.

Liu Y, Yin Y, Sheng Q, et al. 2014. Association of ABCC2-24C>T polymorphism with high-dose methotrexate plasma concentrations and toxicities in childhood acute lymphoblastic leukemia. PloS One, 9 (1): e82681.

Lu HJ, Li HL, Hao P, Li JM, et al. 2003. [Association of the vitamin D receptor gene start codon polymorphism with vitamin D deficiency rickets]. Zhonghua Er Ke Za Zhi = Chinese Journal of Pediatrics, 41 (7): 493-496.

Meissner K, Jedlitschky G, Meyer zu Schwabedissen H, et al. 2004. Modulation of multidrug resistance P-glycoprotein 1 (ABCB1) expression in human heart by hereditary polymorphisms. Pharmacogenetics, 14 (6): 381-385.

Mizuarai S, Aozasa N, Kotani H. 2004. Single nucleotide polymorphisms result in impaired membrane localization and reduced atpase activity in multidrug transporter ABCG2. International Journal of Cancer, 109 (2):

238-246.

Morisaki K, Robey RW, Ozvegy-Laczka C, et al. 2005. Single nucleotide polymorphisms modify the transporter activity of ABCG2. Cancer Chemotherapy and Pharmacology, 56 (2): 161-172.

Mykkanen L . 1999. [Treatment of hypertension in patients with adult- onset diabetes] . Duodecim; Laaketieteellinen Aikakauskirja, 115 (10): 1147-1153.

Naesens M, Kuypers DR, Verbeke K, et al. 2006. Multidrug resistance protein 2 genetic polymorphisms influence mycophenolic acid exposure in renal allograft recipients. Transplantation, 82 (8): 1074-1084.

Nakamura T, Sakaeda T, Horinouchi M, et al. 2002. Effect of the mutation (C3435T) at exon 26 of the MDR1 gene on expression level of MDR1 messenger ribonucleic acid in duodenal enterocytes of healthy Japanese subjects. Clin Pharmacol Ther, 71 (4): 297-303.

Nakamura TY, Iwata Y, Arai Y, et al. 2008. Activation of Na^+/H^+ exchanger 1 is sufficient to generate Ca^{2+} signals that induce cardiac hypertrophy and heart failure. Circulation Research, 103 (8): 891-899.

Owen A, Goldring C, Morgan P, et al. 2005. Relationship between the C3435T and G2677T (A) polymorphisms in the ABCB1 gene and P-glycoprotein expression in human liver. British Journal of Clinical Pharmacology, 59 (3): 365-370.

Pan HY. 1991. Clinical pharmacology of pravastatin, a selective inhibitor of HMG-CoA reductase. European Journal of Clinical Pharmacology, 40: S15-S18.

Rupprecht HJ, vom Dahl J, Terres W, et al. 2000. Cardioprotective effects of the Na (+) /H (+) exchange inhibitor cariporide in patients with acute anterior myocardial infarction undergoing direct PTCA. Circulation, 101 (25): 2902-2908.

Scheen AJ. 1996. Clinical pharmacokinetics of metformin. Clinical Pharmacokinetics, 30 (5): 359-371.

Seedhouse CH, Grundy M, White P, et al. 2007. Sequential influences of leukemia-specific and genetic factors on p-glycoprotein expression in blasts from 817 patients entered into the National Cancer Research Network acute myeloid leukemia 14 and 15 trials. Clinical Cancer Research, 13 (23): 7059-7066.

Shou W, Wang D, Zhang K, et al. 2012. Gene-wide characterization of common quantitative trait loci for ABCB1 mRNA expression in normal liver tissues in the Chinese population. PloS One, 7 (9): e46295.

Siegmund W, Ludwig K, Giessmann T, et al. 2002. The effects of the human MDR1 genotype on the expression of duodenal P-glycoprotein and disposition of the probe drug talinolol. Clin Pharmacol Ther, 72 (5): 572-583.

Sparreboom A, Gelderblom H, Marsh S, et al. 2004. Diflomotecan pharmacokinetics in relation to ABCG2 421C>A genotype. Clinical Pharmacology and Therapeutics, 76 (1): 38-44.

Toyama MH, Marangoni S, Novello JC, et al. 2003. Biophysical, histopathological and pharmacological characterization of crotamine isoforms F22 and F32. Toxicon, 41 (4): 493-500.

Tucker GT, Casey C, Phillips PJ, et al. 1981. Metformin kinetics in healthy subjects and in patients with diabetes mellitus. British Journal of Clinical Pharmacology, 12 (2): 235-246.

Uwai Y, Masuda S, Goto M, et al. 2004. Common single nucleotide polymorphisms of the MDR1 gene have no influence on its mRNA expression level of normal kidney cortex and renal cell carcinoma in Japanese nephrectomized patients. Journal of Human Genetics, 49 (1): 40-45.

van der Schoor LW, Verkade HJ, Kuipers F, et al. 2015. New insights in the biology of ABC transporters ABCC2 and ABCC3: impact on drug disposition. Expert Opinion on Drug Metabolism & Toxicology, 11 (2): 273-293.

Wang D, Johnson AD, Papp AC, et al. 2005. Multidrug resistance polypeptide 1 (MDR1, ABCB1) variant 3435C>T affects mRNA stability. Pharmacogenetics and Genomics, 15 (10): 693-704.

Wikstrand J, Warnold I, Tuomilehto J, et al. 1991. Metoprolol versus thiazide diuretics in hypertension. Morbidity results from the MAPHY study. Hypertension, 17 (4): 579-588.

Wilkin RT, Puls RW, Sewell GW. 2003. Long-term performance of permeable reactive barriers using zero-valent iron: geochemical and microbiological effects. Ground Water, 41 (4): 493-503.

Wolking S, Schaeffeler E, Lerche H, et al. 2015. Impact of genetic polymorphisms of ABCB1 (MDR1, P-Glycoprotein) on drug disposition and potential clinical implications: update of the literature. Clin Pharmacokinet, 54 (7): 709-735.

Yamasaki Y, Ieiri I, Kusuhara H, et al. 2008. Pharmacogenetic characterization of sulfasalazine disposition based on NAT2 and ABCG2 (BCRP) gene polymorphisms in humans. Clinical Pharmacology and Therapeutics, 84 (1): 95-103.

Zamber CP, Lamba JK, Yasuda K, et al. 2003. Natural allelic variants of breast cancer resistance protein (BCRP) and their relationship to BCRP expression in human intestine. Pharmacogenetics, 13 (1): 19-28.

Zamek-Gliszczynski MJ, Bao JQ, Day JS, et al. 2013. Metformin sinusoidal efflux from the liver is consistent with negligible biliary excretion and absence of enterohepatic cycling. Drug Metabolism and Disposition, 41 (11): 1967-1971.

Zgheib NK, Akra-Ismail M, Aridi C, et al. 2014. Genetic polymorphisms in candidate genes predict increased toxicity with methotrexate therapy in Lebanese children with acute lymphoblastic leukemia. Pharmacogenetics and Genomics, 24 (8): 387-396.

Zhang W, Yu BN, He YJ, et al. 2006. Role of BCRP 421C>A polymorphism on rosuvastatin pharmacokinetics in healthy Chinese males. Clinica Chemica Acta, 373 (1-2): 99-103.

第五节　转运体与药物毒性

通常药物转运体介导不易通过脂质双分子层的物质进出细胞，使内外源性物质在特定脏器积蓄或排出，从而维持机体内环境的稳态。药物作为外源性物质，可被各种各样的转运体识别并转运，从而决定着其在吸收、器官分布及排泄过程中的动力学特点。不同药物作为转运体的底物被识别，或许能增加药物疗效并减轻其毒副作用。如羟甲基戊二酸单酰辅酶 A (hydroxy methylglutaryl coenzyme A, HMG-CoA) 还原酶抑制剂普伐他汀可被肝脏 OATP1B1 摄取，由 MRP2 排泄进入胆汁，经过小肠时又被 OATP3 重新吸收。转运体的参与使该药的体内过程形成肝肠循环，一方面使其在药效部位（肝脏）有较好的滞留，另一方面抑制其全身暴露而减少横纹肌溶解等肌肉毒性发生的风险。但也有由于转运体将药物运送至产生毒性作用的器官中蓄积，从而导致药物毒性发生的情况；即使通常情况下转运体与其底物药物的毒副作用无关，但由于基因多态性导致转运体功能的改变，会使部分人群药物毒副作用增大，或由于药物相互作用等因素一过性引起转运体功能变化，影响药物吸收、分布、排泄而导致预想不到的药物毒性。本节主要就转运体与药物引起人体毒性反应间的关系进行讨论。

一、转运体变化引起药物毒性的机制

转运体变化引起药物毒性的机制可分为以下 3 种（图 4-4）：①肠道或靶向组织的摄取能力增大，外排能力降低，使得机体对药物的吸收量或组织中药物浓度显著增加。小肠是药物吸收的主要部位，若小肠上皮细胞膜摄入型转运体表达增多或功能增强，而外排型转运体表达减少或功能下降，则可能导致人体对这些转运体的底物药物的吸收增多，从而使过多药物进入体内而诱发毒性。此外，若药物靶标脏器摄入型转运体表达增多或功能增强，其摄取能力增大，则进入脏器细胞中的药物明显增多，如此时靶组织外排转运体的排泄能力降低，则进入细胞中的药物无法或很少排出，使靶标脏器细胞中药物过量蓄积而引发药物毒性发生。②肝脏或肾脏的转运能力低下，使得血浆或组织中的药物浓度增加。由于肝脏及肾脏是药物代谢与排泄的主要器官，若肝肾组织中负责药物进出细胞的转运体表达或功能下降，则势必导致药物蓄积在血浆和（或）组织中无法排泄，最终引起机体的不良反应。③药物改变组织细胞膜上相关转运体表达量或功能，使得转运体介导的内源性物质出入细胞受阻而导致其细胞浓度发生变化，从而诱发毒性反应。

①肠道或靶组织转运体摄取能力增加，外排能力降低，机体对药物的吸收量或组织中药物浓度显著增加

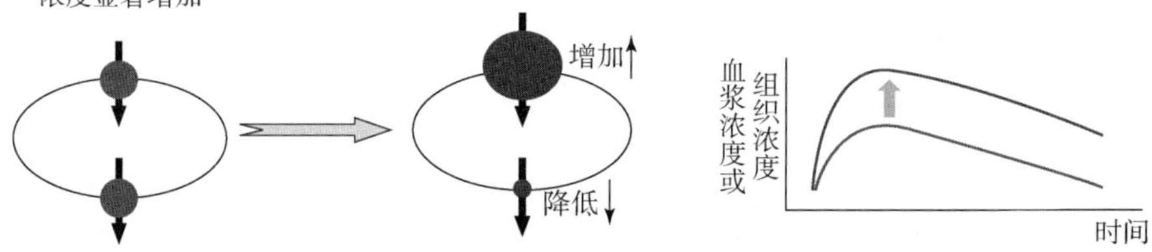

②肝肾转运体摄取及外排能力下降，机体对药物排泄能力下降，使药物在体内蓄积

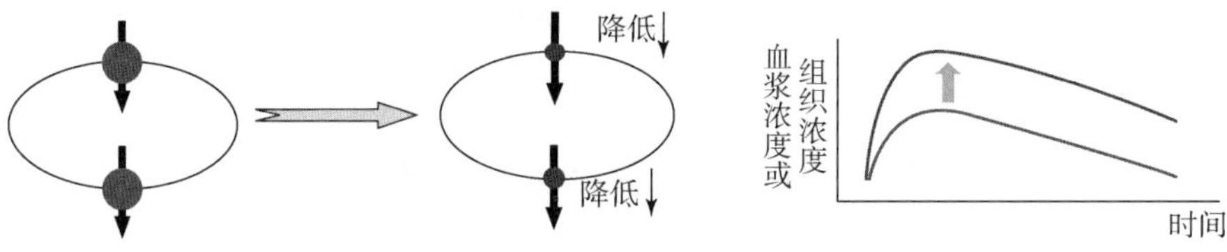

③药物改变转运体对内源性物质的转运能力，导致其在细胞内蓄积而引发毒性反应

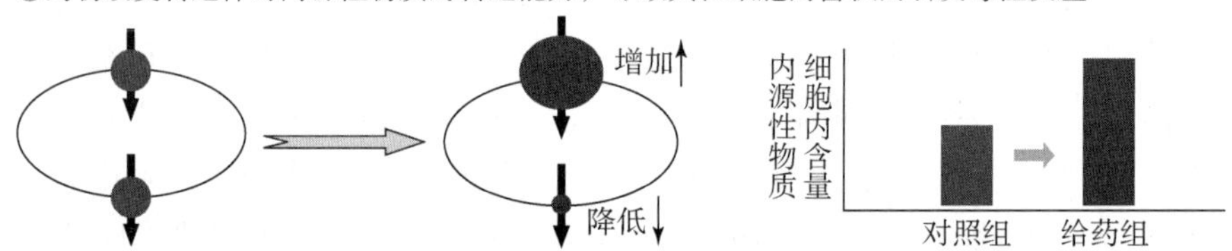

图 4-4　转运体变化引发药物毒性的机制

二、肠道 P-gp 引起的药物毒性

地高辛作为各种急、慢性心功能不全及室上性心动过速、心房颤动等心脏疾病治疗的常规用药，早已被临床广泛应用。但由于地高辛治疗浓度范围较小（0.8～2.0 ng/ml），且每个患者对其耐受性和消除速度又有很大差异，因此对其药动学的任何细微影响都可能导致严重的后果。1992 年，Tanigawara 等首次通过高表达人 P-gp 的猪肾上皮细胞系研究发现，地高辛为 P-gp 的一个高亲和性底物，在此后的大量研究也表明，人类小肠上皮细胞的 P-gp 对地高辛的体内药物浓度具有重要调控作用，许多影响 P-gp 表达或功能的因素（如抑制剂、基因多态性等）都可使地高辛血药浓度变化而导致地高辛毒性反应的发生。

Rodin 等为健康志愿者每天给予 240 mg 维拉帕米，由于维拉帕米对 P-gp 的强效抑

制作用，地高辛在人体内的药时曲线下面积可升高 50%，其血药浓度峰值可升高 40%。地高辛血药浓度的急剧升高可使受试者出现恶心、呕吐、腹痛等胃肠道症状，严重者可出现中枢神经系统毒性反应、多种心律失常甚至死亡，因此，临床需密切关注地高辛与 P-gp 抑制剂合用对地高辛血药浓度的影响。表 4-3 列举了具有代表性的一些 P-gp 抑制剂，其可使人体内地高辛血药浓度升高。此外，编码 P-gp 的 *ABCB1* 基因的单核苷酸多态性也与地高辛中毒有关。芬兰科学家分析了 2000～2009 年 112 名地高辛中毒患者体内 P-gp 的单核苷酸多态性，结果发现在 3435C>T、1236C>T 及 2677G>T 3 个基因位点上女性等位基因突变频率要显著高于男性，导致女性服用地高辛后的中毒几率显著高于男性。

表 4-3　引起人体内地高辛血药浓度升高的相关药物相互作用研究

抑制剂	AUC 比值	C_{max} 比值	IC_{50}（μM）	肠腔浓度（μM）
他林洛尔	1.23*	1.45*	198	1100
伊曲康唑	1.52*	1.34	1.3	1134
克拉霉素	—	1.8～4.0*	～300	1337
克拉霉素	1.7*	1.8*	～300	1337
葡萄柚汁	1.10*	1.23	—	—
利托那韦	1.86*	—	28.2	1665
维拉帕米	1.50*	1.44*	10/5.9	704
奎尼丁	1.77*	1.75*	14.1/21	3083
伐司朴达	1.74*	1.74*	0.1	1317
卡维地洛	1.56*	1.38*	4	61.5
卡维地洛	1.19*	1.60*	4	246

* $P<0.05$；—无数据。

三、血脑屏障 P-gp 引起的药物毒性

奥司他韦是一种作用于神经氨酸酶的特异性抑制剂，通过抑制神经氨酸酶而减少流感病毒在人体内的传播以起到治疗流行性感冒的作用，在美国食品药品监督管理局（Food and Drug Administration，FDA）获批上市后，也陆续发现一些因服用此药而导致的毒副作用，其中主要为中枢神经系统的不良反应，如眩晕、头痛、失眠、疲劳等。2005 年有日本媒体报道日本青少年服用奥斯他韦后自杀并有精神异常反应，此后日本先后报道数十例此类不良反应，世界各地媒体随即纷纷转载报道，引起公众关注。据报道，2006 年在日本约有 1000 万人服用奥司他韦，其不良反应发生率约占所有病人的 0.002%，在发生不良反应的人群中高达 80% 为幼年和青少年。为此，日本东京大学的杉山雄一教授组织其课题组对奥司他韦的药动学特征进行了研究，发现奥司他韦在随血液进入脑部时，由分布于血脑屏障的转运体 P-gp 介导外排而降低了脑组织中奥司他韦的浓度。同时该研究发现，成年大鼠脑 *Abcb1a* mRNA 及 P-gp 的表达水平显著高于幼年大鼠，当给予大鼠奥司他韦后，幼年大鼠脑组织中的药物含量远远高于成年大鼠，而其血药浓度差异不大。此研究结

果提示，奥司他韦在儿童与青少年人群中枢系统不良反应高发，很可能与其血脑屏障中的P-gp尚未完全表达，使得奥司他韦在脑组织中过量蓄积所致。为此，FDA专门针对奥司他韦做出警示：由于幼儿血脑屏障发育不完全，奥司他韦应用于幼儿会造成脑内药物浓度过高，可能形成潜在的安全问题。

四、肝脏转运体引起的药物毒性

（一）肝脏OCT1

1957年，二甲双胍被首次应用于糖尿病治疗，因其疗效显著而使双胍类药物在临床得以广泛应用，但随后发现此类药物可导致乳酸酸中毒的严重不良反应。1978年，苯乙双胍因为引起乳酸酸中毒而在美国被撤出市场，只有二甲双胍因不良反应发生率较低而仍在临床使用。乳酸酸中毒（lactic acidosis）是糖尿病患者一种较少见而严重的并发症，一旦发生，病死率很高，常高达50%～80%。已有很多研究证实，二甲双胍在肝细胞中的过量蓄积可能导致肝脏中乳酸合成增多，诱发乳酸酸中毒。二甲双胍由肝细胞基底侧膜转运体OCT1及OCT2介导摄入细胞内。Wang等研究表明，给予小鼠二甲双胍后，野生型小鼠血液中的乳酸水平要显著高于*Oct1*基因敲除型小鼠，随后该作者进一步研究发现，二甲双胍在野生型小鼠肝脏中的浓度远远高于*Oct1*基因敲除型小鼠。此项研究表明，Oct1是影响二甲双胍在肝细胞内的浓度的关键因素，当Oct1过度表达或功能增强时可能会导致二甲双胍在肝脏中蓄积，从而引发乳酸酸中毒。

（二）肝脏OATPs及ABC族转运体

OATP1B1分布于人体肝脏及小肠，介导多种内源性有机阴离子物质及药物经小肠及肝脏细胞摄取。胆红素为人体胆汁中的主要色素，经OATP1B1介导由血液进入肝细胞。有研究表明，Gilbert综合征患者体内OATP1B1功能下降，此类患者在服用茚地那韦后极有可能因胆红素的肝脏摄取受到抑制而诱发高胆红素血症；Campbell等在转染OATP1B1的HEK293细胞系中的研究进一步发现，茚地那韦及利福霉素SV可抑制OATP1B1的转运功能，这可能是患者服用此两种药物后诱发高胆红素血症的重要原因。

迄今为止，已有大量他汀类药物诱发肌肉组织毒性反应的报道，如他汀类药物导致肌肉酸痛的发生率可高达2%～10.5%，其他毒性反应包括肌肉触痛、肌肉酸重、肌痉挛、肌强直、肌无力等。目前已发现药代动力学是引起他汀类药物毒性反应的重要因素。他汀类药物的体内过程涉及很多转运体及代谢酶，其中OATP1B1发挥着重要作用。体外研究发现，*SLCO1B1*中521T>C多态性可明显降低OATP1B1活性；而健康志愿者服用相同剂量辛伐他汀后，521CC型人群体内辛伐他汀酸AUC显著高于521TC型及TT型人群；另有研究发现，*SLCO1B1* 521CC型人群口服普伐他汀后，血浆中药物浓度亦高于TC/TT型。血药浓度上升可能伴随着不良反应发生率增加。一项针对携带*SLCO1B1**15*单倍型（存在521T>C SNP）患者的研究发现，此类患者在服用阿托伐他汀或普伐他汀后大部分出现了肌肉组织毒性反应；另有他汀类药物与横纹肌溶解症相关性的Meta分析研究表明，在接收他汀类药物治疗的人群中*SLCO1B1* 521T>C多态性可显著增加横纹肌溶解症的发生风险。除*SLCO1B1*基因多态性诱发他汀类毒性外，药物相互作用也可能导致严重的他汀类毒性反应。如吉非贝齐因抑制 OATP1B1，在联用西立伐他汀后可引起致死性横纹肌溶解，从而导致西立伐他汀被迫撤市。此外，肝脏、肠外排转运体 P-gp、MRP2 及 BCRP 均涉及他汀类药物转运过程，有报道环孢素 A 可使普伐他汀 AUC 及血药浓度升高，这可能与环孢素 A 抑制肠道 P-gp，从而增加普伐他汀生物利用度相关。

伊立替康为喜树碱类抗肿瘤药物，可通过对拓扑异构酶Ⅰ的抑制引起 DNA 单键断裂，从而抑制细胞增殖，发挥抗肿瘤作用。虽然伊立替康已被证实对多种恶性肿瘤均有较好疗效，但其主要的不良反应——迟发性腹泻的发生率较高，严重影响生活质量，甚至会危及生命。研究证明伊立替康发生迟发性腹泻的药代动力学机制如下：口服伊立替康经肠道吸收入血后到达肝脏，由肝细胞膜上的 OATP1B1 摄取，在肝脏内经过羧酸酯酶转化为活性代谢物 7-乙基-10-羟基喜树碱（SN-38），而 SN-38 经肝脏尿苷二磷酸葡糖醛酸转移酶转化为无活性的 SN-38G，三者可通过位于肝细胞胆管侧膜的转运体 MRP2、BCRP 及 P-gp 介导排入胆汁，然后随胆汁经粪便排出体外。在伊立替康及其代谢物随胆汁进入肠腔后，SN-38G 可被肠道内的 β-葡萄糖苷酸酶转换为 SN-38，同时伊立替康和 SN-38 被肠道再次吸收形成肠肝循环。目前研究已经证实：SN-38 在肠道内的浓度过高，其与肠道上皮细胞的接触时间延长，可引发结肠结构和功能改变，导致严重的结肠损害，这可能是迟发性腹泻发生的主要原因。大量研究表明，分布于肝细胞膜上的转运体 OATP1B1、肠上皮细胞的 P-gp 及肝脏胆管侧膜的转运体 MRP2、BCRP 等均对 SN-38 的肠道蓄积有重要影响。一项针对高加索人种的研究发现，具有 *ABCB1* 1236C>T 基因型的患者体内伊立替康及 SN-38 的血药浓度显著增加；另一项来自日本的临床研究证实，49 例具有 *ABCB1**2 单倍体基因型（包括 1236C>T、2677G>A 及 3435C>T）的患者，其伊立替康及 SN-38 的药物清除率显著下降。SN-38 在体内浓度升高，其发生腹泻的几率也会相应增加。鉴于转运体对伊立替康结肠毒性的重要作用，目前很多人也试图通过对转运体的调控减少伊立替康迟发性腹泻的发生几率。很多研究发现，通过抑制肝细胞外排转运体而减少 SN-38 的排泄，从而降低 SN-38 在肠腔中的暴露量，可能是增加伊立替康疗效并减小伊立替康肠毒性发生几率的有效方式。Inoue 等研究发现，吉非替尼可通过对 BCRP 的有效抑制而提高体内肿瘤组织中 SN-38 的浓度，增强其治疗效果。此外，有研究证实丙磺舒及染料木黄酮均能通过抑制 MRP2 而减少伊立替康及 SN-38 的胆汁排泄，减少伊立替康迟发性腹泻的发生率。

（三）肝细胞内线粒体膜 ENT1

除细胞膜上的转运体外，胞质内细胞器膜上分布的转运体也可能导致药物毒性发生。非阿尿苷是由美国 Memorial Sloan-Kettering 癌症中心联合 Bristol-Myers 癌症中心于 1985 年一同研发的一种核苷类抗病毒新药，当时其在临床实验中表现出了极强的抗乙肝病毒活性，具有十分广阔的应用前景。然而，该药在Ⅱ期临床实验阶段却发生了严重的药物毒性反应事件，15 位受试病人中 7 人出现了肝衰竭，需进行肝脏移植手术，其中 5 人死亡。严重肝毒性导致该药的上市进程被迫中止。非阿尿苷由肝细胞中线粒体胸苷激酶催化，生成磷酸化代谢产物后大量蓄积在线粒体，此代谢产物能抑制 DNA 聚合酶活性，从而导致严重肝衰竭发生。Lai 等研究发现，线粒体膜上表达有 1 型平衡型核苷转运体（equilibratibe nucleoside transporter 1，ENT1），此转运体可介导非阿尿苷的线粒体摄取。

该课题组随后在 MDCK 细胞系中的实验结果证实，在肝细胞血浆侧膜 ENT1 被抑制后，非阿尿苷仍可进入线粒体而产生毒性；而在过表达 ENT1 的线粒体中进行的非阿尿苷摄取实验表明，50 μM 非阿尿苷即可使线粒体 DNA 合成降低约 70%。此结果充分证明了线粒体膜 ENT1 在非阿尿苷线粒体毒性中的重要作用。除非阿尿苷外，其他核苷类抗病毒药物（如齐多夫定、司他夫定及去羟肌苷等）的肝毒性也可能与线粒体膜上的 ENTs 相关。

（四）肝细胞与胆酸盐排泄相关转运体

胆酸盐是胆汁的重要成分，主要存在于肝肠循环系统，只有一少部分胆汁酸进入外围循环，其在脂肪代谢中起着重要作用。现代分子生物学研究已经基本阐明了胆酸盐网络的体内过程，胆酸盐由体内胆固醇在肝脏合成，各种胆酸盐成分由肝细胞基底侧膜转运体 NTCP、OATPs 摄入，由胆管侧膜转运体 BSEP、MRP2、BCRP 等介导外排并随胆汁进入肠道，绝大部分胆酸盐在此经历肝肠循环，由小肠重吸收而再次进入体内，在经历多次循环后少量胆酸盐可经粪便排出体外。由于胆酸盐在肝细胞内的蓄积可导致细胞凋亡或坏死，因此，胆酸盐能否顺利从肝细胞排出对细胞活性水平极为关键。

曲格列酮是由华纳-兰伯特公司开发的一种治疗糖尿病的新药，1997 年 3 月由美国食品药品监督管理局批准上市，并迅速在降糖药物市场上占据了一席之地。但在上市后 3 年间，美国食品药品监督管理局就收到了 90 例与曲格列酮相关的肝脏衰竭（其中 63 例死亡）的报道，因此，2000 年 3 月华纳-兰伯特公司宣布，由于曲格列酮可导致严重的脏损伤，此品种从世界各地市场上被撤销。随后的很多研究均证实，曲格列酮进入人体后生成的硫酸结合物是肝细胞膜 BSEP 的强效抑制剂，在服用本品后由于其代谢物对 BSEP 的抑制作用，导致大量胆酸盐类物质蓄积在肝细胞中无法外排，从而导致严重的肝脏衰竭。波生坦是由美国 Actelion 公司研发的治疗特发性肺动脉高压症的药物，但在其上市后不久就发现有患者在服用此药物后出现了黄疸、恶心、体重下降等严重不良反应，经检测其血清中胆红素、谷草转氨酶、谷丙转氨酶等肝功能指标均远高于正常水平。Fattinger 等研究发现波生坦可升高人体内胆酸盐类物质的血清浓度，随后的体外研究结果证实波生坦及其体内代谢物可通过抑制 BSEP 降低胆酸盐在胆汁中的外排，从而使过量的胆酸盐积蓄在人体内而导致毒副作用发生。

除 BSEP 外，其他介导胆酸盐的转运体也可因其表达或功能受到影响而诱发肝损伤。Daniels 等发现 MAPK2 抑制剂 PF-022 可导致比格犬急性肝损伤，随后在 MDCK 细胞系进行的研究表明，PF-022 是 BSEP 及 MRP2 的抑制剂，其 IC_{50} 值分别为 38 μM 及 10 μM。Daly 等研究发现，MRP2 的编码基因 *ABCC2* 多态性可导致双氯芬酸的外排减少，并增加其引起致死性黄疸的发生率。Wu 等研究发现，知母皂苷 A3 可剂量依赖性地下调大鼠肝脏 Ntcp、Bsep 及 Mrp2 的表达量，这可能是其导致肝毒性的原因之一。

近来有研究证实，通过对胆酸盐相关转运体的调控，可对药物诱导性胆汁淤积起到一定程度的保护作用。Chen 等报道，京尼平酸可显著上调大鼠体内 Bsep 及 Mrp2 的表达量，从而保护 α-异硫氰酸酯引起的急性胆汁淤积；笔者所在课题组研究发现，甘草酸单铵可调控大鼠肝细胞膜转运体外排 Mrp2 及摄入转运体 Ntcp、Oatp1a4 表达，这可能是此药保护异烟肼及利福平诱导肝损伤的原因之一。

五、肾脏转运体引起的药物毒性

（一）肾脏 OATs 与 MRPs

甲氨蝶呤是一种经典的叶酸类抗肿瘤药物，由于甲氨蝶呤主要经肾脏排出体外，因此其在肾脏中的蓄积可能诱发严重的肾毒性，需要引起临床高度关注。甲氨蝶呤随血液到达肾脏后，由肾脏上皮细胞基底侧膜的转运体 OAT1 及 OAT3 介导进入细胞，然后由顶侧膜 MRP2、BCRP 等转运体分泌至肾小管，最终随尿液排出体外。1986 年，一位 65 岁妇女由于联用了甲氨蝶呤及吲哚美辛后诱发急性肾衰竭的报道曾引起医学界的广泛讨论。因为吲哚美辛是 OAT1 及 OAT3 的强效抑制剂，此例药物联用很可能是吲哚美辛阻碍了甲氨蝶呤经 OATs 的肾脏摄取及 ABC 族转运体的外排，使其过量蓄积在人体，从而引发了严重的肾脏毒性。事实上，由于抑制 OATs 及 ABC 族转运体而导致甲氨蝶呤体内蓄积的研究也有很多报道，如 Aherne 等早在 1978 年就证实联用 OATs 及 ABC 族转运体的强效抑制剂丙磺舒后可使人体内甲氨蝶呤的血药浓度显著升高，而之后的肾脏切片实验则更为明确地证实丙磺舒及非甾体类抗炎药物通过抑制 OAT3、MRP2 及 MRP4 而阻碍甲氨蝶呤经肾脏的外排通道，从而造成甲氨蝶呤的肾脏蓄积。

部分血管紧张素Ⅱ受体拮抗剂（angiotensin Ⅱ receptor blocker，ARB）（如缬沙坦、奥美沙坦等）可引起血中尿酸水平升高，另有部分 ARB（如氯沙坦、厄贝沙坦等）可使血中尿酸水平下降。引起血中尿酸水平变化的机制涉及肝脏合成及肾脏排泄，而药物对尿酸的肾小管分泌及重吸收过程的影响可能是其中的重要因素。尿酸的肾脏排泄过程由众多转运体介导完成，其经肾小球过滤后被管腔侧膜的 URAT1 及 OAT4 摄取重吸收入血，而血中的尿酸又可被肾小管基底侧膜 OATs 及 MRP4 介导转运至管腔内并随尿液排出。Iwanaga 等在非洲爪蟾卵母细胞系中的研究发现，氯沙坦及替米沙坦可竞争性抑制尿酸经 URAT1 摄取；而缬沙坦及奥美沙坦则未发现对 URAT1 的抑制作用。另有一项研究证明，缬沙坦及奥美沙坦均能抑制 OAT3 介导的尿酸摄入，而缬沙坦尚能抑制 MRP4 介导的尿酸外排。上述研究结果表明，ARB 可影响肾小管膜上尿酸相关转运体的功能，从而改变尿酸的经肾排泄过程。此外，不同 ARB 类药物对肾小管基底侧膜及管腔侧膜转运体的影响不一致可能是此类药物导致血中尿酸水平上升或下降的原因。

（二）肾脏 OCTs 与 MATE

顺铂是经典的抗癌药物之一，临床上已被用来进行多种恶性肿瘤的治疗，但因其具有十分严重且高发的肾毒性而制约了临床应用。顺铂进入血液后到达肾脏，由肾脏基底侧膜转运体 OCT2 介导进入细胞，再由 MATE1 介导排出体外。研究表明，顺铂可呈剂量依赖性诱导 OCT2 的表达，使其蓄积在肾脏细胞内，从而引发严重的肾毒性；而随后研发的同类抗肿瘤药物奥沙利铂的肾毒性则远远低于顺铂。这是因为奥沙利铂在诱导 OCT2、OCT3 升高的同时，对其外排转运体 MATE1 的表达也具有强效诱导作用，MATE1 表达量的增多可以增加奥沙利铂从肾脏的外排，从而降低其在肾脏的蓄积，减小毒性。由于 OCT2 是引起顺铂肾毒性的重要因素，若能通过药物相互作用抑制 OCT2 对顺铂的转运，则可能使其毒性减小，如 Ciarimboli 等研究证明同时联用 OCT2 抑制剂西咪替丁可对小鼠肾脏起到明显的保护作用。

六、骨髓细胞膜 MRP4 引起的药物毒性

6-巯基嘌呤为嘌呤类抗代谢药物，对多种肿瘤均有抑制作用，并可作为炎症性肠病治疗的常规用药在临床得以广泛应用。然而在 6-巯基嘌呤的临床应用中也发现其不良反应发生率较高，毒性作用主要为骨髓抑制，表现为白细胞及血小板减少，伴有出血倾向，此外还有胃肠道反应及高尿酸血症等。Krishnamurthy 等研究表明，巯嘌呤的造血系统毒性与骨髓细胞膜上表达的 MRP4 密切相关。该项研究在同时给予 *Mrp4*（-/-）小鼠与 *Mrp4*（+/+）小鼠 100 mg/kg 6-巯嘌呤后发现，虽然两组小鼠血浆中 6-巯嘌呤浓度无明显差异，但 *Mrp4*（-/-）组小鼠骨髓细胞中药物含量为（20.7±5.2）pmol/10^6 cells，而 *Mrp4*（+/+）组小鼠中药物含量仅为（1.7±0.6）pmol/10^6 cells，*Mrp4* 基因敲除组小鼠骨髓细胞中 6-巯嘌呤的摄入量约为野生型小鼠的 10 倍。此外，在对两组小鼠连续给予 6-巯嘌呤 6 天后，*Mrp4*（-/-）组小鼠体内骨髓细胞数量急剧减少，并在第 13 天全部死亡，而 *Mrp4*（+/+）组小鼠的存活率则高于 75%。由此可见，MRP4 参与了 6-巯嘌呤自骨髓细胞内的外排，防止了过量药物在细胞内蓄积而诱发的毒性，当 MRP4 表达或功能下降时，将可能增加 6-巯嘌呤诱发骨髓抑制的风险。Ban 等在 279 名日本健康志愿者及炎症性肠病患者体内的研究数据表明，MRP4 G2269A 基因携带者在服用 6-巯嘌呤后体内血细胞数明显低于野生型基因携带者；而国内也有报道证实 MRP4 T1393C 及 T1393C 突变型患者在服用 6-巯嘌呤后发生不良反应的风险高于野生型基因携带患者，尤其是突变型基因携带者发生骨髓抑制的风险显著高于野生型。

七、小结

药物在产生毒副作用相关的靶组织中的蓄积与否与其毒性程度密切相关。由于血药浓度与毒副作用靶组织的浓度可能不存在关联性，因此，即使人体血药浓度不发生变化也会产生预想不到的毒副作用。目前普遍认为，作为体内药物消除的主要器官，肝肾转运体功能缺失是引起药物毒性的重要原因。毒副作用相关靶细胞中由于转运体和（或）代谢酶的作用致使药物在细胞内不同细胞器中的蓄积也是诱发药物毒性不可忽视的原因。如非阿尿苷在肝细胞线粒体中蓄积导致肝衰竭就是一个非常典型的案例。因此，探究引起药物在细胞器中蓄积的调控因素可能是未来关注的一个重要方面。

事实上，上市药品诱发器官毒性的病例在服药人群中所占比例很低。在新药研发阶段，由于临床实验例数有限，绝大部分药物诱导的器官毒性未能被研究人员发现，因此对药物毒性的预测也就极为困难。转运体在决定药物在毒性靶组织中的暴露量方面发挥着重要作用，掌握基因多态性或药物相互作用等因素所致其表达和（或）功能的改变对于药物毒性机制的阐明非常重要。相信随着 PET 及 SPECT 技术的发展应用，可非侵入性追踪药物在人体脏器组织中的动态分布，观察药物在人体毒性相关组织中的蓄积情况。这也为使由药物分布引起毒副作用的研究及新药研发更为便利。

（饶　志　武新安）

参考文献

Aherne GW, Piall E, Marks V, et al. 1978. Prolongation and enhancement of serum methotrexate concentrations by probenecid. British Medical Journal, 1 (6120): 1097-1099.

Angirasa AK, Koch AZ. 2002. P-glycoprotein as the mediator of itraconazole-digoxin interaction. Journal of the American Podiatric Medical Association, 92 (8): 471-472.

Ban H, Andoh A, Imaeda H, et al. 2010. The multidrug-resistance protein 4 polymorphism is a new factor accounting for thiopurine sensitivity in Japanese patients with inflammatory bowel disease. Journal of Gastroenterology, 45 (10): 1014-1021.

Baris N, Kalkan S, Guneri S, et al. 2006. Influence of carvedilol on serum digoxin levels in heart failure: is there any gender difference? European Journal of Clinical Pharmacology, 62 (7): 535-538.

Bays H. 2006. Statin safety: an overview and assessment of the data—2005. The American Journal of Cardiology, 97 (8A): 6C-26C.

Becquemont L, Verstuyft C, Kerb R, et al. 2001. Effect of grapefruit juice on digoxin pharmacokinetics in humans. Clin Pharmacol Ther, 70 (4): 311-316.

Campbell SD, de Morais SM, Xu JJ. 2004. Inhibition of human organic anion transporting polypeptide OATP 1B1 as a mechanism of drug-induced hyperbilirubinemia. Chemico-Biological Interactions, 150 (2): 179-187.

Chen H, Huang X, Min J, et al. 2016. Geniposidic acid protected against ANIT-induced hepatotoxity and acute intrahepatic cholestasis, due to Fxr-mediated regulation of Bsep and Mrp2. J Ethnopharmacol, 179: 197-207.

Ciarimboli G. 2014. Membrane transporters as mediators of cisplatin side-effects. Anticancer Research, 34 (1): 547-550.

Daly AK, Aithal GP, Leathart JB, et al. 2007. Genetic susceptibility to diclofenac-induced hepatotoxicity: contribution of UGT2B7, CYP2C8, and ABCC2 genotypes. Gastroenterology, 132 (1): 272-281.

Daniels JS, Lai Y, South S, et al. 2013. Inhibition of hepatobiliary transporters by a novel kinase inhibitor contributes to hepatotoxicity in beagle dogs. Drug Metabolism Letters, 7 (1): 15-22.

De Mey C, Brendel E, Enterling D. 1990. Carvedilol increases the systemic bioavailability of oral digoxin. British Journal of Clinical Pharmacology, 29 (4): 486-490.

Ding R, Tayrouz Y, Riedel KD, et al. 2004. Substantial pharmacokinetic interaction between digoxin and ritonavir in healthy volunteers. Clin Pharmacol Ther, 76 (1): 73-84.

Fattinger K, Funk C, Pantze M, et al. 2001. The endothelin antagonist bosentan inhibits the canalicular bile salt export pump: a potential mechanism for hepatic adverse reactions. Clin Pharmacol Ther, 69 (4): 223-231.

Finsterer J. 2006. Medically induced myopathia. Der Nervenarzt, 77 (6): 682-686, 8-93.

Hirata S, Izumi S, Furukubo T, et al. 2005. Interactions between clarithromycin and digoxin in patients with end-stage renal disease. International Journal of Clinical Pharmacology and Therapeutics, 43 (1): 30-36.

Hoda F, Green RM. 2003. Hepatic canalicular membrane transport of bile salt in C57L/J and AKR/J mice: implications for cholesterol gallstone formation. The Journal of Membrane Biology, 196 (1): 9-14.

Horikawa M, Kato Y, Sugiyama Y. 2002. Reduced gastrointestinal toxicity following inhibition of the biliary excretion of irinotecan and its metabolites by probenecid in rats. Pharmaceutical Research, 19 (9): 1345-1353.

Hou Q, Li S, Li L, et al. 2015. Association between SLCO1B1 gene T521C polymorphism and statin-related myopathy risk: a Meta-analysis of case-control studies. Medicine, 94 (37): e1268.

Inoue Y, Ikegami Y, Sano K, et al. 2013. Gefitinib enhances the antitumor activity of CPT-11 in vitro and in vivo by inhibiting ABCG2 but not ABCB1: a new clue to circumvent gastrointestinal toxicity risk. Chemotherapy, 59 (4): 260-272.

Iwanaga T, Sato M, Maeda T, et al. 2007. Concentration-dependent mode of interaction of angiotensin II receptor blockers with uric acid transporter. The Journal of Pharmacology and Experimental Therapeutics, 320 (1): 211-217.

Keogh JP, Kunta JR. 2006. Development, validation and utility of an in vitro technique for assessment of potential clinical drug-drug interactions involving P-glycoprotein. European Journal of Pharmaceutical Sciences, 27 (5): 543-554.

Kovarik JM, Rigaudy L, Guerret M, et al. 1999. Longitudinal assessment of a P- glycoprotein- mediated drug interaction of valspodar on digoxin. Clin Pharmacol Ther, 66 (4): 391-400.

Krishnamurthy P, Schwab M, Takenaka K, et al. 2008. Transporter- mediated protection against thiopurine-induced hematopoietic toxicity. Cancer Research, 68 (13): 4983-4989.

Lai Y, Tse CM, Unadkat JD. 2004. Mitochondrial expression of the human equilibrative nucleoside transporter 1 (hENT1) results in enhanced mitochondrial toxicity of antiviral drugs. The Journal of Biological Chemistry, 279 (6): 4490-4497.

Lee EW, Lai Y, Zhang H, et al. 2006. Identification of the mitochondrial targeting signal of the human equilibrative nucleoside transporter 1 (hENT1): implications for interspecies differences in mitochondrial toxicity of fialuridine. The Journal of Biological Chemistry, 281 (24): 16700-16706.

Maiche AG. 1986. Acute renal failure due to concomitant action of methotrexate and indomethacin. Lancet, 1 (8494): 1390.

Mathijssen RH, Marsh S, Karlsson MO, et al. 2003. Irinotecan pathway genotype analysis to predict pharmacokinetics. Clinical Cancer Research, 9 (9): 3246-3253.

Morimoto K, Oishi T, Ueda S, et al. 2004. A novel variant allele of OATP-C (SLCO1B1) found in a Japanese patient with pravastatin-induced myopathy. Drug Metabolism and Pharmacokinetics, 19 (6): 453-455.

Neuvonen AM, Palo JU, Sajantila A. 2011. Post-mortem ABCB1 genotyping reveals an elevated toxicity for female digoxin users. International Journal of Legal Medicine, 125 (2): 265-269.

Neuvonen PJ, Niemi M, Backman JT. 2006. Drug interactions with lipid- lowering drugs: mechanisms and clinical relevance. Clin Pharmacol Ther, 80 (6): 565-581.

Niemi M, Pasanen MK, Neuvonen PJ. 2006. SLCO1B1 polymorphism and sex affect the pharmacokinetics of pravastatin but not fluvastatin. Clin Pharmacol Ther, 80 (4): 356-366.

Nozaki Y, Kusuhara H, Kondo T, et al. 2007. Species difference in the inhibitory effect of nonsteroidal anti-inflammatory drugs on the uptake of methotrexate by human kidney slices. The Journal of Pharmacology and Experimental Therapeutics, 322 (3): 1162-1170.

Ose A, Kusuhara H, Yamatsugu K, et al. 2008. P-glycoprotein restricts the penetration of oseltamivir across the blood-brain barrier. Drug Metabolism and Disposition, 36 (2): 427-434.

Pasanen MK, Neuvonen M, Neuvonen PJ, et al. 2006. SLCO1B1 polymorphism markedly affects the pharmacokinetics of simvastatin acid. Pharmacogenetics and Genomics, 16 (12): 873-879.

Rengelshausen J, Goggelmann C, Burhenne J, et al. 2003. Contribution of increased oral bioavailability and reduced nonglomerular renal clearance of digoxin to the digoxin- clarithromycin interaction. British Journal of Clinical Pharmacology, 56 (1): 32-38.

Rodin SM, Johnson BF. 1988. Pharmacokinetic interactions with digoxin. Clin Pharmacokinet, 15 (4): 227-244.

Sato M, Iwanaga T, Mamada H, et al. 2008, Involvement of uric acid transporters in alteration of serum uric acid level by angiotensin Ⅱ receptor blockers. Pharmaceutical Research, 25 (3): 639-646.

Tanigawara Y，Okamura N，Hirai M，et al. 1992. Transport of digoxin by human P-glycoprotein expressed in a porcine kidney epithelial cell line（LLC-PK1）. The Journal of Pharmacology and Experimental Therapeutics，263（2）：840-845.

Tenero D，Boike S，Boyle D，et al. 2000. Steady-state pharmacokinetics of carvedilol and its enantiomers in patients with congestive heart failure. Journal of Clinical Pharmacology，40（8）：844-853.

Wang DS，Kusuhara H，Kato Y，et al. 2003. Involvement of organic cation transporter 1 in the lactic acidosis caused by metformin. Molecular Pharmacology，63（4）：844-848.

Westphal K，Weinbrenner A，Giessmann T，et al. 2000. Oral bioavailability of digoxin is enhanced by talinolol：evidence for involvement of intestinal P-glycoprotein. Clin Pharmacol Ther，68（1）：6-12.

Wu ZT，Qi XM，Sheng JJ，et al. 2014. Timosaponin A3 induces hepatotoxicity in rats through inducing oxidative stress and down-regulating bile acid transporters. Acta Pharmacologica Sinica，35（9）：1188-1198.

Yokooji T，Kawabe Y，Mori N，et al. 2013. Effect of genistein，a natural soy isoflavone，on the pharmacokinetics and intestinal toxicity of irinotecan hydrochloride in rats. J Pharm Pharmacol，65（2）：280-291.

Zhou L，Song Y，Zhao J，et al. 2016. Monoammonium glycyrrhizinate protects rifampicin- and isoniazid-induced hepatotoxicity via regulating the expression of transporter Mrp2，Ntcp，and Oatp1a4 in liver. Pharmaceutical Biology，54（6）：931-917.

Zucker SD，Qin X，Rouster SD，et al. 2001. Mechanism of indinavir-induced hyperbilirubinemia. Proceedings of the National Academy of Sciences of the United States of America，98（22）：12671-12676.

第五章 转运体与疾病

转运体表达于多种组织器官的细胞膜上，维持着细胞的生存和重要组织器官的特异功能，从而确保机体功能的正常发挥。转运体表达和（或）功能的变化均可导致细胞营养供给异常或细胞内外环境失衡，进而引发组织器官的功能异常。此外，机体在某些病理状态下，其细胞膜上转运体的表达和（或）功能也可能发生改变，阐明转运体与相关疾病发生发展之间的机制，对于促进临床合理用药、提高药物治疗水平及新药研发具有十分重要的意义。本章重点介绍了常见转运体异常与相关疾病的关联，以及病理状态对转运体表达和（或）功能的影响。

第一节 NPC1L1 和 ABCG5/8 转运体与高胆固醇血症

胆固醇作为哺乳动物细胞膜的重要组成成分，在胚胎发育、细胞内物质转运及细胞分化等生理过程中发挥着重要作用，但细胞内胆固醇水平过高会破坏细胞膜结构并促进细胞凋亡，因此，维持胆固醇的体内平衡极其重要。高胆固醇血症是指血液中的总胆固醇含量超过正常值的一种疾病，其中家族性高胆固醇血症是儿童期最常见的遗传性高脂血症，也是脂质代谢疾病中最严重的一种。并且高胆固醇血症是心肌梗死、冠心病、动脉粥样硬化等心血管疾病的高危因素，因此，寻找可降低血液中胆固醇水平的药效靶点具有重要的临床意义。

尼曼-匹克 C1 型类似蛋白 1（Niemann-Pick C1 like1，NPC1L1）是肠道吸收胆固醇的关键转运体，而腺苷三磷酸结合盒转运体（ATP binding cassette transporter，ABC）亚家族 G 成员 ABCG5 和 ABCG8（ABCG5/8）具有促进胆固醇排出的作用（图 5-1），因此，NPC1L1、ABCG5/8 是机体维持体内胆固醇代谢平衡的重要蛋白，其与胆固醇吸收和血浆低密度脂蛋白水平密切相关。本节概述了 NPC1L1、ABCG5/ABCG8 在高胆固醇血症中的研究进展。

一、NPC1L1 概述

人类 NPC1L1 基因位于染色体 17p13，其编码蛋白由 1332 个氨基酸残基组成，与 C 型尼曼-匹克蛋白 1 约有 42% 相同、51% 相似，其具有 13 个跨膜结构域和多个糖基化位点。NPC1L1 主要表达于消化系统相关组织中，人类 NPC1L1 在肝脏和小肠组织中高表达，且其主要表达于空肠上皮细胞的细胞膜。其次，其在肺、卵巢和胃组织中也有少量表达，在脑中有微量表达。Davies 等采用免疫组化和杂交技术考察了人体 NPC1L1 的定位，结果在肠腔表面绒毛膜皱折的上皮层发现了大量的 NPC1L1，且其主要分布在空肠上皮细胞而非回肠上皮细胞。然而，Davies 等采用免疫荧光和信号标记技术发现，Caco-2 细胞膜上并没

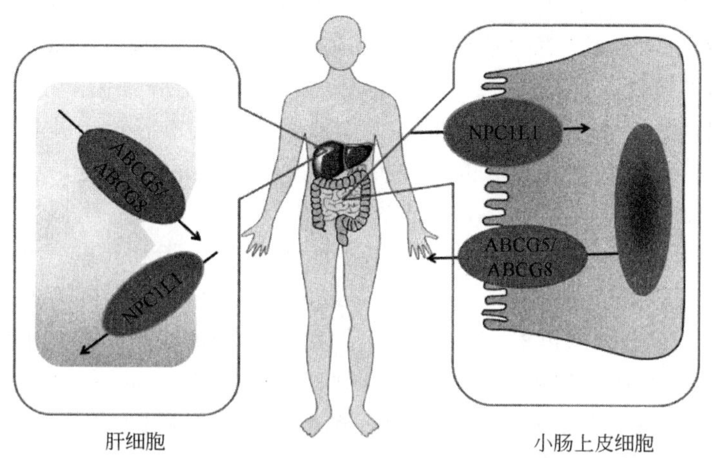

图 5-1　NPC1L1 和 ABCG5/ABCG8 的体内分布及转运方向

有 NPC1L1 的表达，但他们在其胞内体（endosomal）中却意外发现了 NPC1L1 的表达。Yu 等研究发现，NPC1L1 不仅表达于细胞膜，其在胞质内也有分布，他们采用转铁蛋白标记 NPC1L1，发现被标记的 NPC1L1 能被大量网格状蛋白包被并形成内源性循环囊泡（endocytic recycling compartment，ERC），而这种囊泡能较快地往返于细胞膜和核周区域，当细胞内胆固醇降低时，含 NPC1L1 的囊泡迅速向细胞膜靠近并融合，当细胞内胆固醇过多时，NPC1L1 则转存于 ERC 中。尽管 NPC1L1 的亚细胞定位尚有争议，但研究者公认 NPC1L1 是一种跨膜蛋白，其介导胆固醇的摄取。在啮齿类动物中，NPC1L1 主要表达于小肠、睾丸及胆囊组织，但其在肝脏组织中的表达极少。

十二指肠中的食物乳糜与胆汁和胰液混合后进入小肠，脂肪水解酶将脂类物质水解为包括胆固醇在内的不溶于水相的各种脂类。其中，胆酸盐与甘油一酯、胆固醇、磷脂等脂溶性物质形成混合胶束，以增加脂类物质的溶解性，并使脂类物质通过肠黏膜表面水层被运送至肠上皮细胞刷状缘膜上，而分布于肠上皮细胞刷状缘膜上的 NPC1L1 和其他相关胆固醇转运体将胆固醇与其他甾醇类物质摄入细胞。Zheng 等认为 NPC1L1 可能以两种途径发挥作用，其一是 NPC1L1 蛋白 N 端与游离胆固醇形成一个“顶点样”（apical-like）结构域后，再将胆固醇转运至细胞内；其二是 NPC1L1 与细胞膜结合，并与网状蛋白一起内陷形成囊泡，通过内吞作用将胆固醇摄入细胞内。Hu 等研究发现，同源蛋白 Flotillin-1、Flotillin-2 和 NPC1L1 蛋白相互作用，并形成一个可结合大量胆固醇的膜结构域，且该结构域通过内吞作用将大量胆固醇高效摄入细胞。早期研究认为通过抑制 NPC1L1 的内吞作用可发挥降低胆固醇的作用。但 Johnson 等采用细胞表面生物素化监测技术发现，NPC1L1 摄取胆固醇无内吞作用，且抑制内吞作用的小分子并不影响抗高胆固醇血症药物依折麦布的活性。可见，NPC1L1 蛋白介导小肠吸收胆固醇的生理作用是明确的，但其具体转运机制仍存在争议。

有研究表明，肠上皮细胞表面 70% 的胆固醇经 NPC1L1 介导吸收。Lyer 等的研究发现，NPC1L1 基因敲除小鼠胆固醇吸收降低了 69%，与降脂药依折麦布的药效相当（68%～73%），且依折麦布不能进一步降低 NPC1L1 基因敲除小鼠的胆固醇吸收量，提示 NPC1L1 可能是依折麦布的药效靶点，且这一观点也得到其他一些学者采用放射标记示踪技术和荧光分析技术研究的进一步证实。当给予 NCP1L1 基因敲除小鼠高胆固醇食物后，小鼠未出现高脂血症和动脉粥样硬化，说明 NCPL1L1 基因敲除小鼠对高脂饮食诱发的高胆固醇血症具有抵抗性。此外，Temel 等研究发现，分布于肝细胞胆管侧膜的 NPC1L1 可摄取胆汁中的胆固醇进入肝细胞，为此，他们认为除分布于肠道上皮细胞的 NPC1L1 外，分布于肝细胞胆管侧膜的 NPC1L1 也是依折麦布发挥疗效的靶点之一，为验证这一假说，他们构建了在肝细胞上表达人类 NPC1L1 的转基因小鼠（L1-Tg 小鼠），结果发现 L1-Tg 小鼠胆汁中的胆固醇水平下降了 10 ～ 20 倍，而胆汁中磷脂和胆酸盐的浓度并未发生改变，但其血中低密度脂蛋白（low density lipoprotein，LDL）-胆固醇水平升高了 30% ～ 60%，当给予 L1-Tg 小鼠依折麦布后，其胆汁和血中的 LDL-胆固醇水平恢复正常，可见，依折麦布可通过抑制 NPC1L1 介导的胆固醇的肠吸收和肝吸收而降低血中低密度脂蛋白胆固醇水平，但 Lauridsen 等提出并证实，依折麦布在降低胆固醇的同时可能会增加胆汁中胆固醇的浓度，进而增加胆结石疾病的风险。

经 NPC1L1 摄入小肠上皮细胞的胆固醇部分被转移至内质网，经脂肪酰转移酶催化，聚合成乳糜微粒，由于肠上皮毛细淋巴管细胞间隙要比毛细血管大的多，肠上皮细胞分泌的乳糜微粒（粒径 200 ～ 800 nm）被选择性地分泌至肠上皮毛细淋巴管中，再经胸导管将淋巴液中的乳糜微粒分泌至血液，经血管脂蛋白脂肪酶水解作用向外周组织转运甘油三酯，水解残留的胆固醇被肝脏吸收，与肝细胞合成的甘油三酯、apoB、apoE、磷脂及胆固醇共同组成极低密度脂蛋白（very low density lipoprotein，VLDL）。VLDL 可转化为“坏蛋白”LDL，LDL 是运载胆固醇进入外周组织细胞的脂蛋白颗粒，其可被氧化成氧化低密度脂蛋白，它们携带的胆固醇可积存在动脉壁上，久而久之，引起动脉粥样硬化。因此，抑制 NPC1L1 可降低胆固醇、LDL、甘油三酯水平，进而预防动脉粥样硬化的进展。Kato 等给予载脂蛋白 E 敲除小鼠高质饮食 30 天后，通过间歇性缺氧构建动脉粥样硬化动物模型，结果发现依折麦布组不但明显降低了动脉粥样硬化的进展和胸总动脉中的超氧化产物及氧化应激，而且降低了左心室心肌的间质性纤维化，可见，NPC1L1 的抑制剂依折麦布不但降低了总胆固醇，而且还可通过抑制氧化应激减缓动脉粥样硬化和心血管疾病的进展。然而，Kastelein 等在一项临床研究中发现，较单用辛伐他汀组，依折麦布和辛伐他汀联用组可显著降低家族性高胆固醇血症患者的 LDL-胆固醇、甘油三酯和 C 反应蛋白水平，但联用组的动脉内膜中层厚度却较单用辛伐他汀呈现增加的趋势［（0.0111 ±0.0038）vs.（0.0058 ±0.0037），P=0.29］，该研究对这一结果并未给出可能的原因，但该学者指出，LDL 越低越好的理论可能并不合理，且通过抑制 NPC1L1 降低胆固醇的同时可能存在一些仍未发现的毒副作用。

除介导胆固醇吸收外，现有研究发现 NPC1L1 在介导包括维生素 K 在内的脂溶性维生素的吸收中扮演着重要角色。Hashikata 等认为，依折麦布可通过抑制 NPC1L1 的活性降低维生素 K 的肠吸收，进而可能会增强维生素 K 拮抗剂华法林的抗凝作用，为此他们考察了 2007 ～ 2015 年同时服用依折麦布和华法林的医院门诊患者的血脂水平、凝血酶原时间国际标准化比值（prothrombin time international normalized ratio，PT-INR）和 INR 达标时间（time in therapeutic INR range，TTR），结果发现经依折麦布干预后约 70% 的病人 PT-INR 显著增加［（1.96 ± 0.45）vs.（2.20 ± 0.61），P<0.001］，且 TTR 也显著增加［（52±26）vs.（61±23）%，P<0.0001］，研究者指出依折麦布可增加华法林的抗凝作用。

肝脏X受体α(liver X receptor α，LXR α)属于核受体超家族，其活化程度与小肠和肝脏中胆固醇的吸收效率密切相关。Duval等研究发现，LXR α激动剂可以下调NPC1L1表达。Kawase等研究发现，普伐他汀可降低LXR αmRNA的表达，进而抑制十二指肠NPC1L1的表达，减少肠道对胆固醇的吸收。研究发现，番茄红素也可通过影响LXR α-NPC1L1的信号通路抑制胆固醇的肠吸收。此外，体外研究发现，肝细胞核因子4 α(hepatic nuclear factor 4 alpha，HNF4 α)直接作用于NPC1L1的启动子区，增加NPC1L1的表达，从而增加肠道对胆固醇的吸收。

此外，Wu等研究发现NPC1L1的基因多态性1679C>G与胆结石疾病密切相关，并且研究者发现1679C>G患者NPC1L1 mRNA的表达较野生型低，其胆汁中胆固醇的摩尔百分比及胆固醇饱和指数较野生型高，提示1697C>G为胆结石形成高危人群的生物标志物。

二、ABCG5/8概述

ABCG5/8和NPC1L1的组织分布几乎一致，但其转运方向却完全相反，NPC1L1介导胆固醇的载入，而ABCG5/8介导胆固醇的载出。在肝脏中，ABCG5主要在组成毛细胆管的肝细胞中表达，而ABCG8主要表达在胆管的肝细胞膜，ABCG8多为顶端表达，而ABCG5则相对弥散。

ABCG5/8是ABC超家族G亚家族的成员，是依赖于ATP的跨膜转运体。人类ABCG5和ABCG8这对基因定位于2号染色体2q21，而小鼠Abcg5和Abcg8基因位于17号染色体。这两个基因均含有13个外显子和12个内含子，其编码的蛋白分别含有651个氨基酸和673个氨基酸，且这两个蛋白都仅含有6个跨膜结构和1个ATP结合位点，属于ABC半转运体。ABC转运体通过跨膜螺旋体区域结合到细胞膜上，只有同时具备2个核苷酸结合区域和2个螺旋跨膜区域的ABC转运体才有活性，因此，ABCG5和ABCG8必须形成同二聚体或异二聚体发挥作用。体外实验发现，ABCG5和ABCG8是在内质网中形成异二聚体，然后定向性地移动至细胞顶端质膜上发挥作用，ABCG5和ABCG8组成结合胆固醇的通道，依赖于ATP水解释放的能量将胆固醇分子转至细胞外。沈振斌等研究发现，ABCG5和ABCG8转染后的人肝肿瘤细胞7721胆固醇转运能力有明显的增强，但当ABCG5单独导入7721细胞时胆固醇转运能力并无显著变化，提示ABCG5和ABCG8联合协同在肝细胞胆固醇的转运中起重要作用。

大量研究证明转录因子LXR α/β可以上调小肠ABCG5/8的表达，而miR-200家族的miR-200c可显著抑制ABCG5的表达，HNF4 α和GATA4可以协同激活HepG2细胞ABCG5/8的表达。Yamamoto等通过敲除大鼠的雌激素受体ER α证实雌激素对ABCG5/8具有下调作用。

ABCG5和ABCG8其中之一发生突变均可导致胆固醇血症，这些患者除了对饮食中植物胆固醇吸收增加和胆汁分泌减少外，对于内源性胆固醇的吸收和分泌也具有同样的作用，导致血浆中胆固醇和植物固醇水平升高，引起腱和结节性黄色瘤及过早的动脉粥样硬化症和冠心病。正常情况下，食物中40%～60%的胆固醇被吸收，但植物固醇的吸收量却低于5%，且肝脏优先将植物固醇通过胆汁排泄，因此，植物固醇在正常人体血液中的浓度很低。B-谷固醇血症（sitosterolemia）又叫植物固醇血症，是一种罕见的常染色体隐性家族遗传性疾病，其临床特征为植物胆固醇在血液和组织中蓄积，进而引起腱和结节性黄色瘤、早发性冠心病及红细胞形态异常。Berge 等研究发现，Β-谷固醇血症对植物固醇的肠吸收增加，胆汁排泄降低，且患者的 ABCG5 或 ABCG8 发生突变，使其对内源性胆固醇的吸收和分泌也发生了变化，导致血浆胆固醇和植物固醇水平均升高，引起腱和结节性黄色瘤、过早的动脉硬化和冠心病。此外，表达于肝脏的 ABCG5/8 的表达或功能增加将导致胆结石和脂肪肝疾病。研究发现，在胆结石患者体内，有机氯杀虫剂β-六氯环己烷（β-hexachlorocyclohexane）和 p′，p′-二氯乙烯（p′，p′-DDE）在网膜脂肪组织中的蓄积量显著高于非胆结石人群，研究者指出有机氯杀虫剂可增加 ABCG5/8 的表达，进而促进胆结石和肝脏脂肪的生成。

可见，ABCG5/8 可作为研发和探讨降胆固醇药的药效靶点，如袁敏等以具有溶栓作用的葡激酶（staphylokinase，SAK）为骨架，增加 RGD 序列和水蛭素 12 肽构建了新的融合蛋白 SAK-HV 蛋白，其研究发现 SAK-HV 蛋白除了可抑制动脉粥样斑块的发展和血管内皮细胞的炎性反应外，还可通过上调肠道上皮细胞 ABCG5 和 ABCG8 的 mRNA 和蛋白的表达水平而降低动脉粥样硬化小鼠的血清胆固醇水平。

三、NPC1L1 与 ABCG5/8 共同调控胆固醇转运

如上所述，NPC1L1 和 ABCG5/8 的组织分布几乎一致，但其转运方向却完全相反，NPC1L1 介导胆固醇的载入，而 ABCG5/8 介导胆固醇的载出，因此，小肠胆固醇的吸收量取决于 NPC1L1 和 ABCG5/8 的表达。例如，2 型糖尿病患者 NPC1L1 mRNA 明显升高，同时伴随着 ABCG5/8 的下降，使患者胆固醇吸收增加、排出减少，这与糖尿病患者多见的高 LDL-胆固醇血症和加速性动脉粥样硬化相关。

四、展望

随着我国人民生活水平的提高和饮食结构的变化，高胆固醇血症在我国逐渐流行，而由此引发的动脉粥样硬化症和冠心病等心脑血管疾病也骤增，研究降低胆固醇和抗动脉粥样硬化的药物已成为医学研究的热点问题。NPC1L1 是固醇类化合物体内吸收的关键因子，而 ABCG5/8 介导胆固醇的载出，两者的表达与肠道胆固醇的吸收密切相关，进而影响血脂浓度，但机体如何严密调控这些转运体并使之有效协调尚存在许多未知，因此，通过对其深入的研究必将对于阐明脂类代谢机制、治疗心血管系统疾病和开发新的降脂药具有重要意义。

（周　燕　武新安）

参考文献

沈振斌，秦新裕，童赛雄，等. 2005. ABCG5 和 ABCG8 在肝细胞胆固醇转运中的作用. 中华肝胆外科杂志，10（11）：695-697.

杨俊瑶，胡炎伟，张鹏，等. 2012. 尼曼-匹克 C1 型类似蛋白 1 影响胆固醇代谢的研究进展. 生理学报，64（7）：721-728.

袁敏，王旻，付文亮，等. 2015. SAK-HV 蛋白通过上调 ABCG5/ABCG8 的表达降低胆固醇的吸收. 医学研究杂志，44（7）：6.

Altmann SW，Davis HR Jr，Zhu LJ，et al. 2004. Niemann-Pick C1 like 1 protein is critical for intestinal cholesterol absorption. Science, 303 (5661): 1201-1204.

Berge KE, Tian H, Graf GA, et al. 2000. Accumulation of dietary cholesterol in sitosterolemia caused by mutations in adjacent ABC transporters. Science, 290 (5497): 1771-1775.

Davies JP, Levy B, Ioannou YA. 2000. Evidence for a Niemann-pick C (NPC) gene family: identification and characterization of NPC1L1. Genomics, 65 (2): 137-145.

Davies JP, Scott C, Oishi K, et al. 2005. Inactivation of NPC1L1 causes multiple lipid transport defects and protects against diet- induced hypercholesterolemia. The Journal of Biological Chemistry, 280 (13): 12710-12720.

Davis HR, Jr DH, Zhu LJ, et al. 2004. Niemann-Pick C1 like 1 (NPC1L1) is the intestinal phytosterol and cholesterol transporter and a key modulator of whole- body cholesterol homeostasis. The Journal of Biological Chemistry, 279 (32): 33586-33592.

Duval C, Touche V, Tailleux A, et al. 2006. Niemann-Pick C1 like 1 gene expression is down-regulated by LXR activators in the intestine. Biochemical and Biophysical Research Communications, 340 (4): 1259-1263.

Fitzgerald ML, Mendez AJ, Moore KJ, et al. 2001. ATP- binding cassette transporter A1 contains an NH2-terminal signal anchor sequence that translocates the protein's first hydrophilic domain to the exoplasmic space. The Journal of Biological Chemistry, 276 (18): 15137-15145.

Garcia- Calvo M, Lisnock J, Bull HG, et al. 2005. The target of ezetimibe is Niemann- Pick C1- Like 1 (NPC1L1). Proceedings of the National Academy of Sciences of the United States of America, 102 (23): 8132-8137.

Hashikata T, Yamaoka-Tojo M, Kakizaki R, et al. 2016. Ezetimibe enhances and stabilizes anticoagulant effect of warfarin. Heart & Vessels, 32 (1): 47-54.

Hu YW, Wang Q, Ma X, et al. 2010. TGF- beta1 up- regulates expression of ABCA1, ABCG1 and SR- BI through liver X receptor alpha signaling pathway in THP- 1 macrophage- derived foam cells. Journal of Atherosclerosis and Thrombosis, 17 (5): 493-502.

Iyer SP, Yao X, Crona JH, et al. 2005. Characterization of the putative native and recombinant rat sterol transporter Niemann- Pick C1 Like 1 (NPC1L1) protein. Biochimica & Biophysica Acta, 1722 (3): 282-292.

Ji G, Xu C, Sun H, et al. 2016. Organochloride pesticides induced hepatic ABCG5/G8 expression and lipogenesis in Chinese patients with gallstone disease. Oncotarget, 7 (23): 33689-33702.

Johnson TA, Pfeffer SR. 2016. Ezetimibe-sensitive cholesterol uptake by NPC1L1 protein does not require endocytosis. Molecular Biology of the Cell, 27 (11): 1845-1852.

Kastelein JJ, Akdim F, Stroes ES, et al. 2008. Simvastatin with or without ezetimibe in familial hypercholesterolemia. The New England Journal of Medicine, 358 (14): 1431-1443.

Kato R, Nishioka S, Nomura A, et al. 2015. Cardiovascular protection by ezetimibe and influence on oxidative stress in mice exposed to intermittent hypoxia. European Journal of Pharmacology, 765: 7-14.

Kawase A, Hata S, Takagi M, et al. 2015. Pravastatin modulate Niemann- Pick C1- like 1 and ATP- binding cassette G5 and G8 to influence intestinal cholesterol absorption. Journal of Pharmacy & Pharmaceutical Sciences, 18 (5): 765-772.

Klett EL, Lee MH, Adams DB, et al. 2004. Localization of ABCG5 and ABCG8 proteins in human liver, gall bladder and intestine. BMC Gastroenterology, 4: 21.

Lally S, Tan CY, Owens D, et al. 2006. Messenger RNA levels of genes involved in dysregulation of postprandial lipoproteins in type 2 diabetes: the role of Niemann-Pick C1-like 1, ATP-binding cassette, transporters G5 and G8, and of microsomal triglyceride transfer protein. Diabetologia, 49 (5): 1008-1016.

Lauridsen BK, Stender S, Frikke-Schmidt R, et al. 2015. Genetic variation in the cholesterol transporter NPC1L1, ischaemic vascular disease, and gallstone disease. European Heart Journal, 36 (25): 1601-1608.
Lu K, Lee MH, Hazard S, et al. 2001. Two genes that map to the STSL locus cause sitosterolemia: genomic structure and spectrum of mutations involving sterolin-1 and sterolin-2, encoded by ABCG5 and ABCG8, respectively. American Journal of Human Genetics, 69 (2): 278-290.
Temel RE, Tang W, Ma Y, et al. 2007. Hepatic Niemann- Pick C1- like 1 regulates biliary cholesterol concentration and is a target of ezetimibe. The Journal of Clinical Investigation, 117 (7): 1968-1978.
Wu J, Cui W, Cai Q, et al. 2016. The NPC1L1 polymorphism 1679C>G is associated with gallstone disease in Chinese patients. PloS One, 11 (1): e0147562.
Yamamoto Y, Moore R, Hess HA, et al. 2006. Estrogen receptor alpha mediates 17alpha- ethynylestradiol causing hepatotoxicity. The Journal of Biological Chemistry, 281 (24): 16625-16631.
Yoo EG. 2016. Sitosterolemia: a review and update of pathophysiology, clinical spectrum, diagnosis, and management. Annals of Pediatric Endocrinology & Metabolism, 21 (1): 7-14.
Yu L, Bharadwaj S, Brown JM, et al. 2006. Cholesterol-regulated translocation of NPC1L1 to the cell surface facilitates free cholesterol uptake. The Journal of Biological Chemistry, 281 (10): 6616-6624.
Zheng S, Hoos L, Cook J, et al. 2008. Ezetimibe improves high fat and cholesterol diet- induced non- alcoholic fatty liver disease in mice. European Journal of Pharmacology, 584 (1): 118-124.
Zou J, Feng D. 2015. Lycopene reduces cholesterol absorption through the downregulation of Niemann- Pick C1- like 1 in Caco-2 cells. Molecular Nutrition & Food Research, 59 (11): 2225-2230.

第二节　胆酸盐相关转运体异常与高胆红素血症及肝内胆汁淤积

胆汁是一种在胆道中流动的消化液，其中 75% 的胆汁由肝细胞生成（被称为肝胆汁），25% 由胆管细胞生成，其具有乳化脂肪和排泄代谢物的作用。尽管肝细胞和胆管细胞连续不断地分泌着胆汁，但生成的胆汁并不是立即经胆道流入十二指肠，而是通过胆囊管进入胆囊，经过浓缩而储存于胆囊内，在食物刺激下，经过胆囊奥狄括约肌和十二指肠协调运动，将胆汁排入十二指肠。胆汁中大部分成分是水（肝胆汁中约占 97%），在水中溶有许多种物质，如胆酸盐、胆红素、磷脂、胆固醇、钠、钾、钙、磷酸盐、碳酸盐及少量蛋白质等，但其不含消化酶。

胆酸盐是胆汁的主要有机成分，是一组结构类似的类固醇物质的统称，其在脂肪代谢中起着重要作用。肝脏内合成的一级胆酸盐被排入毛细胆管，最后汇入胆囊，在食物刺激下排入小肠，进入小肠的各种胆汁酸充分发挥各自的生理功能，其中，肠道上段胆汁酸与脂类的消化吸收有关；而肠道下端（即回肠及结肠近端）的胆汁酸在肠道菌群的作用下转化为次级胆酸盐，而后以主动转运或被动转运的方式被回肠重吸收，最后经门静脉运回肝脏，使其中 90%～95% 的牛磺胆酸和胆汁酸被肝细胞摄取，并再次被排入毛细胆管，形成胆汁酸的肝肠循环。正常人体肝合成的胆汁酸不足 1 g，远远满足不了机体对胆酸盐的需求量（16～32 g），而人体的肝肠循环可使胆酸盐重吸收后反复利用，这样就可满足机体对胆汁酸的需要。除肝肠循环外，人体内还有肝胆循环和肝肾循环，最大限度地减少了胆汁酸从粪便（5%～10%）和尿液（<1%）排出，实现了胆酸盐的重吸收再利用。

随着分子生物学技术的发展，人们在肝脏、肠道和肾脏中发现了许多介导胆酸盐跨膜转运的转运体（图 5-2），这些转运体介导着胆酸盐的肝肠循环、肝胆循环和肝肾循环。从图 5-2 可见，肝细胞基底侧膜上有两个主要的胆酸盐摄取转运体，分别为 NTCP 和 OATP，其负责将血液中的胆酸盐摄入肝细胞内，然后在细胞质内经被动弥散或微泡转运至毛细胆管附近，主要经 ATP 依赖型转运体 BSEP 和 MRP2 介导分泌至胆小管腔，最后通过胆总管进入胆囊，经浓缩后储存于胆囊内，在食物刺激下，浓缩后的胆汁被排入十二指肠，发挥消化吸收的作用，随后大部分胆酸盐被分布于回肠末端细胞的顶侧膜的转运体 ASBT 重吸收，进入肠上皮细胞，再经小肠基底侧膜转运体 OSTα/β 摄入门静脉，完成肝肠循环。此外，转运体也参与胆酸盐的肝胆循环和肝肾循环过程。可见，介导胆酸盐进出细胞的转运体在维持胆酸盐的体内平衡中扮演重要角色。

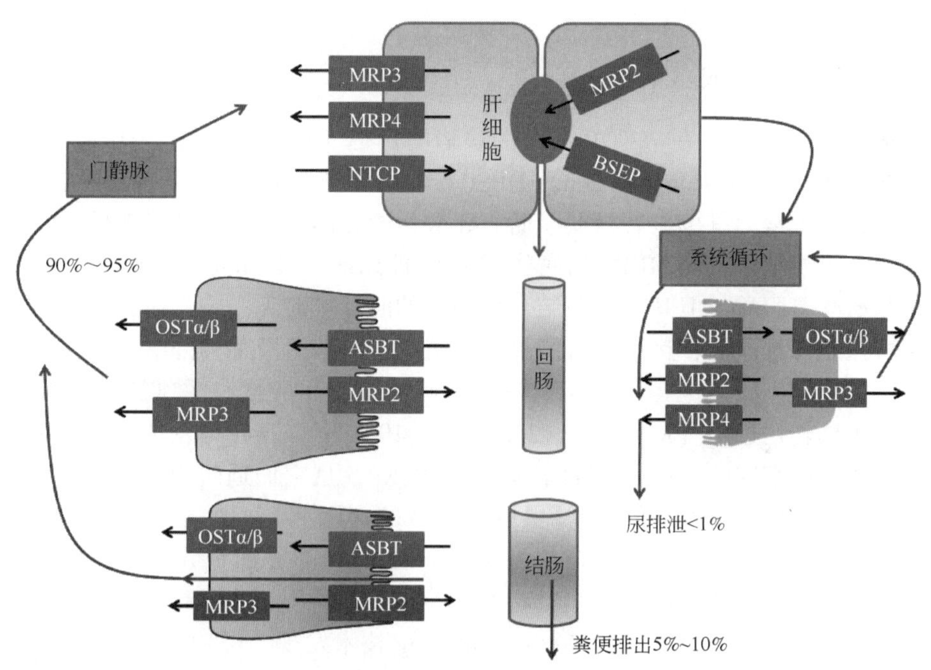

图 5-2　介导胆酸盐肝肠循环转运体的分布示意图

结合型和未结合型胆酸盐、胆红素主要经由肝细胞窦状隙膜上 NTCP、OATP-A（或称作 OATP1、OATP1A2）、OATP-C（或称作 OATP2、OATP1B1）和 OATP8（或称作 OATP1B3）摄取进入肝细胞，一价胆酸盐经由肝细胞胆管侧膜上的 BSEP 排入胆汁，二价胆汁酸及结合型胆红素等通过 MRP2、BCRP 或 P-gp 等外排进入胆汁。因此，如果肝细胞窦状隙膜或胆管侧膜上的转运体表达减少，导致肝细胞对胆酸盐和（或）胆红素摄取障碍或从肝细胞排泄到胆汁的过程障碍，致使胆汁成分如胆酸盐和（或）胆红素等在血液中潴留，血清中胆酸盐和（或）胆红素含量过高，患者则表现出黄疸及胆汁淤积症状。因此，本节重点介绍高胆红素血症及肝内胆汁淤积症及其相关的转运体。

一、高胆红素血症

Dubin-Johnson 综合征又称为慢性特发性黄疸，为遗传性结合胆红素增高，是一种轻型慢性间歇性高胆红素血症，属于常染色体隐性遗传病，1954 年由 Dubin 等首先报道。

研究指出，Dubin-Johnson 综合征的发生原因是患者肝细胞胆管侧膜上多药耐药相关蛋白 2（multidrug resistance-associated proteins 2，MRP2）的编码基因 *ABCC2* 突变所致。MRP2 功能缺陷导致结合胆红素从肝细胞排泄入胆汁的过程发生障碍，致使结合胆红素反流入血，表现为慢性或间歇性结合型血胆红素过多症，诱发黄疸。Wakusawa 等对 Dubin-Johnson 综合征患者的 MRP2 基因进行了突变分析，发现外显子 16 中 2026G>C 突变，致使位于 MRP2 蛋白的第一核苷酸结合区 Walket A 模体的 676 位出现甘氨酸到精氨酸的突变，引起 MRP2 应有的外排结合型胆红素等物质入胆汁的功能缺陷，导致大量未结合和结合型胆红素反流入血，血中胆红素含量急剧增多，患者表现出黄疸症状。

二、肝内胆汁淤积

（一）BSEP 与胆酸盐的排泌

Kuipers 等研究发现，在常染色体隐性缺陷的黄疸 Wistar 大鼠中，MRP2 的底物或抑制剂二溴酚磺肽（dibromsulfophthalein，DBSP）的胆汁排泄显著降低，硫酸结合型胆酸盐的胆汁排泄量较正常大鼠也显著降低，而非硫酸化的母体药物的胆汁排泄较正常大鼠并无显著变化，且给予正常大鼠 MRP2 的底物或抑制剂 DBSP（15 mμmol/100 g）后可显著降低硫酸化甘氨酸石胆酸，但其对牛磺结合型胆酸的胆汁排泄无影响，研究者推测，介导非硫酸化胆酸盐胆汁排泄的转运系统可能不同于硫酸化胆酸盐及葡萄醛酸化胆红素的转运系统。通过毛细胆管侧膜囊泡摄取实验发现，牛磺酸结合胆酸盐在毛细胆管的外排过程是 ATP 依赖的主动转运过程（K_m=2. 1～2. 6 μM）。1998 年 Gerloff 等发现，介导牛磺酸结合型胆酸盐外排出肝细胞的 ATP 依赖性转运体为 BSEP，且它们通过过表达 BSEP 的 Sf9 细胞摄取实验证实，BSEP 对牛磺胆酸盐摄取具有 ATP 依赖性，且具有高亲和性（K_m≈5. 3 μM）。肝细胞中的胆酸盐以牛磺结合型为主，BSEP 介导的肝细胞分泌是介导胆酸盐从肝细胞进入胆汁的限速步骤，而牛磺胆酸对 BSEP 的高亲和力表明其是介导肝细胞中胆酸盐分泌的主要转运体。Gerloff 等通过 Northern blotting 技术发现，BSEP 主要且特异性分布于肝脏组织。因此，BSEP 主要负责肝细胞中胆酸盐的外排，其功能或表达的改变可能与胆汁淤积密切相关。

（二）BSEP 与肝内胆汁淤积

近来的研究表明，妊娠肝内胆汁淤积（intrahepatic cholestasis of pregnancy，ICP）在不同的人种中的发病率各不相同，一般为 0. 4%～5%。家族聚集性研究指出，*MDR3*、*ABCB11*、*ABCC2* 及 *ATP8B1* 基因突变是导致 ICP 发病的重要因素。母体 *ABCB11* 缺乏可导致新生儿肺中胆酸盐升高，新生儿肺表面活性物质结构改变，引发新生儿呼吸衰竭。

进行性家族性肝内胆汁淤积（progressive familial intrahepatic cholestasis，PFIC）是一组异质性的常染色体隐性遗传病，主要是由于特异性肝细胞转运体基因突变而造成肝细胞与胆管上皮细胞膜上各功能蛋白的生成、修饰、调控缺陷，导致肝细胞性胆汁淤积。现已发现 4 种亚型：PFIC-1、PFIC-2、PFIC-3 与 PFIC-4 型。除 PFIC-4 型可能与遗传性胆汁酸盐合成途径缺陷致使胆酸合成障碍有关外，其他 3 种类型均与肝细胞顶侧膜转运体的突变有关。其中，PFIC-1 又称 Byler 病，是由于 ATP8B1 基因突变，导致家族性肝内胆汁淤积相关蛋白-1（familial intrahepatic cholestasis 1，FIC1）缺陷。FIC1 是负责将氨基磷脂转入细胞内，维持毛细胆管膜双分子层内膜高浓度的氨基磷脂，而膜双分子层脂质不对称性分布对拮抗高浓度胆酸盐起保护作用。然而，FIC1 缺陷如何进展成胆汁淤积其机制尚不清楚。目前推断 FIC1 蛋白功能异常可间接干扰胆管胆汁酸分泌，从而使患者胆管胆汁酸浓度降低。PFIC-3 型是由位于染色体 7q21 上的 *ABCB4* 基因发生突变所致，该突变可影响 MDR3 的功能。MDR3 表达于肝细胞的胆管侧膜，负责将肝细胞内的磷脂酰胆碱转入胆汁，进而形成胶束，MDR3 基因缺陷可导致胆汁中磷脂酰胆碱含量不足，无法形成胶束，使游离型胆盐浓度增加，由此引起胆小管的损伤，肝组织则表现为肝纤维化转向肝硬化。PFIC-3 型常见于婴幼儿和妊娠妇女，女性在妊娠期间出现 MDR3 基因突变，表现出肝内胆汁淤积症状，从而引起胎儿窘迫、自发性早产及原因不明的妊娠晚期死胎或分娩出的婴儿先天 MDR3 缺陷。PFIC-2 型是由 ABCB11 基因突变所致，该基因编码肝细胞毛细胆管膜胆酸盐转运相关的 BSEP 蛋白，现已报道 PFIC-2 患者 BSEP 的突变型高达 100 余种，严重表型常与蛋白截断或蛋白生成衰竭基因突变有关。插入、缺失、无义和裂解突变导致 BSEP 在患者肝细胞毛细胆管膜的表达极少甚至检测不到。错义突变影响蛋白组装、运输或干扰蛋白的功能区结构。由于 BSEP 负责肝细胞胆管侧膜的胆酸盐分泌，且无其他替代途径，其基因突变可导致 BSEP 失去转运结合胆盐的能力，表现为胆汁分泌障碍，胆汁中胆酸含量降低。婴儿期持续胆汁淤积会引发肝硬化，最终导致肝功能衰竭。

（三）PFIC2 的治疗

PFIC2 属于常染色体隐性遗传病，表现为肝胆汁分泌障碍，病程呈进行性发展，生化检查可见胆汁中胆酸盐含量降低，血清谷氨酰转肽酶降低，且逐渐加重，在 10 岁内进展为肝功能衰竭，并有发生肝癌、胆管癌及胰腺癌的风险。尽管药物治疗或胆汁分流术可减轻部分 PFIC 患者的病情，但大部分 PFIC 患者肝脏移植仍然是唯一有效的治疗手段。2009 年，Keitel 等报道了第一例 PFIC-2 儿童在肝移植 1 年后复发的案例，他们在该复发患者的肝脏胆管中发现了 BSEP 抗体，而该抗体在移植前的血清中并未发现，血浆置换及利妥昔单抗可暂时缓解其胆汁淤积症状。研究者认为 BSEP 抗体的产生是其肝移植失败的原因。Siebold 等指出，约 8% 的 PFIC-2 肝移植患者可产生 BSEP 抗体，抑制 BSEP 的作用，从而导致肝移植失败。

除肝移植外，PFIC-2 起病早期给予口服熊去氧胆酸和胆汁引流术可缓解 FPIC-2 患者的黄疸症状，但这些方法无法改变疾病进展。Hayashi 等认为，肝移植手术费高昂，且需长期服用免疫抑制剂，给患者造成极大的经济压力，E297G 和 D482G 是 PFIC-2 患者 BSEP 基因突变中最常见的两种错义突变，且这两种突变后翻译的蛋白蓄积于内质网后被蛋白酶体降解，从而降低 BSEP 在细胞表面的表达量，但少量表达的 BSEP 仍然具有外排胆酸盐的功能，因此，他们试图通过诱导 BSEP 在细胞膜的表达以期治疗 E297G 和 D482G 突变的 PFIC-2 患者。Rubenstein 等研究发现，囊性纤维化跨膜转运调节因子（cystic fibrosis transmembrane conductance regulator，CFTR/ABCC7）在 508 位的缺失突变（CFTR △F508）也可导致其翻译的蛋白蓄积于内质网后被蛋白酶体降解，从而降低 CFTR 在细胞表面的表达量，而 4-苯基丁酸钠（sodium 4-phenylbutyrate，4PBA）可诱导 CFTR 在细胞表面的表达。基于该研究结果，Hayashi 等试图通过 4PBA 诱导 BSEP 在细胞膜的表达

（图 5-3），结果发现，临床有效浓度的 4PBA 可增加野生型，E297G 和 D482G 突变基因编码的 BSEP 在 MDCK 细胞表面的表达，且 4PBA 干预 SD 大鼠后，BSEP 在胆管侧膜的表达增加，胆汁中［^{3}H］牛磺胆酸的胆汁排泄量也随之增加，为此，研究者指出 4PBA 可能是治疗 E297G 和 D482G 突变的 PFIC-2 患者的潜在药物，且其可能对其他 BSEP 功能或表达降低的疾病有效。

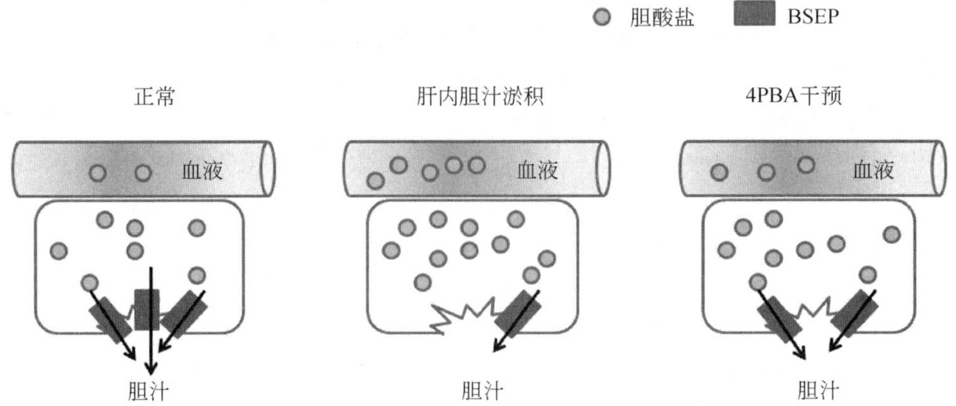

图 5-3 BSEP 在正常肝细胞、胆汁淤积及 4PBA 诱导下的表达变化示意图

三、小结

肝细胞窦状隙膜和胆管侧膜上的转运体在胆酸盐和胆红素的肝摄取及胆汁分泌过程中发挥着至关重要的作用，与高胆红素血症和肝内胆汁淤积的发病高度相关。高胆红素血症的发病机制有别于肝内胆汁淤积，前者由结合型胆红素分泌障碍引起，后者是由于胆汁分泌障碍所致。因此，以涉及胆酸盐及胆红素分泌的转运体为新的药效靶点，对于研发新的治疗或预防高胆红素血症和胆汁淤积的药物具有重要的意义。

（周　燕　武新安）

参考文献

Delaunay JL, Durand-Schneider AM, Dossier C, et al. 2015. A functional classification of ABCB4 variations causing progressive familial intrahepatic cholestasis type 3. Hepatology, 63（5）: 1620.

Gerloff T, Stieger B, Hagenbuch B, et al. 1998. The sister of P-glycoprotein represents the canalicular bile salt export pump of mammalian liver. The Jouranl of Biological Chemistry, 273（16）: 10046-10050.

Hayashi H, Sugiyama Y. 2007. 4-phenylbutyrate enhances the cell surface expression and the transport capacity of wild-type and mutated bile salt export pumps. Hepatology, 45（6）: 1506-1516.

Keitel V, Burdelski M, Vojnisek Z, et al. 2009. De novo bile salt transporter antibodies as a possible cause of recurrent graft failure after liver transplantation: a novel mechanism of cholestasis. Hepatology, 50（2）: 510-517.

Kubitz R, Droge C, Kluge S, et al. 2015. Autoimmune BSEP disease: disease recurrence after liver transplantation for progressive familial intrahepatic cholestasis. Clinical Reviews in Allergy & Immunology, 48（2-3）: 273-284.

Kuipers F, Enserink M, Havinga R. et al. 1988. Separate transport systems for biliary secretion of sulfated and unsulfated bile acids in the rat. J Clin Invest, 81 (5): 1593-1599.

Rubenstein RC, Egan ME, Zeitlin PL. 1997. In vitro pharmacologic restoration of CFTR- mediated chloride transport with sodium 4- phenylbutyrate in cystic fibrosis epithelial cells containing delta F508- CFTR. J Clin Invest, 100 (10): 2457-2465.

Siebold L, Dick AA, Thompson R, et al. 2010. Recurrent low gamma-glutamyl transpeptidase cholestasis following liver transplantation for bile salt export pump (BSEP) disease (posttransplant recurrent BSEP disease). Liver Transplantation, 16 (7): 856-863.

Wakusawa S, Machida I, Suzuki S, et al. 2003. Identification of a novel 2026G—>C mutation of the MRP2 gene in a Japanese patient with Dubin-Johnson syndrome. Journal of Human Genetics, 48 (8): 425-429.

Zhang Y, Li F, Wang Y, et al. 2015. Maternal bile acid transporter deficiency promotes neonatal demise. Nature Communications, 6: 8186.

第三节　葡萄糖转运体与糖尿病

葡萄糖是有机生命体不可或缺的营养成分，在多细胞生命体中其主要的生物学功能包括：为体内其他物质的生物合成提供碳单元；作为能量的短暂储存形式，通过氧化或非氧化作用代谢产生 ATP，为生命活动提供能量；维持血液渗透压；维持大脑及神经元的生理活动；作为信号分子调控相关基因的表达而维持体内物质平衡，等等。人等哺乳动物体内的葡萄糖主要来源于小肠自饮食中的摄取及肝脏将体内其他物质转化为葡萄糖的生物合成。然而，葡萄糖作为水溶性的极性小分子，很难通过自由扩散跨过生物膜，而是需要依赖于转运体的介导。目前，在人等哺乳动物体内已有两类葡萄糖转运体被分离鉴别出来，它们分别为以促进扩散为主的促进葡萄糖转运体 GLUTs 和以主动转运为主的 Na^+依赖性葡萄糖转运体 SGLTs（有关 GLUTs 和 SGLTs 的功能及性质等介绍详见第三章第十一节“葡萄糖转运体”）。

GLUTs 和 SGLTs 体内分布广泛，在各个组织器官中均有分布，且彼此之间相互协同，可从体内多个环节维持葡萄糖的平衡。正常生理条件下进食后，饮食中的葡萄糖由小肠上皮细胞分布的 SGLT1 和 GLUT2 协同介导摄入血液并使血糖升高，此时体内各组织器官分布的葡萄糖转运体协同将血糖调控至正常水平。此过程包括：红细胞上高表达的 GLUT1 通过快速摄取葡萄糖将血糖维持在 5 mM 左右；脑部分布的 GLUT1 介导葡萄糖的摄取为大脑生理活动提供能源物质的同时以葡萄糖依赖的形式在中枢水平调控胰岛素的分泌，从而降低血糖；肝细胞上分布的 GLUT2 介导葡萄糖摄入肝脏并转化为糖原的形式储存起来；胰岛 β 细胞上分布的 GLUT2 作为葡萄糖敏感子以葡萄糖依赖的形式激活 GSIS 过程，诱导胰岛素的分泌而降低血糖；骨骼肌、心肌和脂肪组织中分布的 GLUT4，首先经胰岛素调控由细胞内膜向细胞质膜转置，从而增加这些组织对葡萄糖的摄取并将其储存起来，进一步降低进食后血液中的葡萄糖水平；此外，90% 以上经肾小球滤过的葡萄糖经肾小管上皮细胞分布的 SGLT2 和 GLUT2 协同重吸收入血液。由此可见，葡萄糖转运体从葡萄糖的吸收、分布到排泄各个环节均发挥关键作用，以维持整体葡萄糖的平衡。因此，严重影响人类生命质量的葡萄糖代谢紊乱性疾病——糖尿病的发生发展与其生理功能的异常密切相关。

糖尿病是一种胰岛素分泌缺陷或抵抗的体内葡萄糖代谢紊乱性慢性疾病。据统计，全球有超过 4 亿人患有糖尿病，并预计其将成为第七大致死性疾病，是严重威胁人类健康和生活质量的世界性问题。随着病程的延长，糖尿病患者多伴发心血管系统、神经系统、肾脏功能及视网膜等机体自身功能受损性的疾病，为此临床常采用多药联用的方案控制血糖及相关并发症，且需长期用药，这会造成患者体内多器官受累，如患者血糖控制不理想将进一步加重相关器官的损伤。因此，新型有效的治疗措施及方案对于庞大的糖尿病人群是迫切需要的。由于葡萄糖转运体在调控血糖方面的重要地位，充分掌握体内葡萄糖转运体的功能特征，对于糖尿病的治疗及新型降糖药物的研发将具有重要意义。

一、葡萄糖转运体异常与糖尿病

在庞大的糖尿病患者群体中，由于胰岛素的绝对缺乏或胰岛 β 细胞的减少所诱发的 1 型糖尿病占糖尿病患者的总人数不足 10%，而 2 型糖尿病患者则占 90% 以上。2 型糖尿病发病原因主要与周围组织出现胰岛素抵抗，对胰岛素不敏感有关，此外，不健康饮食、缺乏体育锻炼或肥胖是其发病的高危因素。而现有研究表明，无论是 1 型还是 2 型糖尿病均与小肠、周围组织和肾脏中葡萄糖转运体系统受到干扰而导致体内葡萄糖代谢紊乱有关。

（一）肠道葡萄糖摄取转运与胰岛素抵抗及糖尿病

Pauls 等于 1942 年最早在 1 型糖尿病大鼠模型体内发现，肠道对葡萄糖的摄取显著增加。随后，许多在 1 型和 2 型糖尿病条件下的研究相继证明了此现象。最初，这种糖尿病条件下葡萄糖自肠道摄取的显著增加被认为是由于肠道黏膜细胞代偿性增生的一种继发性现象。然而，随着研究的深入，逐渐证明葡萄糖转运体的改变出现在黏膜细胞增生之前，且在矫正黏膜细胞干重之后，肠道对葡萄糖的摄取仍维持较高水平，说明肠道直接对葡萄糖摄取增多是其潜在的机制。研究表明，糖尿病条件下肠道相关葡萄糖转运体的表达及活性均存在一定程度的改变。例如，Burant 等研究发现，链脲佐菌素诱导的 1 型糖尿病 SD 大鼠模型中，十二指肠和回肠部位主要葡萄糖转运体 Glut2、Glut5 和 Sglt2 的 mRNA 和蛋白表达水平及功能活性显著上调，而给予胰岛素治疗后，相关葡萄糖转运体可恢复至正常水平。2 型糖尿病条件下，肠道葡萄糖转运体也存在一定改变，其中 Dyer 等对 2 型糖尿病患者的十二指肠样本进行研究发现，SGLT1 和 GLUT5 高表达并伴随葡萄糖摄入的显著增加，而十二指肠基底侧膜 GLUT2 mRNA 表达水平增加也是原因之一。然而，糖尿病条件下，肠道葡萄糖转运体表达增加的具体机制尚不明确。目前有学者指出，由于胰岛素受体在整个小肠均有分布，推断给予胰岛素治疗后肠道葡萄糖转运体的正常化是胰岛素的直接调控作用。Tobin 等利用 Caco2-Tc7 细胞研究胰岛素对肠道 GLUT2 的调控后发现：给予胰岛素 1h 后，刷状缘膜侧的 GLUT2 表达下降 80%；同时，即使在 25 mM 的高血糖条件下，胰岛素仍可下调基底侧膜的 GLUT2；此项研究进一步验证了胰岛素对 GLUT2 的直接调控作用。而胰岛素降低 GLUT2 的表达和功能主要与促进 GLUT2 蛋白的内陷有关。在高脂或高乳糖诱导的胰岛素抵抗模型小鼠体内，胰岛素促进 Glut2 内陷过程受损，导致基底侧膜 Glut2 的表达显著升高。因此，胰岛素抵抗状态下，胰岛素依赖性 GLUT2 生物膜运输过程受损，导致 GLUT2 过多的装载在小肠上皮细胞的刷状缘膜侧，造成 2 型糖尿病条件下葡萄糖摄取的增多而加重病情。

（二）周围组织葡萄糖转运与胰岛素抵抗及糖尿病

在周围组织中，骨骼肌在餐后血糖的处置中扮演核心角色，可将 80%～90% 的餐后血糖从血液中移除，而骨骼肌和脂肪组织对葡萄糖的摄取主要经胰岛素敏感性的 GLUT4 介导。未进食时，肌肉和脂肪细胞中仅有 4%～10% 的 GLUT4 定位于细胞膜表面发挥功能，>90% 的 GLUT4 储存在细胞内的囊泡中备用。胰岛素可促进囊泡中的 GLUT4 向基底侧膜转置，以增加周围组织对血糖的摄取。进食后血糖升高，胰岛素分泌增多，骨骼肌和脂肪细胞内囊泡中储藏的 GLUT4 以胰岛素敏感的方式向基底侧膜装配，显著增加周围组织对血糖的摄取，从而降低餐后血糖。究其调控机制，目前研究较为清楚的是胰岛素和细胞膜表面的同源酪氨酸激酶结合，激活胰岛素受体底物（IRS）/磷脂酰肌醇 3- 激酶（PI3K）通路，通过调控下游基因促进 GLUT4 的膜定位和插入。现亦有一些新的研究表明，也存在 PI3K 非依赖性的调控通路 TC10α，其可促进 GLUT4 向基底侧膜的转置，增强对葡萄糖的摄取功能。

胰岛素抵抗状态及糖尿病可降低胰岛素依赖性的脂肪和骨骼肌组织中 GLUT4 对葡萄糖的摄取。例如，Berger 等和 Sivitz 等的研究分别表明 1 型糖尿病条件下，啮齿类动物脂肪组织中 Glut4 的 mRNA 和蛋白表达水平显著下降，48 h 内给予胰岛素治疗可逆转 Glut4 的下调。Garvey 等通过分离肥胖和 2 型糖尿病患者脂肪细胞研究后发现，与体型较瘦的正常志愿者相比，肥胖和 2 型糖尿病患者脂肪细胞基底侧膜呈现较低水平的 GLUT4 表达，且随后的研究发现胰岛素抵抗（如肥胖）和糖尿病状态下脂肪组织对葡萄糖摄取能力的降低程度高于 GLUT4 表达量下降的程度，说明其对脂肪组织 GLUT4 的转运活性亦存在影响。除以上对 GLUT4 表达和活性的影响外，在肥胖和糖尿病情况下，胰岛素信号的减弱亦干扰脂肪组织细胞囊泡中 GLUT4 向细胞膜定位转置的过程。然而，与脂肪组织不同，肌肉组织在胰岛素抵抗或缺乏条件下并不会造成 GLUT4 表达下调，其对葡萄糖摄取的减少仅与肌细胞中 GLUT4 向基底侧膜的转置受阻有关。总之，无论是胰岛素绝对缺乏的 1 型糖尿病还是胰岛素抵抗的 2 型糖尿病，胰岛素信号传递的稀释导致的 GLUT4 从囊泡向细胞膜转置的受阻是周围组织对血糖摄取减少造成高血糖状态的主要原因之一。

（三）肾脏葡萄糖重吸收与胰岛素抵抗及糖尿病

正常生理条件下，虽然每天有约 180 g 的葡萄糖需经肾小球滤过，然而仅有 0.5 g 最终随尿液流失，其中 99% 以上的葡萄糖被重吸收进入体循环，肾脏上皮细胞上分布的葡萄糖转运体是介导这种重吸收的关键物质。首先，尿液中的葡萄糖向肾脏上皮细胞的摄取主要经近曲小管上皮细胞刷状缘侧膜的 SGLT1 和 SGLT2 介导，其中 S1 段分布的 SGLT2 介导尿液中 90% 的葡萄糖的摄取，其余 10% 由 S3 段部位分布的 SGLT1 介导摄取；其次，S1 段基底侧膜的 GLUT2 主要介导肾脏组织中的葡萄糖向血液方向摄取。早在 1948 年 Corcoran 等研究发现，1 型糖尿病患者肾脏重吸收葡萄糖的能力增强。随后其他一些相关的研究表明，其与肾脏 GLUT2 的表达量及转运能力增高相关，并说明 GLUT2 表达的增高是对高血糖和高组织间液葡萄糖浓度的一种代偿性反应。在“葡萄糖转运体”一节中，曾介绍到 GLUT2 介导葡萄糖的转运依赖于浓度差，而在糖尿病时血液和组织间液中的葡萄糖水平升高，导致其与肾脏上皮细胞之间的葡萄糖浓度差降低。因此，为维持肾脏对葡萄糖的重吸收功能，GLUT2 代偿性的表达增加。糖尿病对主动转运体 SGLTs 的影响目前尚不明确，有关 1 型糖尿病对 SGLT2 影响的报道，存在上调、下调及不变等不同的研究结果；2 型糖尿病可上调肾脏 SGLT2 和 GLUT2 的表达和功能。近年来的研究表明，肾脏 SGLT2 的表达受肝脏核因子 1α（HNF-1α）正向调控，给予胰岛素或根皮素治疗可使 HNF-1α 和 SGLT2 的表达正常化，从而降低肾脏对葡萄糖的重摄取，达到降低血糖的治疗目的。基于此，针对 SGLT2 特异性抑制剂的研发已成为近年来新型糖尿病治疗药物研究的热点，并且目前有部分 SGLT2 特异性抑制剂已进入临床试验阶段。

二、饮食与葡萄糖转运体

除药物之外，对于糖尿病控制及预防最有效的方式是改变不健康的饮食习惯，尤其是针对肥胖型的 2 型糖尿病患者而言。一些饮食中的成分对糖尿病的治疗具有积极作用，可补充甚至替代传统糖尿病治疗药物，现有许多研究已证明其药理活性与对葡萄糖转运体的调控相关联。

黄酮类成分在蔬菜和水果等植物中含量丰富，是人类饮食的重要组成成分，其具有降低血糖的功效。例如，根皮苷是 SGLT1 的抑制剂，可通过抑制肠道 SGLT1 减少饮食中葡萄糖的吸收；绿茶中的茶多酚可竞争性地抑制大鼠十二指肠 Sglt1 对葡萄糖的摄取；去糖基化的槲皮素可特异性地抑制 GLUT2。白藜芦醇主要存在于葡萄皮中且红酒中含量亦丰富，其可降低血糖浓度并增加胰岛素的敏感性。Su 等研究表明，白藜芦醇可增加肝脏、脂肪和骨骼肌对葡萄糖的摄取，而 Chi 等在 1 型和 2 型糖尿病大鼠模型体内的研究表明，白藜芦醇增加肌肉组织对血糖的摄取与其促进 Glut4 的细胞质膜转置无关，而与增加 Glut4 的转运活性有关。荞麦是我国及印度等东方国家非常受欢迎的一种杂粮，以荞麦代替主食被推荐为糖尿病患者控制血糖的常用饮食方案。Kawa 和 Yao 等的研究分别表明，从荞麦中提取的可溶性的纤维素可显著降低 1 型和 2 型糖尿病大鼠和小鼠模型餐后血糖浓度；随后证明其可能与抑制葡萄糖的肠道摄取及促进其代谢有关。除此之外，饮食中的其他成分，如反刍动物肉中的亚油酸可增强禁食状态下胰岛素和口服葡萄糖的耐受性；菊粉是一种从苣荬菜中提取的益生元纤维，可调控周围组织对葡萄糖的转运，可通过激活 AMPK 途径促进 GLUT4 向细胞质膜装配。总之，对于胰岛素抵抗和糖尿病患者选择适宜的饮食方案，可在一定程度上控制血糖并延缓糖尿病的发展。

三、运动与葡萄糖转运体

对于 2 型糖尿病特别是肥胖型患者，主要治疗手段之一是促进脂类消耗并控制血糖水平，而有规律的运动可同时调控两者。运动可减少食物中热量的摄入并促进其代谢，且在运动过程中骨骼肌的频繁收缩可增加其对葡萄糖的摄取和消耗并促进脂类的过氧化。之前提到，骨骼肌细胞中 GLUT4 可通过胰岛素激活的方式介导 80% 以上葡萄糖的处置，其在胰岛素抵抗及进一步发展为 2 型糖尿病的病程中起关键作用。近 30 年的研究发现，运动和骨骼肌收缩可提高胰岛素的敏感性，促进 GLUT4 向肌细胞膜运输，增加血糖向周围组织的摄取；对于胰岛素抵抗的患者，急速的骨骼肌收缩还可以胰岛素非依赖性的方式促进 GLUT4 的膜定位。胰岛素非依赖性的这种 GLUT4 介导的葡萄糖摄取增多与运动时 ADP/

ATP 比值增高及 5′-磷酸腺苷活化酶 AMPK 的激活相关。总之，有规律的运动可逆转胰岛素抵抗并抑制 2 型糖尿病的发展，对于糖尿病的预防和治疗具有积极意义。

四、小结

综上所述，葡萄糖转运体在维持体内血糖平衡方面发挥着举足轻重的作用，其生理功能及表达的异常与胰岛素抵抗及糖尿病发生发展息息相关，针对其研发新型的糖尿病药物或增加治疗手段都具有显著的临床意义。然而糖尿病或胰岛素抵抗状态与葡萄糖转运体之间确切的关联机制尚未完全阐明，还需更深入的挖掘研究。

（张　帆　武新安）

参考文献

Benite-Ribeiro SA，Santos JM，Duarte JA. 2014. Moderate physical exercise attenuates the alterations of feeding behaviour induced by social stress in female rats. Cell Biochemistry and Function，32（2）：142-149.

Burant CF，Flink S，DePaoli AM，et al. 1994. Small intestine hexose transport in experimental diabetes. Increased transporter mRNA and protein expression in enterocytes. The Journal of Clinical Investigation，93（2）：578-585.

Chang L，Chiang SH，Saltiel AR. 2007. TC10alpha is required for insulin- stimulated glucose uptake in adipocytes. Endocrinology，148（1）：27-33.

Chiang SH，Baumann CA，Kanzaki M，et al. 2001. Insulin-stimulated GLUT4 translocation requires the CAP-dependent activation of TC10. Nature，410（6831）：944-948.

Dos Santos JM，Moreli ML，Tewari S，et al. 2015. The effect of exercise on skeletal muscle glucose uptake in type 2 diabetes：An epigenetic perspective. Metabolism Clinical & Experimental，64（12）：1619-1628.

Dyer J，Wood IS，Palejwala A，et al. 2002. Expression of monosaccharide transporters in intestine of diabetic humans. American Journal of Physiology Gastrointestinal and Liver Physiology，282（2）：241-248.

Huang C，Thirone ACP，Huang X，et al. 2005. Differential contribution of insulin receptor substrates 1 versus 2 to insulin signaling and glucose uptake in L6 myotubes. Journal of Biological Chemistry，280（19）：19426-1935.

Maria Z，Campolo AR，Lacombe VA. 2015. Diabetes alters the expression and translocation of the insulin-sensitive glucose transporters 4 and 8 in the atria. PloS One，10（12）：e0146033.

Pauls F，Drury DR. 1942. The rate of glucose absorption from the intestine of diabetic rats. Am J Physiol，137：242-245.

Stringer DM，Zahradka P，Taylor CG. 2015. Glucose transporters：cellular links to hyperglycemia in insulin resistance and diabetes. Nutrition Reviews，73（3）：140-54.

Zaid H，Antonescu CN，Randhawa VK，et al. 2008. Insulin action on glucose transporters through molecular switches，tracks and tethers. The Biochemical Journal，413（2）：201-215.

第四节　肾脏转运体 NKCC、NCC 和 AQP 与疾病

肾脏是机体重要的排泄器官，介导众多离子、水、内源性和外源性物质的排泄，在维持体液稳态和解毒过程中发挥着至关重要的作用。肾脏不仅表达有众多与药物排泄过程有关的转运体，也表达有众多通道蛋白，如 Na^{+}-K^{+}-Cl^{-}共转运体（Na^{+}-K^{+}-Cl^{-} cotransporter，

NKCC）、Na^+-Cl^-共转运体（Na^+-Cl^- cotransporter，NCC or NCCT；thiazide-sensitive Na^+-Cl^- cotransporter，TSC）、水通道蛋白（aquaporin，AQP）等，这些通道蛋白介导离子和水的排泌，其在某些肾脏疾病的发生发展及药物治疗中具有重要的意义。

一、NKCC、NCC 与利尿药

肾排泄过程包括肾小球滤过、肾小管分泌和重吸收。血液流经肾小球后，除蛋白质和血细胞外，其余分子质量< 60 kDa 的成分均可经肾小球滤过形成原尿。正常人每昼夜从肾小球滤出形成的原尿多达 180 L，但绝大部分被重吸收。原尿形成的影响因素主要有肾血流量和有效滤过压。

正常人肾脏每昼夜排出终尿仅 1 ～ 2 L，约占原尿量的 1%，其中 99% 的水和钠被肾小管重吸收。在近曲小管中，85% 的 $NaHCO_3$、40% 的 NaCl、葡萄糖和氨基酸在此段主要通过钠泵和 H^+-Na^+交换的方式被重吸收。近曲小管上皮细胞内的 H^+来自 H_2CO_3，而 H_2CO_3 由碳酸酐酶催化生成 CO_2和 H_2O。低效利尿药乙酰唑胺可通过抑制碳酸酐酶减少 H^+的生成、抑制 H^+-Na^+交换、促进 Na^+排出而发挥利尿作用。

髓袢升支粗段重吸收原尿中 30%～35% 的 Na^+，且不伴有水的重吸收。在该段管腔膜上存在 NKCC 将 Na^+、K^+和 Cl^-重吸收进入细胞内。重吸收进入肾小管壁细胞内的 Na^+可通过基底侧膜的 Na^+-K^+-ATP 酶主动转运至组织间液，细胞内的 Cl^-可通过基底侧膜的氯通道进入组织间液。细胞内的 K^+经管腔膜上的钾通道再循环返回管腔，由于 K^+反流至管腔，造成管腔内正电位上升，进而驱动 Mg^{2+}和 Ca^{2+}的重吸收。髓袢利尿药如呋塞米、依他尼酸、布美他尼、托拉塞米等通过抑制 NKCC，不仅增加了 NaCl 排出，也能增加 Mg^{2+}和 Ca^{2+}的排出。Na^+重吸收几乎不伴有水的重吸收，所以管腔内的原尿随着 Na^+、Cl^-的重吸收而被逐渐稀释，使得尿液被稀释。同时，被转运到髓质间液的 Na^+、Cl^-与尿素形成此段髓质间液的高渗状态。当低渗尿流经处于髓质高渗区的集合管时，在抗利尿激素的影响下，大量的水被重吸收，使得尿液浓缩。髓袢利尿药通过抑制 NKCC 使得 Na^+、Cl^-的重吸收被抑制，同时使得髓质无法维持高渗状态，从而使得水的重吸收被抑制，产生利尿。

远曲小管和集合管重吸收原尿中约 10% 的 Na^+，其主要通过 NCC。噻嗪类利尿药主要抑制远曲小管的 Na^+-Cl^-共转运体而产生利尿作用。远曲小管远端和集合管腔膜存在着钠和钾通道，形成 K^+-Na^+交换，介导 Na^+进入细胞而 K^+外排进入管腔。这一过程主要受醛固酮的调节，低效利尿药螺内酯通过拮抗醛固酮间接抑制 K^+-Na^+交换，产生利尿作用。此外，远曲小管和集合管分泌 H^+，并进行 H^+-Na^+交换，进入管腔中的 H^+可与肾小管上皮细胞产生的 NH_3结合，生成 NH_4^+从尿液中排出，阿米洛利可抑制该处 H^+-Na^+交换。

二、NKCC 与疾病

NKCC 是一类膜转运蛋白，介导 Na^+、K^+和 Cl^-的跨膜转运。在人类，NKCC 有两个亚型，即 NKCC1 和 NKCC2，分别由 *SLC12A1* 和 *SLC12A2* 编码。NKCC1 在体内广泛分布，尤其是在分泌体液的器官。NKCC2 主要表达于肾脏亨利环上升支（thick ascending limb of Henle's loop，TAL）粗段管腔膜和致密斑处，介导 Na^+、K^+和 Cl^-从尿液重吸收进入细胞。NKCC2 的功能改变或缺失与一些疾病的发生或发展密切相关，如 I 型 Bartter 综合征、低血压等。

Bartter 综合征是低血钾性碱中毒，以血肾素、醛固酮增高但血压正常、肾小球旁器增生和肥大为主要特征的疾病。其中，NKCC2 功能完全缺失将导致重度失盐性肾病，称为Ⅰ型 Bartter 综合征，其特点为患者失去尿浓缩功能。Ⅰ型 Bartter 综合征的症状主要包括进行性产前羊水过多、产后盐和体液损失并伴发缺钾性碱中毒、高钙尿、过度的前列腺素生成、高肾素血症等。这些患者遭受重度脱水和低血压，尤其是婴幼儿，将受到不同程度的影响，如肌肉无力、发热、抽搐、癫痫发作、生长和智力发育迟缓等。目前，已发现Ⅰ型 Batter 综合征中存在 NKCC2 的多种基因突变。在模拟人类 NKCC2 失活的小鼠模型中，大多数纯合子动物在两周内死亡。抑制前列腺素形成的环氧酶抑制剂吲哚美辛能够提高生存率，但幸存的动物增长迟缓并将进一步发展成为肾性积水。

肾脏在短期和长期的血压调控中起到至关重要的作用。NKCC2 重吸收 20%～30% 滤过的 NaCl，因此 NKCC2 的活性与机体血压直接相关。Monette 等研究发现，NKCC2 基因突变能够降低肾脏对盐的重吸收及机体血压水平。Sonalker 等采用免疫印记和 RT-PCR 法研究自发性高血压和正常血压的大鼠中 NKCC2 的水平，结果发现在自发性高血压大鼠 NKCC2 表达水平显著增加。此外，在 NKCC1 基因敲除的小鼠体内，收缩压和门静脉段的平滑肌肌张力显著降低，表明 NKCC1 在维持血压稳态和血管紧张性方面也有重要意义。

三、NCC 与疾病

NCC 是电中性的阳离子与氯离子共转运蛋白 SLC22 家族中的一员，由 *SCL22A3* 基因编码，含有 1002～1028 个氨基酸残基。主要表达于肾脏远曲小管顶侧膜，其在不同种族间存在高度相似的序列。NCC 借助 Na^+浓度梯度的驱动力同向转运 Na^+和 Cl^-从管腔液进入细胞，随后 Na^+被基底侧膜的 Na^+-K^+-ATP 酶泵出细胞进入血液，而 Cl^-的细胞流出依赖于基底侧膜的氯离子通道蛋白。NCC 活性主要受丝氨酸/苏氨酸残基的磷酸化和去磷酸化调控。NCC 的调节剂如无赖氨酸激酶（with-no-lysine kinases，WNK）1 和 4 能够改变 NCC 在细胞表面的表达。WNK4 能够直接降低 NCC 的活性，而 WNK1 通过诱导抑制 WNK4 发挥对 NCC 的抑制作用。NCC 与一些生理活动密切相关，如跨膜离子的吸收与分泌、细胞容积的调节等。此外，NCC 即可作为药物治疗的靶点，如噻嗪类抗高血压药物也与一些疾病的发生有着密切的关联。

Gitelman 综合征是一种常染色体隐性遗传的肾小管性疾病，以低钾、低钠、低血容量为主要临床表现，其主要原因是远曲小管上 NCC 功能低下。目前已经发现众多 NCC 基因突变可导致 Gitelman 综合征，如同义突变、移码突变、剪切位点突变和非同一突变，其中两种类型的非同一突变能够使 NCC 丧失其功能。Ⅰ型突变导致 NCC 蛋白糖基化受阻，使 NCC 蛋白不能从内质网转移到细胞膜表面，进而其功能完全丧失。Ⅱ型突变导致 NCC 蛋白能够转移到细胞膜表面，但其在胞膜插入受损，使其部分功能丧失。目前，已有 200 多个 *SLC22A3* 基因突变被发现，这些突变与 Gitelman 综合征有关。在这些突变中，超过 70% 为错义突变，而无义突变、移码突变、剪接位点突变和基因重排突变频率较低。超过 50 个突变在亚洲人群中已经被报道，其中 Thr60Met 在亚洲 Gitelman 综合征患者中非常普遍。

高血压（hypertension）是指以体循环动脉血压增高为主要特征，可伴有心、脑、肾等器官的功能或器质性损害的临床综合征。NCC 在血压的控制中扮演着重要的角色，一些罕见的基因突变个体有较低的血压水平。临床研究发现，NCC 高表达的患者对噻嗪类药物更敏感。Schultheis 等研究发现，与野生型小鼠相比，NCC 基因敲除小鼠呈现较低的血压水平。在瑞典南部人群中，高血压患者携带 *SLC22A3* R904Q 的频率较高，表明 R904Q 突变可能增加了原发性高血压的风险。此外，L153F、A230T、F493L 和 G777E 突变能够导致低血压，并降低高血压发生的风险。以 NCC 为靶点的噻嗪类药物已经广泛应用于高血压的治疗。Matayoshi 等研究发现，携带 C178T 的原发性高血压患者对噻嗪类药物更为敏感。

Ⅱ型假性醛固酮减少症（type Ⅱ pseudohypoaldosteronism，PHA2），又称 Gordon 综合征，是一种 NCC 活性增强的常染色体显性遗传疾病，临床表现为身材矮小、血压增加、血 K^+增高、尿 Ca^{2+}增加和高氯性代谢性酸中毒，但其肾小球滤过功能正常。Wilson 等研究发现，PHA2 是由于缺乏特异性表达在远曲小管的 WNK1 和 WNK4 所致。

四、AQP 与疾病

AQP，又称水孔蛋白，是一种位于细胞膜上的内在膜蛋白，在细胞膜上组成“孔道”，可控制水进出细胞。AQP 通过快速调节自身体积和内部渗透压而对维持机体的水平衡具有重要作用。目前在哺乳动物中已研究发现 13 种 AQP，肾脏作为调节水平衡的主要器官，也是体内 AQP 含量最高的组织，其 AQP 的亚型分布最多，有 AQP1、AQP2、AQP3、AQP4、AQP6、AQP7、AQP8 和 AQP11 8 种。AQP 是肾脏维持机体水平衡的主要分子基础，目前最受关注的是肾脏 AQP1 ～4。

AQP1 主要分布于肾脏近端小管曲部、近端小管直部和亨利环下降细端顶侧膜，介导原尿中水分的重吸收。AQP1 缺失的小鼠表现为多尿、多饮，在限制进水的情况下可出现严重的脱水现象，在禁水 36 h 后，AQP1 缺失的小鼠不能进一步浓缩尿液，血液渗透压增高。多囊肾又名 Potter（Ⅰ）综合征或 Perlmann 综合征，是一种常染色体遗传病，临床表现为肾脏肿大，皮质、髓质有多个囊肿并不断增大，继发性肾功能损害，最终导致肾衰竭。在多囊肾患者的囊肿组织中发现 AQP1 异常高表达，表明 AQP1 可能与多囊肾有关。多囊肾囊腔内液体分泌依赖 cAMP 的 Cl^-介导，Cl^-蓄积通过电偶联将 Na^+及渗透偶联将水吸入腔内，从而使囊腔体积越来越大，而水转运进入胞腔也是通过 AQPs 所介导的。

AQP2 主要表达于肾脏集合管顶侧膜，是血管加压素（arginine vasopressin，AVP）敏感性水通道，AVP 通过调节 AQP2 的表达来改变集合管主细胞对水的通透性。AVP 可使 AQP2 在集合管细胞顶侧膜与囊泡的表达比值增加。肾性尿崩症是一种对 AVP 无效的以多尿为临床表现的遗传性疾病，AQP2 突变可引起人类遗传性肾性尿崩症。AQP2 基因突变使得集合管上的高效跨上皮水转运途径被阻断。模拟人 AQP2 突变的 AQP2-T126M 模型小鼠表现为严重的尿崩症。AQP-T126M 突变使得蛋白滞留在集合管上皮细胞的内质网中，不能转移到细胞膜发挥其功能，这种尿浓缩障碍导致小鼠严重脱水，在出生后 1 周内死亡。继发性肾性尿崩症在临床更为常见，双侧输尿管梗阻或低血钾症均可导致 AQP2 表达下降。此外，在 5/6 肾切除的慢性肾衰竭大鼠模型中 AQP2 显著降低。由此可见，调控 AQP2 的表达或活性可能有助于肾性尿崩症的治疗。

AQP3 高表达于肾脏集合管基底侧膜，在肾脏水的重吸收中扮演重要角色，当其表达异常或功能受抑制时则会出现尿浓缩功能障碍。Ma 等研究发现，AQP3 缺失的小鼠出现严重的多尿现象，表明 AQP3 可能参与肾脏水的重吸收。在盐皮质激素缺乏的大鼠体内肾脏集合管 AQP3 表达显著降低，而在高醛固酮水平或抗利尿激素缺乏的大鼠集合管 AQP3 的表达增加，且增加程度与醛固酮水平正相关。Apostol 等在嘌呤霉素氨基核苷诱导的大鼠肾病综合征动物模型中发现，肾脏集合管 AQP2 和 AQP3 表达下降，而 AQP4 未发生改变，AVP 水平增加，大鼠肾脏尿浓缩功能出现障碍。急慢性肾衰竭均可发生多尿和浓缩功能障碍，其中缺血性急性肾衰竭大鼠模型中 AQP1 ～4 均降低。

AQP4 分布广泛，在肾脏主要分布于集合管基底侧膜。AQP4 基因敲除小鼠尿液最大浓缩能力降低约 20%，内髓集合管跨上皮通透性下降 80%，但 AQP4 敲除的小鼠并未出现多饮多尿的现象，这说明内髓集合管部位的水重吸收在小鼠尿液浓缩机制中并不起重要作用。

五、展望

肾脏表达有众多药物转运体、离子通道蛋白和水通道蛋白，这些转运蛋白在药物和毒物的排泄及体内离子和水平衡中至关重要。NKCC 和 NCC 是临床抗高血压药物治疗的重要靶点，其基因突变不仅可导致血压异常，也可影响一些药物的疗效。因此，深入了解 NKCC 和 NCC 的分子结构和调节机制，寻求新的特异性抑制剂，对高血压治疗具有重要的意义。AQP 发现至今已超过 20 年，目前对其功能有了较为全面的认识，利用计算机构建及稳定表达 AQPs 的细胞模型筛选特异性的 AQPs 抑制剂有望成为治疗高血压、心衰、高钠血症等疾病的药物。

（马彦荣　武新安）

参考文献

Apostol E，Ecelbarger CA，Terris J，et al. 1997. Reduced renal medullary water channel expression in puromycin aminonucleoside-induced nephrotic syndrome. Journal of the American Society of Nephrology，8（1）：15-24.

Carreno JJ，Kenney RM，Lomaestro B. 2014. Vancomycin-associated renal dysfunction：where are we now? Pharmacotherapy，34（12）：1259-1268.

Castrop H，Schnermann J. 2008. Isoforms of renal Na-K-2Cl cotransporter NKCC2：expression and functional significance. American Journal of Physiology Renal Physiology，295（4）：F859-866.

Deen PM，Croes H，van Aubel RA，et al. 1995. Water channels encoded by mutant aquaporin-2 genes in nephrogenic diabetes insipidus are impaired in their cellular routing. The Journal of Clinical Investigation，95（5）：2291-2296.

Gordon RD，Hodsman GP. 1986. The syndrome of hypertension and hyperkalaemia without renal failure：long term correction by thiazide diuretic. Scottish Medical Journal，31（1）：43-44.

Hara M，Verkman AS. 2003. Glycerol replacement corrects defective skin hydration，elasticity，and barrier function in aquaporin-3-deficient mice. Proceedings of the National Academy of Sciences of the United States of America，100（12）：7360-7365.

Kim SW，Cho SH，Oh BS，et al. 2001. Diminished renal expression of aquaporin water channels in rats with experimental bilateral ureteral obstruction. Journal of the American Society of Nephrology，12（10）：2019-2028.

Kwon TH, Nielsen J, Masilamani S, et al. 2002. Regulation of collecting duct AQP3 expression: response to mineralocorticoid. American Journal of Physiology Renal Physiology, 283 (6): F1403-1421.

Lane K, Dixon JJ, MacPhee IA, et al. 2013. Renohepatic crosstalk: does acute kidney injury cause liver dysfunction? Nephrology, dialysis, transplantation, 28 (7): 1634-1647.

Ma T, Song Y, Yang B, et al. 2000. Nephrogenic diabetes insipidus in mice lacking aquaporin-3 water channels. Proceedings of the National Academy of Sciences of the United States of America, 97 (8): 4386-4391.

Matayoshi T, Kamide K, Takiuchi S, et al. 2004. The thiazide-sensitive Na (+) -Cl (-) cotransporter gene, C1784T, and adrenergic receptor-beta3 gene, T727C, may be gene polymorphisms susceptible to the antihypertensive effect of thiazide diuretics. Hypertension Research, 27 (11): 821-833.

Meyer JW, Flagella M, Sutliff RL, et al. 2002. Decreased blood pressure and vascular smooth muscle tone in mice lacking basolateral Na (+) -K (+) -2Cl (-) cotransporter. American Journal of Physiology Heart and Circulatory Physiology, 283 (5): H1846-1855.

Monette MY, Rinehart J, Lifton RP, et al. 2011. Rare mutations in the human Na-K-Cl cotransporter (NKCC2) associated with lower blood pressure exhibit impaired processing and transport function. American Journal of Physiology Renal Physiology, 300 (4): F840-847.

Naghibi B, Ghafghazi T, Hajhashemi V, et al. 2007. The effect of 2, 3-dihydroxybenzoic acid and tempol in prevention of vancomycin-induced nephrotoxicity in rats. Toxicology, 232 (3): 192-199.

Nielsen S, Frokiaer J, Marples D, et al. 2002. Aquaporins in the kidney: from molecules to medicine. Physiological Reviews,82 (1): 205-244.

Noda Y, Sasaki S. 2004. Molecular mechanisms and drug development in aquaporin water channel diseases: molecular mechanism of water channel aquaporin-2 trafficking. Journal of Pharmacological Sciences, 96 (3): 249-254.

Sabler IM, Berkovitch M, Sandbank J, et al. 2016. Exposure to hyperbaric oxygen intensified vancomycin-induced nephrotoxicity in rats. PloS One, 11 (4): e0152554.

Schultheis PJ, Lorenz JN, Meneton P, et al. 1998. Phenotype resembling Gitelman's syndrome in mice lacking the apical Na^+- Cl^- cotransporter of the distal convoluted tubule. The Journal of Biological Chemistry, 273 (44): 29150-29155.

Simon DB, Karet FE, Hamdan JM, et al. 1996. Bartter's syndrome, hypokalaemic alkalosis with hypercalciuria, is caused by mutations in the Na-K-2Cl cotransporter NKCC2. Nature Genetics, 13 (2): 183-188.

Sonalker PA, Tofovic SP, Jackson EK. 2004. Increased expression of the sodium transporter BSC-1 in spontaneously hypertensive rats. The Journal of Pharmacology and Experimental Therapeutics, 311 (3): 1052-1061.

Takahashi N, Chernavvsky DR, Gomez RA, et al. 2000. Uncompensated polyuria in a mouse model of Bartter's syndrome. Proceedings of the National Academy of Sciences of the United States of America, 97 (10): 5434-5439.

Wilson FH, Disse-Nicodeme S, Choate KA, et al. 2001. Human hypertension caused by mutations in WNK kinases. Science, 293 (5532): 1107-1112.

Yang B, Folkesson HG, Yang J, et al. 1999. Reduced osmotic water permeability of the peritoneal barrier in aquaporin-1 knockout mice. The American Journal of Physiology, 276 (1 Pt 1): C76-81.

Yang B, Gillespie A, Carlson EJ, et al. 2001. Neonatal mortality in an aquaporin-2 knock-in mouse model of recessive nephrogenic diabetes insipidus. The Journal of Biological Chemistry, 276 (4): 2775-2779.

第五节　尿酸转运体与疾病

尿酸（uric acid）是一种体内代谢性产物，其相对分子质量为168。正常人体尿液中的主要成分为尿素，尿酸含量较少。人体内的尿酸主要由肾脏排泄，少量经肠道、呼吸道和皮肤排泄。尿酸经肾脏排泄时分为4个步骤：肾小球滤过（100%）、肾近端小管重吸收（S1段，98%～100%）、肾小管分泌（S2段，50%）及分泌后重吸收（S3段，40%）。由于人体缺乏尿酸酶，因此其不能被降解为尿囊素，最终只有8%～12%的尿酸以尿酸盐的形式排出。当体内尿酸的生成量和排泄量不平衡时，将会导致相关疾病的发生。

造成高尿酸血症（hyperuricemia）的主要原因是尿酸的体内生成增多和（或）肾脏排泄减少。一方面，尿酸主要是由磷酸核糖焦磷酸合成酶（PRPS1）和次黄嘌呤/鸟嘌呤磷酸核糖转移酶（HPRT1）代谢，当其基因突变或功能缺失时会导致体内尿酸代谢减少而发生体内蓄积。此外，长期高嘌呤饮食、饮酒也会影响嘌呤的合成代谢，使尿酸生成增多。另一方面，参与尿酸排泄和（或）重吸收的相关转运体表达或功能缺失会导致尿酸排泄障碍而引起高尿酸血症。通常情况下，人体每天尿酸的产生和排泄是动态平衡的。当男性血尿酸盐水平大于417μmol/L、女性尿酸盐水平大于357μmol/L时应诊断为高尿酸血症，其为痛风的主要病因。近年来，高尿酸血症已成为继糖尿病之后的第二大代谢性疾病，且高尿酸血症与高血压、高血脂、糖尿病等代谢性疾病有密切联系。此外，低尿酸血症也不容忽视，其易导致尿路结石、急性肾衰等疾病。参与人体内尿酸排泄的主要转运体有：尿酸盐阴离子转运体（URAT1）、葡萄糖转运体9（GLUT9）、尿酸盐转运体（UAT）、有机阴离子转运体（OAT1、OAT3）、三磷腺苷结合盒转运体G2（ABCG2）、Na^+依赖磷酸转运体（NPT1、NPT4）等。这些转运体的基因突变或功能异常都会引起血尿酸浓度变化。按功能不同可将其分为：重吸收相关蛋白、排泄相关蛋白和骨架蛋白。本节主要介绍尿酸转运体异常所致的相关疾病。

一、尿酸盐阴离子转运体（URAT1）

URAT1主要分布于肾皮质近曲小管的上皮细胞刷状缘膜，负责尿酸的重吸收。其通过与多种单价有机阴离子和少数无机阴离子交换完成对尿酸的重吸收，该过程不受膜电压和细胞外pH的影响。URAT1基因G774A的突变可使肾脏尿酸重吸收减少，导致低尿酸血症，但肾小管内的尿酸浓度升高，从而易诱发肾小管内尿酸结石的形成。

URAT1基因的突变可影响尿酸的排泄，c. 151delG的突变可以引起少尿症和肾脏功能障碍。在德国人群中启动子（-788T>A）、外显子1（C258T）和外显子2（C426T）的突变使肾脏尿酸排泄减少，血尿酸升高，其中外显子2（C426T）的突变影响最大。URAT1基因rs893006的单核苷酸多态性（single nucleotide polymorphisms，SNPs）可能是中国男性患高尿酸血症的风险因素。促尿酸排泄药物，如丙磺舒、苯溴马隆及非甾体消炎药等通过与URATl结合抑制该蛋白的活性，减少尿酸盐的重吸收，降低血尿酸；而抑制尿酸排泄的药物，如吡嗪酰胺、烟酸、内酰胺类抗生素等则通过提高胞内与管腔间有机阴离子浓度和电位的梯度，增强URAT1蛋白的活性，增加尿酸盐的重吸收，升高血尿酸。可见该蛋白对开发防治高尿酸血症的药物具有重要意义。

二、尿酸盐转运体（UAT）

UAT 仅分布于肾脏近端小管曲段和升段，主要参与尿酸在肾脏近曲小管的分泌，进入肾脏近端小管的尿酸盐 50% 由其介导分泌入管腔。UAT 基因外显子和启动子区的基因多态性可导致 UAT 功能降低，使尿酸盐分泌入管腔的量减少，从而引发高尿酸血症。

三、葡萄糖转运蛋白 9（GLUT9）

GLUT9 主要分布在肾脏和肝脏，在肾脏参与近曲小管顶侧膜尿酸盐的重吸收，其分为 GLUT9a 和 GLUT9b 两种亚型，分别位于肾近端小管细胞基底侧膜和管腔侧膜。而 GLUT9a 主要是将近曲小管上皮细胞内的尿酸返回血液或细胞间隙的体液中，GLUT9b 则将肾小管腔的尿酸重吸收摄入上皮细胞中。GLUT9 的尿酸转运效率比 URAT1 高 8 倍，其对尿酸的 K_m 值高达 365 μmol/L。另有研究发现 GLUT9 对乳酸、烟酸、β-羟基丁酸酯和水杨酸等并无明显的重吸收作用，而 URAT1 却能对这些物质进行转运，表明 GLUT9 底物的特异性选择较 URAT1 更具有专属性。

在两个不同地区的意大利人群中均发现 GLUT9 基因 rs7442295 和 rs6855911 的多态性能够使血尿酸水平降低。此外，R380W 和 R198C 突变导致近曲小管对尿酸重吸收功能减弱，从而引发肾性低尿酸血症。此外，GLUT9 上 P412R 的突变也可改变其对尿酸转运的特异性，使尿酸无法从肾脏重吸收，导致低尿酸血症。Vitart 等通过对苏格兰、克罗地亚、德国人群中痛风患者 GLUT9 基因多态性的研究发现，德国人群低尿酸排泄率与 rs1014290、rs737267 多态性相关，苏格兰人群低尿酸排泄率与 rs1014290、rs737267、rs6449213 多态性相关。在克罗地亚人群中，上述 3 个基因多态性均存在性别差异，而苏格兰人则仅在 rs1014290 存在性别差异。对中国汉族 166 例痛风患者的研究发现，GLUT9 基因 rs6855911 的突变使 GLUT9 基因表达量升高或功能增强，可使尿酸重吸收增加，导致血尿酸水平升高。

四、有机阴离子转运体 1、3、4、10（OAT1、OAT3、OAT4、OAT10）

OAT1 主要分布在肾近端小管基底侧膜，介导尿酸的摄入，即将尿酸盐从血液或管周间隙摄入肾小管细胞。OAT1 基因突变导致其功能下降，使尿酸摄入上皮细胞的量显著减少而导致高尿酸血症。OAT3 分布于肝脏、肾脏、脑等组织，但在肾脏中最多，其可将有机阴离子通过基底侧膜摄入近曲肾小管上皮细胞。OAT3 的编码基因 Arg149ser、Gln239Stop 和 Lze260Arg 的突变可使 OAT3 功能降低而影响尿酸排泄，导致高尿酸血症。OAT4 主要分布在肾脏近曲小管，其可利用有机阴离子与二羧酸盐交换的形式重吸收尿酸。OAT4 基因中 rs17300741 的多态性与血液尿酸排泄障碍型痛风显著相关，但其功能暂未阐明，可能影响了 OAT4 基因的表达。OAT10 主要分布在肾脏，脑、心脏及肠道也有一定分布。左旋乳酸、琥珀酸、丙磺舒等均可成为其交换尿酸盐的底物。苯溴马隆、呋塞米等均可影响 OAT10 对尿酸盐的摄取。此外，环孢素 A 引起的高尿酸血症也与抑制 OAT10 的功能有关。

五、三磷腺苷结合盒转运体 G2（BCRP）

BCRP（ABCG2）主要分布在肾脏近曲小管刷状缘膜，其在小肠上皮细胞和肝脏中也有一定分布，主要参与尿酸的排泄。ABCG2 基因 rs2231142 中第 141 位的 Glu 被 Lys 替换，其与痛风密切相关，该位点突变可解释欧洲人群 ABCG2 表型变异的 0.57%，相对于女性群体而言，其对男性的影响较大。该突变还可引起 BCRP 介导的尿酸排泄减少 53%，使尿酸的排泄与吸收失去平衡，最终诱发高尿酸血症。

六、Na^+依赖磷酸转运体 1、4（NPT1、NPT4）

NPT1 主要分布在肾脏近曲小管顶膜，能够转运包括尿酸在内的多种底物。NPT1 基因多态性与早期痛风有关，第 269 位的 Lle 被 Thr 替换后，会降低患尿酸排泄障碍型痛风的风险，其可能是肾脏中尿酸排泄的首要转运蛋白。NPT4 主要分布在肝脏和肾脏，参与尿酸及多种阴离子的排泄，NPT4 第 68 位的 Asp 被 His 替换和第 304 位的 Phe 被 Ser 替换后均显著降低其尿酸转运活性；第 257 位的 Val 被 His 替换后也可降低尿酸盐的转运水平，进而使尿酸排泄量减小，导致高尿酸血症。

七、*PDKZ1* 基因编码钠氢交换调节因子（NHERF3）

PDKZ1 基因编码 Na^+/H^+ 交换调节因子，其 PDZ 结构域可调节 URAT1、OAT4 和 NPT1 等转运蛋白的亚细胞定位，是形成尿酸转运体的重要支架蛋白。该基因中 rs12129861、rs1471633、rs1967017 的多态性能够对血尿酸浓度产生影响。

八、小结

肾脏尿酸转运体在尿酸的重吸收和外排过程中发挥着至关重要的作用。参与尿酸重吸收或尿酸排泄的尿酸转运体其基因突变或表达及功能改变都会引起血尿酸浓度异常，导致各类代谢性疾病。有些基因突变或功能缺陷可使尿酸排泄障碍导致高尿酸血症，而有些变异可使尿酸无法从肾脏重吸收导致低尿酸血症，这些变化又有一定的种族差异性。因此，可根据不同种族人群的遗传特点开发有针对性的药物用于临床治疗将具有极其重要的意义。

（周幸文 武新安）

参考文献

Andrew RE, Lara MM, Thomas JU, et al. 2006. The human organic anion transporter 3（OAT3; *SLC22A8*）: genetic variation and functional genomics. Am J Physiol Renal Physiol, 290: 905-912.

Chiba T, Matsuo H, Kawamura Y, et al. 2015. NPT1/*SLC17A1* is a renal urate exporter in humans and its common gain-of-function variant decreases the risk of renal underexcretion gout. Arthritis Rheumatol, 67（1）: 281-287.

Enomoto A, Endou H. 2005. Roles of organic anion transporters（OATs）and a urate transporter（URATI）in the pathophysiology of human disease. Clin Exp Ncphrol, 9（3）: 195-205.

Hosoyamada M, Ichida K, Enomoto A, et al. 2004. Function and localization of urate transporter 1 in mouse kidney. J Am Soc Nephrol, 15 (2): 261-268.

Ichida K, Hosoyamada M, Kimura H, et al. 2003. Urate transport via human PAH transporter OAT1 and its gene structure. Kidney Int, 63 (1): 143-155.

Ikarashi R, Shibasaki K, Yamaguehi A, et al. 2013. Immunohistochemical studies of organic anion transporters and urate transporter 1 expression in human salivary gland. Acta Odontol Scand, 71 (2): 312-316.

Jutabha P, Anzai N, Kitamura K, et al. 2010. Human sodium phosphate transporter 4 (hNPT4/*SLC17A3*) as a common renal secretory pathway for drugs and urate. J Biol Chem, *285* (45): 35123-35132.

Le MT, Shafiu M, Mu W, et al. 2008. *SLC2A9-a* fructose transporter identified as a novel uric acid transporter. Nephrol Dial Transplant, 23 (9): 2746-2749.

Lipkowitz MS, Leal-Pinto E, Cohen BE, et al. 2004. Galectin 9 is the sugar-regulated urate transporter/ channel UAT. Glycoconj J, 19 (7/8/9): 491-498.

MinZheng, Junwu Ma. 2016. Research progress in the genetics of hyperuricaemia and gout. Hereditas, 38 (4): 300-313.

Van Wert AL, Gionfriddo MR, Sweet DH, et al. 2010. Organic anion transporters: discovery, pharmacology, regulation and roles in pathophysiology. Biopharm Drug Dispos, 31 (1): 1-71.

Vitart V, Rudan I, Hayward C, et al. 2008. *SLC2A9* is a newly identified urate transporter influencing serum urate concentration, urate excretion and gout. Nat Genet, 40: 437-442.

Woodward OM, Coresh J, Boerwinkle E. et al. 2009. Identification of a urate transporter, *ABCG2*, with a common functional polymorphism causing gout. Proc Natl Acad Sci USA, 106 (25): 10338-10342.

第六节　神经递质转运体与神经精神疾病

神经递质是神经元突触部位传递神经信息的化学物质，这些不同递质间的协调作用，精密调节突触间隙神经递质的浓度和作用时间，对维持中枢神经系统的正常功能具有重要意义。神经递质转运体表达于神经细胞膜的表面，可高选择性地与突触间的神经递质结合，将神经递质由突触间隙运回神经细胞，从而终止递质在细胞间的传递作用，进而参与突触间信息的调控。参与神经递质传递的主要转运体包括：谷氨酸转运体、多巴胺转运体、5-羟色胺转运体、去甲肾上腺素转运体、甘氨酸转运体和γ-氨基丁酸转运体等。神经递质转运体可调节递质在突触内的浓度与分布，因而对突触活性具有重要影响。神经递质转运体的功能异常可能与多种神经精神类疾病的发生发展密切相关，如神经退行性疾病、癫痫、药物成瘾、强迫症、抑郁症、精神分裂症等。此外，鉴于神经递质转运体在疾病发生中的重要作用，某些神经递质转运体已经被开发为神经类药物的作用靶点用于神经精神类疾病的治疗，并取得良好的临床治疗效果。本节概述了常见神经递质转运体在神经精神疾病中的研究进展。

一、帕金森病

帕金森病（Parkinson's disease，PD）是一种慢性神经系统退行性疾病，临床以运动迟缓、震颤、强直、姿势反射消失等为特征；病理生化以中脑黑质多巴胺能神经元变性死亡及多巴胺缺失为特征。目前，兴奋性氨基酸所致的神经毒性是 PD 发病机制研究的热点之一。一项纳入 34 名帕金森病患者和 21 名正常人的临床研究发现，PD 患者血小板谷氨酸摄取量减少了 50%，且其摄取减少量与症状的严重程度成正比。此外，PD 动物模型表现为谷氨酸转运体 1（glutamate transporter 1，GLT-1）和兴奋性氨基酸转运体-1（excitatory amino acid carrier 1，EAACl）表达减少和谷氨酸摄取下降。PD 患者脑原位杂交研究结果显示，其黑质多巴胺能神经元 EAAC1 表达异常，说明 EAAC1 与 PD 具有密切的相关性。

研究发现，PD 发病相关的外源性神经毒物，如 MPP^+是经多巴胺转运体摄入神经细胞而使其损伤，因此，多巴胺转运体在 PD 发病机制中的作用引起了人们的关注。环境毒物 MPTP 是一种化工原料，具有脂溶性，在脑内经单胺氧化酶 B 氧化为 MPP^+，后者经多巴胺转运系统主动转运至多巴胺能神经元内选择性地损害黑质多巴胺能神经元。目前对 PD 的病因研究认为，外界环境毒素通过作用于有遗传缺陷的个体而发病。国外学者对高加索人群的相关分析发现，PD 患者中多巴胺转运体 520 bp 等位基因频率有显著升高，国内学者在亚洲人群中也发现了此现象，提示 PD 发病可能与多巴胺转运体的基因多态性有关。Hall 等研究发现，多巴胺转运体和囊泡单胺转运体 2（vesicular monoamine transporter，VMAT2）的表达与多巴胺能神经元的老化相关，增强 VMAT2 或减弱多巴胺转运体的功能可减缓多巴胺能神经元的老化进程，从而减缓 PD 的发病。

多巴胺转运体具有转运 MPP^+ 等神经毒物的功能，运用多巴胺转运体阻滞剂来抑制 MPP^+的摄取，可以保护神经元免遭损伤，该方法可能为环境毒物暴露下的 PD 患者的早期干预开辟了一个全新的途径。研究证实，利用多巴胺转运体阻滞剂可以预防神经毒物 MPTP 对黑质多巴胺能神经元的神经毒性。此外，应用多巴胺转运体阻滞剂可以增加 PD 患者突触间隙中的多巴胺，有望改善 PD 患者的临床症状。

二、阿尔茨海默病

阿尔茨海默病是老年人中常见的一种神经退行性疾病，主要表现为记忆力减退、认知功能障碍、行为异常和社交障碍等。研究发现，阿尔茨海默病的发病与谷氨酸转运体的表达下调有关。临床研究显示，阿尔茨海默病患者谷氨酸天门冬氨酸转运体（glutamate aspartate transporter，GLAST）、GLT-1 及 EAAC1 的表达均较正常人有明显的减少，提示以上谷氨酸转运体的改变可能与阿尔茨海默病患者神经变性的形成相关。阿尔茨海默病动物模型海马组织中也表现有 GLT-1、GLAST 及 EAAC1 的表达下调，并伴随有线粒体呼吸链功能的降低，推测可能是线粒体功能障碍导致谷氨酸转运体的转运功能降低，进而加重了阿尔茨海默病的症状。也有研究认为，阿尔茨海默病患者神经系统中可能存在胆固醇的代谢异常，导致 GLT-1 从细胞膜脱离，进而导致细胞膜上 GLT-1 表达降低和谷氨酸摄取异常。

三、强迫症

强迫症是一种慢性精神障碍性疾病，主要症状表现为反复出现的强迫观念和强迫动作，患者明知无意义却无法摆脱。近年来，5-HT 再摄取抑制剂治疗强迫症取得了较好的临床疗效，而 5-HT 转运体是 5-HT 再摄取抑制剂发挥治疗作用的靶结构。研究发现 5-HT 转运体 *SLC6A4* 基因的第 2 内含子区可变数目串联重复 VNTR 基因多态性及启动子区的 44 bp 的插入/缺失多态性可能影响 5-HT 转运体基因的表达并可能与强迫症的发生有关，已证实强迫症与 5-HT 转运体 LPR 基因型 L/L 呈正关联，基因型为 L/L 的人群发展为强迫症的危险性可能是非 L/L 表型人群的 3. 57 倍。可见，5-HT 转运体 LPR 等位基因 S 与 L 这两个多态位点不同的等位基因和基因型会限制5-HT转运体基因的转录和表达，导致该基因的低效表达并因此造成5-HT转运过程异常，进一步引起体内5-HT含量或分布部位的变化，该变化可能参与了强迫症的发病。

四、抑郁症

抑郁症是一类以抑郁心境为主要特点的情感障碍，主要表现为长时间持续的抑郁情绪及无法在任何有趣的活动中体会到快乐，同时可伴有患者的躯体功能失调。目前普遍认为，5-HT作为一种调节情绪、认知、生物周期节律等心理活动的重要神经递质，在抑郁症的发病过程中起重要作用。参与5-HT系统调控的基因中，5-HT转运体基因受到特别关注，因为5-HT转运体多分布于中枢神经系统的突触前膜，参与突触间隙5-HT的再摄取，也是临床广泛应用的抗抑郁药的作用靶点。人类5-HT转运体基因的转录活动由其基因启动子的LPR多态性调控，这种多态性的两种等位基因（S型和L型）对转录活动的调控有明显差别。来自于欧洲3个研究中心的对照研究显示，情感障碍患者组的LPR基因S等位基因和S/S基因型均高于正常对照组，而且导致5-HT转运体低表达的S等位基因或S/S基因型可以独立地提高抑郁症的发病率。以上研究发现提示S/S基因型人群可能是抑郁症易患人群，S等位基因是抑郁症的易感基因，L等位基因可能是保护性基因。

众所周知，应激性生活事件在抑郁症的发生发展中起着至关重要的作用，5-HT转运体基因LPR与生活事件的交互作用对抑郁的影响逐渐受到关注。Caspi及其同事的研究发现，携带一个或两个S等位基因的个体在遭受应激性生活事件的情况下，会比只携带一个L等位基因的个体出现更多的抑郁症状、更高的抑郁症诊断率和自杀率。国外学者的研究发现，在生活应激下，S/S基因型的个体比S/L型和L/L型有更高的抑郁症发病率；而一项来自于中国人群的研究却发现，遭受负性生活事件后，LPR基因L/L基因型的个体反而会更倾向于患抑郁症；其原因可能是LPR等位基因及基因型在不同人群之间的分布有很大差异，因为L等位基因在白种人中的出现频率为29%～43%，但在亚洲人中只占1%～13%，这种差异可能会对研究结果造成很大的影响。

重性抑郁症是遗传与环境因素共同作用所致的一种多基因遗传病，主要表现为严重的抑郁状态、自尊心降低、对以往喜爱的活动失去兴趣等。研究观察发现抑郁症、老年性痴呆症患者脑蓝斑中去甲肾上腺素转运体表达显著下降，但这种变化是疾病本身所致，还是代偿性下降尚不清楚。临床研究发现，去甲肾上腺素转运体基因T-182C和G1287A多态性的联合作用可能增加重性抑郁症的发病风险，另一项临床研究显示重性抑郁症患者去甲肾上腺素转运体基因T-182C的TT基因型出现频率明显低于正常人。以上结果提示，去甲肾上腺素转运体基因可能是重性抑郁症的一个易感基因，其中T-182基因多态性与重性抑郁症的发生有关。

五、精神分裂症

精神分裂症是一种严重的精神疾病，症状多表现为幻觉、妄想及胡言乱语，严重者有自毁及伤人倾向，并出现社会或职业功能退化。研究认为，遗传、幼年环境、神经及心理与社会活动之间的相互作用是诱发精神分裂症的重要因素。国外学者Philibert等研究表明5-HT转运体mRNA的转录水平下降与其上游的甲基化有关联，已知5-HT转运体基因的甲基化是其功能调节的重要方式，且基因的甲基化大部分集中在启动子区 CpG 岛。我国研究人员发现精神分裂症患者 5-HT 转运体基因启动子区 CpG 岛内位点甲基化率显著高于非精神分裂症患者和健康人，其原因可能为启动子区 CpG 位点的高甲基化减少了 5-HT 转运体 mRNA 的转录，间接增加了突触间隙 5-HT 的浓度，从而引起一系列精神分裂症的症状。

此外，一项应用 PCR 及 DNA 测序方法的研究显示，多巴胺转运体基因的 SNPs 位点 rs2975223 GG 基因型与精神分裂症的发生相关。国外学者 Dean 等研究发现，精神分裂症患者脑内多巴胺转运体密度明显低于健康人；对精神分裂症的相关性研究显示，多巴胺转运体 SLC6A3（rs403636）基因变异与精神分裂症显著相关。日本研究人员使用放射性标志物考察脑内多巴胺转运体，研究发现精神分裂症患者丘脑中多巴胺转运体的量比健康人多，而且病情越重，多巴胺转运体的量越多。研究者推测丘脑中多巴胺转运体表达增加会将更多的多巴胺摄入细胞，使神经细胞活动过分活跃，导致信息处理出现紊乱，这也可能是精神分裂症患者出现幻觉和妄想等典型精神分裂症症状的原因。

近年来，γ-氨基丁酸在精神分裂症发病机制中的作用逐渐引起研究者的关注。应用原位杂交组织化学技术的研究发现，精神分裂患者前额皮质区 γ-氨基丁酸阳性染色的神经元数量及 γ-氨基丁酸转运体-1 的 mRNA 浓度较正常人均明显降低 21%～33%，提示精神分裂症患者 γ-氨基丁酸的合成和摄取可能都存在异常。应用配基结合法研究前额皮质、杏仁核和海马中 γ-氨基丁酸转运体-1 的表达，发现其在精神分裂症患者中均显著下降；另外一项临床研究也显示精神分裂症患者大脑背外侧前额皮质 γ-氨基丁酸转运体-1 的水平较正常人下降 45%，而 γ-氨基丁酸转运体-3 水平则上升 23%，推测 γ-氨基丁酸转运体-1 水平下降与精神分裂症病人的 γ-氨基丁酸功能减退或大脑皮质的萎缩有关，而 γ-氨基丁酸转运体-3 水平上升可能与因 γ-氨基丁酸再摄取不足而产生的补偿效应有关。

六、孤独症

孤独症是以社交障碍、交流障碍及刻板行为为特征的发育障碍性疾病，迄今病因不清。根据发病率、高发家系的研究和实验室的发现提示遗传因素是孤独症病因中一个不可忽视的因素。研究发现，孤独症儿童存在单胺类神经递质的异常，认为患儿多动、刻板行为可能是中枢神经系统多巴胺功能亢进的结果。研究发现，一些孤独症儿童脑脊液和尿中的多巴胺主要代谢产物高香草酸升高，提示孤独症与多巴胺系统功能密切相关。多巴胺转运体的重摄取功能活动直接影响突触间隙中多巴胺的浓度，因此多巴胺转运体与孤独症的相关性备受关注。一项针对多巴胺转运体的基因多态性关联分析显示，基因型 480/440 和等位基因 440 与孤独症呈正关联，相对危险度分别为 2. 65 和 2. 30，而 480/480 基因型和等位基因 480 与孤独症呈负关联，相对危险度分别为 0. 64 和 0. 77。应用单光子发射型计算机体层扫描技术研究孤独症儿童脑内多巴胺转运体分布情况，结果显示孤独症儿童的多巴胺转运体半定量值明显高于正常儿童，提示孤独症儿童可能存在脑内多巴胺能神经元活动亢进。

七、癫痫

癫痫是慢性反复发作性短暂脑功能失调综合征，以脑神经元异常放电引起反复痫性发作为特征。目前认为，兴奋性氨基酸与抑制性氨基酸比例失调所引起的神经兴奋作用增强、抑制作用减弱是癫痫发病的重要原因之一，γ-氨基丁酸介导的抑制性传导异常或缺失是癫痫发作时神经元高兴奋性的主要原因。γ-氨基丁酸转运体介导 γ-氨基丁酸的摄取和灭活，进而调节 γ-氨基丁酸能神经传导过程，被认为是 γ-氨基丁酸介导的抑制性传导的生化基础。研究发现，γ-氨基丁酸转运体抑制剂 NNC05-2045 和 NNC05-2090 腹腔注射给药后，4 种啮齿动物的癫痫模型均表现出明显的抗惊厥作用，可抑制声音诱导的强直性和阵挛性惊厥，说明 γ-氨基丁酸转运体可能参与癫痫的发生。应用原位杂交及半定量免疫斑点技术研究发现，遗传性癫痫大鼠皮质及纹状体等各个脑区 γ-氨基丁酸转运体 mRNA 与正常组比较减少 8%～24%；癫痫患者的海马标本中 γ-氨基丁酸能抑制性信号减少伴随有 γ-氨基丁酸转运体-1 表达的下降。此外，海马硬化症患者出现颞叶癫痫，其海马切片中 γ-氨基丁酸转运体-1 和 γ-氨基丁酸转运体-3 的免疫反应性明显下降；在皮质发育不良所致的难治性癫痫患者中，脑部 γ-氨基丁酸转运体-1 蛋白表达普遍减少，提示 γ-氨基丁酸转运体表达减少可能是癫痫发生的原因之一。

八、疼痛

疼痛是一种复杂的生理心理活动，也是临床上最常见的症状之一，包括伤害性刺激引起的痛感觉，以及机体对伤害性刺激的痛反应。应用神经源性疼痛的大鼠模型研究发现，坐骨神经慢性挤压伤后背根神经节 γ-氨基丁酸转运体-1 表达增加，而术前鞘内注射 γ-氨基丁酸转运体-1 选择性抑制剂 NO-711 能延迟大鼠热痛觉超敏的出现；三叉神经痛动物模型体内 γ-氨基丁酸转运体-1 和 γ-氨基丁酸转运体-3 的含量增加而 γ-氨基丁酸的含量下降，而使用 γ-氨基丁酸转运体-1 抑制剂后，动物疼痛反应明显减轻。此外，γ-氨基丁酸转运体过表达的转基因小鼠会出现痛觉高敏，而在 γ-氨基丁酸转运体基因敲除小鼠中则会出现痛觉减退。以上实验结果提示，γ-氨基丁酸转运体在神经源性疼痛过程中发挥着重要作用，推测其原因可能是 γ-氨基丁酸转运体含量增加导致突触间隙内 γ-氨基丁酸含量的减少，从而使 γ-氨基丁酸所发挥的抑制性作用降低，最终导致神经元过度兴奋而参与痛觉的形成。鉴于 γ-氨基丁酸转运体在疼痛发生中的重要作用，以该转运体为靶点进行药物设计与开发，如氨基丁酸转运体抑制剂的开发，或许可为疼痛的治疗提供新的线索。

（秦红岩　武新安）

参考文献

冯冬梅，露春，梁颂游，等. 2010，5-羟色胺转运体基因多态性与强迫症的相关性研究. 中国现代医生，48（2）：9-11.

何文，孙晓勉，李雅妹. 2006，多巴胺转运体 440bp 等位基因与儿童孤独症的关系. 中国实用儿科杂志，21（5）：369-371.

夏峰，黄远桂. 2000，谷氨酸转运蛋白与癫痫. 卒中与神经疾病，7（3）：187-189.

赵晓萍，赵武伟，谢惠君，等. 2004，多巴胺转运体基因可变数目串联重复多态在帕金森病易感性中的作用. 中华老年医学杂志，23（7）：457-459.

Akbar MT，Rattray M，Williams RJ，et al. 1998. Reduction of GABA and glutamate transporter messenger RNAs in the severe-seizure genetically epilepsy-prone rat. Neuroscience, 85 (4): 1235-1251.

Alvarez E, Perez V, Artigas F. 2014. Pharmacology and clinical potential of vortioxetine in the treatment of major depressive disorder. Neuropsychiatric Disease and Treatment, 10: 1297-1307.

Bitanihirwe BK, Woo TU. 2014. Transcriptional dysregulation of gamma- aminobutyric acid transporter in parvalbumin- containing inhibitory neurons in the prefrontal cortex in schizophrenia. Psychiatry Research, 220 (3): 1155-1159.

Blum BP, Mann JJ. 2002. The GABAergic system in schizophrenia. Int J Neuropsychopharmacol, 5 (2): 159-179.

Caspi A, Sugden K, Moffitt TE, et al. 2003. Influence of life stress on depression: moderation by a polymorphism in the 5-HTT gene. Science, 301 (5631): 386-389.

Collier DA, Stober G, Li T, et al. 1996. A novel functional polymorphism within the promoter of the serotonin transporter gene: possible role in susceptibility to affective disorders. Molecular Psychiatry, 1 (6): 453-460.

Dalby NO, Thomsen C, Fink-Jensen A, et al. 1997. Anticonvulsant properties of two GABA uptake inhibitors NNC 05-2045 and NNC 05-2090, not acting preferentially on GAT-1. Epilepsy Research, 28 (1): 51-61.

Dean B, Hussain T. 2001. Studies on dopaminergic and GABAergic markers in striatum reveals a decrease in the dopamine transporter in schizophrenia. Schizophrenia Research, 52 (1-2): 107-114.

Haddley K, Bubb VJ, Breen G, et al. 2012. Behavioural genetics of the serotonin transporter. Current Topics in Behavioral Neurosciences, 12: 503-535.

Hall FS, Itokawa K, Schmitt A, et al. 2014. Decreased vesicular monoamine transporter 2 (VMAT2) and dopamine transporter (DAT) function in knockout mice affects aging of dopaminergic systems. Neuropharmacology, 76 Pt A: 146-155.

Krzymowski T, Stefanczyk-Krzymowska S. 2015. New facts and the concept of physiological regulation of the dopaminergic system function and its disorders. J Physiol Pharmacol, 66 (3): 331-341.

Madsen KK, White HS, Schousboe A. 2010. Neuronal and non- neuronal GABA transporters as targets for antiepileptic drugs. Pharmacology & Therapeutics, 125 (3): 394-401.

Mak L, Streiner DL, Steiner M. 2015. Is serotonin transporter polymorphism (5- HTTLPR) allele status a predictor for obsessive-compulsive disorder? A meta- analysis. Archives of Women's Mental Health, 18 (3): 435-445.

Makkonen I, Riikonen R, Kokki H, et al. 2008. Serotonin and dopamine transporter binding in children with autism determined by SPECT. Developmental Medicine and Child Neurology, 50 (8): 593-597.

Maragakis NJ, Rothstein JD. 2004. Glutamate transporters: animal models to neurologic disease. Neurobiology of disease, 15 (3): 461-473.

Montoya A, Bruins R, Katzman MA, et al. 2016. The noradrenergic paradox: implications in the management of depression and anxiety. Neuropsychiatric Disease and Treatment, 12: 541-557.

Philibert R, Madan A, Andersen A, et al. 2007. Serotonin transporter mRNA levels are associated with the methylation of an upstream CpG island. American Journal of Medical Genetics Part B, Neuropsychiatric Genetics, 144B (1): 101-105.

Sharpley CF, Palanisamy SK, Glyde NS, et al. 2014. An update on the interaction between the serotonin transporter promoter variant (5-HTTLPR), stress and depression, plus an exploration of non-confirming findings. Behav Brain Res, 273: 89-105.

Tian G, Kong Q, Lai L, et al. 2010. Increased expression of cholesterol 24S-hydroxylase results in disruption of glial glutamate transporter EAAT2 association with lipid rafts: a potential role in Alzheimer's disease. J Neurochem, 113 (4): 978-987.

Zhang Y, Tan F, Xu P, et al. 2016. Recent advance in the relationship between excitatory amino acid transporters and Parkinson's disease. Neural Plasticity, (3): 1-8.

第七节　5-HT 转运体与胃肠疾病

5-HT 是一种对机体的多种功能均具有关键性调节作用的信号分子，与情绪、食欲、睡眠、记忆、学习等许多生理心理功能相关。研究发现，人体总量约 95% 的 5-HT 存在于消化道，约 2% 存在于中枢神经系统，其余少量的 5-HT 存在于血浆和血小板中。5-HT 在发挥生理作用后必须灭活以免产生中毒反应及 5-HT 受体脱敏，而代谢 5-HT 的单胺氧化酶位于细胞内，5-HT 在生理条件下不能穿过细胞膜。因此，5-HT 必须通过 5-HT 转运体将其转运至细胞内才可以灭活，可见 5-HT 转运体在 5-HT 神经信号传递过程中起着至关重要的作用。

5-HT 转运体多分布于中枢神经系统的突触前膜，参与突触间隙 5-HT 的再摄取，因此在神经精神性疾病，如焦虑、抑郁、强迫症、恐惧症、精神分裂症等的发病过程中扮演着重要作用。此外，5-HT 转运体也是临床广泛应用的选择性 5-HT 再摄取抑制类抗抑郁药的作用靶点。5-HT 转运体也分布于多种类型的非神经细胞，如肺血管内皮细胞、肠黏膜细胞、心肌细胞、脉络丛上皮细胞等。众所周知，人体总量约 95% 的 5-HT 来源于肠道，黏膜层的嗜铬细胞是 5-HT 的主要来源；肠腔内机械和化学刺激可引起嗜铬细胞释放 5-HT，5-HT 通过与神经元上的多种 5-HT 受体结合调节胃肠感觉、运动和分泌功能。目前研究发现，5-HT 转运体在胃肠疾病，如慢传输性便秘、肠易激综合征及溃疡性结肠炎等疾病的发病过程中发挥着重要作用。关于 5-HT 转运体在神经精神类疾病中的作用本章第六节已做论述，本节主要概述 5-HT 转运体在胃肠疾病中的研究进展。

一、肠易激综合征

肠易激综合征（irritable bowel syndrome，IBS）是一组持续或间歇发作，以腹痛、腹胀、排便习惯和大便性状改变为临床表现的一种功能性肠道疾病。遗传、环境、精神心理应激、脑-肠轴功能紊乱、肠道菌群失调及肠道感染或炎症可能参与 IBS 的发病，但其具体机制目前尚未完全阐明。目前认为，肠道嗜铬细胞增生及其所致的 5-HT 增多在 IBS 的发病中占有重要地位，是疾病发生的关键环节。研究证实，肠道 5-HT 增加是 IBS 患者内脏痛觉超敏及腹泻产生的主要原因。曾有学者提出改变肠道 5-HT 的利用，即减少 5-HT 合成，抑制 5-HT 释放，均有可能改善 IBS 病人的临床症状。可见，5-HT 在 IBS 发病中起着关键作用，在 IBS 的治疗中占有重要地位。

肠道释放的 5-HT 在发挥生理作用后必须进行灭活以免产生中毒反应及 5-HT 受体的脱敏。代谢 5-HT 的单胺氧化酶等酶类均位于肠道黏膜细胞内，而 5-HT 在生理条件下不能穿过细胞膜进入黏膜细胞，所以 5-HT 必须通过载体将其转运至细胞内进行灭活，这个过程主要依靠肠黏膜上皮细胞膜上的 5-HT 转运体来完成。研究显示，5-HT 转运体的转运功能主要取决于其在细胞膜的蛋白表达量及蛋白的磷酸化程度。目前，大量实验证据表明，5-HT 转运体表达和（或）功能异常可能参与 IBS 的发病过程。基于动物实验的研究发现，5-HT 转运体基因敲除大鼠肠道虽然可通过多巴胺转运体和阳离子转运体转运部分

5-HT，但其效率明显下降，且其粪便含水量较野生型大鼠明显增多，动物出现便秘及腹泻便秘交替情况与IBS患者临床症状一致。临床研究发现，IBS患者结肠黏膜中5-HT转运体的mRNA表达较正常人显著降低；且IBS患者血小板膜上5-HT转运体的表达密度及结合力均明显降低，推测5-HT转运体表达和（或）功能下降引起了肠道5-HT重摄取能力降低，并导致IBS患者肠道5-HT含量升高，进而参与IBS临床症状的产生。

IBS患者5-HT转运体表达和（或）功能下降的发生机制目前尚未阐明，基于现有的研究结果推测其发生与5-HT转运体基因转录启动子的多态性有关，因为S型较L型转录效率降低。国外学者研究发现，IBS与5-HT转运体LPR基因多态性有关，S/S基因型在IBS患者的分布高于正常对照组。研究推测具有L/L基因型和L等位基因的人更易患便秘型IBS，而具有S/S基因型和S等位基因的人更易患腹泻型IBS，其原因可能是S/S基因型5-HT转运体的低表达导致5-HT灭活不足，过多的5-HT作用于受体可能参与IBS的发病。国内学者王邦茂等研究认为5-HT转运体基因VNTRSTin2.12/10基因型可能与IBS相关，具有L/L基因型及12/12-L/L基因型联合的人群可能更易患便秘型IBS，L/S基因型的人群易患腹泻型IBS。鉴于不同人群中5-HT转运体基因多态性分布并不一致，目前尚缺少大样本的5-HT转运体基因多态性与IBS及药物治疗反应的相关研究。

二、慢性便秘

慢性便秘为排便时间延长或欲便而艰涩不畅的一种病症，其发病可以是由急性便秘长期不愈转化而来。研究证实，5-HT可促进肠蠕动和分泌，因此推测慢性便秘患者结肠中可能存在5-HT不足，导致结肠动力和分泌功能下降。国外学者Coates等给小鼠应用5-HT转运体抑制剂，发现给药组小鼠排便量减少，并出现上消化道传输时间延长及结肠感觉下降，说明5-HT转运体功能下降可能改变小鼠的肠道运动及感觉功能。临床研究发现，5-HT转运体基因启动子区的多态性可调节转运体的转录，慢传输型便秘患者5-HT转运体S/S型和S等位基因频率显著高于正常人；儿童功能性便秘患者S/S型和S型基因频率明显高于正常人，而内含子2VNTRs没有明显差异。由此可见，慢传输型便秘患者及功能性便秘患儿可能存在5-HT转运体基因转录效率低、5-HT转运体mRNA稳定性差，以致过多5-HT残留于效应部位使5-HT受体发生适应性下调或脱敏，从而参与便秘的发病。

三、溃疡性结肠炎

溃疡性结肠炎（ulcerative colitis，UC）是一种病因不明的结肠和直肠慢性非特异性炎症性疾病，主要症状是腹泻、腹痛、便血、体重减轻等，血性腹泻是其最常见的早期症状。UC在西方国家发病率较高，而在亚洲相对较低。然而，近十年的统计资料显示，UC在亚洲的发病率逐年上升，2010年我国UC的发病率约为11.6/10万，专家呼吁中国应提高对炎症性肠病的关注。目前研究认为，UC的发病是外源因素引起宿主、基因和免疫三者相互作用的结果，但其确切发病机制尚不十分清楚。

近期研究发现，肠道5-HT利用增多在UC的发病中占有重要地位，被认为是该疾病发生发展的一个重要环节。临床研究发现，UC及慢性肠炎患者肠道嗜铬细胞明显增多，而肠道5-HT转运体表达显著降低，最终导致肠黏膜中5-HT水平明显高于正常人。动物实验研究结果与临床发现比较一致：应用TNBS诱导的急性溃疡性结肠炎动物模型也表现有肠道5-HT含量增加及5-HT转运体表达减少；而5-HT受体拮抗剂托烷司琼口服给药可显著减轻UC大鼠的结肠炎症程度。此外，应用化学药物制备UC动物模型的研究显示，5-HT转运体基因敲除小鼠结肠炎症程度明显高于野生型小鼠，该模型小鼠同时具有明显的肠道5-HT转运体表达减少及5-HT含量增高，提示5-HT含量增高及5-HT转运体功能降低可能是导致UC发病的关键机制之一。

四、展望

总之，随着对5-HT研究的不断深入，5-HT信号系统在胃肠道功能的生理及病理生理中的复杂作用正不断得到解析。5-HT既是中枢神经系统中重要的神经信号分子，参与情绪、食欲、睡眠、记忆、学习等生理心理活动；又是胃肠调节因子，参与调节胃肠感觉、运动和分泌功能；其在中枢及外周的双重作用或可解释临床观察的现象，如胃肠疾病患者常伴有明显的情绪精神状态异常，基于5-HT信号系统开发的抗抑郁药物可有效缓解IBS的临床症状等。5-HT在胃肠道疾病中的作用需要我们进一步探索，相信随着对5-HT转运体及其基因多态性的深入研究，关于慢传输型便秘、IBS及结肠炎症等胃肠道疾病的发病机制将逐渐得到阐明，这将为该类胃肠疾病的临床药物开发及治疗提供新的靶点。

（秦红岩　武新安）

参考文献

丁健华，傅传刚，赵荣华 . 2005，五羟色胺在胃肠道功能性疾病中的研究现状 . 世界华人消化杂志，13（20）：2405-2408.

侯翔宇，李勇，王维林 . 2013，功能性便秘儿童5-羟色胺转运体基因多态性研究 . 中国实用儿科杂志，28（1）：26-28.

王邦茂，王玉明，张维铭，等 . 2004，肠易激综合征患者5-羟色胺转运体的基因多态性. 中华内科杂志，43（6）：439-441.

张卫平，滨江 . 2011，五羟色胺与慢性便秘 . 世界华人消化杂志，19（24）：2551-2554.

Bellini M，Rappelli L，Blandizzi C，et al. 2003. Platelet serotonin transporter in patients with diarrhea-predominant irritable bowel syndrome both before and after treatment with alosetron. Am J Gastroenterol，98（12）：2705-2711.

Bischoff SC，Mailer R，Pabst O，et al. 2009. Role of serotonin in intestinal inflammation：knockout of serotonin reuptake transporter exacerbates 2，4，6-trinitrobenzene sulfonic acid colitis in mice. Am J Physiol Gastrointest Liver Physiol，296（3）：G685-695.

Chen JJ，Li Z，Pan H，et al. 2001. Maintenance of serotonin in the intestinal mucosa and ganglia of mice that lack the high- affinity serotonin transporter：abnormal intestinal motility and the expression of cation transporters. J Neurosci，21（16）：6348-6361.

Coates MD，Johnson AC，Greenwood-Van Meerveld B，et al. 2006. Effects of serotonin transporter inhibition on gastrointestinal motility and colonic sensitivity in the mouse. Neurogastroenterol Motil，18（6）：464-471.

Coates MD，Mahoney CR，Linden DR，et al. 2004. Molecular defects in mucosal serotonin content and decreased serotonin reuptake transporter in ulcerative colitis and irritable bowel syndrome. Gastroenterology，126（7）：1657-1664.

Costedio MM，Coates MD，Danielson AB，et al. 2008. Serotonin signaling in diverticular disease. J Gastrointest Surg，12（8）：1439-1445.

Gasparetto M, Guariso G. 2013. Highlights in IBD epidemiology and its natural history in the paediatric age. Gastroenterol Res Pract, 2013 (2013): 829040.

Gershon MD. 2013. 5-Hydroxytryptamine (serotonin) in the gastrointestinal tract. Curr Opin Endocrinol Diabetes Obes, 20 (1): 14-21.

Haub S, Ritze Y, Bergheim I, et al. 2010. Enhancement of intestinal inflammation in mice lacking interleukin 10 by deletion of the serotonin reuptake transporter. Neurogastroenterol Motil, 22 (7): 826-834, e229.

Manocha M, Khan WI. 2012. Serotonin and GI disorders: an update on clinical and experimental studies. Clin Transl Gastroenterol, 3: e13.

Mousavizadeh K, Rahimian R, Fakhfouri G, et al. 2009. Anti-inflammatory effects of 5-HT receptor antagonist, tropisetron on experimental colitis in rats. Eur J Clin Invest, 39 (5): 375-383.

O' Hara JR, Lomax AE, Mawe GM, et al. 2007. Ileitis alters neuronal and enteroendocrine signalling in guinea pig distal colon. Gut, 56 (2): 186-194.

Qin HY, Cheng CW, Tang XD, et al. 2014. Impact of psychological stress on irritable bowel syndrome. World J Gastroenterol, 20 (39): 14126-14131.

Wang YM, Chang Y, Chang YY, et al. 2012. Serotonin transporter gene promoter region polymorphisms and serotonin transporter expression in the colonic mucosa of irritable bowel syndrome patients. Neurogastroenterol Motil, 24 (6): 560-565, e254-255.

第八节 Na^+/H^+ 交换体与疾病

Na^+/H^+交换体（Na^+/H^+ exchanger，NHE/*SLC9A*）是在体内广泛表达的一类细胞膜蛋白家族。*SLC9A* 含有 9 个成员，即 NHE1 ～9。NHE 通过将细胞内 H^+与胞外 Na^+按照 1∶1 的比例进行交换来调控细胞内 pH 的动态平衡，从而影响细胞的形态与功能。NHE 在细胞内 pH、细胞容积、细胞生长与增殖、离子跨膜转运和疾病的发生发展中起着重要的作用，本节主要介绍 NHE1 ～4 在疾病的发生发展中的作用。

一、NHE1

NHE1 由 *SLC9A1* 编码，由 815 个氨基酸组成，含有 2 个结构域，分别为胞内疏水的 N 端和亲水的 C 端，N 端主要介导 H^+和 Na^+的交换，而 C 端是磷酸及各种调节分子发挥调节作用的必需结构域。NHE1 是目前研究较为广泛的一个 *SLC9A* 成员，主要表达于心肌细胞，在其他组织中也有分布。NHE1 主要维持细胞内 pH 的相对稳态，其可移出胞内过多的酸，同时交换胞外的钠离子，而胞内增加的钠离子又经一些膜蛋白如 Na^+-K^+-ATP 酶和 Na^+-Ca^{2+}交换体移出胞外。NHE1 与一些疾病如心脏病、癌症等有着密切的联系。

心肌缺血/再灌注损伤是指心肌组织在较长时间缺血后恢复血液灌注后，产生的比灌注前更严重的损伤和障碍。当心肌缺血时，无氧糖酵解显著增加，伴随着细胞内质子的大量产生，激活 NHE1，将 H^+泵出胞外，Na^+摄入胞内，使得 Na^+在细胞内快速蓄积。此外，无氧酵解所产生的高能磷酸能够抑制 Na^+-K^+-ATP 酶的功能，抑制胞内 Na^+的外排。胞内 Na^+的增加驱动 Na^+-Ca^{2+}交换体，使得细胞 Ca^{2+}增加。细胞内 Ca^{2+}的蓄积触发许多信号通路，导致细胞死亡。研究显示，在缺血再灌注时，抑制 NHE1 能够有效保护心肌细胞。Rupprecht 研究发现，在心肌梗死后血管重建术治疗过程中，NHE1 抑制对左室血管收缩有积极的影响。

心肌肥厚和心肌重构是心力衰竭的一种早期表现。在临床治疗过程中，减轻心肌肥厚和心肌重构是治疗心力衰竭的重要目标。NHE1 在心肌肥厚和心力衰竭的形成及心肌重构中起到重要作用。NHE1 能被细胞内 pH 和其他因子如激素、儿茶酚胺、酶、机械刺激等活化，而这些因子与心力衰竭有一定联系。激活 NHE1 能使细胞内 Ca^{2+}超载，进而激活神经钙蛋白，促进心肌细胞增生、肥大。此外，Ca^{2+}超载导致细胞内 Ca^{2+}瞬时性增加幅度降低，使得心肌收缩力降低。NHE1 抑制剂能够降低缺血细胞的 NHE1 的激活和 Ca^{2+}的超载。Ennis 等研究发现，NHE1 的抑制剂对心肌肥大和心肌纤维化具有一定的保护作用。在异丙肾上腺素诱导的心肌肥大的大鼠模型中，NHE1 抑制剂能够显著缓解其症状。Fujisawa 等在采用去氧皮质酮和高盐饲养诱导的心肌肥大和心肌纤维化大鼠体内发现，心肌组织 NHE1 的蛋白表达显著升高，而抑制剂可消除血管周围的胶原纤维沉积，并抑制心肌细胞的肥大。

原发性和遗传性高血压动物的血细胞及组织细胞的 NHE1 活性异常增高，表明 NHE1 交换体是高血压的病因之一。心肌肥厚和血管平滑肌增殖则与 NHE1 mRNA 表达上调有关，使用 Na^+/H^+交换体拮抗剂可抑制其增殖生长。LaPointe 等在自发性高血压大鼠血管平滑肌细胞研究中发现，NHE1 的活性也显著增加。

此外，NHE1 在肿瘤的生长中也起到重要的作用。在许多实体肿瘤的生长过程中，糖酵解加强，ATP 分解增加，使得肿瘤细胞内产生大量的乳酸和 H^+。以往人们认为肿瘤细胞的 pH 低于正常细胞，然而采用磁共振波谱等技术检测发现肿瘤细胞内的 pH（7.12～7.24）高于组织间液（6.99～7.05）。NHE1 在多种肿瘤细胞中高表达，其主要作用为泵出肿瘤细胞高代谢产生的 H^+，维持肿瘤细胞外酸内碱的微环境，而这种微环境更有利于肿瘤细胞的新陈代谢和增殖，同时胞外酸性环境也能够明显增强肿瘤细胞的浸润、侵袭和转移能力。Strazzabosco 等研究发现，NHE1 在 HepG2 细胞排酸机制中占主导地位，其活性是正常肝细胞的 2～3 倍。

二、NHE2

NHE2（*SLC9A2*）由 812 个氨基酸组成，其在体内广泛分布，如胃肠道、肌肉、肾脏、脑等。在胃肠道 NHE2 表达于胃、十二指肠、回肠、空肠、近端和远端结肠。在结肠 NHE2 有大量表达，低盐饮食诱导的代谢性酸中毒或体液量减少能够增加肠道 NHE2 活性和表达。NHE2 在体液调节、唾液应答、缺血再灌注过程中的黏膜修复等方面起着一定作用。小鼠 NHE2 基因敲除后血浆和肾脏肾素水平显著增加，但基因敲除和野生型小鼠的血压、血浆醛固酮水平、肾脏钠排泄等无显著差异。NHE2 在垂体也有表达，主要介导唾液分泌应答，NHE2 基因缺失可导致垂体前叶的组织学异常，表明 NHE2 可能对体液调节和滤泡星形细胞小管液的构成有重要贡献。尽管 NHE2 在肠和肾脏均有明显的表达和活性，但 NHE2 缺失能被其他 NHEs 如 NHE3 和 NHE8 代偿。

三、NHE3

NHE3（*SLC9A3*）由 825 个氨基酸组成，主要表达于肾脏和胃肠道上皮细胞，在心脏、脑等组织也有少量的分布。在肾脏，NHE3 主要功能为直接重吸收 Na^+、间接重吸收

HCO_3^-和 Cl^-并分泌 NH_4^+。此外，NHE3 对氨基酸、寡肽、蛋白质和柠檬酸的重吸收也有贡献。尽管 NHE2 和 NHE3 在小肠刷状缘侧膜均有表达，但 NHE3 缺失后可显著导致明显的腹泻，而 NHE2 缺失并未引起腹泻，表明 NHE3 在小肠是一个主要的重吸收交换体。NHE3 基因敲除的小鼠小肠和肾小管上皮细胞的重吸收功能受阻，尽管肾素表达增加，但使得体液减少、血压降低。NHE3 在肠道炎症中也起到重要作用，干扰素-γ 和 TNF-α 能够降低 NHE3 的活性进而导致腹泻。在炎症性肠炎患者或小鼠模型中，NHE3 的表达或活性显著降低。

NHE3 介导肾脏近曲小管对大量 Na^+的重吸收，其驱动力也诱导了水的重吸收。此外，在肾脏近曲小管，Na^+与 HCO_3^-同向偶联转运，因此，NHE3 也间接参与了 HCO_3^-的重吸收。Li 等研究发现，NHE3 基因敲除的小鼠表现为代谢性酸中毒和碱性尿。NHE3 缺失后，Na^+和水不能被近曲小管重吸收，但令人惊奇的是，NHE3 基因敲除的小鼠却全部能够存活，这可能与 NHE3 基因敲除后肾小球率过滤增加，进而增加了钠向致密斑传递有关。此外，有研究报道 NHE3 也介导肾脏和肠道 Ca^{2+}的重吸收。上皮细胞过表达的 NHE3 增加了 Ca^{2+}的经膜转运，值得注意的是 NHE3 基因敲除的小鼠表现为 Ca^{2+}排泄增加而骨密度降低，同时小肠 Ca^{2+}的摄取也显著降低。

四、NHE4

NHE4（*SLC9A4*）由 798 个氨基酸组成，主要表达于胃肠道、肾脏、脑、子宫等。在肾脏，NHE4 分布于近曲小管基底侧膜。在胃肠道，NHE4 分布于胃、小肠和结肠上皮细胞的基底侧膜。在小鼠体内，NHE4 基因敲除导致胃酸持续地减少，并伴随胃的组织学异常，如胃壁细胞和主细胞减少、黏液细胞增加等。醛固酮能够增加结肠 NHE4 的表达和活性，这意味着 NHE4 在体液调节中起到交换作用。此外，NHE4 基因敲除的小鼠表现为无腹泻的代偿性代谢性酸中毒，表明 NHE4 在机体酸碱平衡过程中也起到重要作用。

五、展望

NHEs 在体内有着广泛的生物学作用，其在一些疾病的发生发展过程中起着重要作用。在过去十年，一些新的 NHE 亚型被发现，然而，这些新 NHE 亚型的生物功能仍然是未知的。因此，研究这些新 NHE 亚型对了解人类生理机能和疾病的治疗具有重要意义。目前，一些基因敲除的小鼠模型对于阐述 NHEs 的生理功能有很大的帮助，但其细胞水平的机制仍然难以理解。此外，我们对 NHEs 的抑制剂和诱导剂知之甚少，因此，解析人类 NHEs 3D 结构不仅对阐明其转运机制有重大意义，同时对基于结构的化合物设计也有重要的帮助。

（马彦荣　武新安）

参考文献

Allen DG, Xiao XH. 2003. Role of the cardiac Na^+/H^+ exchanger during ischemia and reperfusion. Cardiovascular Research, 57（4）: 934-941.

Alvarez BV, Villa-Abrille MC. 2013. Mitochondrial NHE1: a newly identified target to prevent heart disease. Frontiers in Physiology, 4: 152.

Arena EA, Longo WE, Roberts KE, et al. 2012. Functional role of NHE4 as a pH regulator in rat and human colonic crypts. American Journal of Physiology Cell Physiology, 302 (2): C412-418.

Avkiran M, Haworth RS. 2003. Regulatory effects of G protein-coupled receptors on cardiac sarcolemmal Na^+/H^+ exchanger activity: signalling and significance. Cardiovascular Research, 57 (4): 942-952.

Avkiran M. 2001. Protection of the ischaemic myocardium by Na^+/H^+ exchange inhibitors: potential mechanisms of action. Basic Research in Cardiology, 96 (4): 306-311.

Chen L, Chen CX, Gan XT, et al. 2004. Inhibition and reversal of myocardial infarction-induced hypertrophy and heart failure by NHE-1 inhibition. American Journal of Physiology Heart and Circulatory Physiology, 286 (1): H381-387.

De Giusti VC, Nolly MB, Yeves AM, et al. 2011. Aldosterone stimulates the cardiac Na (+) /H (+) exchanger via transactivation of the epidermal growth factor receptor. Hypertension, 58 (5): 912-919.

Ennis IL, Escudero EM, Console GM, et al. 2003. Regression of isoproterenol-induced cardiac hypertrophy by Na^+/H^+ exchanger inhibition. Hypertension, 41 (6): 1324-1329.

Fujisawa G, Okada K, Muto S, et al. 2003. Na/H exchange isoform 1 is involved in mineralocorticoid/salt-induced cardiac injury. Hypertension, 41 (3): 493-498.

Fuster DG, Alexander RT. 2014. Traditional and emerging roles for the SLC9 Na^+/H^+ exchangers. Pflugers Archiv, 466 (1): 61-76.

Gawenis LR, Stien X, Shull GE, et al. 2002. Intestinal NaCl transport in NHE2 and NHE3 knockout mice. American Journal of Physiology Gastrointestinal and Liver Physiology, 282 (5): G776-784.

Hanner F, Chambrey R, Bourgeois S, et al. 2008. Increased renal renin content in mice lacking the Na^+/H^+ exchanger NHE2. American Journal of Physiology Renal Physiology, 294 (4): F937-944.

LaPointe MS, Ye M, Moe OW, et al. 1995. Na^+/H^+ antiporter (NHE-1 isoform) in cultured vascular smooth muscle from the spontaneously hypertensive rat. Kidney International, 47 (1): 78-87.

Ledoussal C, Lorenz JN, Nieman ML, et al. 2001. Renal salt wasting in mice lacking NHE3 Na^+/H^+ exchanger but not in mice lacking NHE2. American Journal of Physiology Renal Physiology, 281 (4): F718-727.

Ledoussal C, Woo AL, Miller ML, et al. 2001. Loss of the NHE2 Na (+) /H (+) exchanger has no apparent effect on diarrheal state of NHE3-deficient mice. American Journal of Physiology Gastrointestinal and Liver Physiology, 281 (6): G1385-1396.

Li HC, Du Z, Barone S, et al. 2013. Proximal tubule specific knockout of the Na (+) /H (+) exchanger NHE3: effects on bicarbonate absorption and ammonium excretion. J Mol Med (Berl), 91 (8): 951-963.

Miller ML, Andringa A, Schultheis PJ, et al. 2011. Loss of the NHE2 Na^+/H^+ exchanger in mice results in dilation of folliculo-stellate cell canaliculi. Journal of Biomedicine & Biotechnology, 2011: 510827.

Nakamura S, Amlal H, Schultheis PJ, et al. 1999. HCO-3 reabsorption in renal collecting duct of NHE-3-deficient mouse: a compensatory response. The American Journal of Physiology. 276 (6 Pt 2): F914-921.

Nakamura TY, Iwata Y, Arai Y, et al. 2008. Activation of Na^+/H^+ exchanger 1 is sufficient to generate Ca2+ signals that induce cardiac hypertrophy and heart failure. Circulation Research, 103 (8): 891-899.

Pan W, Borovac J, Spicer Z, et al. 2012. The epithelial sodium/proton exchanger, NHE3, is necessary for renal and intestinal calcium (re) absorption. American Journal of Physiology Renal Physiology, 302 (8): F943-956.

Reshkin SJ, Bellizzi A, Albarani V, et al. 2000. Phosphoinositide 3-kinase is involved in the tumor-specific activation of human breast cancer cell Na (+) /H (+) exchange, motility, and invasion induced by serum deprivation. The Journal of Biological Chemistry, 275 (8): 5361-5369.

Reshkin SJ, Bellizzi A, Caldeira S, et al. 2000. Na^+/H^+ exchanger-dependent intracellular alkalinization is an early event in malignant transformation and plays an essential role in the development of subsequent transformation-associated phenotypes. FASEB Journal, 14 (14): 2185-2197.

Rocha F, Musch MW, Lishanskiy L, et al. 2001. IFN-gamma downregulates expression of Na (+) /H (+) exchangers NHE2 and NHE3 in rat intestine and human Caco-2/bbe cells. American Journal of Physiology Cell Physiology, 280 (5): C1224-1232.

Rupprecht HJ, vom Dahl J, Terres W, et al. 2000. Cardioprotective effects of the Na (+) /H (+) exchange inhibitor cariporide in patients with acute anterior myocardial infarction undergoing direct PTCA. Circulation, 101 (25): 2902-2908.

Schultheis PJ, Clarke LL, Meneton P, et al. 1998. Renal and intestinal absorptive defects in mice lacking the NHE3 Na^+/H^+ exchanger. Nature Genetics, 19 (3): 282-285.

Spitznagel H, Chung O, Xia Q, et al. 2000. Cardioprotective effects of the Na (+) /H (+) -exchange inhibitor cariporide in infarct-induced heart failure. Cardiovascular Research, 46 (1): 102-110.

Strazzabosco M, Poci C, Spirli C, et al. 1995. Intracellular pH regulation in Hep G2 cells: effects of epidermal growth factor, transforming growth factor-alpha, and insulinlike growth factor-Ⅱ on Na^+/H^+ exchange activity. Hepatology, 22 (2): 588-597.

Wang T, Yang CL, Abbiati T, et al. 1999. Mechanism of proximal tubule bicarbonate absorption in NHE3 null mice. The American Journal of Physiology, 277 (2 Pt 2): F298-302.

Woo AL, Noonan WT, Schultheis PJ, et al. 2003. Renal function in NHE3-deficient mice with transgenic rescue of small intestinal absorptive defect. American Journal of Physiology Renal Physiology, 284 (6): F1190-1198.

第九节　磷转运体与疾病

机体细胞依靠磷（Pi）维持其生长及结构的完整性，维持机体能量的平衡及信号的传递。机体中 Pi 的平衡和体内多个过程相关，包括肠道吸收、细胞内离子交换、骨中的存储及肾小管重吸收。饮食、激素及代谢因子调控的肾小管上皮细胞 Pi 的重吸收是维持机体 Pi 平衡的最主要影响环节，肾脏 65%～70% 经肾小球滤过的 Pi 可经肾小管重吸收进入机体。Pi 主要以主动转运的方式通过机体细胞膜，其中 SLC34 及 SLC20 家族的磷转运体参与了 Pi 的主动转运过程。SLC34 家族包括 SLC34A1（NaPi-Ⅱa/Npt2a）、SLC34A2（NaPi-Ⅱb/Npt2b）及 SLC34A3（NaPi-Ⅱc/Npt2c）；SLC20 家族包括 SLC20A1（PiT-1）及 SLC20A2（PiT-2）。任何磷转运体表达或功能缺失均可使机体发生 Pi 平衡紊乱的相关疾病。

一、磷转运体及其调控因素

（一）SLC34 家族及其调控因素

NaPi-Ⅱa 主要表达于肾小管 S1 段，负责肾脏 Pi 的重吸收。NaPi-Ⅱb 是通过小鼠胚胎的 EST 序列而鉴定的基因。NaPi-Ⅱb 在肺、睾丸、唾液腺、甲状腺、小肠、肝脏、乳腺及子宫组织中均有表达，但在肾脏无表达。NaPi-Ⅱb 主要负责小肠 Pi 的吸收。NaPi-Ⅱc 主要表达于肾脏，在断奶大鼠肾脏中表达高于成年大鼠（表 5-1）。这 3 个转运体均以 Na^+ 依赖的方式参与二价 Pi 的转运，NaPi-Ⅱ a/b 转运体 Na^+ 与 Pi 共转运的化学计量比为 3∶1，而 NaPi-Ⅱc 转运体为 2∶1。

表 5-1 NaPi-Ⅱ转运体

	NaPi-Ⅱa/Npt2a	NaPi-Ⅱb/Npt2b	NaPi-Ⅱc/Npt2c
SLC	SLC34A1	SLC34A2	SLC34A3
基因座	人（5），大鼠（17），小鼠（13）	人（4），大鼠（14），小鼠（5）	人（9），大鼠（3），小鼠（2）
氨基酸残基	～640	～690	～601
跨膜区	8	8	8
功能（爪蟾卵）	Na^+-依赖 Pi 转运（电源性）	Na^+-依赖 Pi 转运（电源性）	Na^+-依赖 Pi 转运（电中性）
主要底物	Pi	Pi	Pi
K_m（Pi）	0.1～0.2 mM	0.05 mM	0.1～0.2 mM
K_m（Na^+）	50～70 mM	33 mM	50 mM
Na^+/Pi 计量比	3∶1	3∶1	2∶1
pH 依赖性	pH 5.5 < pH 7.5	pH 5.5 > pH 7.5	pH 5.5 < pH 7.5
组织分布	肾脏	肠道，肺	肾脏
主要调节因子	PTH，饮食中的 Pi，1，25-$(OH)_2D_3$，FGF23	饮食中的 Pi，1，25-$(OH)_2D_3$，雌激素	PTH，饮食中的 Pi，FGF23

NaPi-Ⅱa 及 NaPi-Ⅱc 转运体与 PiT-2 转运体共同负责 Pi 的肾脏重吸收。NaPi-Ⅱa 为鼠类肾脏 Pi 转运的主要转运体，其缺乏可增加 Pi 的尿排泄而导致低磷血，而 NaPi-Ⅱc 的缺乏对 Pi 的含量无影响。但近年来研究发现，NaPi-Ⅱc 转运体可能在人体肾脏 Pi 重吸收中具有更为重要的作用。NaPi-Ⅱb 转运体的表达较为广泛，小鼠回肠中表达的 NaPi-Ⅱb 具有高的 Pi 转运活性，其缺乏可导致小鼠粪便中 Pi 排泄增加，提示 NaPi-Ⅱb 转运体主要负责 Pi 的肠道吸收。然而 NaPi-Ⅱb 缺乏并不会导致低磷血症的发生，其主要原因可能是肾小管分布的 NaPi-Ⅱa 转运体代偿调节，增加了 Pi 的重吸收。

肾脏或肠道顶侧膜 SLC34 家族转运体的蛋白丰度决定了其对 Pi 的转运能力，这些蛋白的丰度受到饮食中的 Pi、1，25-$(OH)_2D_3$、甲状旁腺激素（parathyroid hormone，PTH）、多巴胺、成纤维细胞生长因子 23（fibroblast growth factor 23，FGF23）等的影响。饮食中的 Pi 对肾脏 Pi 的重吸收起主要的调节作用。长期给予大鼠低 Pi 饮食后，肾脏 NaPi-Ⅱa、NaPi-Ⅱc、PiT-2 的表达显著增加，而高磷饮食可诱导肾脏近端小管上皮细胞 NaPi-Ⅱa、NaPi-Ⅱc 及 PiT-2 发生内吞作用（internalization）而降低对 Pi 的重吸收，加速 Pi 的肾脏排泄。在动物实验中发现，NaPi-Ⅱa 的内吞发生较快（几分钟），而 NaPi-Ⅱc、PiT-2 的内吞发生较慢（几小时至几天）。NaPi-Ⅱa 及 NaPi-Ⅱc 转运体的内吞机制可能与 Na^+/H^+ 交换体调节因子（sodium/hydrogen exchanger regulatory factor，NHERF）有关。NHERF-1 缺失的小鼠给予低 Pi 饮食后，NaPi-Ⅱa 转运体在肾脏刷状缘膜上的表达降低，但总的肾脏表达无变化，而尿中 Pi 的排泄增加。但 NHERF 是否参与 PiT-2 的调节尚不清楚。此外，低 Pi 饮食可激活肾脏 1，25-羟化酶，进而增加维生素 D_3 的水平，上调肠道 NaPi-Ⅱb 转运体的表达，增加 Pi 的吸收。PTH 可诱导 NaPi-Ⅱa 及 NaPi-Ⅱc 转运体从肾小管上皮细胞刷状缘膜向胞内迁移而使膜上表达降低，导致肾脏 Pi 的重吸收减少，尿排泄增多。

NaPi-Ⅱa 及 PiT-2 转运体对 PTH 的调节反应较为敏感，而 NaPi-Ⅱc 转运体则较为迟钝。PTH 对 PiT-2 转运体的调控机制目前尚不清楚，而对于 NaPi-Ⅱa 和 NaPi-Ⅱc 转运体的调控可能与激活 PKA/PKC 通路有关。PTH 通过与基底侧膜 PTH1 受体结合使 cAMP 的含量增加，激活 PKA 通路。PTH 激活顶侧膜的受体则导致 4，5-二磷酸磷脂酰肌醇的水解并激活 PKC 通路。PKA/PKC 通路激活可促进与 NaPi-Ⅱa 结合的 NHERF-1 的 Ser77 磷酸化而与 NaPi-Ⅱa 分离，使 NaPi-Ⅱa 从刷状缘膜向内颗粒（endosomes）迁移，最终迁移至溶酶体（lysosomes）而发生内吞作用（图 5-4）。此外，促分裂原活化蛋白激酶（mitogenactivated protein kinases，MAPKs）在 PTH 的调节通路中也扮演着重要角色。

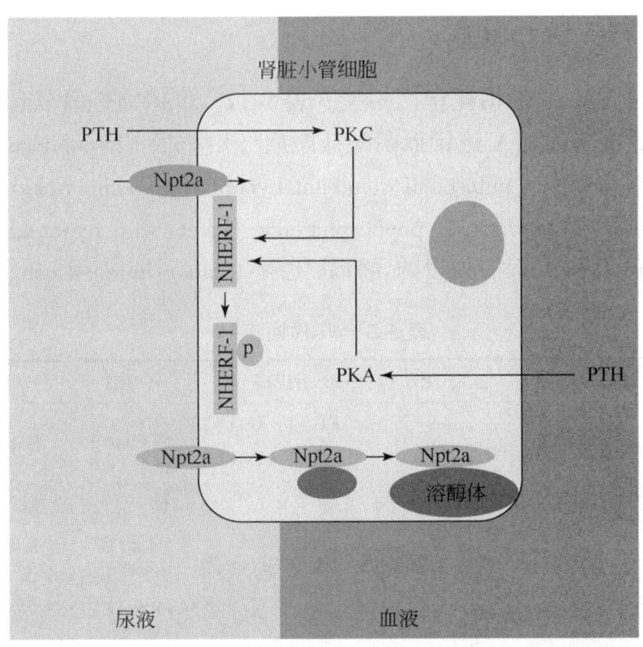

图 5-4　PTH 介导的 NaPi-Ⅱa（Npt2）转运体的内吞机制

雌激素干预可导致人体发生低磷血症。持续给予卵巢切除大鼠雌激素可减少肾脏 Pi 重吸收及发生低磷血症，其原因是肾脏 NaPi-Ⅱa 转运体 mRNA 及蛋白表达减少，而对 NaPi-Ⅱc 转运体无影响。雌激素导致低磷血症的调控机制可能与增加 FGF23 的合成有关。多巴胺的调控与 PTH 相似，可导致尿液 Pi 排泄增多。多巴胺通过 D1 样受体激活 cAMP-PKA 通路，调控 NaPi-Ⅱa 转运体发生快速内吞作用而抑制 Pi 的转运。

总之，较多的调节因素可参与对肾脏或肠道 Pi 转运体的调控，维持体内 Pi 的平衡，而这些调节因素对 Pi 转运的影响也不相同，具体见表 5-2。

表 5-2　Pi 转运的影响因素

	Pi 转运	
	增加	减少
调节因素	低磷饮食、1，25-$(OH)_2D_3$、胰岛素样生长因子-1、甲状腺激素	甲状旁腺激素、多巴胺、磷调素、高磷饮食、雌激素、糖皮质激素、昼夜节律变化、高血压、钾缺乏、脂类

（二）SLC20 家族转运体及其调控因素

SLC20 家族的 PiT-1 及 PiT-2 转运体在骨骼、肾脏及肠道中存在特异性表达。区别于 SLC34 家族转运体的最明显特点是 SLC20 家族转运体优先转运一价磷酸盐，且 Na^+与 Pi 共转运的化学计量比为 2∶1。PiT-1 对维持骨骼中 Pi 平衡具有重要作用。此外，研究发现 PiT-1 可能与高磷血症诱导的血管钙化有关。PiT-1 及 PiT-2 转运体对小肠及肾脏 Pi 转运的贡献较小（～5%）。肾脏 PiT-2 转运体的表达受饮食中的 Pi、钾缺乏及 PTH 的调节，而磷调素对其的调节仍需研究。小肠中 PiT-1 转运体的表达受饮食中 Pi 的调节。

二、NaPi-Ⅱ转运体与疾病

一些人类疾病与肾脏 Pi 的损耗密切相关（表 5-3），低磷血性骨软化症主要与遗传有关，其中研究较为清楚的疾病包括 X 连锁低磷酸盐血症（X-linked hypophosphatemia，XLH）、常染色体显性低磷血性佝偻病（autosomal dominant hypophosphatemic rickets，ADHR）、遗传性低磷软骨病伴高钙尿症（hereditary hypophosphatemic rickets with hypercalciuria，HHRH）。此外，还有获得性的 Pi 代谢疾病如肿瘤诱导骨软化病（tumor-induced osteomalacia，TIO）。

表 5-3 Pi 代谢疾病

	XLH	ADHR	OHO	HFTC	HHRH	ARH	HHS
突变基因	PHEX	FGF23	/	FTC-1；GALNT3 FTC-2；FGF23	SLC34A3	DMP1	GALNT3
血 Pi	低	低	低	高	低	低	高
血 Ca	正常	正常	正常	正常	正常/高	正常	正常
1，25-$(OH)_2D_3$	正常	正常/低	正常/低	正常/高	正常/高	正常	正常/高
PTH	正常/高	正常	正常	正常	低	正常	正常
FGF23	正常/高	正常/高	高	低	低	高	低

注：OHO，肿瘤性低磷性骨软化病；HFTC，高磷血性家族性肿瘤样钙盐沉着症；ARH，常染色体隐性遗传低磷血症；HHS，高磷血症骨质增生综合征；GALNT3，多肽 GalNAc 转移酶 T3；DMP1，牙本质基质蛋白 1。

（一）XLH

XLH 是最为常见的遗传性佝偻病，临床表现为骨骼和软骨钙化、发育滞后、肾脏 Pi 重吸收障碍、1，25-$(OH)_2D_3$ 代谢异常，临床通过补充 Pi 和维生素 D 进行治疗。XLH 的发病主要与磷酸盐调节基因（phosphate regulating gene with homologies to endopeptidases on the X-chromosome，PHEX）的突变有关，PHEX 是一种蛋白酶，可能参与维生素 D 的代谢调节。XLH 的 3 个同系小鼠模型（Hyp、Gy、Ska1）为研究该疾病的主要动物模型。Hyp 小鼠模型中 Phex 基因 3′端缺失，且与正常同窝小鼠相比，肾脏 NaPi-Ⅱa 转运体的蛋白和 mRNA 分别减少约 80% 和 50%。PHEX 基因突变可导致骨骼中 FGF23 的表达增加，骨骼中增加的 FGF23 进入机体循环，可减少肾脏 NaPi-Ⅱ转运体的表达而使 XLH 患者或 Hyp 小鼠发生高磷酸盐尿症。

（二）ADHR

ADHR 的主要临床表现为低磷血、正常或低的血清 1，25-（OH）$_2$D$_3$、骨软化或骨碎裂。该疾病发病与 FGF23 基因的错义突变有关。该突变使 FGF23 基因 176 或 179 位精氨酸转变为谷氨酰胺或色氨酸，阻止了 FGF23 基因的裂解和失活，导致 FGF23 在机体循环中增多，使肾脏 NaPi-Ⅱa 及 NaPi-Ⅱc 的表达降低，肾脏 Pi 的重吸收减少而发生低磷血症。

（三）HHRH

HHRH 是一种常染色体隐性遗传病，主要表现为低磷血、适度增加的血清 1，25（OH）$_2$D$_3$、肠道钙吸收增加、高钙尿及骨软化。临床研究发现 HHRH 的主要病因是由于 NaPi-Ⅱc 转运体基因突变导致肾脏 Pi 排泄增多、重吸收减少。目前在 HHRH 中尚未发现 NaPi-Ⅱa 转运体基因突变。在对 10 例同家族 HHRH 患者全基因组扫描研究中发现，定位于染色体 9q34 区域的 *SLC34A3* 基因存在单核苷酸缺失，导致 NaPi-Ⅱc 转运体转运 Pi 的功能丧失。

（四）TIO

TIO 是一种获得性的低磷血疾病，其临床表现与 XLH 及 ADHR 疾病相似。在 TIO 肿瘤中，FGF23 及 PHEX 基因均有表达。细胞外基质磷酸化糖蛋白（matrix extracellular phosphoglycoprotein，MEPE）及卷曲相关蛋白 4（frizzled related protein 4，FRP-4）可能与 TIO 矿化作用障碍及低磷血有关。与 XLH 及 ADHR 相同的是，TIO 血清中 FGF23 升高，这也解释了 TIO 患者发生低磷血的原因。

（五）其他疾病

Prié 等在一例低磷血、高磷尿及肾结石男性患者中发现 NaPi-Ⅱa 基因外显子 3 中 Ala48Phe 基因突变，而在一例低磷血、高磷尿、骨去矿化但没有肾结石的女性患者中发现 NaPi-Ⅱa 基因外显子 5 中 Val147Met 基因突变。肺泡微石症（pulmonary alveolar microlithiasis，PAM）是一种常染色体隐性遗传疾病，主要表现为磷酸钙盐在肺部沉积，形成微晶。研究发现该疾病的发病主要与 NaPi-Ⅱb 基因突变导致其功能丧失有关。

三、PiT 转运体与疾病

家族性特发性基底节钙化（familial idiopathic basal ganglia calcification）疾病是一种以影像学上表现为脑部基底节及其他部位钙化为特征的神经系统变性疾病。基因连锁分析发现，该疾病的发生可能与 *SLC20A2* 基因突变导致其功能丧失，扰乱了患者脑部的 Pi 平衡有关。

四、小结

机体 Pi 平衡的维系并非单一简单的调节过程，体内众多因子（FGF23、维生素 D 等）及激素（PTH 等）参与了 Pi 的平衡调节。这些调节因素通过直接或间接调控肾脏及肠道分布的磷转运体（SLC34 及 SLC20 家族）的功能或表达来实现对机体 Pi 平衡的调节。当机体一些调节因子，如 FGF23 或磷转运体发生突变或改变时，可导致机体发生遗传性（XLH、ADHR、HHRH 等）或获得性（TIO）疾病。因此，对机体磷转运体的研究可进一步明确机体 Pi 损耗疾病的发生机制，对该类疾病的防治具有重要意义。

（张国强　武新安）

参考文献

Baum M, Quigley R. 1998. Inhibition of proximal convoluted tubule transport by dopamine. Kidney International, 54 (5): 1593-1600.

Beck L, Karaplis AC, Amizuka N, et al. 1998. Targeted inactivation of Npt2 in mice leads to severe renal phosphate wasting, hypercalciuria, and skeletal abnormalities. Proceedings of the National Academy of Sciences of the United States of America, 95 (9): 5372-5377.

Bergwitz C, Roslin NM, Tieder M, et al. 2006. SLC34A3 mutations in patients with hereditary hypophosphatemic rickets with hypercalciuria predict a key role for the sodium-phosphate cotransporter NaPi-Ⅱc in maintaining phosphate homeostasis. American Journal of Human Genetics, 78 (2): 179-192.

Blaine J, Weinman EJ, Cunningham R. 2011. The regulation of renal phosphate transport. Advances in Chronic Kidney Disease, 18 (2): 77-84.

Carrillo-Lopez N, Roman-Garcia P, Rodriguez-Rebollar A, et al. 2009. Indirect regulation of PTH by estrogens may require FGF23. Journal of the American Society of Nephrology, 20 (9): 2009-2017.

Corut A, Senyigit A, Ugur SA, et al. 2006. Mutations in SLC34A2 cause pulmonary alveolar microlithiasis and are possibly associated with testicular microlithiasis. American Journal of Human Genetics, 79 (4): 650-656.

De Beur SM, Finnegan RB, Vassiliadis J, et al. 2002. Tumors associated with oncogenic osteomalacia express genes important in bone and mineral metabolism. Journal of Bone and Mineral Research, 17 (6): 1102-1110.

Faroqui S, Levi M, Soleimani M, et al. 2008. Estrogen downregulates the proximal tubule type IIa sodium phosphate cotransporter causing phosphate wasting and hypophosphatemia. Kidney International, 73 (10): 1141-1150.

Farrow EG, Yu X, Summers LJ, et al. 2011. Iron deficiency drives an autosomal dominant hypophosphatemic rickets (ADHR) phenotype in fibroblast growth factor-23 (Fgf23) knock-in mice. Proceedings of the National Academy of Sciences of the United States of America, 108 (46): E1146-1155.

Forster I, Hernando N, Sorribas V, et al. 2011. Phosphate transporters in renal, gastrointestinal, and other tissues. Advances in Chronic Kidney Disease, 18 (2): 63-76.

Forster IC, Hernando N, Biber J, et al. 2013. Phosphate transporters of the SLC20 and SLC34 families. Molecular Aspects of Medicine, 34 (2-3): 386-395.

Hattenhauer O, Traebert M, Murer H, et al. 1999. Regulation of small intestinal Na-P (i) type IIb cotransporter by dietary phosphate intake. The American Journal of Physiology, 277 (4 Pt 1): G756-762.

Hilfiker H, Hattenhauer O, Traebert M, et al. 1998. Characterization of a murine type II sodium-phosphate cotransporter expressed in mammalian small intestine. Proceedings of the National Academy of Sciences of the United States of America, 95 (24): 14564-14569.

Huqun, Izumi S, Miyazawa H, et al. 2007. Mutations in the SLC34A2 gene are associated with pulmonary alveolar microlithiasis. American Journal of Respiratory and Critical Care Medicine, 175 (3): 263-268.

Imel EA, Econs MJ. 2005. Fibroblast growth factor 23: roles in health and disease. Journal of the American Society of Nephrology, 16 (9): 2565-2675.

Jones A, Tzenova J, Frappier D, et al. 2001. Hereditary hypophosphatemic rickets with hypercalciuria is not caused by mutations in the Na/Pi cotransporter NPT2 gene. Journal of the American Society of Nephrology, 12 (3): 507-514.

Magagnin S, Werner A, Markovich D, et al. 1993. Expression cloning of human and rat renal cortex Na/Pi cotransport. Proceedings of the National Academy of Sciences of the United States of America, 90 (13): 5979-5983.

Miyamoto K, Haito-Sugino S, Kuwahara S, et al. 2011. Sodium-dependent phosphate cotransporters: lessons from gene knockout and mutation studies. Journal of Pharmaceutical Sciences, 100 (9): 3719-3730.

Nishimura M, Naito S. 2008. Tissue-specific mRNA expression profiles of human solute carrier transporter superfamilies. Drug Metabolism and Pharmacokinetics, 23 (1): 22-44.

Picard N, Capuano P, Stange G, et al. 2010. Acute parathyroid hormone differentially regulates renal brush border membrane phosphate cotransporters. Pflugers Archiv, 460 (3): 677-687.

Prie D, Huart V, Bakouh N, et al. 2002. Nephrolithiasis and osteoporosis associated with hypophosphatemia caused by mutations in the type 2a sodium-phosphate cotransporter. The New England Journal of Medicine, 347 (13): 983-991.

Quarles LD. 2003. FGF23, PHEX, and MEPE regulation of phosphate homeostasis and skeletal mineralization. American Journal of Physiology Endocrinology and Metabolism, 285 (1): E1-9.

Ravera S, Virkki LV, Murer H, et al. 2007. Deciphering PiT transport kinetics and substrate specificity using electrophysiology and flux measurements. American Journal of Physiology Cell Physiology, 293 (2): C606-620.

Rowe PS, de Zoysa PA, Dong R, et al. 2000. MEPE, a new gene expressed in bone marrow and tumors causing osteomalacia. Genomics, 67 (1): 54-68.

Sabbagh Y, O'Brien SP, Song W, et al. 2009. Intestinal npt2b plays a major role in phosphate absorption and homeostasis. Journal of the American Society of Nephrology, 20 (11): 2348-2358.

Segawa H, Kaneko I, Takahashi A, et al. 2002. Growth-related renal type Ⅱ Na/Pi cotransporter. The Journal of Biological Chemistry, 277 (22): 19665-19672.

Segawa H, Yamanaka S, Ito M, et al. 2005. Internalization of renal type Ⅱc Na-Pi cotransporter in response to a high-phosphate diet. American journal of Physiology Renal Physiology, 288 (3): F587-596.

Shimada T, Mizutani S, Muto T, et al. 2001. Cloning and characterization of FGF23 as a causative factor of tumor-induced osteomalacia. Proceedings of the National Academy of Sciences of the United States of America, 98 (11): 6500-6505.

Sitara D, Razzaque MS, St-Arnaud R, et al. 2006. Genetic ablation of vitamin D activation pathway reverses biochemical and skeletal anomalies in Fgf-23-null animals. The American Journal of Pathology, 169 (6): 2161-2170.

Tenenhouse HS, Martel J, Gauthier C, et al. 2003. Differential effects of Npt2a gene ablation and X-linked Hyp mutation on renal expression of Npt2c. American Journal of Physiology Renal Physiology, 285 (6): F1271-1278.

Tenenhouse HS. 1999. X-linked hypophosphataemia: a homologous disorder in humans and mice. Nephrology, Dialysis, Transplantation, 14 (2): 333-341.

Tieder M, Modai D, Samuel R, et al. 1985. Hereditary hypophosphatemic rickets with hypercalciuria. The New England Journal of Medicine, 312 (10): 611-617.

Traebert M, Volkl H, Biber J, et al. 2000. Luminal and contraluminal action of 1-34 and 3-34 PTH peptides on renal type IIa Na-P (i) cotransporter. American Journal of Physiology Renal Physiology, 278 (5):

F792-798.

Wang C, Li Y, Shi L, et al. 2012. Mutations in SLC20A2 link familial idiopathic basal ganglia calcification with phosphate homeostasis. Nature Genetics, 44 (3): 254-256.

Weinman EJ, Boddeti A, Cunningham R, et al. 2003. NHERF-1 is required for renal adaptation to a low-phosphate diet. American Journal of Physiology Renal Physiology, 285 (6): F1225-1232.

第十节 转运体与肿瘤

众所周知，癌症严重危害人类健康，世界范围内因为癌症死亡的人数比患艾滋病、疟疾和肺结核而死亡的人数总和还要多。在中国，过去 30 年中癌症的死亡人数增加了 80%，每年因患癌症而失去生命的人达到了 180 万。根据世界卫生组织（WHO）统计，在 2012 年，全球有 1410 万例新增癌症患者及 820 万例患者死于癌症，其中肺癌和肝癌是死亡率最高的癌症类型。

癌症与转运体之间的关联还是基于在癌细胞中多药耐药 MDR1 的发现，以及临床治疗中癌症组织的多药耐药所验证。除 MDR1 之外，同属 ABC 家族转运体的 MRP2、BCRP 等也与癌症的耐药有关。为了细胞的生存与增殖，氨基酸转运体 LAT1 担负着为其提供必需氨基酸胞内摄取的功能已被确认；而有机阴离子转运体 LST-2 负责抗癌药甲氨蝶呤的胞内摄取，决定着该药的敏感性，因而人们期待着将其作为乳腺癌的预后标志物。近年来，人们已认识到转运体与肿瘤细胞的增殖和癌组织的恶性程度之间的关系密切，其作为判断癌恶性程度的生物标志物及癌症治疗的靶标备受关注并已被广泛报道，本节就转运体与癌症的关联进行概述。

一、转运体与肿瘤耐药的相关性

恶性肿瘤产生多药耐药的原因很多，目前所知极为重要的一个方面是与 MDR1、MRP2 和 BCRP 基因及其编码的蛋白过度表达，致使肿瘤细胞 GST-π 解毒系统活性增高、DNA 损伤修复功能改变、细胞凋亡抑制等有关。

（一）P-糖蛋白（P-gp）与肿瘤耐药及治疗的相关性

1. P-gp 与肿瘤耐药的相关性 许多恶性固体肿瘤本身对抗癌药的敏感度就低，即使当初对抗癌药有效但经过几个疗程的治疗后其也会出现耐药现象，且一旦对所用过的药物出现耐药，则对治疗中未曾使用过、作用机制不同、结构各异的抗癌药也表现为耐药，这种现象称为癌细胞的天然耐药或获得性耐药，其对患者的预后有极大的影响。

在培养液中添加低浓度的抗癌药进行细胞培养，将其中存活的少数细胞回收后再传代培养，并在培养液中分阶段缓慢地递增抗癌药的浓度，便可获得对高浓度抗癌药耐药的细胞株。这些细胞株不仅对培养过程中所使用过的抗癌药耐药，同时对结构各异的其他许多抗癌药也都表现出耐药的情况较为多见。这种从细胞培养中观察到的现象与临床所见到的癌组织的多药耐药情况极为相似。

P-gp 是 ABC 转运蛋白的超家族成员之一，编码 P-糖蛋白的基因为 ABCB1（MDR1）。它通过消耗能量将外源性的毒性物质或其代谢产物从细胞内外排，从而降低细胞内抗肿瘤药物的浓度，这是肿瘤细胞得以存活并产生多药耐药性的重要原因。以专属性 P-糖蛋白单克隆抗体为工具进行免疫组化研究的结果表明，P-糖蛋白在上皮组织来源的固体瘤上高表达，其中包括结肠癌、肾癌和乳腺癌，因而，这些肿瘤容易导致化疗药物产生耐药。

体外试验证实 P-gp 表达阳性的侵袭性结肠癌患者其组织侵袭和淋巴细胞转移的发生率明显高于阴性侵袭者。Rottenbergs 等建立了小鼠 Brcal，p53 自发乳腺癌的动物模型，并采用阿霉素和多西紫杉醇的联合化疗抑制肿瘤生长（此两种化疗药物都是 P-gp 的底物）。他们采用 P-gp 的底物——放射性诊断药物司他比得（99mTC）检测 P-gp 的外排功能，RT-PCR 证实化疗后肿瘤细胞 P-gp 的外排功能明显增加，并使 MRPla 和 MRPlb 的表达明显上调。此外，临床研究证实正常人及血液系统肿瘤患者给予缩酚酸肽后，正常人外周血单个核细胞 MDR1 表达增加 6 倍，而血液系统中肿瘤细胞 MDR1 增加 8 倍。

多数研究认为 P-gp 的表达与肿瘤对化疗的敏感性呈负相关。由此认为该基因过表达与化疗的疗效不佳有关。Trock 等对乳腺癌患者中 MDR1 的表达进行了一项 Meta 分析，共纳入 31 篇相关研究，Meta 分析结果显示，在所有纳入的乳腺癌患者中，MDR1 的表达率为 41.2%；经过化疗和内分泌治疗的乳腺癌患者 P-gp 的表达率增高，P-gp 阳性患者较阴性者对化疗的耐药性高出 3 倍（RR = 3.21；95% CI = 2.28～4.51），此外，MDR1 的表达与乳腺癌患者淋巴结的转移、雌激素受体的状态、肿瘤大小及肿瘤的分级无关。Liu 等研究证明，转移性乳腺癌中 P-gp 阳性表达率明显高于原发性乳腺癌，28 例 P-gp 表达阳性的转移性乳腺癌病人中 22 例曾进行过 MDR1 相关的药物治疗，其中 7 例化疗后较化疗前 MDR1 表达水平增高。18 例对化疗敏感的乳腺癌患者中 P-gp 阳性表达率仅为 16.7%，强阳性表达率为 5.6%，而 14 例耐药患者中 P-gp 阳性率为 71.4%，强阳性表达率高达 50.0%。多项临床研究已证明 P-gp 与肿瘤产生多药耐药性相关，这也为临床癌症治疗提供了一种新的思路，如果能找到一种有效的 P-gp 抑制剂，将其与抗肿瘤药同时使用，或许能逆转多药耐药性的产生。Maureen 等在 2010 年进行了一项 Ⅰ 期临床研究，此研究共纳入 41 例复发或难治性的白血病患儿，同时给予患儿伐司扑达（MDR1 的抑制剂）与低于常规剂量的米托蒽醌和依托铂苷，观察是否能降低米托蒽醌和依托铂苷的耐药性。研究发现，伐司扑达的最大剂量可达到 12.5 mg/（kg · d），米托蒽醌和依托铂苷的剂量可降低 50%，米托蒽醌和依托铂苷的清除率分别降低了 64% 和 60%，可见 MDR1 的抑制剂对逆转耐药有一定的作用。

2. ABCB1 的基因多态性与乳腺癌治疗的相关性　ABCB1 为 ABC 家族中肿瘤多药耐药的主要成员，为编码 P-gp 的基因，因而 *ABCB1* 的基因多态性与 P-糖蛋白的表达水平有关，进而决定了细胞产生多药耐药的水平，也解释了为什么标准剂量的化疗会产生不同的治疗效果，进而影响药物治疗的有效性。乳腺癌患者的治疗有效性存在着很大的个体差异，包括对新辅助化疗的反应、总的生存期、化疗后毒副作用的表现等。基因多态性决定了代谢酶及转运体的活性，进而影响到抗肿瘤药物的有效性和不良反应及患者的生存率，因此基因多态性可以帮助预测不同个体对于化疗的反应、化疗引起的毒副作用的严重性及总的生存期。Chang 等在 113 例使用紫杉醇单药化疗的乳腺癌患者中分析了 *ABCB1* 2677G>T/A 和 3435C>T对化疗有效性、不良反应和总的生存期的影响。结果发现，*ABCB1* 3435C>T 的基因型与患者总生存期的缩短有着明显的相关（$P = 0.026$）；*ABCB1* 2677>T/A 的基因型与紫杉醇和蒽环类药物的化疗抵抗性显著相关（$P=0.04$）。一项共纳入 216 例使用多西他赛和多柔比星进行新辅助化疗的乳腺癌患者的临床研究表明，*ABCB1* 3435C>T 的基因型与患者的总生存期显著相关，在 216 例乳腺癌患者中，*ABCB1* 3435TT 基因型的患者比 3435CC/CT 基因型的患者的总生存期明显延长，多变量分析结果显示：低的 PS 评分、浸润性导管癌、非三阴性乳腺癌、早期可手术这些因素都预示了疾病复发的低风险。*ABCB1* 3435TT 基因型与 3435CC/CT 相比患者体内多西他赛浓度升高、疗效增加，但同时也导致化疗相关的毒副作用如腹泻、骨髓抑制等增加。

（二）多药耐药蛋白（MRP2）与肿瘤耐药的相关性

MRP2 与 MDR1 属于不同的 ABC 亚族，且两者导致肿瘤细胞产生相似但不相同的耐药谱。MRP2 在体内分布广泛，其中在肠道、肝脏、脑、肾脏有高表达，而肺和胃中表达较低。MRP2 通常在组织中起着排泄与保护的功能，除了介导内外源毒素的外排外，还能介导多种化疗药物的转运。MRP2 在肿瘤中的表达是肿瘤对化疗药物耐药形成多药耐药的重要原因之一，使肿瘤细胞对不同的抗肿瘤药如铂类、长春花碱类产生耐药。研究发现 MRP2 在肾细胞癌、胃癌、乳腺癌、肺癌、结肠癌和卵巢癌等组织中均有表达，在中度到低分化肿瘤组织如结肠癌、肺癌、胃癌、卵巢癌及乳腺癌和肾癌中高表达。MRP2 在人的实体肿瘤中的表达表明固有的药物耐药对判断化疗疗效起重要作用。高表达 MRP 的结肠癌和卵巢癌组织在化疗过程中对顺铂耐药性明显增强。Materna 等对 61 例卵巢标本（其中 50 例为卵巢癌标本）进行了 MDR1/P-gp、MRP2 和拓扑异构酶（TOP）- I mRNA 表达水平的检测，对其与患者肿瘤的临床分期、总生存率和缓解期进行相关性分析后发现，MDR1/P-gp 和 MRP2 可作为晚期卵巢癌患者临床预后判断的又一可靠的预测指标。

（三）乳腺癌耐药蛋白与肿瘤耐药的相关性

乳腺癌耐药蛋白（BCRP）基因是另一个 MDR 基因，在人命名为 *ABCG2* 基因，其表达产物与典型的 ABC 转运蛋白不同的是只含有一个 ATP 结合结构域和一个疏水性的跨膜结构域，因此称其为半转运蛋白。*ABCG2* 在乳腺癌、白血病、非小细胞肺癌等许多恶性肿瘤中表达。Ross 等用 Southern 和 Northern 印迹方法发现在乳腺癌、胃癌、结肠癌、纤维肉瘤和多发性骨髓瘤等耐药细胞株中有 *ABCG2* 过表达，同时发现 *ABCG2* 的过表达与 P-gp/MRP 等表达无关。*ABCG2* 主要通过结合和水解 ATP 胞内的药物泵出，降低胞内药物浓度，从而引起耐药。张宇飞、郭丽等报道了 83 例肺癌患者手术及活检标本的结果（64 例非小细胞肺癌和 19 例小细胞肺癌）。这些患者在取组织标本前均未行化疗或放疗，采用免疫组化法检测 83 例肺癌组织中 *ABCG2* 的表达，分别设阳性和阴性对照，另外取 5 例正常肺组织作比较研究。结果发现在 83 例肺癌患者中，免疫组化显示非小细胞肺癌 *ABCG2* 阳性率为 71.88%（46/64），明显高于小细胞肺癌 10.53%（2/19，$P<0.05$）。在非小细胞癌中 *ABCG2* 的表达与患者性别、肿瘤大小及病理类型无相关性（$P>0.05$），但 *ABCG2* 在无淋巴结转移和有淋巴结转移的非小细胞癌中表达有显著性差异（$P<0.05$）。同时 *ABCG2* 表达与非小细胞癌分化程度也具有相关性（$P<0.05$）。该研究结果提示 *ABCG2* 在非小细胞肺癌的发生发展过程中可能起着重要作用，其有可能成为治疗非小细胞肺癌临床耐药的分子靶标。大量的研究结果证明 *ABCG2* 与肿瘤多药耐药相关。

Benderra 等研究表明，在急性粒细胞白血病中，白血病干细胞中的 *ABCG2* 表达增高，*ABCG2* 表达阳性者完全缓解率较 *ABCG2* 表达阴性者明显降低，在 10 例对化疗抵抗的患者中，有 8 例患者 *ABCG2* 表达升高；在 7 例完全缓解的患者中，无一例患者的 *ABCG2* 表达升高。在非小细胞肺癌中，*ABCG2* 在鳞癌和腺癌中的表达均高于正常肺组织，*ABCG2* 表达阳性病例对阿霉素、拓扑替康、顺铂等的敏感性均降低。采用以顺铂为主的联合化疗方案，ABCG 阳性的病例对化疗有效率明显低于 *ABCG2* 阴性的病例，并且 *ABCG2* 阳性病例的无瘤生存期和总生存期均短于 *ABCG2* 阴性的病例。预后分析证明 ABCG 可以作为与无瘤生存期相关的一个独立因素。预测 *ABCG2* 可作为一种判断 NSCLC 老年患者化疗敏感性及预后的指标。

二、氨基酸转运体及 LST-2 在肿瘤治疗中的作用

（一）氨基酸转运体与肿瘤预后的相关性

肿瘤细胞在恶性增殖、迁移、侵袭过程中需要摄取大量的氨基酸作为营养来源，而细胞膜上的各类氨基酸转运体则为肿瘤细胞的氨基酸摄取提供了载体通道。肿瘤增加营养的方式是通过在其组成细胞的细胞膜上大量增加营养转运体和血管形成的聚集过程。氨基酸转运体在肿瘤细胞的生长和增殖过程中是必需的，其过度表达对于肿瘤细胞的生存和代谢起着重要的作用。研究发现，L 型氨基酸转运体 1（LAT1）和 ASC 型氨基酸转运体 2（ASCT2）还参与肿瘤的发病机制。

LAT1 是 Na^+非依赖型的，主要转运中性氨基酸，LAT1 在大脑、肝脏、骨髓等组织和癌细胞中大量表达。ASCT2 是 Na^+依赖型的转运体，主要转运谷氨酰胺、丙氨酸、丝氨酸等中性氨基酸，为细胞代谢提供重要的营养物质，ASCT2 高表达于肿瘤组织，如肝癌、结直肠癌、前列腺癌和非小细胞肺癌。通过对肿瘤组织的 cDNA 文库研究发现，在肿瘤组织中 ASCT2、LAT1 和 SANT5 3 种氨基酸转运体的表达量增高。ASCT2 和 LAT1 在各种癌症组织中上调均在 3 倍以上。有文献报道，特异性抑制肿瘤细胞中的 LAT1 活性而使其缺乏必需氨基酸，可以抑制肿瘤细胞的生长，而不影响正常细胞的生长和增殖，因为在正常细胞中 LAT2 可以替代 LAT1 转运一定的必需氨基酸。Tomohiro 等报道了 LAT1 和 ASCT2 在临床肺腺癌诊断中的意义，该研究共纳入了 222 例肺腺癌术后患者，用免疫组化的方法测定了已切除的肿瘤组织中 LAT1 和 ASCT2 的表达，结果显示：LAT1 和 ASCT2 分别在 22% 和 40% 的肿瘤组织中有表达，在 12% 的肿瘤组织中两者同时表达，LAT1 和 ASCT2 的表达与不良预后相关。而且研究发现，尤其是 EGFR 野生型的早期肺腺癌患者，LAT1 和 ASCT2 可以作为判断不良预后的两个独立因素。另一项研究共纳入 139 例胆管癌术后患者，并测定了已切除的肿瘤组织中 LAT1 的表达，结果发现，LAT1 在 64% 的肿瘤组织中有表达，LAT1 的表达与淋巴结转移、肿瘤细胞增殖密切相关，是不良预后的一个独立因素。

总之，LAT1 在肿瘤的发生和进展过程中起着很重要的作用，其高表达有着很重要的临床意义。因此，可通过调节 LAT1 的表达来预防、诊断、评估和治疗恶性肿瘤，进一步优化肿瘤的治疗方案。

（二）LST-2 与肿瘤预后的相关性

LST-2 是最重要的肝摄取转运蛋白，在正常条件下仅分布于肝脏中，在肝细胞的基底侧膜其免疫活性最高。有文献报道，LST-2 在胃肠道肿瘤细胞中表达，并且在转运外源性和内源性阴离子化合物的过程中起着重要的作用，包括将胆汁酸、类固醇和激素摄入人体肝细胞内，LST-2 还参与抗肿瘤药物的转运，其对甲氨蝶呤的转运呈剂量依赖性，且具有饱和性，细胞实验证明，在 LST-2 过表达的细胞中甲氨蝶呤的浓度增加，由此推断，LST-2 可能是决定甲氨蝶呤敏感性的一个重要蛋白。Muto 等报道了 LST-2 在乳腺癌患者中的表达，该研究共纳入 102 例乳腺癌患者，采用免疫化学法结合临床病理学证实 LST-2 在生物学及临床上的意义。研究结果表明，在 102 例乳腺癌患者中，有 51 例 LST-2 的表达呈阳性，但 LST-2 的免疫反应性与肿瘤大小呈负相关，而且单变量的分析结果显示 LST-2 的免疫反应性与患者的低复发率和良好的预后显著相关（$P=0.02$，$P=0.01$）；在雌激素受体阳性组，LST-2 表达阳性的患者显示了良好的预后，这可能与 LST-2 转运雌酮-3-硫酸盐有关，该研究显示 LST-2 的表达是乳腺癌患者的一个潜在的预后因素。

三、展望

癌细胞的增殖及所需营养的摄取、抗肿瘤药物的摄取及外排、癌组织的恶性程度、患者的预后等都与转运体的表达密切相关，随着相关研究的进展，期待转运体能成为判断肿瘤分期及预后的分子靶标。

（寇　温　武新安）

参考文献

杜方兵，梅小冬 . 2008，多药耐药相关蛋白 2 及其在肿瘤耐药中的研究进展 . 现代肿瘤医学，16（3）：478-480.

孙进 . 2006，口服药物的吸收与转运 . 北京：人民卫生出版社 .

张宇飞，郭丽，赵峰，等 . 2007，ABCG2 在肺癌中的表达及意义 . 解放军医学杂志，（9）.

赵亚超，张志培，陈鹏，等 . 2010，乳腺癌耐药蛋白的研究进展 . 现代生物医学进展，（2）.

Abe T，Unno M，Onogawa T，et al. 2001. LST-2，a human liver-specific organic anion transporter，determines methotrexate sensitivity in gastrointestinal cancers. Gastroenterology，120（7）：1689-1699.

Allikmets R，Gerrard B，Hutchinson A，et al. 1996. Characterization of the human ABC superfamily：isolation and mapping of 21 new genes using the expressed sequence tags database. Human Molecular Genetics，5（10）：1649-1655.

Asano S，Kameyama M，Oura A，et al. 2007. L-type amino acid transporter-1 expressed in human astrocytomas，U343MGa. Biological & Pharmaceutical Bulletin，30（3）：415-422.

Benderra Z，Faussat AM，Sayada L，et al. 2004. Breast cancer resistance protein and P-glycoprotein in 149 adult acute myeloid leukemias. Clinical Cancer Research，10（23）：7896-7902.

Chang H，Rha SY，Jeung HC，et al. 2009. Association of the ABCB1 gene polymorphisms 2677G>T/A and 3435C>T with clinical outcomes of paclitaxel monotherapy in metastatic breast cancer patients. Annals of Oncology，20（2）：272-277.

Chaturvedi P，Tulsyan S，Agarwal G，et al. 2013. Influence of ABCB1 genetic variants in breast cancer treatment outcomes. Cancer Epidemiology, 37 (5): 754-761.

Dean M, Hamon Y, Chimini G. 2001. The human ATP-binding cassette (ABC) transporter superfamily. Journal of Lipid Research, 42 (7): 1007-1017.

Diestra JE, Scheffer GL, Catala I, et al. 2002. Frequent expression of the multi- drug resistance- associated protein BCRP/MXR/ABCP/ABCG2 in human tumours detected by the BXP-21 monoclonal antibody in paraffin-embedded material. The Journal of Pathology, 198 (2): 213-219.

Doyle LA, Yang W, Abruzzo LV, et al. 1998. A multidrug resistance transporter from human MCF- 7 breast cancer cells. Proceedings of the National Academy of Sciences of the United States of America, 95 (26): 15665-15670.

Fetsch PA, Abati A, Litman T, et al. 2006. Localization of the ABCG2 mitoxantrone resistance- associated protein in normal tissues. Cancer Letters, 235 (1): 84-92.

Fuchs BC, Bode BP. 2005. Amino acid transporters ASCT2 and LAT1 in cancer: partners in crime? Seminars in Cancer Biology, 15 (4): 254-266.

Henness S, Davey MW, Harvie RM, et al. 2002. Fractionated irradiation of H69 small- cell lung cancer cells causes stable radiation and drug resistance with increased MRP1, MRP2, and topoisomerase Ⅱ alpha expression. International Journal of Radiation Oncology, Biology, Physics, 54 (3): 895-902.

Ho MM, Hogge DE, Ling V. 2008. MDR1 and BCRP1 expression in leukemic progenitors correlates with chemotherapy response in acute myeloid leukemia. Experimental Hematology, 36 (4): 433-442.

Jemal A, Bray F, Center MM, et al. 2011. Global cancer statistics. CA, 61 (2): 69-90.

Kaira K, Oriuchi N, Takahashi T, et al. 2011. LAT1 expression is closely associated with hypoxic markers and mTOR in resected non-small cell lung cancer. American Journal of Translational Research, 3 (5): 468-478.

Kaira K, Sunose Y, Arakawa K, et al. 2012. Prognostic significance of L-type amino-acid transporter 1 expression in surgically resected pancreatic cancer. British Journal of Cancer, 107 (4): 632-638.

Kim HJ, Im SA, Keam B, et al. 2015. ABCB1 polymorphism as prognostic factor in breast cancer patients treated with docetaxel and doxorubicin neoadjuvant chemotherapy. Cancer Science, 106 (1): 86-93.

Kim SG, Kim HH, Kim HK, et al. 2006. Differential expression and functional characterization of system L amino acid transporters in human normal osteoblast cells and osteogenic sarcoma cells. Anticancer Research, 26 (3a): 1989-1996.

Levy P, Gligorov J, Antoine M, et al. 2013. Influence of ABCB1 polymorphisms and docetaxel pharmacokinetics on pathological response to neoadjuvant chemotherapy in breast cancer patients. Breast Cancer Research and Treatment, 139 (2): 421-418.

Liu X, Song S, Shi C. 1997. [Clinical significance of expression of multidrug resistance gene in breast cancer tissue]. Zhonghua Yi Xue Za Zhi, 77 (7): 488-490.

Muto M, Onogawa T, Suzuki T, et al. 2007. Human liver- specific organic anion transporter- 2 is a potent prognostic factor for human breast carcinoma. Cancer Science, 98 (10): 1570-1576.

O' Brien MM, Lacayo NJ, Lum BL, et al. 2010. Phase I study of valspodar (PSC-833) with mitoxantrone and etoposide in refractory and relapsed pediatric acute leukemia: a report from the children's oncology group. Pediatric Blood & Cancer, 54 (5): 694-702.

Rajan DP, Kekuda R, Huang W, et al. 2000. Cloning and functional characterization of a Na (+) - independent, broad-specific neutral amino acid transporter from mammalian intestine. Biochimica & Biophysica Acta, 1463 (1): 6-14.

Rodrigues FF, Santos RE, Melo MB, et al. 2008. Correlation of polymorphism C3435T of the MDR-1 gene and the response of primary chemotherapy in women with locally advanced breast cancer. Genetics and Molecular Research, 7 (1): 177-183.

Ross DD, Yang W, Abruzzo LV, et al. 1999. Atypical multidrug resistance: breast cancer resistance protein messenger RNA expression in mitoxantrone- selected cell lines. Journal of the National Cancer Institute, 91 (5): 429-433.

Rottenberg S, Nygren AO, Pajic M, et al. 2007. Selective induction of chemotherapy resistance of mammary tumors in a conditional mouse model for hereditary breast cancer. Proceedings of the National Academy of Sciences of the United States of America, 104 (29): 12117-12122.

Sandusky GE, Mintze KS, Pratt SE, et al. 2002. Expression of multidrug resistance- associated protein 2 (MRP2) in normal human tissues and carcinomas using tissue microarrays. Histopathology, 41 (1): 65-74.

Shimizu K, Kaira K, Tomizawa Y, et al. 2014. ASC amino- acid transporter 2 (ASCT2) as a novel prognostic marker in non-small cell lung cancer. British Journal of Cancer, 110 (8): 2030-2039.

Toyoda M, Kaira K, Ohshima Y, et al. 2014. Prognostic significance of amino- acid transporter expression (LAT1, ASCT2, and xCT) in surgically resected tongue cancer. British Journal of Cancer, 110 (10): 2506-2513.

Trock BJ, Leonessa F, Clarke R. 1997. Multidrug resistance in breast cancer: a meta-analysis of MDR1/gp170 expression and its possible functional significance. Journal of the National Cancer Institute, 89 (13): 917-931.

Tsai SM, Lin CY, Wu SH, et al. 2009. Side effects after docetaxel treatment in Taiwanese breast cancer patients with CYP3A4, CYP3A5, and ABCB1 gene polymorphisms. Clinica Chimica Acta, 404 (2): 160-165.

Tulsyan S, Chaturvedi P, Singh AK, et al. 2014. Assessment of clinical outcomes in breast cancer patients treated with taxanes: multi-analytical approach. Gene, 543 (1): 69-75.

Yanagida O, Kanai Y, Chairoungdua A, et al. 2001. Human L-type amino acid transporter 1 (LAT1): characterization of function and expression in tumor cell lines. Biochimica & Biophysica Acta, 1514 (2): 291-302.

Yazawa T, Shimizu K, Kaira K, et al. 2015. Clinical significance of coexpression of L- type amino acid transporter 1 (LAT1) and ASC amino acid transporter 2 (ASCT2) in lung adenocarcinoma. American Journal of Translational Research, 7 (6): 1126-1139.

Yoh K, Ishii G, Yokose T, et al. 2004. Breast cancer resistance protein impacts clinical outcome in platinum-based chemotherapy for advanced non-small cell lung cancer. Clinical Cancer Research, 10 (5): 1691-1697.

Zhang BL, Sun T, Zhang BN, et al. 2011. Polymorphisms of GSTP1 is associated with differences of chemotherapy response and toxicity in breast cancer. Chinese Medical Journal, 124 (2): 199-204.

Zhao Y, Wang L, Pan J. 2015. The role of L-type amino acid transporter 1 in human tumors. Intractable & Rare Diseases Research, 4 (4): 165-169.

第六章　药物转运体和新药发现

从药物研发和临床应用的角度来看，药物转运体的重要性在于其与药物的有效性和安全性密切相关。它不仅参与药物的吸收、分布、代谢和排泄等过程，同时也能改变药物在靶脏器的浓度，从而影响药效发挥，也会引起药物在体内的蓄积，导致毒副作用的产生。近些年，在FDA批准上市的新药中，与药物转运体相关的药物数量大幅增加，约占全部上市药物的50%；同时，在退市的药品中，与药物转运体相关的药物约占总退市药品数量的1/4。鉴于药物转运体的重要作用，近年来，转运体在药物研发和评价方面的应用越来越受到发达国家新药研发机构和政府监管部门的重视。早在2001年，日本厚生医药管理局就在新药审批文件中明确指出药物转运体在药物研发早期应用的重要性，并确定了研究药物间相互作用所采用的药物转运体研究方法。美国FDA于2006年发布了指导原则草案，并于2012年进行了更新，欧洲EMA也于2010年发布了指导原则草案，阐述了药物转运体在创新药物研究中的重要意义，重点强调了待考察药物应使用P-糖蛋白（P-glyprotein，P-gp）和乳腺癌耐药蛋白（breast cancer resistance protein，BCRP）的底物和抑制剂进行评价，并且建议所有待考察药物都要进行体外实验，以评估该药物是否为这两种转运体的底物。同时，国际药物转运体联盟（International Transporter Consortium，ITC）也于2010年在*Nature*杂志上发表白皮书，明确了药物转运体的研究意义，并规范了其研究方法。

本章主要探讨在新药研发过程中药物转运体间接或直接作为靶点的作用，以及对评估候选化合物是否为药物转运体的底物或抑制剂的方法进行介绍。

第一节　药物转运体的靶点作用

一、药物转运体影响药物在体内的ADME/Tox过程

在新药研发过程中，化合物在体内的ADME/Tox过程是其成药的重要指标。由于药物转运体在人体内各种重要组织器官均有广泛分布，其在药物的ADME/Tox过程中往往发挥着重要作用。基于此，在发现药物的早期阶段，考察先导化合物与药物转运体之间是否存在相互作用必不可少。药物转运体的底物较为广泛，其介导的药物相互作用对于许多药物尤其是治疗窗窄的药物具有重要的临床意义。

（一）靶向于药物转运体的前药策略

药物在肠道的吸收不只是经过简单被动扩散，有些药物是经过肠道上皮细胞黏膜的转运体介导，从而透过肠细胞进入血液循环。因此，肠道转运体与药物间的相互作用是口服药物

吸收的重要因素之一，转运体与药物吸收之间的关系也逐渐成为研究热点。近些年来，研究较多的肠道转运体主要包括核苷（酸）转运体、氨基酸转运体、ABC 转运体家族、有机阴离子转运体（organic anion transporter，OATs）超家族及寡肽转运体（oligopeptide transporters，PEPTs）等。

以药物转运体为靶点设计载体前药，就是按照转运体底物结构的特征对药物分子进行改造，以提高其口服生物利用度，使之成为临床上可以接受的口服给药形式，这对于许多原本不能口服给药的药物具有非常重要的意义。

加巴喷丁是一种新颖的抗癫痫药，由美国 Warner-Lanbert 公司开发，于 1993 年首次在英国上市，其主要用于控制癫痫病人的痉挛。加巴喷丁通过位于近小肠段的低容量溶质转运体吸收，其血液（和脑内）药物水平与口服剂量不成正比，且口服吸收存在极大的差异。XP13512/GSK1838262 是一种新型的加巴喷丁的专利前药，其与 CYP450 或 P-gp 均不发生相互作用。体外实验表明，XP13512 是单羧酸转运体 1（monocarboxylate transporter 1，MCT-1）和钠离子依赖性多维生素转运体（sodium-dependent multivitamin transporter，SMVT）的底物，这两种转运体在整个肠道上表达丰富，XP13512 经转运体转运吸收后被非特异性酯酶转化为加巴喷丁。临床前试验表明，与口服加巴喷丁相比，口服 XP13512 后可显著提高加巴喷丁的口服生物利用度和其在结肠部分的浓度，且加巴喷丁的浓度与剂量成正比。

PEPT1 亲和力低、转运能力高，可以识别不同大小、电荷的药物分子，并且肠道高浓度药物不易使其转运能力达到饱和，因此其是口服前体药物中最热门的靶标。针对其底物的结构特征修饰母体化合物分子，使药物分子能够被 PEPT1 识别和转运，对于生物利用度较差的药物，可通过这一方法有效改善。抗病毒药物伐昔洛韦是目前已上市的最成功的 PEPT1 靶向前药，其母体药物阿昔洛韦口服生物利用度仅约为 20%。研究表明，伐昔洛韦是 PEPT1 的底物，而阿昔洛韦则对 PEPT1 无亲和性，因此当口服给予前体药物伐昔洛韦后，其在体内通过首过效应被酯酶转化为阿昔洛韦，可将阿昔洛韦的生物利用度由 20% 显著提高到 55%。另一个例子是抗病毒药物缬更昔洛韦，它是更昔洛韦的 L-缬氨酸酯类前药，与母体药物更昔洛韦相比，缬更昔洛韦与 PEPT1 的亲和力更高，经 PEPT1 转运进入体内，然后转化为阿昔洛韦发挥抗病毒活性，这使得其口服生物利用度提高近 10 倍（由 6%～8.5% 提高到 60%）。

从已上市的药品、国内外相关报道及临床前研究来看，目前与 PEPT1 相关的前药研究主要包括：甲氧胺福林、沙奎那韦、氟尿嘧啶、齐多夫定、西多福韦、洛匹那韦、吉西他滨和阿糖胞苷的氨基酸酯类前药等。因此，寡肽转运体在决定某些药物的生物利用度方面起着关键作用，也是口服前药研究中一个非常重要的靶点。

（二）靶向于药物转运体的减毒策略

毒性通常是导致药物研发失败的最主要原因，即使上市后仍有许多药物由于出现研究阶段未能发现的毒性而被撤市或严格限制使用。将转运体作为减少药物毒性的靶标，虽然在此方面尚无成功的案例，但根据现有的药物毒性与转运体之间的关系，避免所设计的新药重蹈覆辙也是非常重要的。

药物发生严重毒性的重要脏器主要包括心脏、肝脏和肾脏等，肾脏作为药物的排泄器官更易受到各种药物的损伤。药物性肾毒性的机制非常复杂，大部分的药物毒性与其在肾脏的蓄积有关，而这种蓄积又大多与转运体相关。当血液经过肾脏时，药物可以被动渗透进入肾小管细胞，也可以通过转运体主动摄取进入肾小管细胞，然后再通过渗透或各种转运体排出到尿液；当肾小管细胞的外排能力不足时，就会导致药物在肾脏蓄积。

OATs 属于溶质转运体超家族，表达于肾小管上皮细胞，主要负责内源性和外源性有机阴离子的重吸收和分泌。已有研究证实，OATs 在肾脏处理药物及其代谢产物时发挥着重要作用，并与药物的相互作用和不良反应密切相关。目前虽然尚无证据显示 OATs 直接参与了人类某些疾病的发生，但已有研究表明，尿毒症毒素如硫酸吲哚酚和马尿酸盐均是 OAT1 和 OAT3 的底物，其中硫酸吲哚酚通过 OAT3 的转运累积在肾小管中，若以 OAT3 为研究靶点，将有助于更好地理解硫酸吲哚酚导致肾毒性的机制。另有研究报道，许多药物如 β-内酰胺类、抗病毒类、非甾体抗炎药、甲氨蝶呤、环丙沙星和马兜铃酸等的肾毒性均与 OATs 介导的转运过程被抑制有关。研究表明，将马兜铃酸分别给予 *Oat1* 和 *Oat3* 基因敲除小鼠和野生型小鼠，发现基因敲除小鼠的肾功能变化明显小于野生型小鼠，说明 OATs 在药物肾毒性中起着非常重要的作用。因此，以 OATs 作为研究靶标，有望从分子水平阐明某些毒性发生的机制。

另外，抗肿瘤的铂类药物在治疗过程中易产生毒副作用，这与许多因素有关，其中涉及药物转运体。顺铂是 4 个铂类药物中唯一产生严重肾毒性的药物，这与铂类药物与肾小管细胞中有机阳离子转运体（organic cation transporters，OCTs）和多药剂毒性化合物外排转运体（multidrug and toxic compound extrusion transporter，MATE）的亲和力不同有关。顺铂和奥沙利铂均为 OCT2 的底物，可摄入肾小管上皮细胞，但二者不同之处在于，奥沙利铂也是 MATE2-K 的底物，能够有效地跨过顶侧膜排入尿液后消除，而顺铂则不是 MATE2-K 的底物，在肾小管上皮细胞中蓄积，从而导致严重的肾毒性。此外，MATE1 的抑制剂可减少抗肿瘤药物在肾脏和胆汁的排泄，进而诱发这些药物的肝肾毒性。例如，MATEs 抑制剂乙胺嘧啶能够增强铂类药物导致的肾毒性。因此，MATEs 也可能成为化疗药物减毒的靶点。

二、药物转运体介导肿瘤细胞产生多药耐药性

（一）与多药耐药性相关的 ABC 转运体

化学治疗是临床上治疗癌症的一种主要方式，在化疗过程中，如果肿瘤细胞对某种药物产生耐药性，同时就会对结构上无关、作用靶点和机制不同的药物均产生广谱的交叉耐药现象，这种现象就是多药耐药性（multiple drug resistance，MDR）现象。MDR 是目前影响化疗效果的主要因素之一。ABC 转运体超家族在肿瘤细胞中高表达，它们能够利用 ATP 水解提供的能量将广谱抗癌药物主动泵出细胞，由此导致肿瘤细胞呈抗药性，这是肿瘤 MDR 产生的主要机制。

P-gp 是 ABC 转运体超家族中最著名的一员，也是被第一个发现对化疗药物敏感的转运体。研究发现，肿瘤患者体内 P-gp 的表达与肿瘤细胞的多药耐药有关，其参与的耐药机制可能为：①一些天然的抗肿瘤药物，如蒽环类、紫杉醇、长春花生物碱类、表鬼臼脂素及放线菌素 D 等均易被 P-gp 泵出，使得这些药物在细胞内的浓度下降，导致经典的多

重耐药；②P-gp可抑制 Caspase 的激活，进而调节由多种因素诱发的细胞凋亡，尤其是 Caspase 激活依赖性的凋亡途径，导致凋亡耐受型 MDR。此外，肿瘤患者体内 P-gp 的表达还与肿瘤细胞耐药程度、胞内药物浓度和细胞膜表面等密切相关。因此，P-gp 是潜在的消除抗肿瘤药物耐药性的靶点。

多药耐药相关蛋白（multidrug resistance-associated protein，MRPs）家族也参与药物多药耐药的发生，但 MRPs 转运的底物与 P-gp 不同，其主要识别和转运与谷胱甘肽耦合的底物，如柔红霉素和顺铂等，因此由 MRPs 介导产生耐药的药物范围与 P-gp 也不完全相同。MRP3（ABCC3）是 MRPs 家族中的一员。Zhao 等用 199 名非小细胞肺癌（non-small cell lung cancer，NSCLC）患者的肝组织采用 MTT 方法对 5 种抗癌药物（紫杉醇、多西他赛、吉西他滨、长春他滨和顺铂）进行了体外药敏性测试，结果表明：耐药组和敏感组相比，有 212 个基因的表达水平发生了显著性变化；和敏感组相比，在耐药组中有 44 个基因的表达升高，168 个基因的表达下降；在耐药组中，*ABCC3* 的表达显著升高，这些患者的总存活率（overall survival，OS）较低；并且 *ABCC3* 还与不同类型肿瘤的预后相关。在 NSCLC 患者的样本中，31.6% 的患者肝组织中 *ABCC3* 都有高表达，并且其表达与进展期的临床表型和病理的 TNM 分期相关；相比之下，*ABCC3* 阳性表达的患者的死亡风险更高，约为对照组的 2.63 倍。Konig 等也发现在胰腺癌患者中，*ABCC3* 的 mRNA 表达水平升高，且与肿瘤的分级有关。Kuan 等发现 *ABCC3* 在多形性成胶质细胞瘤（glioblastoma multiforme，GBM）中过表达，并且和高死亡率相关，故 *ABCC3* 可能是 GBM 的一个潜在治疗靶标。多项研究表明 ABCC3 的过表达增强了化学药物的耐药性，降低了 NSCLC 患者的总存活率，因此，ABCC3 可作为新的肿瘤标记候选蛋白，在癌症的病理诊断和抗癌药物耐药性方面发挥作用，并且可对 NSCLC 患者的术后治疗结局进行预测，这将有助于临床医生对 NSCLC 患者进行亚型分层，为个体化医疗提供有效的治疗方案。

造成多种癌细胞产生 MDR 的第 3 个重要转运体是 BCRP（ABCG2）。BCRP 能够识别和转运多种抗癌药物，如米托蒽坤、伊立替康及其代谢物 SN-38、拓扑替康、喜树碱和卟啉类化合物等。BCRP 在肿瘤细胞中的高表达可导致 MDR，并且表达程度与肿瘤化疗效果密切相关，对低表达者疗效较好，对高表达者则不佳。例如，有研究发现 ABCG2 在食管鳞癌（esophageal squamous carcinoma）中过表达，且其表达与肿瘤的分化、患者临床分期及淋巴结是否转移密切相关，因此 ABCG2 可能是导致食管鳞癌患者，尤其是中晚期患者，化疗不敏感的主要因素。Cisternino 等在大鼠体内实验发现，Bcrp 的表达能够有效抑制大脑对米托蒽醌和哌唑嗪的吸收，限制其渗透入脑，可能导致药物相互作用的发生。由于 BCRP 存在于血脑屏障中并主动外排药物，降低了药物在脑部的浓度，因此 BCRP 可以作为一个潜在的避免中枢神经系统多药耐药的靶点。

肺耐药蛋白（lung resistance-related protein，LRP）也是一种耐药蛋白，它能够介导一些 P-gp 不能介导的药物（如顺铂和卡铂），这些药物均以 DNA 为靶点，即 LRP 可能是通过核靶点屏蔽机制引起 MDR。LRP 在多种肿瘤如多发性骨髓瘤、神经母细胞瘤、横纹肌肉瘤、睾丸癌和急性粒细胞白血病中呈低表达，而在结/直肠癌、胃癌、乳癌、骨癌细胞和膀胱移行细胞癌中呈高表达，且其表达水平与肿瘤化疗敏感性有关。在肺癌组织中，LRP 在瘤组织中的表达率和表达强度明显高于正常组织，因此在肺癌研究中 LRP 比 P-gp 具有更高的耐药诊断价值。

（二）基于 ABC 转运体发现的治疗多药耐药的药物

目前，解决抗肿瘤药物多药耐药性的方法之一就是使用 ABC 转运体的抑制剂分子，提高药物对肿瘤细胞的敏感程度，这些抑制剂分子称为 MDR 逆转剂或化疗增敏剂。虽然 MDR 逆转剂和抗肿瘤药物联合治疗的临床试验已取得一些令人兴奋的结果，但至今没有一个有效、无毒的 MDR 逆转剂被开发和批准。

第一代 MDR 逆转剂本身就是一种药物，如维拉帕米、奎宁和环孢素 A 均为 ABC 转运体的底物，其与抗肿瘤药物（如米托蒽醌、柔红霉素、依托泊苷）联合应用产生了很大的毒副作用，而且产生的增敏作用有限或根本无作用。为了尽可能减少药物本身产生的毒性，第二代 MDR 逆转剂应运而生，如 R-维拉帕米和伐司扑达。有报道称这一代 MDR 逆转剂与抗肿瘤药物（如伐司扑达）联合应用对一些急性髓细胞性白血病（acute myelocytic leukemia，AML）患者似乎有效。但是，这种联合用药诱导了药动学相互作用，尤其是 MDR 逆转剂改变了抗肿瘤药物的吸收、分布、代谢和排泄，提高了其对机体的作用，从而增加了这些抗肿瘤药物的毒性。另有研究表明，VX-710（比立考达）虽然没有改变阿霉素的药动学，但确实增加了阿霉素对 MDR 癌细胞的化疗敏感性，然而这种合用没有显著增加抗癌药的效果，这可能是因为 MDR 癌细胞除了 ABC 转运体高表达外，还存在其他机制。第三代 MDR 逆转剂在前两代的基础上进行了改进，不仅对 ABC 转运体有很高的亲和力，且药动学相互作用较弱。遗憾的是，临床试验显示其与抗肿瘤药物合用并没有改善化疗的效果。例如，zosuqiodar 可有效抑制 P-gp 且不产生毒性，但其与抗肿瘤药物合用并没有增加 AML 老年患者的总生存率。第三代 MDR 逆转剂临床试验失败的原因之一可能是 P-gp、MRPs 和 BCRP 在肿瘤中常常同时表达，且它们的底物重叠性大，当其中的一个或两个转运体被选择性地抑制后，其余的转运体可以进行补偿。

虽然已有的 MDR 逆转剂都存在一些缺陷，但是以 ABC 转运体为靶点治疗 MDR 的研究仍在继续，研究者们不断探索开发新型的 MDR 逆转剂，例如，采用生物可降解的聚合物囊泡携带抗癌药物和 MDR 逆转剂同时进入肿瘤细胞进行治疗，利用小分子药物选择性下调 MDR 基因，将肿瘤干细胞上的 ABC 转运体作为靶点进行治疗或 RNA 干扰等。近年来，寻找抑制外排转运体的中药或其有效成分为 MDR 逆转剂的开发提供了新的思路。目前已发现青蒿素、槲皮素、和厚朴酚、大黄素、浙贝母碱、蛇床子、人参皂苷、三七总皂苷、功劳木的根、灵芝等中药或其有效成分可以通过下调 P-gp 的表达来逆转耐药，而补骨脂素、川芎嗪、汉防己甲素、丹皮酚可通过与 P-gp 结合抑制其对药物的外排，提高药物的胞内浓度，进而逆转耐药。此外，半枝莲对肿瘤细胞的耐药也有一定的逆转作用，但其逆转机制尚未见报道。刘克辛等利用薯蓣皂苷，通过抑制 NF-κB 下调 MDR1 逆转了白血病细胞的耐药。

三、药物转运体直接作为疾病靶点

最新的研究表明，药物转运体除了在动力学方面发挥重要作用外，与一些疾病的诊断和治疗也密切相关，因此这些转运体具有靶点功能。

（一）葡萄糖转运体

钠-葡萄糖协同转运体（sodium-glucose co-transporters，SGLTs）是转运体家族中的一个重要靶点。研究表明，SGLT2 特异性地表达于肾脏，可转运约 90% 经肾小管重吸收的葡萄糖。因此，SGLTs 对维持人体血糖稳定起着关键作用。SGLT2 抑制剂可阻止已滤过的葡萄糖在肾脏内重吸收，葡萄糖经过肾单位、Bellini 管和输尿管，最后由尿液排出，从而清除尿液中过量的葡萄糖。这一类型的治疗改变了研究者们原先对于尿糖的认识，即尿糖不仅仅是一个血糖控制不佳的标志，还可通过增加尿糖以去除血液中多余的葡萄糖，可达到控制血糖的目的。因此，近年来，越来越多的研究者以 SGLT2 作为抗糖尿病靶标，寻找特异性 SGLT2 抑制剂使体内多余的糖直接以尿糖排出，从而使 2 型糖尿病患者恢复正常血糖。

当前使用的治疗 2 型糖尿病的大多数药物主要有促胰岛素分泌剂、胰岛素增敏剂和胰岛素类似物。SGLT2 抑制剂与目前药物治疗的主要区别在于其不依赖于胰岛素，所以在 2 型糖尿病进展的不同阶段均可使用。目前已批准上市了 3 种 SGLT2 抑制剂。

2013 年 3 月 29 日，美国 FDA 批准强生旗下杨森制药公司的 Invokana®（坎格列净，canagliflozin）用于改善 2 型糖尿病成人患者的血糖控制。canagliflozin 是首个获得 FDA 批准的 SGLT2 抑制剂类药物。采用 9 项临床试验（共纳入超过 10000 名患者）评价了 canagliflozin 的安全性和有效性，结果显示 canagliflozin 可改善 2 型糖尿病患者的糖化血红蛋白和空腹血糖水平。但 FDA 也指出，canagliflozin 不适宜于 1 型糖尿病患者、糖尿病酮症酸中毒患者、严重肾损伤患者、终末期肾脏病患者或透析患者。canagliflozin 常见的副作用有阴道真菌感染（外阴阴道念珠菌病）及尿路感染；另外，由于 canagliflozin 有利尿作用，其可造成血容量降低，进而引起直立性或体位性低血压，或因此导致头晕或昏厥症状。

2014 年 1 月 8 日，FDA 宣布批准阿斯利康和百时美施贵宝公司的 Farxiga®（达格列净，dapagliflozin）用于 2 型糖尿病的治疗。dapagliflozin 是 FDA 批准的第二种 SGLT2 抑制剂。对该药物的批准是基于在 9400 多例 2 型糖尿病患者中进行的 16 项临床试验，结果显示该药物治疗可改善患者的 HbA1c。

2014 年 8 月 1 日，FDA 正式批准勃林格殷格翰制药公司和礼来公司研发的 SGLT2 抑制剂 Jardiance®（依帕列净，empagliflozin）用于治疗 2 型糖尿病，以改善成人患者血糖控制。empagliflozin 是 FDA 批准的第 3 种 SGLT2 抑制剂类药物。FDA 对 empagliflozin 的批准是基于对近 4500 例 2 型糖尿病患者进行的 7 项临床试验结果：与安慰剂组相比，所有服用 empagliflozin 的患者的 HbA1c 水平显著降低。empagliflozin 最常见的不良反应为尿道感染和女性生殖系统感染。欧盟委员会已于 2014 年 5 月 23 日批准 empagliflozin 在欧洲上市。勃林格-礼来糖尿病联盟也在 2014 年 6 月 16 日举办的第 74 届美国糖尿病协会科学大会（ADA2014）上发布了 empagliflozin 的两项Ⅲ期临床试验最新数据。在一项为期两年的研究中，在服用二甲双胍的基础上加服 empagliflozin 或格列美脲治疗 2 型糖尿病成人患者，结果显示，与格列美脲相比，empagliflozin 降低 HbA1c 的幅度更大，而体重和血压治疗效果与格列美脲相当。另一项为期 52 周的研究在使用高剂量胰岛素（有或无二甲双胍）仍无法充分控制血糖水平的 2 型糖尿病患者中进行，在每日多次胰岛素注射基础上加用 empagliflozin 或安慰剂，结果表明，与安慰剂相比，empagliflozin 能显著降低血糖水平和减轻体重，同时可减少胰岛素的使用剂量。在两项研究中，empagliflozin 的安全性与既往研究一致。

2015 年初，勃林格殷格翰和礼来两家公司用于治疗糖尿病的复方制剂 glyxambi 获得美国 FDA 批准。glyxambi 是首次用 SGLT2 抑制剂 Jardiance® （empagliflozin）和二肽基肽酶-4 抑制剂 trajenta（linagliptin）制成的复方制剂。勃林格殷格翰美国分公司的负责人 Paul Fonteyne 表示，SGLT2 和 DPP-4 是两个已被证明治疗 2 型糖尿病的靶标，将二者的抑制剂同时使用可为控制血糖提供更多样的途径。

（二）氨基酸转运体

SLC 家族转运体中的 LAT1（L-type amino acid transporter-1）是因药物靶点而闻名的转运体，其通常存在于人的血脑屏障和胎盘屏障中，输送氨基酸和含有氨基酸结构类药物透过血脑屏障和胎盘屏障。同时，LAT1 的特点是其在泌尿系统癌细胞表面有非常特异的高表达，主要以中性氨基酸为转运基质，向癌细胞内大量运输合成蛋白质所必需的氨基酸，保证癌细胞增殖过程中所需蛋白合成原料的供给。目前，以 LAT1 为检测指标的癌诊断试剂的研发及应用 LAT1 转运体为靶标的抗癌药物的筛选备受关注。Wang 等研究了转移性去势抵抗性前列腺癌（metastatic castration-resistant prostate cancer，CRPC）患者组织样本中 LATs 的表达，并在体外利用肿瘤细胞分析了 LATs 的功能，运用微阵列数据确定了与 LATs 功能相关联的基因和信号途径，并评估了 LAT1 和 LAT3 在小鼠肿瘤形成、生长和转移过程中的作用，结果表明：LAT3 在前列腺癌的各个阶段均有表达，当 LATs 被抑制后，营养信号转导通路和其他相关基因（如 E2F 转录因子）均被抑制，最终导致细胞周期被抑制；并且前列腺癌细胞高度依赖于经 LATs 转运的亮氨酸，而亮氨酸对癌细胞生长和增殖是必需的。因此，可将 LATs 作为研究和治疗前列腺癌的新靶点，通过抑制 LATs 来减少癌细胞对氨基酸的摄取。

（三）锌转运体

2014 年 8 月 20 日，美国 FDA 批准了首个锌转运体 8 自身抗体（ZnT8Ab）酶联免疫吸附法（Elisa）检测试剂盒，用于诊断 1 型糖尿病，而不是其他类型的糖尿病。该款 ZnT8Ab Elisa 试剂盒由美国爱达荷州的 Kronus 公司研发。当与其他检测方法及患者的临床资料配合使用时，ZnT8Ab Elisa 试剂盒可能会帮助某些 1 型糖尿病患者得到及时的诊断和治疗。

锌是胰岛素储存和分泌机制中的一个重要组分，β 细胞需要有效且特异的转运体来累积足够量的锌。锌转运体是一种 1 型糖尿病自身抗原，具有高度的 β 细胞特异性，可通过影响锌离子浓度而在胰岛素合成和分泌中发挥重要作用。ZnT8 自身抗体对自身免疫性糖尿病（尤其是对其他自身抗体阴性者）有着重要的诊断与预测价值。

许多 1 型糖尿病患者的免疫系统会产生 ZnT8Ab，但其他类型糖尿病（2 型糖尿病和妊娠期糖尿病）患者体内则不产生。该款 ZnT8Ab Elisa 试剂盒能够检测出患者血液中存在的 ZnT8Ab。1 型糖尿病的及早治疗对于防止胰腺 β 细胞的进一步恶化至关重要。ZnT8Ab 试剂盒可帮助患者得到及时的诊断，以尽早地启动治疗。

第二节 药物转运体的研究方法

本节主要介绍目前常用的研究药物转运体的方法，包括体外模型、体内模型和计算模拟研究方法，以期为新药设计、提高药物靶向性及研究药物相互作用等提供借鉴。

一、*in vitro* 模型

（一）体外细胞模型

体外细胞模型是研究药物转运体特性的重要手段，如原代细胞、三明治培养原代肝细胞模型、转染细胞等。在药物研发过程中，细胞实验方法可以用来识别转运体的底物和抑制剂分子，还可用于建立定量构效关系分析（quantitative structure-activity relationship，QSAR）模型。另外，细胞实验方法还可用于研究药物转运机制和转运体介导的药物间相互作用。

1. 原代细胞 原代细胞的培养是指直接从机体取下细胞、组织和器官后立即进行培养，此时的细胞保持原有细胞的基本性质。原代肝细胞模型是研究药物的转运、代谢及毒性的常用工具，其来源于完整组织，可完整表达肝脏药物转运体和代谢酶，能够较好地保留和维持肝细胞的完整形态和体外活性，真实反映药物在体内的转运和代谢情况，排除体内其他复杂因素的干扰，与体内情况较一致。原代肝细胞分离后需适应培养环境，以确保细胞适度生长，转运体能够表达恰当和定位准确。

与 HepaRG 细胞相比，原代肝细胞模型更具优势，因为 HepaRG 细胞虽然保留了许多原代肝细胞的特征，如关键药物代谢酶、药物转运体及核受体的表达，但在培养一段时间后会丧失代谢和转运能力。对于体外模型而言，能够长期保持转运及代谢活性十分重要。原代肝细胞在培养过程中摄取型转运体的表达较为稳定，而外排型转运体的表达随培养时间有增加的趋势，因此更适用于摄取型转运体的研究。

游离肝细胞培养是研究转运体功能的另一重要手段，其特点是可避免其他组织器官对肝细胞的影响，更易控制实验条件。与肝灌流技术相比，该技术重复性好；与肝切片相比，游离肝细胞生化特性完整，可保留细胞内代谢酶，避免切片对肝细胞造成功能损伤；与亚细胞组分相比，其保持了完整细胞的结构，更接近体内环境。尽管具有以上诸多优势，但由于失去肝小叶、肝内胆管等结构，游离肝细胞也不能完全替代整体动物转运体功能的评价。Naoki 等采用大鼠游离肝细胞证实有机阴离子转运多肽（organic anion transporting polypeptide，OATP）参与了替米沙坦的肝摄取。

脑微血管内皮细胞（brain microvascular endothelial cells，BMECs）是血脑屏障的主要组成部分。体外培养原代 BMECs 可保留体内细胞的主要特点，如 OATP 及 P-gp 表达丰富，能在体外融合成致密的单层细胞等，因此可用于体外研究介导血脑屏障的转运体。Elena 等用牛原代 BMECs 作为体外血脑屏障模型，研究普朗尼克嵌段共聚物 P85 对 P-gp 底物转运的影响，结果显示普朗尼克嵌段共聚物 P85 可显著抑制脑微血管 P-gp 的外排，增加底物的转运。

血管内皮细胞在人体多种生理病理过程中发挥重要作用，人原代脐静脉内皮细胞

（human umbilical vein endothelial cells，HUVEs）常被用于转运研究。Jin 等利用 HUVEs 研究发现 SGLT1 可介导飞燕草素葡萄糖苷（delphinidin-3-glucoside，Dp）的摄取，且温度和浓度等因素都会影响 Dp 的摄取，整个转运过程具有时间依赖性，并且还发现 SGLT1 的底物（如葡萄糖）和抑制剂（如根皮苷）可显著抑制 Dp 的转运。

2. 三明治培养原代肝细胞模型　虽然原代肝细胞可以模拟肝脏的基本功能，但传统方法培养的肝细胞难以长时间保持极性及代谢能力，一旦失去胆管网络就难以模拟体内肝的小管外排功能。三明治培养是将肝细胞培养于两层胶原之间的一种长期培养方法，可维持肝细胞极化状态，保持肝细胞的代谢活性及调节机制，最大限度地模拟肝脏功能。培养几天后，肝细胞形成完整胆小管网络并同时保持紧密连接，使肝脏转运体正常表达并定位于恰当的膜区域，使细胞更接近体内状态。与目前常用的 MDR1-MDCK、Caco-2 等单层细胞模型相比，三明治培养原代肝细胞模型能更好地模拟体内环境，可同时考察转运体与药物代谢酶的相互作用，并可用于预测药物胆汁排泄及基于转运体的药物相互作用，与动物体内实验结果进行相关分析。

Annaert 等采用三明治培养大鼠肝细胞（sandwich-cultured rat hepatocytes，SCRH）研究了 P-gp 参与的药物胆汁排泄，以 P-gp 底物罗丹明 123（Rh123）和地高辛作为模型药物，通过测定有或无 Ca^{2+} 两种情况下 Rh123 和地高辛的蓄积量，确定排入胆管的药量。结果显示在 P-gp 抑制剂依克立达作用下两药的胆汁排泄率均减小，且应用 SCRH 所得的胆汁清除率值与在体大鼠肝灌流、游离肝细胞实验所得数值基本吻合。Annaert 等采用 SCRH 进一步研究了肝脏转运体介导的药物相互作用，考察了 P-gp 调节剂对 Rh123 胆管外排指数（bile excretion index，BEI）和胆汁清除率（CL_{bile}）的影响。通过比较有无调节剂的 BEI 和 CL_{bile} 值可推断转运相互作用发生在基底侧还是胆小管膜，进而阐明肝脏药物转运相互作用的潜在机制。P-gp 诱导剂地塞米松（10 μM）可使 Rh123 的 CL_{bile} 显著提高而 BEI 值不变，说明地塞米松对 P-gp 的诱导发生在基底侧，而给予诱导剂利福平（5～50 μM）后，Rh123 的 BEI 和 CL_{bile} 同时提高，说明利福平对 P-gp 的诱导发生在胆小管膜侧。

3. 转染细胞　转染细胞是通过分子生物学技术和手段将特定转运体基因整合到被转染细胞中，使被转染细胞过度表达特定的转运体，可用于研究转运体功能及药物相互作用。用于构建转染细胞的细胞系众多，如 MDCK、HEK293、LLC-PK1 和 CHO 细胞系等。转染的转运体可单独表达，也可以是多个转运体共同表达。转染细胞模型可用于高通量筛选，也可用于考察特定转运体对底物的转运，其缺点是对于转运体的表达难以标准化。

Yang 等分别用 OAT4、OATP1A2、尿酸转运体 1（uric acid transporter 1，URAT1）基因转染 CHO 及 HEK293 细胞，成功构建了 OAT4/CHO、OATP1A2/HEK293、URAT1/HEK293 细胞模型，研究了这 3 种转运体对底物全氟辛酸（pentadecafluorooctanoic acid，PFO）的转运，发现 OAT4 和 URAT1 可参与 PFO 的吸收。

单转染细胞通常缺乏内源性摄取型或外排型转运体，无法模拟药物分子跨膜转运的完整机制，而双转染细胞在一定程度上克服了这一缺陷，因此，双转染细胞目前也得到广泛应用，如在细胞基底侧膜转染摄取型转运体，在顶侧膜转染外排型转运体。König 等构建了 MDCK-OCT1-MATE1、MDCK-OCT2-MATE1 双转染细胞模型，模拟有机阳离子在肝肾的转运，研究发现有机阳离子底物二甲双胍和甲基-苯基-吡啶阳离子（MPP^+）经 OCT1

和 OCT2 介导摄取，经 MATE1 介导外排。使用双转染细胞模型不但可以考察介导每种底物转运的转运体，还可以同时研究多种转运体的相互作用及药物代谢酶和转运体的共同作用。Deep 等构建了 P-gp 和 CYP3A4 双转染的 MDCK 细胞系，两种基因的表达及功能验证表明 MDCK 细胞适用于同时表达这两种基因，并用该细胞验证 P-gp 及 CYP3A4 协同发挥作用限制共同底物的吸收。然而在实际的体内情况中，某些药物的转运可能是由多种转运体介导，即使双转染细胞也无法全面预测体内转运的真实过程，因此有研究者构建了三重转染细胞，如 Hirouchi 等构建了 OATP1B1/MRP2/MRP3、OATP1B1/MRP2/MRP4 三转染细胞用于研究药物经过转运体的矢量转运。但双转染细胞系由于保留了转运体和代谢酶的高度协同作用，对转运体和药物相互作用的研究具有更高的价值。

（二）基于膜的体外模型

1. ATP 酶测定法 ATP 酶活性测定法（ATPase activation assays）可用于研究某些底物和抑制剂与 ABC 家族转运体的相互作用。ABC 家族转运体需要利用 ATP 水解产生的能量进行物质转运，因此将底物在分别含有 P-gp、MRP、BCRP 的细胞或组织温孵，利用比色法可以测定转运过程中 ATP 裂解产生的无机磷酸盐，进而研究药物转运机制。此法简便易行，可用于高通量筛选与 ABC 转运体存在相互作用的化合物。但该技术也有一定的局限性：①对于某些底物和抑制剂来说，ATP 酶的活性和转运速率不一致；②虽然该方法能够提供关于药物分子和转运体亲和力的信息，但是无法得到具体的转运速率；③得到假阳性或假阴性结果的概率较高；④底物需要较高的浓度。因此，该方法一般不单独应用于 ABC 转运体底物或抑制剂的筛选。

2. 膜囊泡转运模型 膜囊泡转运试验（membrane vesicles transport assay）是将膜囊泡混悬于含药缓冲液中以模拟药物吸收，目前常用的有包括刷状缘膜囊泡（brush border membrane vesicle，BBMV）、基底侧膜囊泡和外翻转囊泡模型。BBMV 法是将动物禁食后，去除小肠，沉淀离心处理肠细胞，匀浆后得到的沉淀物具有刷状缘酶和载体活性，将所得到的沉淀物重新混悬得到囊泡，然后测定囊泡摄取的药物，以此模拟药物吸收。Liu 等采用家兔 BBMV 模型证实了抗炎药 JBP485 及其衍生物 JBP923 均能抑制 Pept1 的典型底物甘氨酰肌氨酸的转运，进而推测这两个化合物在肠道的转运也是经由 PEPT1 所介导的。BBMV 和基底侧膜囊泡模型联合应用，可同时研究肠细胞顶侧膜和基底侧膜的转运，该方法制备方便、实验时间短，适合药物发现早期阶段的高通量筛选。

外翻转膜囊泡模型主要用于外排转运体的研究，尤其是 ABC 家族转运体。囊泡外翻后，转运体暴露在囊泡表面，当与药物共同温孵时，转运体可将药物转运到囊泡内，故测定囊泡内药物的含量即可反映该转运体对药物的作用。用于制备膜囊泡的细胞有多种，如转染细胞、杆状病毒感染的昆虫细胞等。与转染细胞模型相比，该模型减少了细胞培养步骤、操作简便，更主要的优点是如果化合物分子质量大，不易透过细胞膜，细胞模型将无法研究转运机制，而外翻转膜囊泡模型则不受化合物渗透性的影响。此外，药物直接作用于外翻转膜上的转运体，可检测药物的吸收而非外排，计算吸收动力学参数，用于建立目标转运体底物或抑制剂的 QSAR 模型。但是有一点需注意，该方法不适用于研究疏水性底物的转运，因为该类化合物易与囊泡或细胞内的膜结构域结合，导致背景信号增高。在对疏水性底物进行囊泡转运分析时，需先用不同的排阻技术以减小背景干扰。

3. 肾切片摄取模型　肾切片摄取模型是将大鼠麻醉后，取其肾脏切成厚度约为300 μm的切片，将该切片置于通氧的水浴中温孵，然后加入待测药物，测定摄取药量。Liu等使用静脉注射顺铂诱导大鼠急性肾衰竭，应用肾切片模型研究了JBP485改善急性肾衰竭的作用，结果表明：大鼠静脉注射顺铂后，对氨马尿酸（para-aminohippurate，PAH）的血药浓度显著升高，AUC和$t_{1/2}$分别是对照组的2.2倍和1.9倍，肾切片实验结果显示PAH摄取显著降低。大鼠模型给予JBP485后肌酸酐、血尿素氮降低，肾小球滤过率恢复，促进了毒性代谢产物的排出。采用qRT-PCR和Western blotting测定证实模型大鼠的Oat1和Oat3表达减少，而Mrp2表达增加，而给予JBP485后Mrp2表达量进一步增加，说明JBP485可通过上调外排型转运体来促进毒性代谢产物的排出。肾切片模型可研究药物是否为肾脏转运体的底物，预测化合物的肾转运特点。该方法的局限性在于仅能考察肾脏分泌型转运体，由于缺乏完整的肾小管网络，不适于重吸收转运体的研究。

二、*in vivo*模型

（一）基因敲除动物模型

基因敲除（knock-out）动物模型是应用分子生物学技术使特定的基因丧失作用，使该基因编码的蛋白在动物体内不能正常表达，从而使部分功能被屏蔽。

Schikel等研究了*Mdr1a*（-/-）小鼠，发现在这种小鼠体内，药物在脑部的暴露量大大增加，其所起的作用高于P-gp抑制剂伊维菌素约100倍。基因敲除动物模型种类日益丰富，商品化应用逐渐完善，成为目前研究转运功能的重要工具之一。Hiroshi等将P-gp底物奎尼丁给予*Bcrp*（-/-）小鼠，将BCRP底物丹曲林给予*Mdr1a/1b*（-/-）小鼠，结果显示P-gp、BCRP的单独缺失不会引起丹曲林或奎尼丁$C_{脑}/C_{血浆}$、$C_{睾丸}/C_{血浆}$的明显改变；当进一步采用双基因敲除小鼠研究P-gp和BCRP的共同底物埃替特罗、夫拉平度及米托蒽醌的外排作用时发现：3种底物在双基因敲除小鼠体内的$C_{脑}/C_{血浆}$及$C_{睾丸}/C_{血浆}$比单基因敲除小鼠有明显提高。因此推测P-gp和BCRP可协同介导底物的外排，当其中一种转运体缺失时，底物外排率不会发生明显改变。

基因敲除动物模型是研究药物转运体转运机制及药物在组织中富集、药效发挥的理想模型，一方面可阐明生理条件下的转运功能，如对主要血液-组织屏障的保护作用；另一方面，无需抑制剂即可研究转运体对药物的作用，如摄取或外排；并且可以研究多种转运体的协同作用；再者，其对于寻找新的转运体抑制剂也十分有用。尽管基因敲除动物模型优点诸多，但其存在的问题也需注意，如种属差异、所建模型种类较少及价格昂贵等。另外，在应用基因敲除动物模型进行转运体功能研究时，其所引起的代偿性功能改变，进而导致药代动力学的变化也需注意。随着转运体研究的不断发展，相信会有更多种类的转运体基因敲除动物模型出现，可促进药物转运体的研究。

（二）抑制剂“敲除”转运体

体内实验方法除采用普通动物与基因敲除动物作对比外，也常用选择性抑制剂来抑制转运体功能，间接达到“敲除”转运体的目的，考察药物在抑制剂组和对照组动物体内吸收和代谢的差别，从整体水平上研究转运体对药物的作用。Yoshiki等分别采用P-gp特异性抑制剂和 BCRP 的特异性抑制剂 Ko143 研究了 P-gp 及 BCRP 共同底物拓扑替康的转运机制，并且分别考察了 P-gp 和 BCRP 对拓扑替康转运的影响，结果显示，BCRP 对拓扑替康的外排能力是 P-gp 的 3 倍。用抑制剂“敲除”法研究转运体方便快捷，但存在抑制剂特异性不高的问题。

（三）小动物活体成像技术

活体动物成像技术是应用影像学方法对活体状态下的生物过程进行细胞和分子水平的定性和定量研究。该技术主要分为核素成像、光学成像（optical imaging）、计算机断层摄影（computed tomography，CT）、磁共振成像（magnetic resonance imaging，MRI）和超声（ultrasound）成像，其中光学成像和核素成像的灵敏度和精确性极高，特别适合研究药物代谢和转运等生理过程，因此也称为功能成像。

核素成像是用放射性核素示踪的方法显示体内结构，根据所用核物理探测方法不同分为正电子发射断层显像（positron emission tomography，PET）和单光子发射断层显像（single photon emission computed tomography，SPET）。PET 技术常用于研究肿瘤细胞中 BCRP 及 P-gp 的功能。Yamasaki 等将高表达 BCRP 及 P-gp 的 Caco-2 细胞导入小鼠体内，应用 PET 分别扫描在抑制剂存在或缺失的情况下对 BCRP 与 P-gp 的共同底物［^{11}C］GF120918 的摄取。抑制剂存在的情况下，［^{11}C］GF120918 的摄取率显著提高，说明 GF120918 在肿瘤细胞中的转运是经 P-gp 和 BCRP 介导的。Andrea 等采用 RNAi 技术下调肿瘤细胞中 P-gp 的表达，以 P-gp 底物海肾荧光素酶作为成像探针，应用荧光成像技术观察到海肾荧光素酶在肿瘤细胞中的摄取率是对照组的 4 倍。

三、*In Silico* 方法

发现和开发一个具有良好活性、选择性、稳定性和安全性的新化合物，并使之成为新药推向市场是一个漫长、费力且昂贵的过程。计算机辅助药物设计（computer-aided drug design，CADD）方法的出现，使得新药开发效率提高、开发过程缩短。

利用分子的三维结构信息进行药物分子设计已经成为药物化学领域一项常规技术。依据所依赖结构（受体/配体三维结构）的不同，CADD 方法可分为两种：基于受体结构的药物设计方法（structure-based drug design，SBDD）和基于配体结构的药物设计方法（ligand-based drug design，LBDD）。当受体（蛋白质、酶或 DNA）的三维结构已知时，可以采用 SBDD 方法，如分子对接（molecular docking）、分子动力学模拟（molecular dynamic，MD）或从头设计技术（ab initio），通过分析配体与受体之间的相互作用来进行药物设计。而当受体三维结构未知时，可以通过已知活性的配体分子的三维结构，采用药效团建模（pharmacophore modeling）方法和（或）QSAR 方法，建立恰当的模型来指导药物分子结构的优化和改造，这就是 LBDD 方法。还可以先采用同源模建（homology modeling）方法建立受体的三维结构，然后再结合对接或 MD 方法研究配体–受体之间的相互作用。

转运体是一类膜蛋白，其膜环境较复杂，所以利用现有的实验技术和方法，如光谱、蛋白酶可及性、交联研究及晶体结构测量等方法，很难从原子和分子水平上解析底物的结合位点和转运机制。计算机模拟技术可以从原子和分子水平上解析底物–蛋白质之间的相互作用，确定底物的结合位点及蛋白质的构象转换过程，从而有效弥补实验手段的不足。

（一）基于配体结构的药物设计方法

1. 药效团建模　药效团建模方法是一种应用广泛、基于配体结构的药物分子设计方法。药效团是指活性药物分子结构中对活性起着重要作用的“药效特征元素”及其空间排列形式。当药物分子和靶点发生相互作用时，药物分子为了能与靶点产生较好的几何匹配和能量匹配，会采用特定的构象模式，即活性构象。对于一个药物分子而言，不同基团对其活性的影响不同，有些基团的改变对分子活性的影响甚小，而另外一些基团的变化则对分子与靶点的结合起着非常重要的影响。“药效团特征元素”是配体与受体发生相互作用时的活性部位，如氢键受体、氢键供体、疏水中心、芳环中心、正负电荷中心和排斥体积等。

药效团模型方法包含两个层面的内容：药效团模型的构建及数据库搜索。药效团模型的构建是指从一系列活性小分子得到合适的药效团模型，若想通过药效团模型寻找新的先导化合物，就需要采用基于药效团模型的数据库搜索。通过数据库搜索可以寻找包含特定药效团特征的化合物，这些具有特定药效团特征的化合物可能具有相应的生物活性。药效团模型方法作为一种发现先导化合物的有效方法在药物研发领域已经得到广泛的应用。近年来，多篇文献报道了通过基于药效团的数据库搜索方法找到先导化合物的成功实例。例如，二甲双胍是一种口服降糖药物，通过 OCTs 主动转运进入细胞。OCTs 呈现组织特异性表达，在不同器官组织如肝脏、肌肉和肾脏显著表达。因为二甲双胍不经肝脏代谢，因此抑制 OCTs 转运体所致的药物相互作用可能很重要。虽然接受二甲双胍治疗的患者经常使用质子泵抑制剂，但目前为止，关于质子泵抑制剂与 OCTs 相互作用的综合数据尚无报道。Nies 等采用药效团建模方法，以 15 种活性最强的 OCT1、OCT2 或 OCT3 抑制剂作为训练集，建立了药效团模型，并将其用于 5 种质子泵抑制剂（奥美拉唑、半托拉唑、兰索拉唑、雷贝拉唑、替那拉唑）的预测。得到的药效团模型提示这 5 种质子泵抑制剂均为 OCTs 的强抑制剂。研究者随后建立了表达人类摄取型转运体 OCT1、OCT2 或 OCT3 的稳定转染细胞株，检测上述药物是否能够在体外抑制 OCTs 介导的二甲双胍吸收。所有检测的药物均呈浓度依赖性显著抑制 OCT1、OCT2 和 OCT3 介导的二甲双胍吸收。最后，作者还检测了质子泵抑制剂是否也经 OCTs 转运，但发现质子泵抑制剂并非 OCTs 的底物。因此，他认为质子泵抑制剂在体外可显著抑制 OCTs 介导的二甲双胍摄取。

2. 定量构效关系　运用计算机进行定量结构–活性/性质/代谢关系等的研究，可以快速筛选目标化合物，从而有效节省因化合物合成和体内外实验而耗费的大量时间及资金。

QSAR 是一种借助化合物分子的特征参数，如结构参数和物理化学性质参数，结合数学和统计学方法对化合物的性质或生理活性进行定量预测的方法。在 QSAR 研究中，一个基本假设是：结构相似的化合物，其性质/生理活性也相似，当化合物的结构发生变化时，相应的性质/生理活性也会随之发生改变，这一假设已经得到研究者们的证实。

QSAR 的出现将研究者对构效关系的认识由传统的定性水平提高到定量水平，尤其是在药物化学领域产生了极大的影响，得到广泛的应用，例如，用于预测有机小分子对生物大分子的生理活性、有机小分子在生物体内 ADME/Tox 性质及相关性质。QSAR 模型有助于根据小分子的理化性质预测其在体内的 ADME/Tox 性质，并通过结构修饰改变小分子的理化性质，以改善其在体内的 ADME/Tox。例如，基于分子质量、logP、正离子化和负离子化等理化性质所建立的 QSAR 模型表明，相对分子质量大于400 和 logP 高于4 的中性或碱性分子将比酸性或两性离子化合物更容易被 ABCB1 转运。

随着 QSAR 理论及统计学方法的不断发展，出现了三维定量构效关系（3D-QSAR）方法。3D-QSAR 引入了分子三维结构信息，弥补了 2D-QSAR 不能精确描述分子三维结构与生理活性之间关系的缺陷，并且可间接反映配体小分子与生物大分子作用过程中的非键相互作用，因而比传统 QSAR 具有更加明确的物理意义及含有更加丰富的信息量，是基于机制进行合理药物设计的主要方法之一。目前应用最广泛的 3D-QSAR 方法为比较分子力场分析方法（comparative molecular field analysis，CoMFA）和在 CoMFA 方法基础上改进的比较分子相似因子分析方法（comparative molecular similarity index analysis，CoMSIA）。例如，Pick 等基于第三代 P-gp 调节剂 tariquidar 及其类似物，采用 CoMFA 建立了 3D-QSAR 模型研究影响化合物与转运体相结合的关键结构特征，并运用所建立的模型筛选了 P-gp 的选择性抑制剂。结合 2D-QSAR 和 3D-QSAR 模型，将有助于指导药物先导物的结构改造，以优化活性化合物 ADME/Tox 性质，探索活性化合物成药的途径。

近年来随着计算机计算能力的大大提高和众多大量生物分子三维结构的精确测定，使得基于结构的药物分子设计方法逐渐取代了 QSAR 在药物化学领域的主导地位，但是 QSAR 仍然发挥着重要的作用。转运体作为一类膜蛋白，其三维结构较难获得，因此 QSAR 是研究转运体底物分子或抑制剂分子活性的重要方法之一。

（二）基于受体结构的药物设计方法

鉴于转运体的重要作用，研究转运体的结构和功能具有非常重要的理论意义和医用价值。为了阐明转运体的作用机制，研究者们进行了大量的分子生物学、生物化学和结构学研究。大量实验数据表明，蛋白质从开口向内的构象转换到开口向外构象的过程是 ABC 家族转运体转运底物的结构基础。例如，Aller 等研究了 P-gp 的三维结构，发现当 P-gp 采取开口向内的构象时，跨膜域形成一个容积很大的药物结合腔，底物从细胞外进入细胞膜的内膜处，通过入口进入 P-gp 的药物结合口袋；然后，P-gp 的核苷酸结合域（nucleotide-binding domain，NBD）与结合盒水解 ATP 分子结合，并在其水解能的作用下发生较大程度的构象变化，导致药物结合口袋面向细胞膜的外膜和（或）细胞外，从而将底物排出胞外。

然而，对于 ABC 家族转运体结合位点和构象转换的机制，尚未有一个统一的认识，这是因为 ABC 家族转运体转运循环的时间非常短，大大超过了实验方法的检测范围，再加上复杂的膜环境，致使利用现有的实验技术和方法（如光谱、蛋白酶可及性等）很难从原子和分子水平上解析底物的结合位点和 ABC 家族转运机制。而分子模拟技术能够从原子和分子水平上解析底物-蛋白质之间的相互作用，确定底物的结合位点及蛋白质的构象转换过程，从而有效弥补实验手段的不足，目前已成为研究 ABC 家族转运体构象转换的重要手段。

分子模拟已广泛应用于解析小分子-蛋白质之间相互作用及蛋白质折叠和聚集的作用机制，具有重要的现实意义。其在 ABC 家族转运体领域的研究主要集中在以下 3 个方面：转运体三维结构的构建、底物结合位点的确定和 ABC 家族转运体构象转换分子机制的解析。目前常用于研究转运体的分子模拟方法主要有：同源模建、分子对接和分子动力学模拟。

1. 同源模建　众所周知，蛋白质的三维结构决定了其功能，同时三维结构也是分子模拟的物质基础，因此，如何获得准确的蛋白质结构并对其进行分析研究是结构生物学的重要课题之一。现阶段主要利用晶体衍射技术获得 ABC 家族转运体的三维结构，但是用这种实验方法获得高分辨率的跨膜蛋白的三维结构非常困难，因此很多 ABC 家族转运体的三维结构至今未知，这极大限制了分子模拟技术在 ABC 转运体领域的应用。利用同源模建法构建蛋白质三维结构是一种非常有效的方法（前提是与之同源性较高的蛋白质三维结构已知），因此，同源模建法作为实验技术的补充，已广泛应用于 ABC 家族转运体蛋白质三维结构的获得。

同源模建就是利用已知结构的蛋白质三维结构来预测其同源蛋白质三维结构的一种分子模拟方法，其基本假设是序列同源性决定了三维结构的相似度。因此，如果模板与目标蛋白质的序列同源性较差，就会影响最终构建的目标蛋白质的三维结构的精度。

目前利用晶体衍射技术已经获得了与人 P-gp 具有高度同源性的 ABC 家族转运体的三维结构（细菌磷脂翻转酶 MsbA、细菌 Sav1866 蛋白质、仓鼠 P-gp 和线虫 P-gp 等）（表 6-1）。因此，利用同源模建方法构建人 P-gp 的三维结构成为近年来的一个研究热点。

表 6-1　ABC 转运体的三维结构

ABC 转运体	生物体	配体	核酸结合域
Sav1866	金黄色葡萄球菌	ADP	闭合
	金黄色葡萄球菌	AMP-PNP	闭合
MsbA	大肠埃希菌	—	打开
	霍乱弧菌	—	闭合
	伤寒沙门杆菌	AMP-PNP	闭合
	伤寒沙门杆菌	ADP. Vi	闭合
P-gp	小鼠	—	打开
	小鼠	QA59-RRR	打开
	小鼠	QZ59-SSS	打开
	秀丽线虫	—	打开

根据模板的不同，人 P-gp 的同源模建研究可分为两个阶段：“前 Sav1866 阶段”（2001～2006 年）和“后 Sav1866 阶段”（2006 年至今）。在“前 Sav866 阶段”，绝大多数的研究都以 MsbA 为模板。Dawson 等在 2006 年解析得到了金黄色葡萄球菌 Sav1866 蛋白质的三维结构，证明以前的 MsbA 结构是错误的，导致已有的 MsbA 结构被撤回，由此开启了“后 Sav1866 阶段”。错误的结构会导致错误的分析结果，所以在阅读相关文献时，需仔细辨别模板是否为被撤回的结构，以免得出错误的结论。Ward 等于 2007 年又重新解析并发表了 MsbA 的一系列结构，这些结构与 Dawson 等解析的 Sav1866 结构一致，因此被认为是正确的。2009 年，Aller 等发表了 3 个仓鼠 P-gp 的 X 线晶体结构，是目前仅有的哺乳动物 P-gp 高分辨率的三维结构。另外，2012 年 Jin 等采用晶体衍射技术获得了线虫 P-gp 的三维结构。以上这些研究成果均为人 P-gp 结构的同源模建奠定了基础。在“后 Sav1866 阶段”，研究者以 Sav1866、MsbA 和仓鼠 P-gp 的 X 线晶体结构为模板构建了很多人 P-gp 的三维结构，为从原子水平上解析人 P-gp 的底物/抑制剂结合位点及人 P-gp 的转运循环提供了结构基础。

O’Mara 等采用同源模建方法构建了人 P-gp 转运循环不同阶段的 3 个构象，通过比较这 3 个构象，他们认为 TMD 的构象变化是由 NBD 的旋转导致的。Becker 等以两种细菌的 P-gp 晶体结构为模板构建了人 P-gp 结构，进而研究了转运循环不同阶段的 4 种构象，并解析获得了 P-gp 转运过程中不同步骤的特点。

除此之外，还有一些研究者用同源模建法对人 P-gp 进行了其他方面的研究。例如，Sakurai 等用同源模建法构建了人 P-gp 结构，研究了基因多态性对人 P-gp 功能的影响。Stockner 等以 Sav1866 的晶体结构为模板构建了人 P-gp 的开口向外的三维结构，进一步分析结果显示蛋白质的跨膜区域具有柔性，跨膜区域打开的角度可以在一定范围内变化。他们的结果化解了 Sav1866 的晶体结构与共价交联实验数据的冲突，证明了 Sav1866 作为 P-gp 模板是合理的。

综上所述，利用同源模建法已经构建了多种人 P-gp 的三维结构，这为进一步利用分子模拟方法研究底物结合腔的性质、位置及阐明 P-gp 在人体中的药物转运机制提供了结构基础。此外，因为仓鼠 P-gp 与人 P-gp 的同源性高达 87%，所以其是目前构建人 P-gp 开口向内三维结构最为理想的模板。另外，Jin 等利用晶体衍射技术获得了线虫 P-gp 的三维结构，虽然它们的氨基酸序列与人的序列一致性仅有 46%，但其三维结构与仓鼠的基本一致，这也进一步证明开口向内的 P-gp 构象是正确的。但是，在构建 P-gp 开口向外的三维结构时，目前使用的模板均不十分理想（Sav1866 和 MsbA 与人 P-gp 的序列一致性只有约 35%）。为提高同源模建的准确性，获得与人 P-gp 同源性更高的 ABC 家族转运体开口向外的三维结构是首要条件。

除了人 P-gp 外，同源模建技术还被用于构建其他 ABC 家族转运体的三维结构。例如，Mornon 等以 Sav1866 的晶体结构为模板构建了人囊性纤维化跨膜转运调节物（cystic fibrosis transport regulator，CFTR）的三维结构。在该模型中，细胞内环结构上的残基 D173（ICL1）和 N965（ICL3）都有可能与核苷酸发生相互作用。此外，它们之间复杂的氢键网络（尤其是 ICL4 的 R1070 和 NBD1 的 F508）有利于稳定 TMD2 和 NBD1 的界面。Serohijos 等以 Sav1866 的晶体结构为模板构建了 CFTR 的三维模型，在该模型中，位于 NBD1 上的残基 F508 和 ICL4（位于 NBD2 的 C 末端）之间有较强的相互作用。因此，残基 F508 的缺失会导致 CFRT 错误折叠并影响蛋白质的正常功能，最终产生囊性纤维化。因此，他们的研究结果解释了残基 F508 缺失对蛋白质功能的影响。

2. 分子对接 分子对接方法是计算机辅助分子设计中常用的一种方法和手段，也是分子模拟的重要方法之一，在药物分子设计中具有十分重要的意义。药物分子产生药效反应的前提就是必须与靶标蛋白质相结合。在这个结合过程中，首先需要受体大分子（靶标蛋白质）与配体小分子（药物分子）能够充分接近，然后两个分子采取合适的取向，使得配体小分子能够在受体大分子的必要部位（即活性位点）发生相互作用，再通过适当的构象调整，最终形成一个稳定的复合物构象。研究两个分子的构象尤其是配体小分子构象在形成复合物过程中的变化，是明确药物作用机制及新药设计的基础。

分子对接就是把配体分子放在目标蛋白质活性位点的位置，然后按照几何互补、能量互补和化学环境互补的原则来实时评价配体与目标蛋白质的结合能力，并找到二者之间最佳的结合构象，在对接的同时考虑受体结构的信息和受体-配体之间相互作用（包括静电相互作用、氢键相互作用、疏水相互作用和范德华相互作用）的信息，因此从理论上讲，它比仅仅从配体结构出发的药物设计方法更加合理。近年来，随着解析出的蛋白质晶体结构数量的快速增长及计算机技术的迅猛发展，分子对接方法在药物设计中取得了巨大的成功，已经成为基于结构的药物设计中一种重要的方法。

各种分子对接方法对研究体系均有一定的简化，根据简化的程度和方式，可以将分子对接方法分为3类：①刚性对接，指在对接过程中，参与对接的分子构象不发生变化，仅改变分子的空间位置与取向；刚性对接方法的简化程度最高，计算量相对较小，适合处理大分子之间的对接。②半柔性对接，指在对接过程中，允许配体分子构象发生一定程度的变化，但通常会固定大分子的构象，另外配体分子构象的调整也可能受到一定程度的限制，如固定某些关键部位的键长、键角、二面角等。半柔性对接方法兼顾计算量与模型的预测能力，适合处理小分子和大分子之间的对接，在药物设计尤其是基于分子对接的数据库搜索中，一般常采用该类型的分子对接方法。③柔性对接，指在对接过程中允许研究体系的构象发生自由变化，由于能量随着体系中原子数呈几何级数增长，因此柔性对接的计算量非常大，消耗的计算机时比较多，适合于精确考察分子间识别的情况。这种分类法是比较粗略的，实际上，很多分子对接程序是综合采用多种处理方法的。

用分子对接法研究蛋白质与配体之间相互作用的基础是获得蛋白质的高分辨率三维结构。因为目前人P-gp的三维结构只能通过同源模建法构建，所以相关文献均是在采用同源模建方法构建获得人P-gp三维结构的基础上，再利用分子对接方法研究底物与P-gp之间的相互作用，以解析药物结合位点的数目和性质，并确定结合位点处的关键残基。

在实际中，研究者发现考虑“诱导契合效应”的半柔性对接和柔性对接更适合研究底物与人P-gp的相互作用。例如，Tarcsay等用诱导契合对接法研究了人P-gp的底物结合位点的性质，并与由定点突变法得到的实验结果进行了对比。Dolghih等应用柔性对接法开发了一种新型预测P-gp结合特异性的算法，通过与现有的实验数据进行对比，发现该算法能够区分P-gp的底物与非底物。他们还应用该算法对一系列半胱氨酸蛋白酶抑制剂进行了筛选，结果证实该算法能够预测哪种化合物更有可能成为P-gp的底物。最后，他们用该算法预测出一些细胞代谢物（如甲状腺素、维生素D_3、孕酮及胆固醇等）有可能是P-gp的底物。

用分子对接方法研究人P-gp的结果显示，人P-gp与底物相互作用符合“诱导契合”结合模型，且同一配基具有多个药物结合位点，该结论与近期发表的仓鼠P-gp的晶体结构一致。这些证据表明人P-gp的TMD含有一个大的柔性药物结合区域，并且在该区域内形成大量可与药物结合的亚位点。

3. 分子动力学模拟　同源建模方法得到蛋白质在某个特定时刻的构象，分子对接方法解析抑制剂或底物的结合位点及底物和蛋白之间的相互作用，而若想从较小的时间和空间尺度上解析转运体的转运机制，必须借助分子动力学模拟手段才能实现。

分子动力学模拟就是在力场的基础上，通过求解牛顿第二定律获得所模拟体系内各微粒的位置、速度和加速度等物理量随模拟时间变化的一种方法。根据外界是否对模拟系统施加干扰，可以将其分为平衡 MD 模拟（也可称作常规 MD 模拟）和非平衡 MD 模拟。这两种 MD 模拟方法都可以应用在 ABC 家族转运体的研究中。常规 MD 模拟技术可以研究 ABC 家族转运体的平衡动力学性质。

由于没有完整的 ABC 家族转运体的高分辨率结构，早期的 MD 模拟研究主要集中于 NBD 的构象转换方面，因此 NBD 的三维结构是研究者最早解析得到的 ABC 转运体的构件之一。Wieczored 等对 CFTR 的 NBD1 进行了模拟，证明了 NBD1 残基 F508 的缺失会导致 CFTR 错误折叠并影响其功能的正常发挥，最终产生囊性纤维化。Oliverira 等证明 MJ0796 的第 11 ～ 19 号残基及第 93 ～ 124 号残基在 NBD 构象转换过程中起到关键作用。Damas 等证明 x-环在 ABC 转运体中 NBD-TMD 界面的构象转换传递过程中起到非常重要的作用。Newstead 等证明 FbpC 的闭合状态比打开状态的自由能高。

随着越来越多全长 ABC 家族转运体的三维结构被解析，对全长 ABC 家族转运体进行长时间的 MD 模拟有助于深入细致地研究 NBD 和 TMD 之间的耦合机制、转运循环中蛋白质的构象变化及底物的转运路径。虽然 ABC 家族转运体的构象转换是由 ATP 结合和水解所驱动的这个事实是毋庸置疑的，但具体的作用机制尚不清楚。因此，利用常规 MD 模拟技术研究 ATP 结合和水解对全长 ABC 家族转运体构象转换的影响一直是一个研究热点。常规 MD 模拟常被用来研究全长 ABC 家族转运体：①稳定性；②构象转换过程中 NBD 和 TMD 之间的构象传递；③与小分子之间的相互作用；④其他性质和功能。例如，Xu 等利用 MD 模拟研究了人 P-gp 与 C_{60}之间的相互作用，结果显示 C_{60}不与人 P-gp 的构象发生相互作用。因此，作者大胆设想可以把 C_{60}开发成携带抗肿瘤药物的载体，从而可以避开药物与 P-gp 的相互作用，在一定程度上缓解肿瘤细胞的耐药性。Ishikawa 等利用 MD 模拟研究了非同义突变对 P-gp 结构和功能的影响。

由于转运体的构象非常复杂，其构象转换过程超过了常规 MD 模拟可研究的时间尺度，所以需要利用非平衡 MD 手段模拟 ABC 家族转运体的构象转换过程，例如，靶向 MD 模拟常被用来解析转运体构象转换的分子机制。Weng 等用靶向 MD 技术研究了 MsbA 从开口向外转变为开口向内的构象转换过程，并证明了 NBD 的 x-环介导 NBD 与 TMD 之间的构象传递。2012 年，该课题组用相同的模拟技术研究了 BtuCD 从细胞外开口转变为细胞内开口的构象转换过程，并得出构象转换的先后顺序。他们发现在不同的模拟中构象变化的过程是有差异的，同时认为非对称的晶体结构 BtuCD-F 代表该过程中的一种过渡构象。Wise 等采用靶向 MD 模拟研究了人 P-gp 药物结合位点位置的变化，结果证明：当人 P-gp 向细胞外开口时，药物结合位点的亲和力降低，有利于将药物排出胞外。

拉伸分子动力学模拟（steered molecular dynamics，SMD）是另外一种常用的非平衡分子动力学模拟技术。SMD 模拟是在常规 MD 模拟的基础上，对一组原子施加外力，使该组原子沿恒定的方向运动，从而加速蛋白质的构象变化过程。SMD 又分为恒力拉伸和恒速拉伸，由于其可利用有限的计算资源来解析蛋白质的大规模的构象转换，因此也常被用来解析转运体的构象转换。Sun 等利用 SMD 技术探索了谷氨酰胺从受体——谷氨酰胺结合蛋白质（GlnBP）上释放的可能路径，发现“后门”路径比“前门”路径更为合理。他们的研究有助于理解底物从转运系统释放的机制，并且为研究 GlnBP 如何与 TMR 作用提供了启示。

（席莉莉　武新安）

参考文献

高坤祥，徐鉷，黄立军，等. 2009. ABCG2 在食管癌中的表达及其临床意义. 现代肿瘤医学，17（6）：1068-1070.

王丽娟，刘克辛. 2014. 介导肿瘤多药耐药的 ATP 结合盒转运体的研究进展. 药物评价研究，37（2）：173-177.

Abbasi M, Lavasanifar A, Uludag H. 2013. Recent attempts at RNAi-mediated P-glycoprotein downregulation for reversal of multidrug resistance in cancer. Medicinal Research Reviews, 33 (1): 33-53.

Aller SG, Yu J, Ward A, et al. 2009. Structure of P-glycoprotein reveals a molecular basis for poly-specific drug binding. Science, 323 (5922): 1718-1722.

Annaert PP, Brouwer KL. 2005. Assessment of drug interactions in hepatobiliary transport using rhodamine 123 in sandwich-cultured rat hepatocytes. Drug Metabolism and Disposition, 33 (3): 388-394.

Annaert PP, Turncliff RZ, Booth CL, et al. 2001. P-glycoprotein-mediated in vitro biliary excretion in sandwich-cultured rat hepatocytes. Drug Metabolism and Disposition, 29 (10): 1277-1283.

Baranczewski P, Stanczak A, Sundberg K, et al. 2006. Introduction to in vitro estimation of metabolic stability and drug interactions of new chemical entities in drug discovery and development. Pharmacological Reports, 58 (4): 453-472.

Basak SC, Bertelsen S, Grunwald GD. 1995. Use of graph theoretic parameters in risk assessment of chemicals. Toxicology Letters, 79 (1-3): 239-350.

Batrakova EV, Li S, Alakhov VY, et al. 2003. Optimal structure requirements for pluronic block copolymers in modifying P- glycoprotein drug efflux transporter activity in bovine brain microvessel endothelial cells. The Journal of Pharmacology and Experimental Therapeutics, 304 (2): 845-854.

Becker JP, Depret G, Van Bambeke F, et al. 2009. Molecular models of human P-glycoprotein in two different catalytic states. BMC Structural Biology, 9: 3.

Becker JP, Van Bambeke F, Tulkens PM, et al. 2010. Dynamics and structural changes induced by ATP binding in SAV1866, a bacterial ABC exporter. The Journal of Physical Chemistry B, 114 (48): 15948-15957.

Binkhathlan Z, Lavasanifar A. 2013. P-glycoprotein inhibition as a therapeutic approach for overcoming multidrug resistance in cancer: current status and future perspectives. Current Cancer Drug Targets, 13 (3): 326-346.

Borst P, Elferink RO. 2002. Mammalian ABC transporters in health and disease. Annual Review of Biochemistry, 71: 537-592.

Bramwell VH, Morris D, Ernst DS, et al. 2002. Safety and efficacy of the multidrug-resistance inhibitor biricodar (VX- 710) with concurrent doxorubicin in patients with anthracycline-resistant advanced soft tissue sarcoma. Clinical Cancer Research, 8 (2): 383-393.

Brooijmans N, Kuntz ID. 2003, Molecular recognition and docking algorithms. Annual Review of Biophysics and Biomolecular Structure, 32: 335-373.

Burger H, Loos WJ, Eechoute K, et al. 2011. Drug transporters of platinum- based anticancer agents and their clinical significance. Drug Resistance Updates, 14 (1): 22-34.

Chen L, Li Y, Yu H, et al. 2012. Computational models for predicting substrates or inhibitors of P- glycoprotein. Drug Discovery Today, 17 (7-8): 343-351.

Chohan KK, Paine SW, Waters NJ. 2008. Advancements in predictive in silico models for ADME. Current Chemical Biology, 2 (3): 215-228.

Cisternino S, Mercier C, Bourasset F, et al. 2004. Expression, up- regulation, and transport activity of the multidrug- resistance protein Abcg2 at the mouse blood- brain barrier. Cancer Research, 64 (9): 3296-3301.

Cripe LD, Uno H, Paietta EM, et al. 2010. Zosuquidar, a novel modulator of P-glycoprotein, does not improve the outcome of older patients with newly diagnosed acute myeloid leukemia: a randomized, placebo-controlled trial of the Eastern Cooperative Oncology Group 3999. Blood, 116 (20): 4077-4085.

Cundy KC, Annamalai T, Bu L, et al. 2004. XP13512 [(±) -1-([(α-Isobutanoyloxyethoxy) carbonyl] aminomethyl) -1-cyclohexane acetic acid], a novel gabapentin prodrug: II. Improved oral bioavailability, dose proportionality, and colonic absorption compared with gabapentin in rats and monkeys. Journal of Pharmacology and Experimental Therapeutics, 311 (1): 324-333.

Cundy KC, Branch R, Chernov-Rogan T, et al. 2004. XP13512 [(+/−) -1-([(alpha-isobutanoyloxyethoxy) carbonyl] aminomethyl) -1-cyclohexane acetic acid], a novel gabapentin prodrug: I. Design, synthesis, enzymatic conversion to gabapentin, and transport by intestinal solute transporters. Journal of Pharmacology and Experimental Therapeutics, 311 (1): 315-323.

Cundy KC, Sastry S, Luo W, et al. 2008. Clinical pharmacokinetics of XP13512, a novel transported prodrug of gabapentin. Journal of Clinical Pharmacology, 48 (12): 1378-1388.

Damas JM, Oliveira AS, Baptista AM, et al. 2011. Structural consequences of ATP hydrolysis on the ABC transporter NBD dimer: molecular dynamics studies of HlyB. Protein Science, 20 (7): 1220-1230.

Daniel H. 2004. Molecular and integrative physiology of intestinal peptide transport. Annual Review of Physiology, 66: 361-384.

Dawson RJ, Locher KP. 2006. Structure of a bacterial multidrug ABC transporter. Nature, 443 (7108): 180-185.

Deguchi T, Kusuhara H, Takadate A, et al. 2004. Characterization of uremic toxin transport by organic anion transporters in the kidney. Kidney International, 65 (1): 162-174.

Dittmann LM, Danner A, Gronych J, et al. 2012. Downregulation of PRDX1 by promoter hypermethylation is frequent in 1p/19q-deleted oligodendroglial tumours and increases radio- and chemosensitivity of Hs683 glioma cells in vitro. Oncogene, 31 (29): 3409-3418.

Dolghih E, Bryant C, Renslo AR, et al. 2011. Predicting binding to p- glycoprotein by flexible receptor docking. PLoS Computational Biology, 7 (6): e1002083.

Ebert SP, Wetzel B, Myette RL, et al. 2012. Chalcogenopyrylium compounds as modulators of the ATP-binding cassette transporters P- glycoprotein (P- gp/ABCB1) and multidrug resistance protein 1 (MRP1/ABCC1). Journal of Medicinal Chemistry, 55 (10): 4683-4699.

Enomoto A, Endou H. 2005. Roles of organic anion transporters (OATs) and a urate transporter (URAT1) in the pathophysiology of human disease. Clinical and Experimental Nephrology, 9 (3): 195-205.

Esposito EX, Hopfinger AJ, Madura JD. 2004. Methods for applying the quantitative structure-activity relationship paradigm. Methods in Molecular Biology, 275: 131-214.

Fletcher JI, Haber M, Henderson MJ. 2010. ABC transporters in cancer: more than just drug efflux pumps. Nature Reviews Cancer, 10 (2): 147-156.

Ganapathy ME, Huang W, Wang H, et al. 1998. Valacyclovir: a substrate for the intestinal and renal peptide transporters PEPT1 and PEPT2. Biochemical and Biophysical Research Communications, 246 (2): 470-475.

Giacomini KM, Huang SM, Tweedie DJ, et al. 2010. Membrane transporters in drug development. Nature Reviews Drug Discovery, 9 (3): 215-236.

Ginalski K. 2006. Comparative modeling for protein structure prediction. Current Opinion in Structural Biology, 16 (2): 172-177.

Gleeson MP. 2008. Generation of a set of simple, interpretable ADMET rules of thumb. Journal of Medicinal Chemistry, 51 (4): 817-834.

Globisch C, Pajeva IK, Wiese M. 2008. Identification of putative binding sites of P- glycoprotein based on its homology model. Chem Med Chem, 3 (2): 280-295.

Guns ES, Denyssevych T, Dixon R, et al. 2002. Drug interaction studies between paclitaxel (Taxol) and OC144-093-a new modulator of MDR in cancer chemotherapy. European Journal of Drug Metabolism and Pharmacokinetics, 27 (2): 119-126.

Hagos Y, Wolff NA. 2010. Assessment of the role of renal organic anion transporters in drug- induced nephrotoxicity. Toxins, 2 (8): 2055-2082.

Higgins CF, Linton KJ. 2004. The ATP switch model for ABC transporters. Nature Structural & Molecular Biology, 11 (10): 918-926.

Hirouchi M, Kusuhara H, Onuki R, et al. 2009. Construction of triple-transfected cells [organic anion-transporting polypeptide (OATP) 1B1/multidrug resistance- associated protein (MRP) 2/MRP3 and OATP1B1/MRP2/MRP4] for analysis of the sinusoidal function of MRP3 and MRP4. Drug Metabolism and Disposition, 37 (10): 2103-2111.

Hodgson J. 2001. ADMET-turning chemicals into drugs. Nature Biotechnology, 19 (8): 722-726.

Hoover WG. 1983. Nonequilibrium molecular dynamics. Annual Review of Physical Chemistry, 34 (1): 103-127.

Ishiguro N, Maeda K, Kishimoto W, et al. 2006. Predominant contribution of OATP1B3 to the hepatic uptake of telmisartan, an angiotensin Ⅱ receptor antagonist, in humans. Drug Metabolism and Disposition, 34 (7): 1109-1115.

Ishikawa T, Sakurai A, Hirano H, et al. 2010. Emerging new technologies in Pharmacogenomics: rapid SNP detection, molecular dynamic simulation, and QSAR analysis methods to validate clinically important genetic variants of human ABC Transporter ABCB1 (P- gp/MDR1). Pharmacology & Therapeutics, 126 (1): 69-81.

Ishikawa T, Sakurai A, Kanamori Y, et al. 2005. High- speed screening of human ATP- binding cassette transporter function and genetic polymorphisms: new strategies in pharmacogenomics. Methods in Enzymology, 400: 485-510.

Isralewitz B, Baudry J, Gullingsrud J, et al. 2001. Steered molecular dynamics investigations of protein function. Journal of Molecular Graphics & Modelling, 19 (1): 13-25.

Isralewitz B, Gao M, Schulten K. 2001. Steered molecular dynamics and mechanical functions of proteins. Current Opinion in Structural Biology, 11 (2): 224-230.

Izquierdo MA, Shoemaker RH, Flens MJ, et al. 1996. Overlapping phenotypes of multidrug resistance among panels of human cancer-cell lines. Int J Cancer, 65 (2): 230-237.

Jin MS, Oldham ML, Zhang Q, et al. 2012. Crystal structure of the multidrug transporter P- glycoprotein from Caenorhabditis elegans. Nature, 490 (7421): 566-569.

Jin X, Yi L, Chen ML, et al. 2013. Delphinidin- 3- glucoside protects against oxidized low- density lipoprotein-induced mitochondrial dysfunction in vascular endothelial cells via the sodium- dependent glucose transporter SGLT1. PloS One, 8 (7): e68617.

Kaczanowski S, Zielenkiewicz P. 2010. Why similar protein sequences encode similar three- dimensional structures? Theor Chem Acc, 125 (3-6): 643-650.

Katragadda S, Jain R, Kwatra D, et al. 2008. Pharmacokinetics of amino acid ester prodrugs of acyclovir after oral administration: interaction with the transporters on Caco- 2 cells. International Journal of Pharmaceutics, 362 (1-2): 93-101.

Kerr ID, Jones PM, George AM. 2010. Multidrug efflux pumps: the structures of prokaryotic ATP- binding cassette transporter efflux pumps and implications for our understanding of eukaryotic P-glycoproteins and homologues. The FEBS Journal, 277 (3): 550-563.

Kitchen DB, Decornez H, Furr JR, et al. 2004. Docking and scoring in virtual screening for drug discovery: methods and applications. Nature Reviews Drug Discovery, 3 (11): 935-949.

Klepeis JL, Lindorff-Larsen K, Dror RO, et al. 2009. Long-timescale molecular dynamics simulations of protein structure and function. Current opinion in Structural Biology, 19 (2): 120-127.

Klepsch F, Ecker GF. 2010. Impact of the recent mouse P-glycoprotein structure for structure-based ligand design. Molecular Informatics, 29 (4): 276-286.

Kodaira H, Kusuhara H, Ushiki J, et al. 2010. Kinetic analysis of the cooperation of P-glycoprotein (P-gp/Abcb1) and breast cancer resistance protein (Bcrp/Abcg2) in limiting the brain and testis penetration of erlotinib, flavopiridol, and mitoxantrone. The Journal of Pharmacology and Experimental Therapeutics, 333 (3): 788-796.

Kolitz JE, George SL, Marcucci G, et al. 2010. P-glycoprotein inhibition using valspodar (PSC-833) does not improve outcomes for patients younger than age 60 years with newly diagnosed acute myeloid leukemia: cancer and leukemia group B study 19808. Blood, 116 (9): 1413-1421.

Konig J, Zolk O, Singer K, et al. 2011. Double-transfected MDCK cells expressing human OCT1/MATE1 or OCT2/MATE1: determinants of uptake and transcellular translocation of organic cations. British Journal of Pharmacology, 163 (3): 546-555.

Kuan CT, Wakiya K, Herndon JE, et al. 2010. MRP3: a molecular target for human glioblastoma multiforme immunotherapy. BMC Cancer, 10: 468.

Kwatra D, Budda B, Vadlapudi AD, et al. 2012. Transfected MDCK cell line with enhanced expression of CYP3A4 and P-glycoprotein as a model to study their role in drug transport and metabolism. Molecular Pharmaceutics, 9 (7): 1877-1886.

König J, Hartel M, Nies AT, et al. 2005. Expression and localization of human multidrug resistance protein (ABCC) family members in pancreatic carcinoma. International Journal of Cancer, 115 (3): 359-367.

Landowski CP, Song X, Lorenzi PL, et al. 2005. Floxuridine amino acid ester prodrugs: enhancing Caco-2 permeability and resistance to glycosidic bond metabolism. Pharmaceutical Research, 22 (9): 1510-1518.

Levchenko A, Mehta BM, Niu X, et al. 2005. Intercellular transfer of P-glycoprotein mediates acquired multidrug resistance in tumor cells. Proceedings of the National Academy of Sciences of the United States of America, 102 (6): 1933-1938.

Li F, Maag H, Alfredson T. 2008. Prodrugs of nucleoside analogues for improved oral absorption and tissue targeting. Journal of Pharmaceutical Sciences, 97 (3): 1109-1134.

Liu FF, Dong XY, He L, et al. 2011. Molecular insight into conformational transition of amyloid beta-peptide 42 inhibited by (-)-epigallocatechin-3-gallate probed by molecular simulations. The Journal of Physical Chemistry B, 115 (41): 11879-11887.

Liu FF, Ji L, Zhang L, et al. 2010. Molecular basis for polyol-induced protein stability revealed by molecular dynamics simulations. The Journal of Chemical Physics, 132 (22): 225103.

Liu KX, Kato Y, Kaku TI, et al. 2000. Hydroxyprolylserine derivatives JBP923 and JBP485 exhibit the antihepatitis activities after gastrointestinal absorption in rats. The Journal of Pharmacology and Experimental Therapeutics, 294 (2): 510-515.

Liu T, Meng Q, Wang C, et al. 2012. Changes in expression of renal Oat1, Oat3 and Mrp2 in cisplatin-induced acute renal failure after treatment of JBP485 in rats. Toxicology and Applied Pharmacology, 264 (3): 423-430.

Majumdar S, Duvvuri S, Mitra AK. 2004. Membrane transporter/receptor-targeted prodrug design: strategies for human and veterinary drug development. Advanced Drug Delivery Reviews, 56 (10): 1437-1452.

Mandal D, Moitra K, Ghosh D, et al. 2012. Evidence for modulatory sites at the lipid-protein interface of the human multidrug transporter P-glycoprotein. Biochemistry, 51 (13): 2852-2866.

Marion TL, Leslie EM, Brouwer KL. 2007. Use of sandwich-cultured hepatocytes to evaluate impaired bile acid transport as a mechanism of drug-induced hepatotoxicity. Molecular Pharmaceutics, 4 (6): 911-918.

Martin YC, Kofron JL, Traphagen LM. 2002. Do structurally similar molecules have similar biological activity? Journal of Medicinal Chemistry, 45 (19): 4350-4358.

Marti-Renom MA, Stuart AC, Fiser A, et al. 2000. Comparative protein structure modeling of genes and genomes. Annual Review of Biophysics and Biomolecular Structure, 29: 291-325.

Matsuda Y, Konno Y, Hashimoto T, et al. 2013. In vivo assessment of the impact of efflux transporter on oral drug absorption using portal vein-cannulated rats. Drug Metabolism and Disposition, 41 (8): 1514-1521.

Meredith D, Boyd CA. 2000. Structure and function of eukaryotic peptide transporters. Cellular and Molecular Life Sciences, 57 (5): 754-778.

Mornon JP, Lehn P, Callebaut I. 2008. Atomic model of human cystic fibrosis transmembrane conductance regulator: membrane-spanning domains and coupling interfaces. Cellular and Molecular Life Sciences, 65 (16): 2594-2612.

Muller F, Fromm MF. 2011. Transporter-mediated drug-drug interactions. Pharmacogenomics, 12 (7): 1017-1037.

Newstead S, Fowler PW, Bilton P, et al. 2009. Insights into how nucleotide-binding domains power ABC transport. Structure, 17 (9): 1213-1222.

Nielsen CU, Våbenø J, Andersen R, et al. 2005. Recent advances in therapeutic applications of human peptide transporters. Expert Opinion on Therapeutic Patents, 15 (2): 153-166.

Nies AT, Hofmann U, Resch C, et al. 2011. Proton pump inhibitors inhibit metformin uptake by organic cation transporters (OCTs). PloS One, 6 (7): e22163.

Norimatsu Y, Ivetac A, Alexander C, et al. 2012. Cystic fibrosis transmembrane conductance regulator: a molecular model defines the architecture of the anion conduction path and locates a "bottleneck" in the pore. Biochemistry, 51 (11): 2199-2212.

Ogawa H, Toyoshima C. 2002. Homology modeling of the cation binding sites of Na^+K^+-ATPase. Proceedings of the National Academy of Sciences of the United States of America, 99 (25): 15977-15982.

Oliveira AS, Baptista AM, Soares CM. 2010. Insights into the molecular mechanism of an ABC transporter: conformational changes in the NBD dimer of MJ0796. The Journal of Physical Chemistry B, 114 (16): 5486-5496.

O'Mara ML, Tieleman DP. 2007. P-glycoprotein models of the apo and ATP-bound states based on homology with Sav1866 and MalK. FEBS Letters, 581 (22): 4217-4222.

Pajeva IK, Globisch C, Wiese M. 2009. Comparison of the inward- and outward-open homology models and ligand binding of human P-glycoprotein. The FEBS Journal, 276 (23): 7016-7026.

Pichler A, Zelcer N, Prior JL, et al. 2005. In vivo RNA interference-mediated ablation of MDR1 P-glycoprotein. Clinical Cancer Research, 11 (12): 4487-4494.

Pick A, Muller H, Wiese M. 2008. Structure-activity relationships of new inhibitors of breast cancer resistance protein (ABCG2). Bioorganic & Medicinal Chemistry, 16 (17): 8224-8236.

Polgar O, Robey RW, Bates SE. 2008. ABCG2: structure, function and role in drug response. Expert Opinion on Drug Metabolism & Toxicology, 4 (1): 1-15.

Ravna AW, Sylte I, Sager G. 2007. Molecular model of the outward facing state of the human P-glycoprotein (ABCB1), and comparison to a model of the human MRP5 (ABCC5). Theoretical Biology & Medical Modelling, 4: 33.

Ravna AW, Sylte I, Sager G. 2009. Binding site of ABC transporter homology models confirmed by ABCB1 crystal structure. Theoretical Biology & Medical Modelling, 6: 20.

Saito H, Hirano H, Nakagawa H, et al. 2006. A new strategy of high-speed screening and quantitative structure-activity relationship analysis to evaluate human ATP-binding cassette transporter ABCG2-drug interactions. The Journal of Pharmacology and Experimental Therapeutics, 317 (3): 1114-1124.

Sakurai A, Onishi Y, Hirano H, et al. 2007. Quantitative structure—activity relationship analysis and molecular dynamics simulation to functionally validate nonsynonymous polymorphisms of human ABC transporter ABCB1 (P-glycoprotein/MDR1). Biochemistry, 46 (26): 7678-7693.

Sauna ZE, Ambudkar SV. 2007. About a switch: how P-glycoprotein (ABCB1) harnesses the energy of ATP binding and hydrolysis to do mechanical work. Molecular Cancer Therapeutics, 6 (1): 13-23.

Schinkel AH, Smit JJ, van Tellingen O, et al. 1994. Disruption of the mouse mdr1a P-glycoprotein gene leads to a deficiency in the blood-brain barrier and to increased sensitivity to drugs. Cell, 77 (4): 491-502.

Selick HE, Beresford AP, Tarbit MH. 2002. The emerging importance of predictive ADME simulation in drug discovery. Drug Discovery Today, 7 (2): 109-116.

Serohijos AW, Hegedus T, Aleksandrov AA, et al. 2008. Phenylalanine-508 mediates a cytoplasmic-membrane domain contact in the CFTR 3D structure crucial to assembly and channel function. Proceedings of the National Academy of Sciences of the United States of America, 105 (9): 3256-3261.

Shinoda W, DeVane R, Klein ML. 2012. Computer simulation studies of self-assembling macromolecules. Current Opinion in Structural Biology, 22 (2): 175-186.

Song X, Lorenzi PL, Landowski CP, et al. 2005. Amino acid ester prodrugs of the anticancer agent gemcitabine: synthesis, bioconversion, metabolic bioevasion, and hPEPT1-mediated transport. Molecular Pharmaceutics, 2 (2): 157-167.

Song X, Vig BS, Lorenzi PL, et al. 2005. Amino acid ester prodrugs of the antiviral agent 2-bromo-5, 6-dichloro-1-(beta-D-ribofuranosyl) benzimidazole as potential substrates of hPEPT1 transporter. Journal of Medicinal Chemistry, 48 (4): 1274-1277.

Sotomayor M, Schulten K. 2007. Single-molecule experiments in vitro and in silico. Science, 316 (5828): 1144-1148.

Stockner T, de Vries SJ, Bonvin AM, et al. 2009. Data-driven homology modelling of P-glycoprotein in the ATP-bound state indicates flexibility of the transmembrane domains. The FEBS Journal, 276 (4): 964-972.

Sugawara M, Huang W, Fei YJ, et al. 2000. Transport of valganciclovir, a ganciclovir prodrug, via peptide transporters PEPT1 and PEPT2. Journal of Pharmaceutical Sciences, 89 (6): 781-789.

Sugiura T, Kato Y, Tsuji A. 2006. Role of SLC xenobiotic transporters and their regulatory mechanisms PDZ proteins in drug delivery and disposition. Journal of Controlled Release, 116 (2): 238-246.

Sun TG, Li CH, Chen WZ, et al. 2009. A novel back-door pathway for glutamine release from GlnBP revealed by steered molecular dynamics simulation. Journal of Molecular Structure Theochem, 905 (1-3): 51-58.

Sun Y, Sun J, Shi S, et al. 2009. Synthesis, transport and pharmacokinetics of 5′-amino acid ester prodrugs of 1-beta-D-arabinofuranosylcytosine. Molecular Pharmaceutics, 6 (1): 315-325.

Takara K, Sakaeda T, Okumura K. 2006. An update on overcoming MDR1-mediated multidrug resistance in cancer chemotherapy. Current Pharmaceutical Design, 12 (3): 273-286.

Tarcsay A, Keseru GM. 2011. Homology modeling and binding site assessment of the human P-glycoprotein.

Future Medicinal Chemistry, 3 (3): 297-307.

Tchaparian EH, Houghton JS, Uyeda C, et al. 2011. Effect of culture time on the basal expression levels of drug transporters in sandwich- cultured primary rat hepatocytes. Drug Metabolism and Disposition, 39 (12): 2387-2394.

Terada T, Inui K. 2004. Peptide transporters: structure, function, regulation and application for drug delivery. Current Drug Metabolism, 5 (1): 85-94.

Uchida Y, Kamiie J, Ohtsuki S, et al. 2007. Multichannel liquid chromatography-tandem mass spectrometry cocktail method for comprehensive substrate characterization of multidrug resistance- associated protein 4 transporter. Pharmaceutical Research, 24 (12): 2281-2296.

Ulvestad M, Darnell M, Molden E, et al. 2012. Evaluation of organic anion- transporting polypeptide 1B1 and CYP3A4 activities in primary human hepatocytes and HepaRG cells cultured in a dynamic three- dimensional bioreactor system. The Journal of Pharmacology and Experimental Therapeutics, 343 (1): 145-156.

Wang L, Meng Q, Wang C, et al. 2013. Dioscin restores the activity of the anticancer agent adriamycin in multidrug- resistant human leukemia K562/adriamycin cells by down- regulating MDR1 via a mechanism involving NF-kappaB signaling inhibition. Journal of Natural Products, 76 (5): 909-914.

Wang Q, Tiffen J, Bailey CG, et al. 2013. Targeting amino acid transport in metastatic castration- resistant prostate cancer: effects on cell cycle, cell growth, and tumor development. Journal of the National Cancer Institute, 105 (19): 1463-1473.

Wang Q P, Wang Y, Wang X D, et al. 2013. Survivin up- regulates the expression of breast cancer resistance protein (BCRP) through attenuating the suppression of p53 on NF-κB expression in MCF-7/5-FU cells. The International Journal of Biochemistry & Cell Biology, 45 (9): 2036-2044.

Ward A, Reyes CL, Yu J, et al. 2007. Flexibility in the ABC transporter MsbA: alternating access with a twist. Proceedings of the National Academy of Sciences of the United States of America, 104 (48): 19005-19010.

Weng J, Fan K, Wang W. 2012. The conformational transition pathways of ATP- binding cassette transporter BtuCD revealed by targeted molecular dynamics simulation. PloS One, 7 (1): e30465.

Weng JW, Fan KN, Wang WN. 2010. The conformational transition pathway of ATP binding cassette transporter MsbA revealed by atomistic simulations. The Journal of Biological Chemistry, 285 (5): 3053-3063.

Wieczorek G, Zielenkiewicz P. 2008. DeltaF508 mutation increases conformational flexibility of CFTR protein. Journal of Cystic Fibrosis, 7 (4): 295-300.

Wise JG. 2012. Catalytic transitions in the human MDR1 P- glycoprotein drug binding sites. Biochemistry, 51 (25): 5125-5141.

Xu X, Li R, Ma M, et al. 2012. Multidrug resistance protein P- glycoprotein does not recognize nanoparticle C60: experiment and modeling. Soft Matter, 8 (10): 2915-2923.

Xue X, Gong LK, Maeda K, et al. 2011. Critical role of organic anion transporters 1 and 3 in kidney accumulation and toxicity of aristolochic acid I. Molecular Pharmaceutics, 8 (6): 2183-2192.

Yamasaki T, Kawamura K, Hatori A, et al. 2010. PET study on mice bearing human colon adenocarcinoma cells using [11C] GF120918, a dual radioligand for P- glycoprotein and breast cancer resistance protein. Nuclear Medicine Communications, 31 (11): 985-993.

Yang CH, Glover KP, Han X. 2010. Characterization of cellular uptake of perfluorooctanoate via organic anion-transporting polypeptide 1A2, organic anion transporter 4, and urate transporter 1 for their potential roles in mediating human renal reabsorption of perfluorocarboxylates. Toxicological Sciences, 117 (2): 294-302.

Yokoo S, Yonezawa A, Masuda S, et al. 2007. Differential contribution of organic cation transporters, OCT2 and

MATE1, in platinum agent-induced nephrotoxicity. Biochemical Pharmacology, 74 (3): 477-487.

Zamek-Gliszczynski MJ, Goldstein KM, Paulman A, et al. 2013. Minor compensatory changes in SAGE Mdr1a (P-gp), Bcrp, and Mrp2 knockout rats do not detract from their utility in the study of transporter-mediated pharmacokinetics. Drug Metabolism and Disposition, 41 (6): 1174-1178.

Zhang N, Liu FF, Dong XY, et al. 2012. Molecular insight into the counteraction of trehalose on urea-induced protein denaturation using molecular dynamics simulation. The Journal of Physical Chemistry B, 116 (24): 7040-7047.

Zhao Y, Lu H, Yan A, et al. 2013. ABCC3 as a marker for multidrug resistance in non-small cell lung cancer. Scientific Reports, 3: 3120.

缩 略 词

A

ABAT	apical bile acid transporter	顶侧膜胆盐转运体
ABC	ATP-binding cassette	ATP-结合盒
AhR	aryl hydrocarbon receptor	芳香烃受体
AKI	acute kidney injury	急性肾损伤
ALL	acute lymphoblastic leukemia	急性淋巴细胞白血病
APC	amino acid-polyamine: organocation superfamily	氨基酸/聚胺/有机金属阳离子超家族
AQP	aquaporin	水通道蛋白
AR	androgen receptor	雄激素受体
ARB	angiotensin Ⅱ receptor blocker	血管紧张素Ⅱ受体拮抗剂
ARF	acute renal failure	急性肾衰竭
ASBT	apical sodium-dependent bile acid transporter	顶侧膜 Na^+依赖性胆酸盐转运体
ASP^+	4-(4-(dimethylamino)styryl)-*N*-methylpyridinium	4-(4-(二乙氨基)苯乙烯基)-*N*-甲基吡啶碘化物

B

BA	bile acid	胆汁酸
BCH	2-aminobicyclo-(2,2,1)-heptane-2-carboxylic acid	2-氨基二环（2，2）庚二羧酸
BCRP	breast cancer resistance protein	乳腺癌耐药蛋白
BSEP	bile salt export pump	胆盐外排泵

C

cAMP	cycle adenosine monophosphate	环磷酸腺苷/环腺苷酸
CAR	constitutive androstane receptor	组成型雄甾烷受体
CAT	cationic amino acid transporter	阳离子氨基酸转运体
CBP	CREB-binding protein	CREB 结合蛋白
CF120918	elacridar	依克立达
CFTR	cystic fibrosis transmembrane conductance regulator	囊性纤维化跨膜转运调节因子
cGMP	cyclic guanosine monophosphate	环单磷酸鸟苷
CLs	cytoplasmic loops	胞质环
cMOAT	canalicular multispecific organic anion transporter	微管多特异性有机阴离子转运蛋白

CREB	cAMP response element binding protein	cAMP 反应元件结合蛋白
CRF	chronic renal failure	慢性肾衰竭

D

DA	dopamine	多巴胺
DAPI	4′, 6-diamidino-2-phenylindole	4′, 6-二脒基-2-苯基吲哚
DBSP	dibromsulfophthalein	二溴酚磺酞
DFS	disease-free survival	无病生存期

E

E3	estriol	雌三醇
EAATs	excitatory amino acid transporters	质膜型谷氨酸转运体
EGF	epidermal growth factor	表皮生长因子
ENT	equilibrative nucleoside transporter	平衡型核苷酸转运体
ERC	endocytic recycling compartment	内源性循环囊泡
ERE	estrogen response element	雌激素反应作用元件
ERM	ezrin-radixin-moesin	埃兹蛋白-根连蛋白-膜突蛋白
ERα	estrogen receptor alpha	雌激素受体 α

F

FGF	fibroblast growth factor	人类成纤维细胞生长因子
FGFR	fibroblast growth factor receptor	人类成纤维细胞生长因子受体
FIC1	familial intrahepatic cholestasis 1	家族性肝内胆汁淤积相关蛋白-1
FXR	farnesoid X receptor	法尼醇 X 受体

G

GABA	γ-aminobutyric acid	γ-氨基丁酸
GAT	γ-aminobutyric acid transporter	γ-氨基丁酸转运体
GLUTs	facilitative glucose transporters	促进葡萄糖转运体
GR	glucocorticoid receptor	糖皮质激素受体
GSIS	glucose-stimulated insulin secretion	葡萄糖促进胰岛素分泌

H

HATs	heteromeric amino acid transporters	异二聚体转运体
HBV	hepatitis B virus	乙型肝炎病毒
HER-2	human epidermal growth factor receptor 2	外源性人表皮生长因子受体 2
HHRH	hereditary hypophosphatemic rickets with hypercalciuria	遗传性低磷软骨病伴高钙尿症
HIF-1α	hypoxia inducible factor 1α	缺氧诱导因子 1α

HMG-CoA	hydroxy methylglutaryl coenzyme A	羟甲基戊二酸单酰辅酶 A
HMIT	myoinositol：H^+ symporter	肌醇：H^+协同转运体
HNF	hepatocyte nuclear factor	肝细胞核因子
hPL	human placental lactogen	人胎盘催乳激素
hPRL	human prolactin	人催乳激素
HRE	hypoxia response element	低氧反应元件

I

IBABP	ileal bile acid binding protein	回肠胆汁酸结合蛋白
IBAT	ileal bile acid transporter	回肠胆酸转运体
IBS	irritable bowel syndrome	肠易激综合征
ICH	intracellular helical bundle	细胞内螺旋束
ICP	intrahepatic cholestasis of pregnancy	妊娠肝内胆汁淤积
IGF	insulin-like growth factor	胰岛素样生长因子
ISBT	ileal sodium/bile acid transporter	回肠 Na^+依赖性胆酸转运体

J

JNK	c-Jun NH_2-teminal kinase	应激活化蛋白激酶

L

LATs	L-type amino acid transporters	L 型氨基酸转运体
LBAT	liver bile acid transporter	肝脏胆酸盐转运体
LDL	low density lipoprotein	低密度脂蛋白
LPC	lysophosphatidylcholine	溶血卵磷脂
LRH1	liver receptor homolog 1	肝受体同系物 1
LXRα	liver X receptor α	肝脏 X 受体 α

M

M3G	morphine-3-glucuronide	吗啡-3-葡萄糖醛酸
M6G	morphine-6-glucuronide	吗啡-6-葡萄糖醛酸
MAPK	mitogen activated protein kinase	丝裂原激活的蛋白激酶
MATE	multidrug and toxin extrusion protein	多药和毒素外排蛋白
MDR	multiple drug resistance	多药耐药性
MDR1	multidrug resistance protein 1	多药耐药蛋白 1
MFS	major facilitator superfamily	主要协助转运蛋白超家族
miRNAs	microRNA	小 RNA
MPP^+	1-methyl-4-phenylpyridinium	甲苯啶
MR	mineralcorticoid receptor	盐皮质激素受体

MRPs	multidrug resistance-associated proteins	多药耐药相关蛋白
MSDs	membrane-spanning domains	跨膜域

N

NBD	nucleotide-binding domain	核苷酸结合域
NCC	Na^+-Cl^- cotransporter	Na^+-Cl^-共转运体
NEM-GS	*N*-ethylmaleimide-*S*-glutathione	*N*-乙基马来酰亚胺-*S*-谷胱甘肽结合物
NE	norepinephrine	去甲肾上腺素
NET	norepinephrine transporter	去甲肾上腺素转运体
NHE	Na^+/H^+ exchanger	Na^+/H^+交换体
NHERF	sodium/hydrogen exchanger regulatory factor	Na^+/H^+交换体调节因子
NKCC	Na^+-K^+-Cl^- cotransporter	Na^+-K^+-Cl^-共转运体
NMDA	*N*-methyl-*D*-aspartate	*N*-甲基-*D*-天冬氨酸
NPC1L1	Niemann-Pick C1 like1	尼曼-匹克 C1 型类似蛋白 1
NRF2	nuclear factor E2-related factor 2	核因子 E2 相关因子 2
NRs	nuclear receptors	核受体
NTCP	Na^+/taurocholate cotransporting polypeptide	钠离子/牛磺胆酸共转运蛋白

O

OAT	organic anion transporter	有机阴离子转运体
OATP	organic anion transporting polypeptide	有机阴离子转运多肽
OCTN	novel organic cation transporter	新型有机阳离子转运体
OCT	organic cation transporter	有机阳离子转运体

P

PAH	*p*-aminohippurate	对氨基马尿酸
PAT	proton-amino co-transporter system	质子耦合氨基酸转运系统
PBAM	primary bile acid malabsorption	原发性胆盐吸收障碍
PCN	pregnenolone-16α-carbonitrile	孕烯醇酮-16α-碳腈
PD	Parkinson's disease	帕金森病
PFIC	progressive familial intrahepatic cholestasis	进行性家族性肝内胆汁淤积
PHA2	type Ⅱ pseudohypoaldosteronism	Ⅱ型假性醛固酮减少症
PHEX	phosphate regulating gene with homologies to endopeptidases on the X-chromosome	磷酸盐调节基因
PI3K	phosphoinositide 3-kinase	3-磷酸肌醇激酶
PKA	protein kinase A	蛋白激酶 A
PKC	protein kinase C	蛋白激酶 C
PKG	protein kinase G	蛋白激酶 G

PLC	phospholipase C	磷脂酶 C
PPAR	peroxisome proliferator-activated receptor	过氧化物酶体增殖物激活受体
PRE	progesterone receptor element	孕激素反应元件
PR	progesterone receptor	孕激素受体
PTH	parathyroid hormone	甲状旁腺激素
PT-INR	prothrombin time international normalized ratio	凝血酶原时间国际标准化比值
PXE	pseudoxanthoma elasticum	弹性假黄色瘤
PXR	pregnane X receptor	孕甾烷 X 受体
P-gp	P-glycoprotein	P-糖蛋白

R

RAR	retinoic acid receptor	维甲酸受体
RISC	RNA-induced silencing complex	RNA 诱导沉默复合体
RXR	retinoid X receptor	视黄醇 X 受体

S

SAK	staphylokinase	葡激酶
SASP	sulfasalazine	柳氮磺吡啶
SGK	serum/glucocorticoid regulated kinase	血清/糖皮质激素调节激酶
SGLTs	sodium-dependent glucose transporters	Na^+依赖性葡萄糖协同转运体
SHP	short heterodimer partner	小异二聚体伴侣
siRNAs	short interfering RNAs	小干扰 RNA
SLC	solute carrier	溶质载体
SMIT	myoinositol：Na^+ symporter	肌醇：Na^+协同转运体
SNP	single-nucleotide polymorphism	单核苷酸多态性
SP	sulfapyridine	磺胺吡啶
SUR1	sulfonylurea receptors	磺酰脲药物受体
SWEETs	sugars will eventually be exported transporters	新型糖转运体

T

TEA	tetraethylammonium	四乙胺
TR	thyroid hormone receptor	甲状腺激素受体
TTR	time in therapeutic INR range	INR 达标时间

U

UC	ulcerative colitis	溃疡性结肠炎
UTR	untranslated region	非翻译区

V

VDR	vitamin D receptor	维生素 D 受体
VGLUTs	vesicular glutamate transporters	囊泡型谷氨酸转运体
VLDL	very low density lipoprotein	极低密度脂蛋白

W

WNK	with-no-lysine kinases	无赖氨酸激酶

X

XLH	X-linked hypophosphatemia	X 连锁低磷酸盐血症

其他

4PBA	sodium 4-phenylbutyrate	4-苯基丁酸钠
5-HT	5-hydroxytryptamine	5-羟色胺